Peter Faulstich

Mein Weg zum Wohlfühlgewicht

Dieses Buch widme ich Dr. Erich von Weckbecker und seiner Frau Anneliese in Hochachtung vor ihrer Persönlichkeit sowie ihrem Lebenswerk, der Malteser Klinik von Weckbecker.

Bei meinen Kindern und besonders bei meiner lieben Frau bedanke ich mich von ganzem Herzen dafür, dass sie mir die notwendigen Freiräume zur Erstellung dieses Buches gewährt haben.

Für die motivierenden Geleitworte möchte ich mich bei Herrn Karl Ferdinand Prinz von Thurn und Taxis, bei Herrn Dr. med. Joachim Wernicke und bei Herrn Dr. med. Rainer Matejka herzlich bedanken.

Für die vielen wertvollen Anregungen spreche ich meiner Frau Tatjana Faulstich, Veronika Seitz, Susanne Anselstetter, Dr. Domenica Tölle, Ingeborg Hack, Jürgen Boesme sowie den Gästen der Malteser Klinik von Weckbecker meinen besonderen Dank aus.

Und für die sehr gute Zusammenarbeit möchte ich mich schließlich bei meinem Verleger und vor allem bei meiner Lektorin, Frau Katja Koschate, bedanken.

Peter Faulstich

Mein Weg zum Wohlfühlgewicht

Die Lust am leichteren Leben

schlütersche

Bibliografische Information der Deutschen Nationalbibliothek
Die Deutsche Nationalbibliothek verzeichnet diese Publikation in der Deutschen Nationalbibliografie; detaillierte bibliografische Daten sind im Internet über http://dnb.ddb.de/ abrufbar.

ISBN 978-3-89993-566-0

Anschrift des Autors:
Peter Faulstich
Malteser Klinik von Weckbecker
Rupprechtstraße 20
97769 Bad Brückenau
E-Mail: Peter.Faulstich@malteser.de

Fotos:
Peter Faulstich: 242 unten, 272, 281, 289, 291, 294, 303, 304, 305, 315, 318, 320, 324, 326, 328, 332, 333, 337, 339, 342, 345, 347, 350, 351, 353, 354, 356, 358, 359, 362, 364, 365, 368, 370, 373, 375, 376
Food Collection: 261, 265
fotolia.com: agg: 150; akaplummer: 175; Analiza: 241; Silvano Audisio: 233; bedo: 253; Martina Berg: 236 oben; Dieter Beselt: 5 oben re., 98, 198; Maria Brzostowska: 235 oben, 267; Chef: 223; Anna Chelnokova: 235; dashek: 21; edsweb: 139; emmi: 240; fpfunke: 272; fredredhat: 246; Liv Friis-larsen: 17; godfer: 56; Joe Gough: 254; Ramona Heim: 201; Martin Helmrich: 212; HiDee: 154; iwka: 252; Jabiru: 96, 120; Tom Jesenicnik: 141; Elena Kalistratova: 187; Kiyyah: 37; koi88: 239; Fuat Kose: 91, 227; Udo Kroener: 249 oben; Emilia Kun: 243 oben; Steve Lovegrove: 100; Iucwa: 54; Sabine Luxem: 243 unten; Alexander Maier: 128; Rainer Matejka: 14; matka Wariatka: 179, 180, 245 oben; Matttilda: 123, 248 oben; Franz Metelec: 202; Tan Wei ming: 251 unten; moonrun: 273; Diana Müller: 242 oben; Brett Mulcahy: 236 unten; Juriah Musin: 118; mvandergrond: 210; Sean Nel: 168; Natalia Nidental: 158; Og-vision: 157; Tyler Olson: 247 oben; Jacques Palut: 235 unten; Kristian Peetz: 245 unten; Denis Pepin: 101; Dmitry Pichugin: 183; Photo Intrigue: 251 oben; Robert Redelowski: 244; Guido Roesen: 136; Tanya Ryno: 196; Uwe Schlenther: 174; Harold Schmid: 264; Joshua Smith: 203; Tom Schmucker: 131; Olga Shelego: 248 unten; Spanishhalex: 185; Johanna Stachowiak: 256; Carmen Steiner: 250; Michaela Stejskalová: 163; Suprijono Suharjoto: 153; Sun Jeng Tan: 24; Andrzej Tokarski: 237 oben; Denise Torres: 146; Luc Verney-carron: 247 unten; Visual7: 177; Martine Wagner: 237 unten; waugi: Umschlag, 15, 32; Sven Weber: 78; Heidi Vd Westhuizen: 238 unten; Ulrich Willmünder: 238 oben; Claudia Wyrwik: 86, 89; Yuri_Arcurs: 42; Zastavkin: 49
Kampffmeyer: 113
Malteser Klinik von Weckbecker: 7, 12
MEV: 255, 258, 263, 268, 270, 271, 301
Karl F. von Thurn und Taxis: 11
Ingo Wandmacher: 5 oben li. und unten li., 232, 275, 276, 279, 280, 281, 284, 285, 287, 288, 290, 292, 295, 296, 297, 298, 299, 300, 302, 306, 307, 308, 309, 310, 311, 312, 313, 317, 322, 327, 330, 331, 334, 336, 348, 349, 355, 357, 360, 367, 369

Umschlagabb.: Collage aus Corbis (Motiv Paar) und fotolia.com/waugi (Motiv Wiese)
Titelgestaltung: Kerker + Baum, Hannover

Gestaltung: Schlütersche Verlagsgesellschaft mbH & Co. KG
Satz: Die Feder GmbH, Wetzlar
Druck und Bindung: Grafisches Centrum Cuno GmbH & Co. KG, Calbe

Inhalt

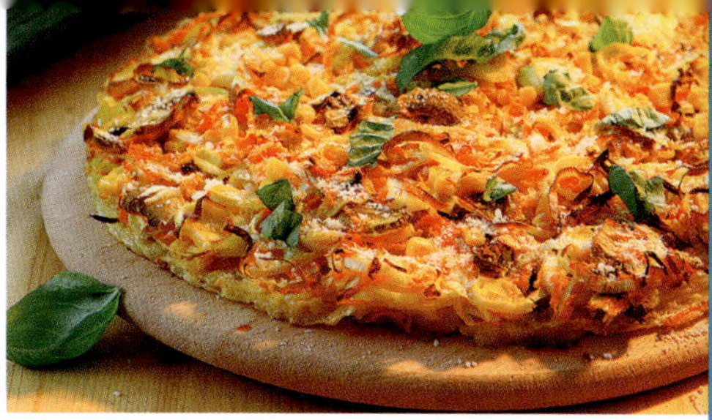

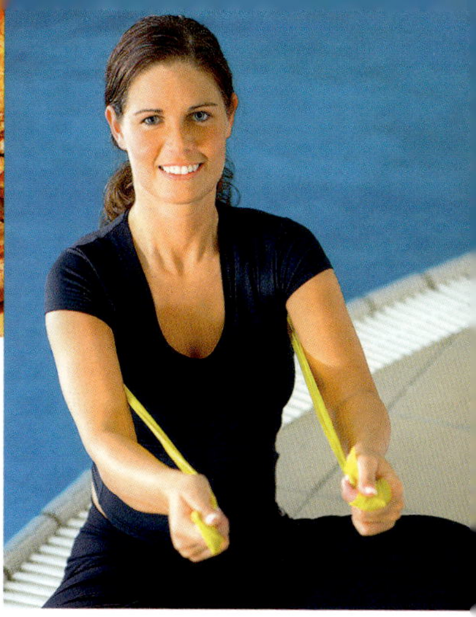

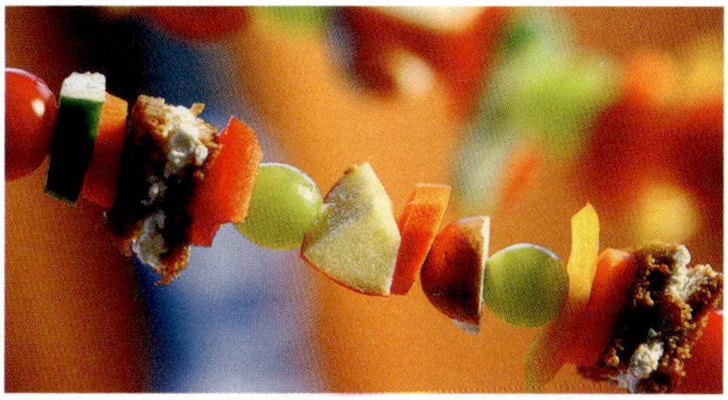

Vorwort

Liebe Leserin, lieber Leser,

eine „gute Figur“ gehört heute mehr denn je zu den Anforderungen unserer Gesellschaft. Viele, die es nicht schaffen, diesem Ideal zu entsprechen, sind mit ihrer Figur unzufrieden und leiden an der Abweichung vom sogenannten „Idealgewicht“. Viele Übergewichtige fühlen sich sogar als Menschen zweiter Klasse, da ihnen mangelnde Willensstärke unterstellt wird und sie somit für ihren Erfolg im Berufsleben häufig viel mehr Einsatz beweisen müssen als ihre schlanken Kollegen.

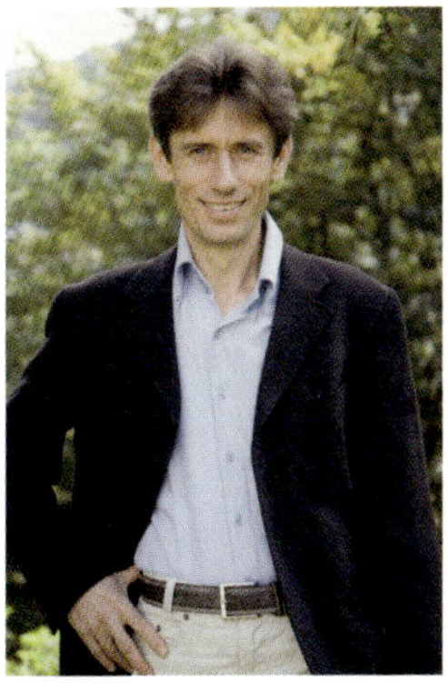

Peter Faulstich

Auch wenn die Figur stimmt, leben viele Schlanke, ebenso wie Übergewichtige, von einer Diät zur nächsten und führen einen ständigen Kampf gegen den Heißhunger. Allen gemeinsam ist der Wunsch nach einem „normalen Essverhalten“ – ohne Selbstkasteiung und Schuldgefühle. Sie alle möchten ihr Essen einfach nur genießen.

Mit meinem Buch möchte ich Sie dazu ermuntern, diesen Wunsch auch wirklich umzusetzen und ein neues Verständnis für den eigenen Körper zu entwickeln. Es handelt sich um ein Lebens- und Ernährungskonzept, das Sie darin unterstützt, Körper, Geist und Seele in eine harmonische Einheit zu bringen.

Im Vordergrund steht die Motivation zu einer gesunden und aktiven Ernährungs- und Lebensweise im Zusammenhang mit einem gezielten Mental- und Bewegungstraining und einer professionell angeleiteten Heilfastentherapie. Diese trägt ganz wesentlich dazu bei, die eingefahrenen Muster zu unterbrechen und das Bewusstsein für einen gesunden Lebensstil zu schärfen. Auf diese Weise wird es Ihnen gelingen, Barrieren auf dem Weg zum Wohlfühlgewicht Schritt für Schritt aus dem Weg zu räumen. Ich spreche hier ganz bewusst vom Wohlfühlgewicht. Ein Gewicht, das fern jedes Modediktats genau dort liegt, wo Sie sich persönlich körperlich und seelisch wohl fühlen. Es ist keineswegs immer das Gewicht, das Partner, Kollegen, Freunde, Chefs oder Tabellen für ideal halten.

Mir liegt am Herzen, dass Sie das von Ihnen gewünschte Wohlfühlgewicht erreichen und auch langfristig halten. Dies erfordert eine intensive Auseinandersetzung mit der eigenen Persönlichkeit, den individuellen Problemen und Gefühlen sowie dem Essverhalten. Nur so können Sie die Ursachen für Ihre Gewichtsprobleme erkennen und verändern. Es lohnt sich bei der Qualität der Lebensmittel genauer hinzuschauen, wenn Sie sich in Ihrem Körper wohl und leistungsfähig fühlen wollen. In den einzelnen Kapiteln werden Sie genau erfahren, worauf es ankommt. Darüber hinaus biete ich Ihnen im Rahmen eines vierwöchigen Ernährungsplans eine genaue Anleitung und vielfältige Tipps, die Ihnen die Umsetzung meiner Empfehlungen auch im Berufsleben mit einem akzeptablen Zeitaufwand ermöglichen. Ein gesunder Lebensstil ist kein Zeiträuber. Im Gegenteil, er verhilft Ihnen bei der Umsetzung Ihrer Ziele zu mehr Effektivität.

Ich möchte Ihnen bewusst machen, dass es zum erfolgreichen Abnehmen notwendig ist, realistische Ziele zu formulieren, die eigenen Wünsche und Bedürfnisse ernst zu nehmen und ein positives Lebensgefühl zu entwickeln. Viele Menschen essen zur Beruhigung oder Ablenkung oder benutzen Essen als Stimmungsaufheller. Essen ist ein sehr beliebter Er-

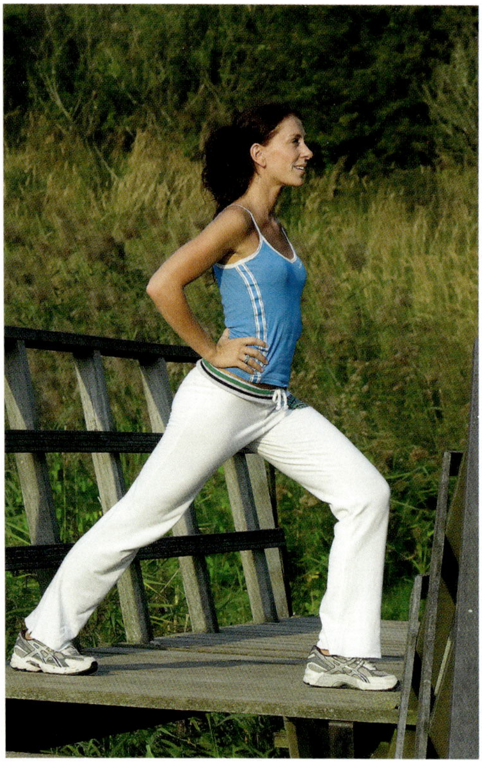

satz für emotionale Bedürfnisse, befriedigt werden sie dadurch allerdings noch lange nicht. Oder geht es Ihnen tatsächlich besser, wenn Sie nach einem stressigen Arbeitstag oder einer Auseinandersetzung mit dem Chef im Eiltempo eine Tafel Schokolade verschlingen? Werden derartige Verhaltensweisen zur Regel, entstehen vielmehr körperliche Beschwerden und Gewichtsprobleme, die den seelischen Hunger durch die Unzufriedenheit mit dem eigenen Körper verstärken. Der damit verbundene Leidensdruck führt viele Betroffene in einen aus Diäten, Verzicht, Kalorienzählen, ständigem Wiegen und Jojo-Effekten bestehenden Teufelskreis. Aber auch die ganze Palette an Pulvernahrungen, Schlankmachern, Diuretika (wasserausscheidenden Mitteln), Appetitzüglern und Abführmitteln wird dem Problem Übergewicht in keiner Weise gerecht. Vieles von dem, was zum schnellen Abnehmen angeboten wird, ist gesundheitlich sogar bedenklich oder gefährlich. Beim Fett absaugen handelt es sich z. B. nicht, wie häufig in Frauenzeitschriften dargestellt, um eine kleine Routinebehandlung beim Schönheitschirurgen, sondern um einen massiven Eingriff, der sehr viel fachliche Kompetenz erfordert. So kommt es immer wieder zu inneren Blutungen, Gefäßverschlüssen, verletzten inneren Organen und lebensgefährlichen Infektionen. Diese Problematik fasst der Plastische Chirurg Dr. Hans Ulrich Steinau wie folgt zusammen: „Wenn man die Schadensfälle sieht, fasst man sich an den Kopf, was da läuft." Die immer größer werdende Nachfrage nach „Schönheitsoperationen" bis hin zu Magenverkleinerungen zeigt aber auch, unter welch starkem emotionalen Druck Übergewichtige stehen.

Tatsache ist, dass es für die meisten Menschen extrem schwierig ist, ihre Ernährungs- und Lebensgewohnheiten zu verändern. Aber warum eigentlich? Was hält uns davon ab, uns täglich eine halbe Stunde zu bewegen, ein gesundes Essen zu kochen und neben den beruflichen Anforderungen auch unsere persönlichen Bedürfnisse im Auge zu behalten? Sie sind der Kapitän und bestimmen, wohin Sie in Ihrem Leben steuern! Schaffen Sie sich die Freiräume, die Sie für Ihren Erfolg brauchen. Langfristig erfolgreich abzunehmen ist kein Spaziergang, sondern ein Zehnkampf. Sie müssen sich in verschiedenen Disziplinen fit machen und diese mit Begeisterung ausüben. Zum Erfolg gehört Geduld, Ausdauer, mentale Stärke und regelmäßiges Training – also die Bereitschaft, für den Erfolg aktiv etwas zu tun. Mit der Tüte Chips vor dem Fernsehen stellt sich kein Erfolg ein! Im Sport ist es nicht anders als bei der Umsetzung persönlicher Ziele. Gehen Sie erst gar nicht davon aus, dass es eine schnelle Lösung oder ein Patentrezept für die schlanke Linie gibt! Die Ursachen sind vielfältig und außerdem in ihrem Stellenwert bei jedem unterschiedlich bedeutsam. Die überflüssigen Pfunde schmelzen nicht einfach so dahin, wie es von der Werbung propagiert wird.

Eine gute Figur, gesundes Aussehen sowie körperliche und geistige Fitness sind nur mit einer bewussten Ernährung zu erreichen. Mit diesem Ziel habe ich speziell für Übergewichtige eine „stoffwechselaktive Vollwertkost" entwickelt. Wenn Sie die vorgestellten Rezepte als Bereicherung erfahren und diese Ihnen zu mehr Lebensenergie verhelfen, dann bedeuten die Veränderungen keinen Verzicht. Sie werden sogar erleben, dass Sie Ihren Genuss steigern. Werden Sie zum Gourmet! Dazu bedarf es keiner großen Mengen, aber Qualität. Verbinden Sie mit dem Essen die Vorstellung, dass es ein Teil von Ihnen wird. Frisch zubereitete Gerichte bieten weit mehr als ein bloßes Sattmachen mit Fertiggerichten. Gut essen macht Lebenslust! Gerade das ist es, was viele Übergewichtige wieder lernen müssen – Essen als etwas Positives zu empfinden, einen kreativen Umgang damit zu pflegen und es mit allen Sinnen zu genießen.

In meinen Seminaren und Beratungen werde ich immer wieder gebeten, meine Erfahrungen und Empfehlungen in schriftlicher Form zur Verfügung zu stellen. Mit dem vorliegenden Buch hoffe ich, jedem, der an seinen Lebens- und Ernährungsgewohnheiten bzw. den daraus resultierenden Gewichtsproblemen etwas Grundlegendes verändern möchte, gerecht zu werden. Es richtet sich aber auch an all jene Menschen, die den in immer größerer Anzahl auftretenden Zivilisationskrankheiten vorbeugen möchten. Vorbeugung ist besser als Therapie – sowohl für die eigene Lebensqualität als auch das Wohlergehen unserer Gesellschaft. Möge Sie dieses Buch bei Ihrem persönlichen Weg zum Wohlfühlgewicht sowie bei dem Wunsch nach einem gesunden, langen und erfüllten Leben begleiten!

Peter Faulstich
Im Juli 2009

Geleitwort

Liebe Leserin, lieber Leser,

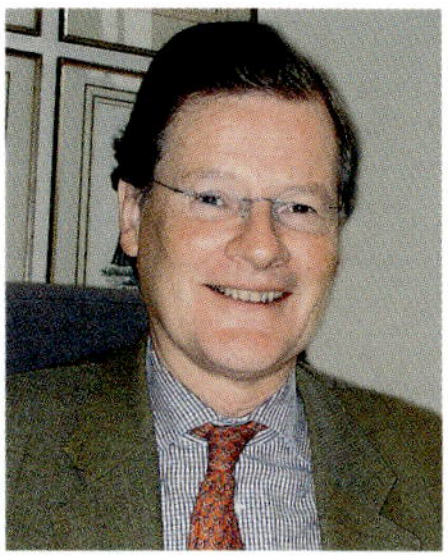

Karl F. v. Thurn und Taxis

„Der Mensch ist, was er isst“ lautet eine alte Lebensweisheit, die auf einen kurzen Nenner bringt, was den Autor dieses Buches zu seiner fachkundigen und am Ende auch lustvollen Reise auf dem Weg zum Wohlfühlgewicht veranlasst hat. In der Malteser Klinik von Weckbecker begegnen wir täglich Menschen, die, wie wir selbst, zwischen gedankenloser Nahrungsaufnahme in der Hetze des Alltags und phasenweiser Selbstkasteiung hin und her schwanken. Letztere werden ausgelöst von unserem periodisch wiederkehrenden schlechten Gewissen, mit dem Ziel, kurzfristig lebensstilbedingte Fehlernährung zu korrigieren. Im Ergebnis bleibt unser körperliches Gleichgewicht ebenso auf der Strecke, wie unsere Haltung. Auf die kommt es aber an!

Aus seiner täglichen Erfahrung mit Patienten und Gästen der Malteserklinik, beschreibt der Autor erfolgversprechende Ernährungsstrategien und unterlegt sie mit praktischen, gut handhabbaren Umsetzungsempfehlungen. Dabei geht es ihm nicht nur um die Ernährung an sich, sondern vielmehr um die Einübung unseres Verhaltens und unserer Haltung im Ganzen. Weil wir so essen, wie wir sind und so sind, wie wir essen. Deshalb geht es auch nicht ohne Mühe und Disziplin, für die wir uns aber mit Lust belohnen sollen. Aus beidem können wir dann in ähnlich doppelbödiger Weise die Erkenntnis ziehen: „Es gibt nichts Gutes, außer man tut es“.

In diesem Sinne wünsche ich den geneigten Leserinnen und Lesern nicht nur eine interessante Lektüre, sondern auch praktische Erkenntnisse und eine lustbetonte Abkehr von unseren krankmachenden Gewohnheiten hin zu nachhaltiger Gesundheit an Leib und Seele.

Karl Ferdinand Prinz von Thurn und Taxis
selbstständig

Geleitwort

Liebe Leserin, lieber Leser,

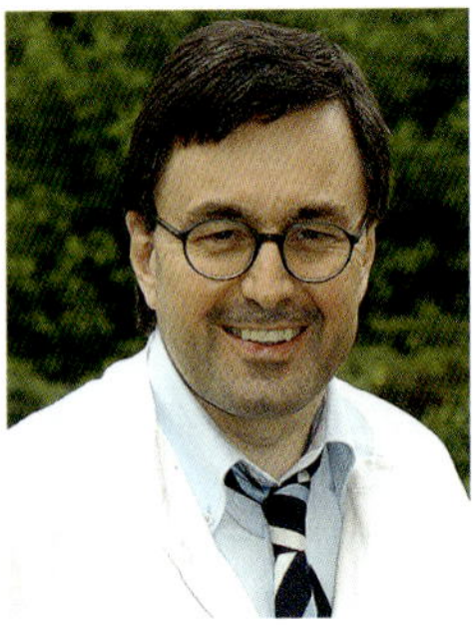

Dr. med. Joachim Wernicke

kaum zwei Jahre nach dem Erscheinen dieses wertvollen Ernährungsbuches ist bereits die erste Auflage vergriffen. Der Anklang und die Begeisterung, mit der dieses Buch aufgenommen wurde, braucht keine Erklärung, der Inhalt spricht für sich. „Mein Weg zum Wohlfühlgewicht" ist ein Kompendium aus Ökotrophologie, Physiologie, Psychologie und Kochkunst, das in dieser Form einmalig ist. Der Leser erkennt sich wieder in seinen Verhaltensmustern und lernt daraus, diese, falls nötig, zu ändern. Dadurch kommt diesem Ratgeber ein viel höherer Stellenwert als den herkömmlichen Ernährungs- und Kochbüchern zu.

Theorie und Praxis bilden in den einzelnen Kapiteln eine Symbiose, die in dem zeitgemäßen und zukunftsweisenden Konzept der „Stoffwechselaktiven Vollwertkost" ihre Vollendung findet. Die in der Lebensmittelpyramide dargestellte Gewichtung der einzelnen Lebensmittelgruppen in Verbindung mit bestmöglicher Lebensmittelqualität, -kombination und -zubereitung ermöglicht ein Sich-Sattessen ohne Angst vor einer zu hohen Kalorienaufnahme: Der Stoffwechsel kommt in Schwung, die Pfunde purzeln und die Leistungsfähigkeit in Beruf und Freizeit nimmt spürbar zu. Jeder, der diese Ernährung mithilfe des ausführlichen Rezeptteils ausprobiert und am eigenen Gaumen erlebt, wird feststellen, dass der Weg zum Wohlfühlgewicht mit Genuss und Spaß am Essen sowie einem positiven Lebensgefühl viel leichter zum Ziel führt. Vor allem, wenn die leidige Diätmentalität mit ihren Stolpersteinen wie strikten Verboten, unentwegtem Kalorienzählen und unrealistischen Zielvorstellungen durch eine Neuorientierung im Denken ersetzt wird.

Peter Faulstich empfiehlt dem Leser, sich selbst gegenüber eine liebevolle, durch Selbstwertgefühl und Selbstakzeptanz bestimmte Beziehung zu entwickeln. Insbesondere sollten die inneren Einstellungen in verschiedenen Lebenssituationen bewusster wahrgenommen werden. Denn diese entscheiden darüber, wie wir uns im täglichen Leben fühlen und verhalten – auch hinsichtlich unserer Ernährung. Deshalb ist es allzu gut nachvollziehbar, dass Gewichtsprobleme und sich daraus entwickelnde Stoffwechselerkrankungen entsprechend dem Plädoyer des Autors nur als harmonische Einheit von Körper, Geist und Seele sowie durch die intensive Auseinandersetzung mit der eigenen Persönlichkeit gelöst werden können.

Diesem Grundsatz folgend wurde die zweite Auflage durch ein ganzheitlich orientiertes Konzept für Typ-2-Diabetiker ergänzt, was bei der rasanten Zunahme an zuckerkranken Patienten in der ganzen Welt von besonderer Bedeutung ist. Es beinhaltet nicht nur erfolgversprechende Empfehlungen zur Verbesserung oder Normalisierung der Blutzuckerwerte, sondern auch hinsichtlich erhöhter Blutdruck-, Blutfett- und Harnsäurewerte. Während die erhöhten Blutdruck- und Blutfettwerte Hauptursachen für die Arteriosklerose des Herz-Kreislauf-Systems darstellen, können bei erhöhten Harnsäurewerten durch die Ablagerung von Harnsäurekristallen Nieren und Gelenke langfristig in ihren Funktionen beeinträchtigt werden.

Die Ernährungstipps von Herrn Peter Faulstich verstärken die Wirkung wertvoller

Pharmaka. Gezielt eingesetzt können sie sogar bei geringer Ausprägung der angesprochenen Erkrankungen die oralen Medikationen deutlich vermindern oder vielleicht sogar ersetzen. Damit eröffnet der Autor Betroffenen die Chance, aktiv an ihrer Gesundung und der Vermeidung von Spätschäden mitzuwirken, um auf diese Weise langfristig eine bestmögliche Lebensqualität sicherzustellen.

Wir alle wissen, wie schwer es ist, Gewohnheiten, vor allem hinsichtlich der Ernährung, zu verändern. Dazu bedarf es Zeit, Zeit zum Kennenlernen einer gesundheitsfördernden Ernährungs- und Lebensweise, aber auch zum Reflektieren über eigene Lebensinhalte und -ziele sowie persönliche Bedürfnisse.

Zur Auseinandersetzung mit sich selbst möchte dieses Buch anregen. Es ermuntert dazu, die täglichen Aktivitäten mehr nach den eigenen Prioritäten und Begabungen auszurichten, um so dem emotionalen Heißhunger ursächlich zu begegnen. Gleichzeitig lernt der Leser bewährte Strategien kennen, die ihm bei der Veränderung eingefahrener Gewohnheiten zu mehr Effektivität verhelfen. In diesem Sinne wird auch eine Heilfastentherapie angesprochen, die wir in der Malteser Klinik von Weckbecker seit über 50 Jahren als eine intensive Form der Selbsterfahrung und -veränderung erleben und die Krankheitsursachen und Heilungshindernissen auf körperlicher und geistig-seelischer Ebene den Nährboden entzieht.

Das vorliegende Werk betrachte ich als einen äußerst nützlichen Ratgeber, der beim Lesen durch seine vielfältigen, fundierten Informationen weiterbildet, zu Veränderungen des Lebensstils motiviert und durch die Fülle an praktischen Tipps zur Gesundheitsförderung jedes einzelnen Lesers beiträgt.

Die Malteser Klinik von Weckbecker ist stolz auf ihren Diplom-Ökotrophologen Herrn Peter Faulstich, der in zahlreichen Vorträgen, Gesprächsrunden, Einzelberatungen und Lehrküchenveranstaltungen unsere Patienten mit großem Engagement und Erfolg zu einer besseren, gesünderen und sinnstiftenden Veränderung ihrer Ernährungs- und Lebensweise führt.

Möge die zweite Auflage noch mehr Leser finden als die erste und so zum Segen für denkbar viele Menschen werden.

Dr. med. Joachim Wernicke
Ärztlicher Leiter der Malteser Klinik
von Weckbecker
Internist-Gastroenterologe,
Naturheilverfahren, Homöopathie,
Umweltmedizin

Geleitwort

Liebe Leserin, lieber Leser,

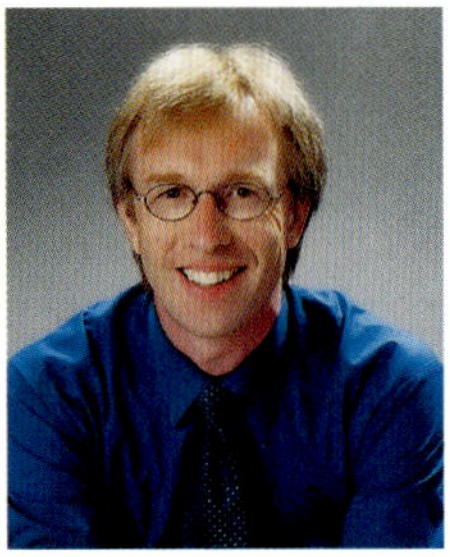

Dr. med. Rainer Matejka

was gibt es seit Jahrzehnten nicht alles zum Thema „Normalgewicht/Idealgewicht/Wohlfühlgewicht" zu lesen! Ob in Illustrierten oder diversen Ratgebern oder Volkshochschulkursen – es werden immer wieder neue Theorien, Tipps und Methoden propagiert. Diese Tatsache allein zeigt: der Stein der Weisen ist offenbar noch nicht gefunden worden. Setzen die einen auf alle möglichen diätetischen Klimmzüge, schwören andere auf die Bewegung, wieder andere betonen, vor allem die Psyche sei entscheidend für die Frage, ob jemand an Übergewicht leide oder nicht. Zahlreiche Bücher bestehen aus vielen bunten Bildern und vergleichsweise wenig Text mit noch weniger Substanz.

Betroffene wissen: Die Ernährung umzustellen, sich mehr zu bewegen ist das eine. Es im Alltag, vor allem bei einem stressgeplagten Berufsdasein auch durchzuhalten ist etwas ganz anderes.

Das vorliegende Buch von Peter Faulstich analysiert und synthetisiert die verschiedenen Aspekte und Fragestellungen rund um das Körpergewicht zu einem Gesamtwerk. Zunächst die Erkenntnis: mit Diäten im herkömmlichen Sinne und Kalorienzählen ist es meistens nicht getan. Am Anfang hat die Bewusstmachung zu stehen, die von Selbstakzeptanz und Selbstachtung gekennzeichnet ist. Darauf lässt sich eine Art Generalstabsplan aufbauen, der moderne ernährungswissenschaftliche Erkenntnisse berücksichtigt. Wer nicht lernt loszulassen, wird – ähnlich wie der chronisch Verstopfte – niemals ein normales Körpergewicht bzw. einen normalen Stuhlgang erreichen können. Wer dies jedoch schafft, wird durch eine Optimierung seiner Ernährungsweise weniger Verzicht üben müssen als vielmehr neues entdecken und erkennen, dass eine gesunde Ernährung obendrein auch schmackhafter ist.

In diesem Sinne beschreibt das Buch eine ganze Fülle hoch interessanter ernährungswissenschaftlicher Fragestellungen, wobei besonders auch moderne Erkenntnisse und Trends berücksichtigt werden – vom glykämischen Index, Natium-Kalium-Verhältnis zu den sekundären Pflanzenstoffen und dem richtigen Trinken. Kein relevanter Themenbereich bleibt ausgespart. Das besonders Beeindruckende dabei: Nie erfolgt die Darstellung doktrinär, sondern immer abwägend unter Berücksichtigung von Praktikabilität und medizinischer Sinnhaftigkeit.

Sicherlich mag ein unerfahrener Laie sich mit dem einen oder anderen Fachbegriff noch etwas schwer tun. Doch wer etliche Diäten bereits ausprobiert hat, ist kein Laie im engeren Sinn mehr, sondern ein Stück weit für sich selbst bereits Fachmann geworden.

Das vorliegende Buch „Mein Weg zum Wohlfühlgewicht" ist für mich das mit Abstand beste und kompetenteste Buch zu dieser Thematik, das ich kenne. Es eignet sich auch und besonders für Menschen, die im Hinblick auf ihr Körpergewicht längst die Flinte ins Korn geworfen haben.

Dr. med. Rainer Matejka
Facharzt für Allgemeinmedizin – Naturheilverfahren
Exp. für biol. Medizin (Univ. Mailand)
Chefredakteur „Naturarzt"

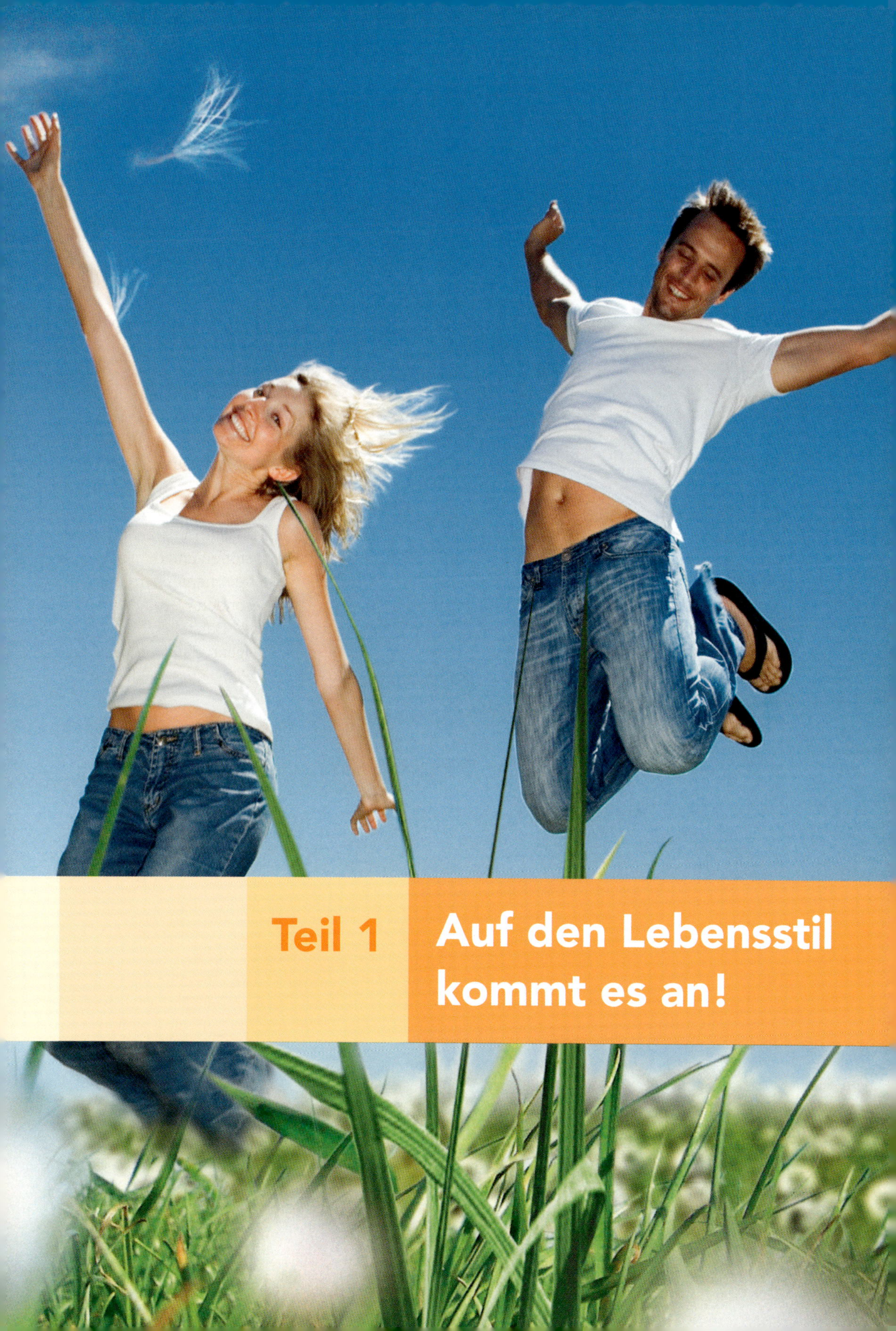

Teil 1 Auf den Lebensstil kommt es an!

1 Dick durch Diätmentalität

Das Schwierigste an einer langfristig erfolgreichen Gewichtsabnahme ist nicht das eigentliche Abnehmen, sondern das anschließende Halten des Gewichts. Grund dafür ist, dass die meisten Übergewichtigen nur das Symptom Übergewicht verändern wollen. Die für den langfristigen Erfolg notwendige konsequente Auseinandersetzung mit den zugrunde liegenden Ursachen (Abb. 1) wird dagegen gescheut. Diese Vorgehensweise entspricht dem allgemeinen Bedürfnis nach einfachen und schnellen Lösungen, programmiert aber bei dem vielschichtigen Problem Übergewicht langfristige Misserfolge vor. Hier liegt das Kernproblem bei vielen Übergewichtigen, die auf eigene Faust mithilfe von Medikamenten, Pulvernahrungen, FdH oder Diäten Gewichtserfolge zu erzwingen versuchen.

Schlankheitsmittel – Profitgier löst keine Gewichtsprobleme

Den Traum von der guten Figur macht sich ein riesiger Markt an Schlankheitsmitteln und Diäten zunutze. Besonders da, wo schnelle Gewichtserfolge versprochen werden, sollten Sie den Produkten oder Methoden mit einer ordentlichen Portion Misstrauen begegnen. In der Regel geht es um den schnellen Euro. Erst

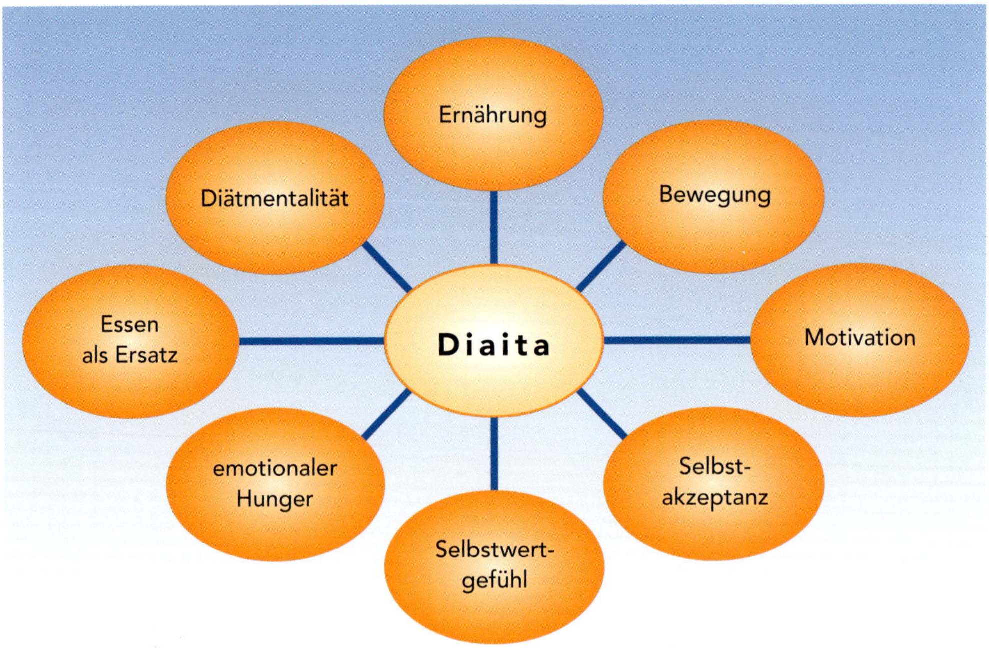

Abb. 1: Individuelle Ursachen erkennen und verändern.
Diaita: Die Lehre von der Pflege, Erhaltung und Wiederherstellung der Gesundheit im ganzheitlichen Sinn.

werden die Lebensmittel durch übertriebene industrielle Be- und Verarbeitungsprozesse in ihrem ernährungsphysiologischen Wert so verändert, dass gesundheitliche Probleme im Allgemeinen und Gewichtsprobleme im Besonderen mittlerweile ca. 50 % aller Erwachsenen und auch jedes fünfte Kind in Deutschland betreffen. Dann werden für viel Geld offensiv Lösungen vermarktet, die in Wirklichkeit nichts anderes als Scheinerfolge bewirken.

Die Hersteller von Schlankmachern werben beispielsweise mit Erfolgsgarantien und dem Märchen, dass man an seinem Lebensstil, seiner körperlichen Aktivität und an den Ernährungsgewohnheiten nichts zu ändern brauche. Solche Verkaufsstrategien entsprechen vielleicht den Wünschen vieler Übergewichtiger, aber die perfekte Schlankheitspille ist und bleibt Wunschdenken. Die Figur entwickelt sich nicht so, wie es in Fotomontagen suggeriert wird. Diejenigen, die sich als „Versuchskaninchen" missbrauchen lassen, sind nach der anfänglichen Euphorie nicht selten frustriert. Spezielle Medikamente zum Abnehmen sollten nur in absoluten Ausnahmefällen und unter ärztlicher Aufsicht eingenommen werden, da zum Teil schwerwiegende Nebenwirkungen wie z. B. Herzrhythmusstörungen und sogar psychische Veränderungen nachgewiesen wurden.

Die gesundheitlichen Bedenken gegen den Einsatz von Schlankmachern und Medikamenten machen sich die Hersteller von Pulvernahrungen zu Nutze. Mit ein bisschen Eiweiß- und Milchpulver, einer ordentlichen Portion an Aroma- und Geschmacksstoffen und ein paar Vitamin- und Mineralstoffzusätzen bekommt das ganze Präparat den Hauch eines gesunden Lebensmittels, geschmackliche Akzeptanz und Vielfalt: Erdbeeraroma, Himbeeraroma, Vanillearoma – eben das, was Ihnen gerade Appetit macht. Nur hat es sich gezeigt, dass die meisten vom künstlichen Geschmack irgendwann die Nase voll haben und sich wieder nach einer gewissen Esskultur sehnen!

Diäten – vom Übergewicht zum Schwergewicht

Ähnlich frustrierend sind die Erfolgsbilanzen von Diäten. Auswertungen haben ergeben, dass mithilfe von Diäten bei einer von 100 Personen langfristige Erfolge auftreten. Bei den meisten geht das Gewicht sogar nach oben. Diäten sind daher zum Abnehmen ungeeignet. So erlebe ich es in meinen Seminaren zur Gewichtsregulation seit über 17 Jahren in jeder Einführungsrunde. Die Teilnehmer beschreiben eine nicht enden wollende Zahl von ausprobierten Diäten. Das Ergebnis: Starke Gewichtsschwankungen mit der Tendenz zu einem immer höheren Gewicht – je nachdem, ob gerade Verzicht oder Schlemmen angesagt ist. Viele haben sich sogar von ein paar Pfunden zu viel zu einem echten Schwergewicht „diätet". Warum ist das so? Bedeuten ein paar Kilogramm weniger auf der Waage wirklich Erfolg? Was ist überhaupt Erfolg? Sagt uns die

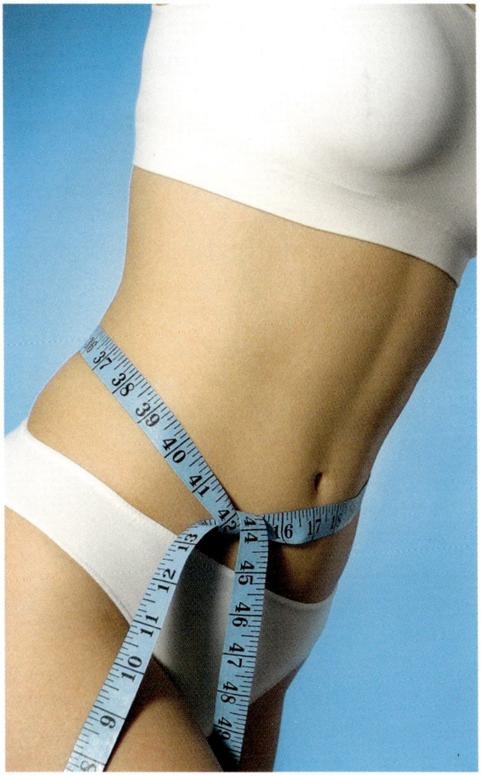

Waage, ob wir erfolgreich sind oder nicht? Etwa nach dem Motto: Je schneller die Pfunde purzeln, desto besser!? Sind es unsere Willenskraft und Selbstbeherrschung, die auf dem Weg zur schlanken Linie immer wieder schlapp machen? Um diese Fragen beantworten zu können, möchte ich im Folgenden die Problematik von Diäten erläutern.

1.1 Diäten und Vitalstoffmangel aktivieren Ihr Energiesparprogramm

Mangel im Überfluss

Fettpolster sind in der Regel das Ergebnis einer Fehlernährung über mehrere Jahre oder Jahrzehnte. Ernährungsprotokolle von Übergewichtigen zeigen fast immer eine relativ fett-, zucker-, eiweiß- und salzreiche Ernährung mit einem geringen Anteil an hochwertigen pflanzlichen Lebensmitteln, die von Natur aus eine sehr hohe Dichte an Vitalstoffen (Vitaminen, Mineralien, Spurenelementen) im Verhältnis zur zugeführten Energiemenge aufweisen. Eine hohe Energieaufnahme deutet dagegen darauf hin, dass es um lebensnotwendige Vitalstoffe und wichtige gesundheitsfördernde Pflanzenstoffe schlecht bestellt ist. 500 g Gemüse bieten mehr gesunde Mitbringsel als ein Schokoriegel, zwei Pralinen oder zehn Gramm Fett – alle haben aber in etwa 100 kcal. Wenn Sie nach dem Prinzip FdH die Nahrungsmenge reduzieren und keinen besonderen Wert auf die Qualität der verbleibenden Nahrung legen, können Sie keine Wunder bezüglich Ihrer Leistungsfähigkeit und Vitalität erwarten. Ihnen fehlt schlicht die Kraft und Energie, um für die schlanke Linie aktiv zu werden.

Anfangs motiviert – später frustriert

Glaubt man der Anzeige der Waage, sind Diäten bei den meisten mit guten „Anfangserfolgen" verbunden. Dadurch lassen sich viele täuschen. Mit zunehmender Dauer der Diät nimmt aber der Kalorienbedarf in Abhängigkeit von Kalorienreduktion, körperlicher Aktivität und Nährstoffangebot bis zu 30 % ab. In Extremfällen sogar noch mehr, wenn ich die Auswertung der Ernährungsprotokolle meiner Patienten zugrunde lege. Manche leben mehrere Wochen nach 1000-Kalorien-Plänen, mit dem Ergebnis, dass die Waage ein paar Gramm weniger anzeigt! Hier wird der Frust bzw. das damit verbundene „Frustessen" vieler Übergewichtiger verständlich. Der Körper schaltet in den mageren Zeiten auf sein körpereigenes Energiesparprogramm. Dieses wird aktiviert, wenn infolge einer qualitativ minderwertigen Ernährung, die überhaupt erst Gewichtsprobleme verursacht, dem Körper die Nähr- und Vitalstoffreserven für die Aufrechterhaltung lebenswichtiger Stoffwechselprozesse fehlen. Das hat der Mensch in seiner Entwicklungsgeschichte zur Genüge lernen müssen, denn die Töpfe waren das ganze Jahr hindurch nie so prall gefüllt wie heute. Es gab immer magere Zeiten im Jahreszyklus, auf die sich unser Körper bis heute bestens eingestellt hat. Schon zehn Kilogramm Fettgewebe speichern auf engstem Raum ca. 70.000 kcal. Diese Energiemenge reicht den meisten Übergewichtigen bequem für 40 Tage, und auch bei den Vitalstoffen kann der Körper Vorräte anlegen, um Zeiten mit geringerer Versorgung schadlos zu überbrücken. Nur muss es zwischen den mageren Zeiten auch Phasen mit einem üppigen Vitalstoffangebot geben, damit der Körper Reserven anlegen kann.

Ein System der biologischen Anpassung

Wie perfekt und faszinierend das „System" Mensch organisiert ist, wird daran deutlich, dass die Zellen über Gewebshormone miteinander kommunizieren und über spezielle Informationseinheiten den Zellkern, den „Manager" der Zelle, laufend über die aktuelle Versorgung mit Vitalstoffen informieren. Über winzige Kanäle tauschen die Zellen sogar untereinander Vitalstoffe aus. Das Gemeinwohl des Körpers geht über Einzelinteressen. Sind die Zelldepots insgesamt erschöpft, dann werden auch andere Bezugsquellen, wie z. B. das Knochensystem oder die Zahnsubstanz als Mineralstoffreserve angezapft. Zuvor versucht der Körper jedoch zu sparen. Intelligent wie er ist, fährt er all die Stoffwechselvorgänge herunter, die für uns keine lebenswichtige Funktion erfüllen bzw. Luxus darstellen. Das können Sie in Form von Müdigkeit und allgemeiner Antriebsschwäche spüren. Es geht ums Überleben. Überleben heißt in diesem Fall, weniger aktiv sein bzw. weniger verbrennen. Das ist wie bei einem Autofahrer, dessen Spritanzeige warnend blinkt, obwohl noch 50 Kilometer bis zur nächsten Tankstelle zu bewältigen sind. Sicher startet der Fahrer in dieser Situation keine energieaufwendigen Überholmanöver. Da Sie einen Reservekanister Treibstoff in Form Ihrer Fettpolster dabei haben, brauchen Sie sich um Ihre Energieversorgung keine Gedanken zu machen. Was Sie brauchen, das sind die in einer gesunden Ernährung enthaltenen Vitalstoffe, damit Ihr Stoffwechsel in Schwung kommt und die Vorräte in der gut gefüllten Speisekammer verbrennen kann!

1.2 Diäten provozieren Heißhunger

Während einer Diät wird in der Regel auf das verzichtet, was normalerweise gerne gegessen wird. Diese Einschränkungen bewirken, dass unsere Gedanken ständig ums Essen kreisen und ihm unbewusst einen höheren Stellenwert einräumen. Mit zunehmender Dauer der Diät wird das Gefühl von Verzicht bzw. die Lust auf Verbotenes immer stärker. Kommen Sie diesem Bedürfnis nicht nach, dann bewirkt all das, was Sie quasi als Ersatz essen, keine Befriedigung der Esslust. Folglich haben Sie ständig Appetit und essen irgendwelche Kleinigkeiten. Ein paar süße Riegel, die Reste aus der Frühstücksbox der Kinder oder ein bisschen von dem beim Abendessen liegen gebliebenen Käse. Sie entwickeln sich zum Resteverwerter. Aber gerade die kleinen Häppchen zwischendurch sind zu viel. Sie bewirken letztendlich eine höhere Kalorienaufnahme, als wenn Sie gleich die Lebensmittel Ihrem Appetit entsprechend auswählen. Zudem besteht die Gefahr, dass Sie sich noch am Abend den Magen mit dem vollschlagen, worauf Sie den ganzen Tag verzichtet haben. Viele halten den Verzicht auch tage- oder sogar wochenlang durch. Aber irgendwann erleben fast alle die kleinen oder großen „Essanfälle". In der Ernährungsberatung heißt es dann immer: „Ich habe gesündigt! Ich musste einfach mal schlemmen." Die Patienten beschreiben einen unwiderstehlichen Heißhunger nach den „verbotenen" Lebensmitteln. Manchmal gehen Sie durch regelrechte „Heißhungerphasen" oder „Schlemmphasen". Sie machen oftmals innerhalb kurzer Zeit die mit viel Willenskraft erkämpften Gewichtserfolge zunichte (Abb. 2). Heißhunger- oder Schlemmphasen sind somit die logische Konsequenz auf die durch die Diät erzwungenen Entbehrungen.

Versuchen Sie als Tortenfan einmal nach mehreren Wochen Abstinenz, trotz aller guten Vorsätze, bei der Geburtstagsparty darauf zu verzichten. Das gelingt selten. Wahrscheinlicher ist, dass Sie nach der anfänglichen Zurückhaltung eine regelrechte Gier danach entwickeln und in kürzester Zeit das nachholen, was Sie sich in den Wochen zuvor verboten haben. An Ihrer Reaktion erkennen Sie, wie weit Sie in das Diätdenken verstrickt sind. Machen Sie sich Vorwürfe oder sehen Sie über den Gaumenschmaus mit einem kleinen Lächeln hinweg? Hand aufs Herz – das Leben würde weniger Spaß machen, wenn wir bei einer so angenehmen Sache wie dem Essen manchmal nicht ein bisschen unvernünftig wären! Die kleinen Ausrutscher verzeiht uns unser Körper. Was er uns nicht verzeiht, ist, wenn Sie sich wegen ein paar Stückchen Kuchen Vorwürfe machen.

Vorwürfe, ein schlechtes Gewissen und Schuldgefühle helfen nicht weiter

Solche Gefühle helfen Ihnen nicht bei Ihrem Wunsch, das nächste Mal anders zu handeln. Sie führen vielmehr dazu, dass die meisten Übergewichtigen nun mit noch mehr Willens-

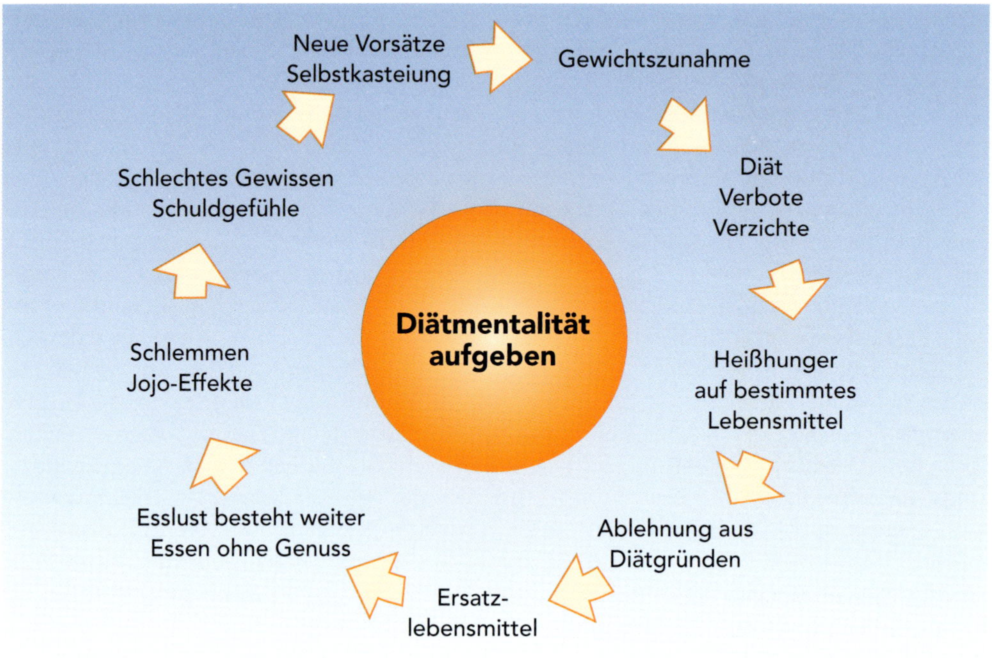

Abb. 2: Jojo-Effekt – eine Folge von Verboten?

kraft und Selbstbeherrschung neue Vorsätze umzusetzen versuchen. Nach einem „misslungenen" Wochenende sehen Sie Ihre Rettung in der nächsten Woche. Ab Montag möchten Sie sich genau nach Ihrem Diätplan richten. Das ist bewundernswert, aber die falsche Entscheidung!

Noch stärkere Einschränkungen verstärken das Gefühl von Verzicht, sodass die nächsten Heißhungerphasen nur eine Frage der Zeit sind. Indem Sie die Esskontrolle weiter verschärfen, provozieren Sie regelrecht Essanfälle, und wieder macht der Jojo-Effekt Ihre Anstrengungen zunichte. Jetzt nur noch ein bisschen schneller, weil der Körper sein Energiesparprogramm voll aktiviert hat. Die Gunst der Stunde nutzt er gnadenlos aus, um seine Speicher für die nächsten „Notzeiten" aufzufüllen. Wenn Sie sich auf die Waage stellen, werden Sie wütend, beschimpfen sich oder reagieren mit Selbstverachtung. Andere sind verzweifelt und hilflos oder haben vom Thema Diät endgültig genug. Letzteres möchte ich jedem wünschen!

Lust auf Verbotenes

Denken Sie darüber nach: Sie sind gierig auf Kuchen, weil Sie ihn sich wochenlang verboten haben. Oder Sie gehen davon aus, dass Sie ihn im Rahmen Ihrer Diät die nächsten Wochen nicht essen können. Egal wie Sie es drehen, immer bedeutet der Geburtstag mit dem verführerischen Angebot aus der Sicht Ihres Diätzeigefingers eine Art „Henkersmahlzeit". Besser ist es doch, sich als Kuchenliebhaber zu einer gemütlichen Tasse Kaffee von Zeit zu Zeit ein Stückchen zu gönnen. Zudem kann Kuchen ein schmackhaftes und hochwertiges Lebensmittel sein. Wenn Sie ihn jederzeit essen können, dann gibt es keinen Grund, ihn auf Vorrat zu essen! Auf andere kalorienreiche Verführer trifft das natürlich ganz genauso zu. Heißhunger auf Schokolade, Eis oder Pizza haben wir meist dann, wenn wir sie uns nicht zugestehen. Und wenn wir sie essen, dann geht das meist so schnell, dass wir den Geschmack kaum wahrnehmen. Probieren Sie es einmal anders. Essen Sie Ihre heimlichen Verführer,

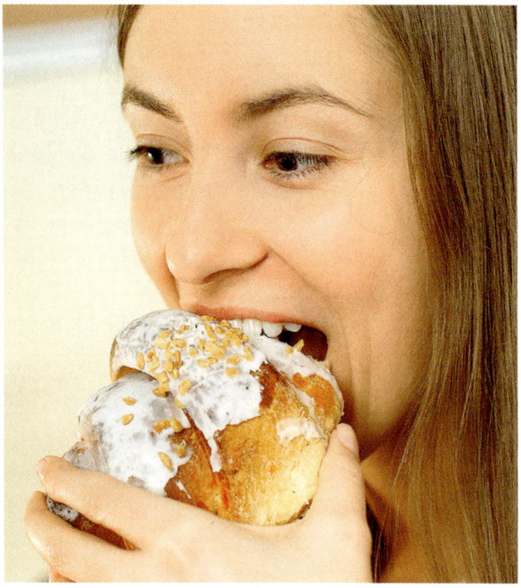

aber in kleinen Mengen, ganz bewusst und ohne schlechtes Gewissen (siehe Übung 1). Mit der Umstellung der Ernährung bzw. Ihres Geschmacksempfindens wird der Heißhunger auf diese Produkte von ganz alleine abnehmen. Nicht weil Sie sich dazu zwingen, sondern weil Sie das angenehme Körpergefühl nach einem gesunden Essen nicht mehr missen möchten.

1.3 Diäten – ein hohes Risiko für das psychische Wohlbefinden

Eine wesentliche Ursache für die völlig unbefriedigenden Langzeiterfolge von Übergewichtigen liegt also – wie in Kapitel 1.2 beschrieben – in einer insgesamt falsch verstandenen Diätmentalität! Diese verhindert nicht nur langfristige Erfolge, sondern ist bei genauerer Betrachtung mit einem hohen Risiko für das psychische Wohlbefinden verbunden. Jeder gescheiterte Diätversuch stellt einen schmerzhaften Tritt gegen das eigene Selbstwertgefühl dar, denn die Betroffenen führen die Misserfolge nicht auf das Prinzip Diät zurück, sondern auf mangelnde Willensstärke und Selbstbeherrschung. Das bekommen Übergewichtige immer wieder signalisiert: „Sie müssten nur rich-

Übung 1:

Mit allen Sinnen genießen

Essen Sie als Liebhaber von Schokolade ein oder zwei Stückchen genau so, wie ich es im Folgenden beschreibe. Die Übung können Sie genauso auf andere „Köstlichkeiten" übertragen. In Seminaren führen derartige Erfahrungen häufig zu Aha-Effekten, die den bleibenden Eindruck hinterlassen: Weniger kann auch manchmal mehr sein!

Legen Sie ein Stückchen Schokolade z. B. beim Kaffee neben Ihre Tasse. Was geht in Ihnen vor? Möchten Sie das Stückchen Schokolade sofort in den Mund nehmen? Nein – warten Sie noch einen Moment! Wie sieht das Stückchen Schokolade aus? Wie fühlt es sich an, riecht es gut und haben Sie richtigen Appetit darauf? Wann haben Sie diesen Schokoladenduft das letzte Mal bewusst wahrgenommen? Nehmen Sie nun die Schokolade in den Mund und genießen Sie mit allen Sinnen. Bewegen Sie die Schokolade hin und her, bis sie zu schmelzen beginnt. Versuchen Sie einmal mit der Zunge herauszufinden, an welcher Stelle die Schokolade am besten schmeckt. Genießen Sie das spezifische Aroma der Schokolade. Genießen Sie, wie die Schokoladencreme auf Ihrer Zunge verläuft und Ihren Gaumen verwöhnt. Wollen Sie die Schokolade wirklich jetzt schon runterschlucken? Gerade jetzt, wo der Geschmack so richtig auf Ihrer Zunge verläuft? Nein! Warten Sie noch ein bisschen. Versuchen Sie die letzten Reste der Schokolade voll auszukosten.

Obwohl sich der Schokoladengeschmack immer mehr verflüchtigt, erinnern Sie sich so gut an den Duft und an den Moment des größten Genusses, als ob Sie die Schokolade noch in Ihrem Mund hätten.

tig wollen". Doch leider klappt es trotzdem oft nicht oder nur sehr kurzfristig. Im Handumdrehen sind die mit viel Willenskraft abgehungerten Pfunde wieder drauf, und Sie denken einmal mehr: „Mein Wille war eben nicht stark genug." Tatsächlich sind Übergewichtige selten willensschwach. Nur mit einer unvorstellbaren Willenskraft schaffen es einige Diätgläubige, sich zum Teil über Wochen und Monate nach strengen Diätplänen zu richten, Pulvernahrung einzunehmen oder das Essen in Gedanken an eine Kalorientabelle zu verspeisen. Da kommt der Genuss beim Essen wirklich ein bisschen zu kurz, und es liegt auf der Hand, dass sich der Körper gegen diese Form der Kasteiung wehrt. Glauben Sie mir, ich bin bestimmt nicht willensschwach, aber ich würde es keine Woche schaffen, nach einem Punkteschema die mir zugedachte Kalorienration zusammenzustellen.

In Teil II habe ich dem Wunsch unserer Gäste entsprechend einen Monatsplan entwickelt, der im Grunde ein eigenes Ernährungsprotokoll darstellt. Die einzelnen Tage habe ich entsprechend meinem verwöhnten Gaumen kreiert und die Gerichte neben einem normalen Arbeitstag zubereitet. Die als Beispiele zu verstehenden Tagespläne stellten für mich keine Diät, sondern Genuss pur dar, weshalb ich die Rezepte aufgeschrieben und zum Schluss berechnet habe. Diese ergaben geringe Kaloriengehalte, obwohl ich mich die ganze Zeit über wohl gesättigt und überaus leistungsfähig fühlte.

Mein Tipp: Genießen Sie sich schlank.

Lernen Sie aus Ihren Erfahrungen

Wagen Sie einen Sprung nach vorne, indem Sie in Zukunft Ihr Verhalten voll und ganz akzeptieren. Es ist absurd, sich für vergangene Handlungen schuldig zu fühlen. Wenn Sie die Tafel Schokolade aufgegessen haben, können Sie nichts mehr daran ändern. Viel wichtiger ist, dass Sie aus diesen Erfahrungen lernen. Sie gehören zum Erfolg dazu. Sie zeigen uns, wo wir noch an uns arbeiten müssen. Würde ein Kind, das Laufen lernt, nach jedem Sturz frustriert aufgeben, könnte es nie Laufen lernen. Erfolg heißt, es so lange zu probieren, bis es klappt. Letztendlich war jeder Sturz notwendig, um das nötige Feingefühl für die Koordination der einzelnen Muskelgruppen zu bekommen. Somit müssen wir auch unangenehme Erfahrungen machen, um zum Erfolg zu kommen. Aus schwierigen Situationen lernen wir manchmal mehr, als wenn alles halbwegs erträglich abläuft. Gerade dadurch werden die für unsere persönliche Entwicklung notwendigen Entscheidungen hinausgezögert oder nicht mit der notwendigen Konsequenz getroffen.

Statt Selbstkritik zu üben sollten Sie über die Motivation nachdenken, die dazu geführt hat, dass Sie ein Stückchen Schokolade nach dem anderen aufgegessen haben. Ist es wirklich der Geschmack der Schokolade, der Sie reizt oder verbinden Sie mit der Schokolade ein Gefühl, nach dem Sie sich unbewusst sehnen? Wenn Sie das ergründen, was Ihnen fehlt, geben Sie sich in Zukunft auch die Chance, Ihre wahren Bedürfnisse zu erkennen bzw. an der richtigen Stelle mehr darauf zu achten (vgl. Kapitel 2.4, Abb. 6).

1.4 Diäten – schnelle Gewichtserfolge sind Scheinerfolge

Realistische Zielvorstellungen fördern die Motivation

Sie sind der Steuermann Ihres Lebens. Niemand außer Ihnen selbst bestimmt, ob Ihre Bemühungen erfolgreich sind oder nicht. Wenn Sie sich beim Abnehmen maximal ein Pfund pro Woche vornehmen und dieses Ziel erreichen, dann sind Sie motiviert. Nehmen Sie sich dagegen ein Kilogramm vor und stellen nach der zweiten oder dritten Woche fest, dass es auf einmal viel langsamer geht, dann sind Sie frustriert. Sie sind frustriert, weil Sie die Messlatte zu hoch angesetzt haben. Unrealistische Erwartungen fördern langfristig eher eine Gewichtszunahme. Sie haben sich den „Rettungsring" ja auch nicht in zehn Wochen angeeignet, sondern vielleicht in zehn Jahren „harter Arbeit". Möglicherweise war es jeden Tag ein Spaziergang zu wenig bzw. ein Schokoladenriegel zu viel. Dieser entspricht etwa 100 kcal. Täglich 100 kcal über Ihrem individuellen Bedarf, und schon können Sie Silvester mit durchschnittlich 4 kg mehr feiern. Das sind in fünf Jahren 20 kg – definitiv ein Schokoriegel zu viel, wie immer er heißen mag. Somit muss man nicht immer die ganze Ernährung auf den Kopf stellen. Auch kleine Veränderungen können langfristig sehr effektiv sein. Ein guter Esslöffel weniger Öl im Salat sind auch 100 kcal, bei denen Sie keinen Unterschied schmecken.

Spätestens im Frühjahr, wenn der Winterspeck drückt, werfen Zeitungen und Lifestyle-Magazine ihre Netze aus. Diese wissen nur allzu gut, dass Sie sich in Ihrem Körper nicht wohl fühlen und eine leichte Beute sind! Der Köder: 20 kg in zehn Wochen. Wenn Sie nicht im Netz landen wollen, ist es vorteilhaft, sich über eine realistische Zielvorstellung Gedanken zu machen (siehe Tab. 1).

Ihr Kalorienbedarf: Körpergröße minus 100, und diesen Wert mit 28 (Personen mit geringem Energieumsatz) multiplizieren. Auf das Beispiel bezogen macht das 1960 kcal. Um ein Kilogramm Fettgewebe pro Woche abnehmen zu wollen, müssten Sie ca. 1200 kcal unter Ihrem täglichen Kalorienbedarf liegen, da der Körper selbst bei einem optimalen Trainingsprogramm ja niemals nur Fette verbrennt. Ohne Bewegungsprogramm bleiben also ca. 800 kcal/Tag und mit ca. 1100 kcal/Tag übrig. Sie müssten also Ihre gesamten Ernährungsgewohnheiten radikal verändern. Das ist ungefähr so, als ob Sie als geübter Spaziergänger morgen einen Marathon mitlaufen wollten.

Tabelle 1: Fettgewebe – mehr Energie als man denkt

Person	1,70 m, weiblich, 78 kg, ca. 10 kg Gewichtszunahme
Energiebedarf/Tag	1960 kcal bzw. 2300 kcal mit Bewegungsprogramm
Bewegung	4-mal/Woche eine Stunde Cardio-Training (entspricht Energieverbrauch von ca. 2400 kcal: 7 Tage = 340 kcal/Tag)
1 kg Fettgewebe	speichert 7000 kcal
Ziel	Abbau von 1 kg Fettgewebe pro Woche

Selbst in Kombination mit einem optimalen Trainingsprogramm baut mit Reduktionskost oder FdH kein Mensch 20 kg Fett in zehn Wochen ab, sofern Sie nicht Jan Ullrich heißen und 200 km Rad pro Tag fahren möchten. Das erreichen Sie nicht einmal, wenn Sie zehn Wochen fasten. Dabei werden pro Woche durchschnittlich 1,3 bis 1,5 kg Fettgewebe aus den Depots verbrannt, also knapp drei Pfund Butter oder 10.000 Kalorien.

Die Waage trügt

Sie kennen Fälle, die 20 kg in zehn Wochen geschafft haben? Interessant ist dabei die Frage, was abgenommen wurde. In der Regel handelt es sich zum überwiegenden Teil um eine Wasserausschwemmung. Ihr Körper besteht zu gut 60 % aus Wasser. Infolge der sehr salzreichen Ernährung befindet sich viel Wasser im Gewebe, das der Körper auszuscheiden versucht, wenn die Salzüberladung während der Diät nachlässt. Dadurch wird zwar das gesamte Herz-Kreislauf-System entlastet, aber die Fettabnahme fällt dabei nicht ins Gewicht.

Zusätzlich scheidet der Körper bei der Verbrennung der Nährstoffe viel Wasser aus. Bei einer Kalorienreduktion baut der Körper zuerst in Muskeln und Leber gespeicherte Kohlenhydrate (Glykogen) ab. Diese reichen mit einem durchschnittlichen Körperbestand von ca. 400 g Glykogen nicht einmal für den Energiebedarf eines Tages. Beim Abbau der Glykogenvorräte verliert der Körper ca. 1,5 l Wasser. Der Körper versucht ständig, die Glykogenvorräte aufzufüllen, denn sie dienen unserer mentalen und körperlichen Fitness. Muskelglykogen (ca. 200–300 g) sorgt für Power in unseren Muskeln. Leberglykogen (ca. 150 g) reguliert die Blutzuckerkurve und hält damit unsere oberste Kommandozentrale, das Gehirn, in Schwung. Bei Sportlern sind deshalb kohlenhydratreiche Mahlzeiten (Stichwort: Nudelparty) nach dem Sport beliebt, da sie zum Auftanken der Glykogendepots führen. Ist die Nahrung knapp, kann der Körper den benötigten Zucker aber auch aus den gespeicherten Fetten (Glycerinanteil) oder aus Eiweiß aufbauen. Beim Fasten benutzen die Gehirnzellen sogar die beim Fettabbau entstehenden Ketonkörper zur Energiegewinnung.

Use it or lose it (benutze oder verliere sie)

Diese Worte verwenden Engländer, wenn es um die Muskulatur geht. Muskeln sind unsere Eiweißspeicher. Sind die Glykogenvorräte aufgebraucht, baut der Körper nicht nur Fette ab, sondern auch Muskeln, insbesondere wenn diese nicht beansprucht werden. Muskeln sind lebensnotwendig. Zum Sitzen, zum Stehen, zum Gehen, eben für jede noch so geringe

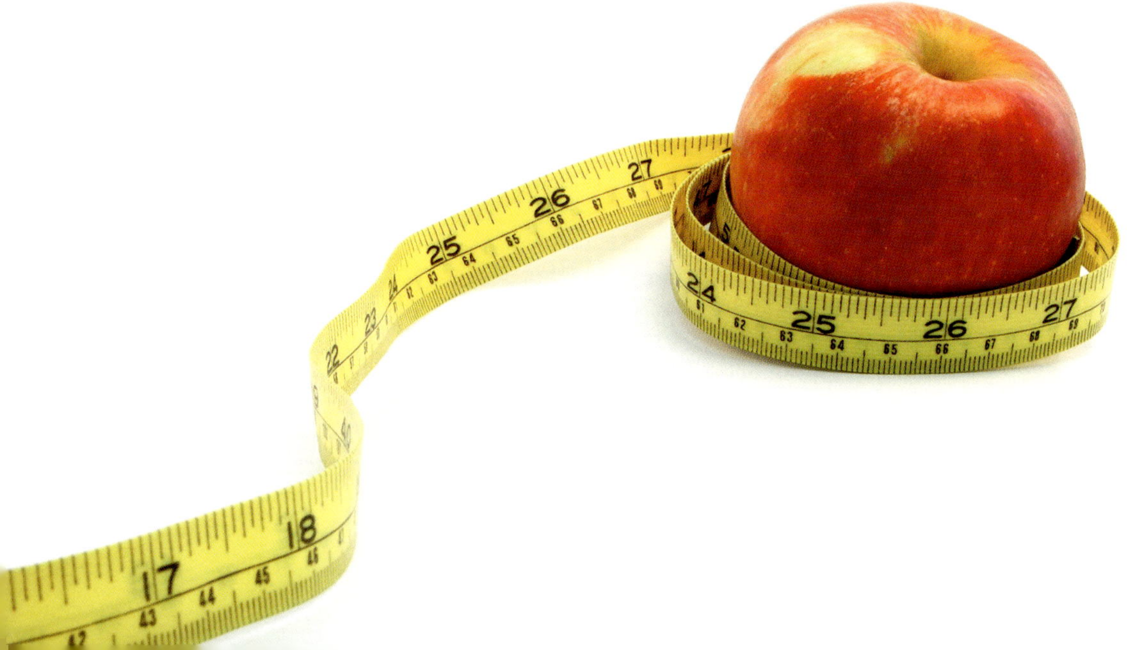

Form der Bewegung. Dafür brauchen wir aber nicht die 40 % Muskelmasse, aus der unser Körper im Durchschnitt besteht. Muskelzellen sind aus der Sicht unseres Körpers Energieverschwender. Sie brauchen gegenüber anderen Zellen sehr viel Energie und binden reichlich Wasser. Insofern sind Muskeln, die nicht benötigt werden, purer Luxus. Luxus heißt aber nicht unser biologisches Überlebensprinzip! Das lautet: Nur keine Kalorie verschwenden. Folglich knabbert der Körper während der Diät die Muskeln an, die nicht benötigt werden. Dadurch nimmt der Bedarf an Vital- und Nährstoffen weiter ab (pro Kilogramm Verlust an Muskelmasse um ca. 100 kcal). Denken Sie an den Schokoriegel! Gleichzeitig wirft der Körper Ballast ab. Der Abbau von 1 kg Muskeleiweiß bedeutet ca. 4 l Wasserverlust. Auf der Waage passiert was. Im wahrsten Sinne des Wortes ohne „Anstrengung". Sie hungern sich durch den Tag. Lust auf Bewegung? Dazu fehlt Ihnen die Energie! Die Pfunde „schmelzen" tatsächlich. Von Woche zu Woche. Zwar immer langsamer, aber immerhin. Nach fünf Wochen sind 10 kg weg. Vor allem sehr viel Wasser, dazu Eiweiß und ein bisschen Fett. Das richtige Rezept für schnelle Gewichtserfolge mit Jojo-Effekt! Das Verhältnis von Muskelmasse zu Fettmasse hat sich verschlechtert. Mit jedem Gramm abgebautem Muskel wird es für den Körper schwieriger, Fette zu verbrennen. Wie schnell die Muskeln schwinden, merken Sie, wenn Sie sich den Arm gebrochen haben. Schauen Sie sich nach vier Wochen Gips den erbärmlichen Rest Ihres Bizepses an, damit können Sie den Heizkörper andrehen, aber kein Holz hacken! Schlank werden heißt aktiv werden.

Effektive Fettverbrennung nur in der Muskulatur

Jedes Gramm Muskulatur, das Sie mithilfe von Bewegung aufbauen, erleichtert Ihnen die Fettverbrennung. Wo etwas geleistet wird, wird auch etwas verbrannt. Die Körperchemie verändert sich. Der Körper produziert, was ihm durch den technischen Fortschritt immer mehr verloren geht: Enzyme und Hormone, die die Fettverbrennung fördern. Ein Bauer vor 100 Jahren hat Fett verbrannt: Er mähte die Wiese mit der Sense und wendete das Heu mit dem Rechen. Was früher zehn Stunden schweißtreibende Knochenarbeit war, ist heute mit dem Traktor in einer halben Stunde erledigt. Der Traktorfahrer hat aber im Vergleich zum Bauer mit der Sense nur noch etwa ein Drittel Fett verbrennende Enzyme im Blut. Beim Büroangestellten, der am Wochenende mit der Motorsense Rasen mäht, sieht es noch schlechter aus. Bezogen auf den modernen Menschen könnte ein sinnvolles Rezept für langfristige Erfolge folgendermaßen lauten: Setzen Sie durch regelmäßigen Ausdauersport (Kapitel 4) und eine hochwertige Ernährung (Kapitel 3) die Reize, die den Körper dazu veranlassen, Enzyme und Hormone zu produzieren, die für den Abbau von Fett- bzw. den Aufbau von Muskelgewebe notwendig sind. Ständiges Wiegen macht vor diesem Hintergrund keinen Sinn, da umgekehrt mit einer Zunahme von Muskelgewebe auch vermehrt Wasser in den Körper eingelagert wird und eine Gewichtsabnahme verzögert. Sie nehmen langsamer ab, sind aber erfolgreich, da Sie die Grundlage für langfristige Erfolge schaffen. Ist also schnelles Abnehmen wirklich als Erfolg zu bewerten oder ist es nur die Zündschnur für den gefürchteten Jojo-Effekt?

1.5 Diäten – ein Kampf gegen Kalorien

Die meisten Übergewichtigen, die abnehmen wollen, richten sich bei der Auswahl der Lebensmittel nach deren Kaloriengehalt. Grundsätzlich ist es vernünftig, sich den extrem unterschiedlichen Kaloriengehalt von Lebensmitteln bewusst zu machen. Mehr aber auch nicht! Sie brauchen nicht ständig mit Kalorien zu rechnen, wenn Sie etwas an Ihrem Gewicht verändern möchten. Damit landen Sie in einer „Diätsackgasse". Ich erlebe immer wieder, dass Übergewichtige extrem viel Zeit mit Kalorienzählen verschwenden. Eine halbe Stunde

Bewegung oder die Zubereitung eines gesunden Essens bringen mehr als die Berechnung eines Kalorienplans. Zudem ist mir in der Ernährungsberatung eine Vielzahl von Übergewichtigen begegnet, die sich mit dem Kaloriengehalt von Lebensmitteln hervorragend auskannten, aus diesem Wissen aber nur in den seltensten Fällen Nutzen zogen. Es scheint vielmehr so zu sein, dass ständiges Kalorienzählen auf der emotionalen Ebene Prozesse in Gang setzt, die Misserfolge provozieren. Nur auf die besondere Bitte vieler Patienten habe ich mich überhaupt dazu durchringen können, im Rezeptteil die Kalorien anzugeben. Die genaue Berechnung bestätigte nur noch: Mit einer bewussten Lebensmittelauswahl und -kombination gibt es kein Kalorienproblem. Ist es also nicht viel sinnvoller, seine Gedanken ohne Ängste voll und ganz dem Genuss zuzuwenden und dabei die natürlichen Regulationsprinzipien im Körper wie Hunger- und Sättigungsgefühle zu beachten?

Hungergefühle signalisieren Mangel

Entscheidend ist doch nicht, ob ein Lebensmittel 100 oder 400 kcal enthält, sondern ob es ein lang anhaltendes Sättigungsgefühl bewirkt und dem Körper die Nähr- und Vitalstoffe liefert, die er für die Regulation seines Stoffwechsels benötigt. Wenn nicht, dann leuchtet wie bei unserem Auto das rote Lämpchen auf der Kraftstoffanzeige. Der Körper signalisiert Ihnen durch ein permanentes Hungergefühl eine Mangelsituation. Als Autofahrer fahren Sie an die nächste Tankstelle und tanken! Wenn Sie Diät halten, versuchen Sie das Hungergefühl zu verdrängen, dagegen anzukämpfen. Sie schrauben sozusagen das Kontrolllämpchen heraus, damit es nicht mehr leuchtet! Lässt der Körper in seinem Verlangen nicht locker, greifen viele zu Light-Produkten.

Light heißt nicht wertvoll

Beliebt sind Reis-Waffeln, Light-Joghurt oder Light-Pudding. Letzterer wird z. B. leicht, weil Zucker gegen Süßstoffe und Stärke gegen Quell- und Füllstoffe sowie Wasser ausgetauscht wird. Damit er noch schmeckt, werden Aromastoffe zugegeben. Zum Schluss wird die Masse mit Stickstoff oder Luft aufgeschäumt, sodass im Prinzip im Becher nichts mehr drin ist. Gleichermaßen gibt es bei Fetten Ersatzstoffe. Dabei werden isolierte Kohlenhydrate (Mais- oder Kartoffelstärke, Saccharose) oder Eiweiße (Milch-, Molke- oder Hühnereiweiß) mit einem Gemisch verschiedener Zusatzstoffe im Labor zu Substanzen umfunktioniert, die wie Fette (930 kcal/100 g) einen sahnigen und cremigen Geschmack vermitteln, aber nur noch 200–400 kcal/100 g beinhalten. Endlich scheint es Wirklichkeit zu werden: Essen wie bisher und ganz ohne schlechtes Gewissen. Kalorienarme Desserts, Süßigkeiten, Eiscremes, Soßen, Kuchen, Brotaufstriche, Öle etc. sollen das „schlanke Schlemmen" ermöglichen. Da fällt mir nur noch der Satz aus Sebastian Brants Narrenschiff (1494) ein: „Die Welt will betrogen sein."

Gehen Sie mit Light-Produkten kritisch um

Selbst Butter und Margarine werden abgespeckt. Ist eine Halbfettbutter oder -margarine etwa wertvoller als das Original? Sie ist vielleicht teurer, aber warum? Die Hälfte des Fettanteils wird gegen Wasser ausgetauscht, das aus dem Wasserhahn billiger zu haben ist! Damit die leichte Butter oder Margarine so schmeckt, aussieht und haltbar ist wie das Original, können Bindungsmittel, Farbstoffe, Aromastoffe, Emulgatoren und Konservierungsstoffe enthalten sein, aber diese sind weder teuer noch gesund. Die halbe Menge Butter auf dem Brot ist eine bessere Variante. Schwieriger ist die Bewertung von Light-Wurst oder -Käse, die mit gutem Grund abgespeckt werden. Das Problem sind geschickt gewählte Werbebegriffe wie „Du darfst", die den Konsumenten zu größeren Verzehrsmengen animieren. Es stellt sich die Frage, ob z. B. eine Salami mit 30 % Fettanteil leicht ist. Corned Beef, gekochter Schinken, Geflügelwurst, Aufschnitt von Bratenfleisch oder eine Scheibe Seelachs sind als Nicht-Light-Variante viel fettärmer. Ebenso enthält ein Light-Doppelrahmfrischkäse immer noch wesentlich mehr Kalorien als ein Sahnequark. Täglich Wurst (Kapitel 3.4.7) oder Käse „light" sind trotzdem zu viel!

Light, aber dick

Zum Abnehmen brauchen wir weder die kalorienfreien künstlichen Süßstoffe noch Kunstfette oder gar fettfreie Lebensmittel. Trotz aller kritischen Hinweise von Seiten der Verbraucherzentralen haben Light-Produkte oder kalorienreduzierte Fertiggerichte Hochkonjunktur. Und obwohl alles immer leichter wird, werden die Menschen in Industrieländern immer dicker. Dank der Light-Welle konnte in den letzten zehn Jahren in Amerika die durchschnittliche Fettaufnahme von gut 40 % der Energieaufnahme auf die von Ernährungsgesellschaften geforderten 30–35 % gedrosselt werden. Trotzdem nehmen die Amerikaner weiter zu. Wissenschaftler sprechen vom amerikanischen Paradoxon, weil damit die uralte Kalorienthese ins Wanken gerät, nach der eine Kalorienreduktion unter den individuell errechneten Bedarf auch mit einer Gewichtsabnahme einhergehen muss. Ärzten und Ernährungswissenschaftlern, die mit Übergewichtigen arbeiten, begegnen immer wieder „Dicke", die wenige Kalorien zu sich nehmen. Es gibt durchaus den Patienten, der mit 1500 kcal zunimmt und bei einer optimierten Ernährungsweise mit 1800 kcal Gewicht verliert. Im Labor lässt sich die Kalorienmenge der Nährstoffe genau errechnen. Aber der menschliche Organismus ist kein Labor! Die Stoffwechselabläufe in einer einzigen Zelle sind so unvorstellbar komplex, dass genaue Bedarfsberechnungen überhaupt nicht möglich sind.

Nährstoffrelation beeinflusst die Fettspeicherung

Tatsache ist, dass wir im Durchschnitt mehr Energie aufnehmen als wir wirklich benötigen. Überschüssige Energie bunkert der Körper in seinen Fettdepots. Die Fettzellen schwellen an, allerdings mit einer fettreichen Ernährung schneller als mit einer kohlenhydratreichen. Fette können mit geringen Stoffwechselverlusten (ca. 3 %) direkt in den Depots gespeichert werden. Kohlenhydrate müssen erst in Fett umgewandelt werden. Das kostet etwa ein Viertel der Energie, die in Kohlenhydraten steckt. Zudem bewirkt die Aufnahme von Nährstoffen eine Steigerung des Stoffwechsels, d. h., dass ein Teil der darin enthaltenen Energie „verpufft". Dieses Phänomen wird als „spezifisch-dynamische-Wirkung" bezeichnet. Im Durchschnitt sind das bei Fett 3 % des Brennwertes, bei Kohlenhydraten 6 % und bei Eiweiß erstaunliche 16 %. Deshalb sind in den letzten Jahren eine Vielzahl von extrem eiweißreichen Diäten bis hin zu Eiweißpulvern propagiert worden, von denen aus gesundheitlicher Sicht abzuraten ist bzw. die wiederum von der Neuorientierung im Ernährungsverhalten nur ablenken.

Reduktionskost ist kein Garantieschein

Unser Stoffwechsel wird durch eine Vielzahl von Hormonen, Peptiden, Enzymen, Vitaminen und Mineralien gesteuert. Diese muss der Körper selbst im richtigen Verhältnis produzieren bzw. mit der Nahrung aufnehmen, um eine Gewichtsabnahme zu erzielen. Die Basis für langfristigen Erfolg ist deshalb eine Veränderung des Lebensstils. Wer dies nicht berücksichtigt, muss sich auf einen endlosen Kampf mit den Pfunden einstellen. Ohne qualitative Veränderungen in der Lebensmittelauswahl muss es bei Reduktionskost nicht zwangsläufig zu einer Gewichtsabnahme kommen, auch dann nicht, wenn die tatsächliche Kalorienaufnahme erheblich unter dem errechneten Bedarf liegt. Insofern dient dieser Wert lediglich einer gewissen Orientierung, die Sie in der Lebensmittelpyramide (Abb. 12) wesentlich leichter finden. Vitalstoffreiche Lebensmittel in der richtigen Menge und Kombination bewirken automatisch eine Abnahme im Kaloriengehalt. Sie können sich satt essen, auch ohne Angst vor zu vielen Kalorien. Die folgenden Beispielpläne zeigen Ihnen, dass die Nahrungsmenge mit dem Kaloriengehalt wenig zu tun hat.

Tabelle 2a: Beispiel für einseitigen Ernährungsplan mit 1300 kcal

Mahlzeit	**Lebensmittel**	**kcal**
Frühstück	–	–
Zwischenmahlzeit	–	–
Mittagessen	150 g Bratwurst mit 150 g Kroketten	450/490
Zwischenmahlzeit	85 g Butterkeks oder 70 g Vollmilchschokolade	360
Abendessen	–	–
Gesamter Tag	–	**1300**

Tabelle 2b: Beispiel für einen ausgewogenen Ernährungsplan mit 1300 kcal

Mahlzeit	**Lebensmittel**	**kcal**
Frühstück	**Vollkornbrot mit Pflaumenmus** 100 g Vollkornbrot, 80 g Magerquark, 80 g Pflaumenmus	**319** 200/58/ 61
Zwischenmahlzeit	**150 g Apfel**	**81**
Mittagessen	**Frikadellen mit Champignonsoße und Bohnengemüse (4 Pers.)** 150 g Grünkern, 100 g Lauch, 100 g Möhren, 100 g Zwiebeln, 50 g Buchweizen, 50 g Ei, 50 g Quark 20 %, 16 g Olivenöl *Champignonsoße:* 300 g Champignon, 100 g Zwiebeln, 80 g Buchweizen, 30 g Schmand, 8 g Olivenöl *Bohnengemüse:* 500 g Bohnen, 150 g Tofu, 150 g Zwiebeln	**455** 251 122 82
Zwischenmahlzeit	**Krautsalat mit Paprika und Vollkornbrot (2 Pers.)** 500 g Kraut, 200 g Paprika, 16 g Olivenöl, 100 g Vollkornbrot	**229**
Abendessen	**1200 ml Broccolicremesuppe mit Buchweizenklößchen (4 Pers.)** 600 g Broccoli, 200 g Kartoffeln, 125 ml Milch, 100 g Zwiebeln, 80 g Buchweizen, 40 g Schmand, 20 g Parmesan	**220**
Gesamter Tag		**1300**

Tabelle 3: Satt essen ohne Angst vor zu viel Kalorien

Ausgewogene Ernährung		Einseitige Ernährung	
Lebensmittel	**kcal**	**Lebensmittel**	**kcal**
50 g Vollkornreis (Trockengewicht)	170	150 g Bratwurst	450–550
150 g Möhren	37		
150 g Broccoli	39		
150 g Lauch	37		
50 ml Vollmilch	32		
100 g Schweineschnitzel	106		
150 g Apfel	81		
Gesamt	**502**	**je nach Fettgehalt**	**450–550**
50 g Vollkornnudeln (Trockengewicht)	170	110 g Spaghetti Bolognese (Convenience-Produkt)	300
100 g Paprika	20	100 g Wiener Würstchen	300
100 g Kohlrabi	24	60 g Salami	300
100 g Möhren	25	30 g Öl (3 EL)	300
200 g Tomaten	34		
20 g Saure Sahne 10 % Fett	23		
Gesamt	**296**	**jeweils ca.**	**300**
300 g Pellkartoffeln	210	200 g Pizza Schinken (Tiefkühlkost)	458
300 g Grüne Bohnen	96	110 g Schokokuchen (Kuchenmischung nach Anleitung zubereitet)	458
150 g Zwiebeln	42		
100 g Rinderhackfleisch	112		
Gesamt	**460**	**jeweils**	**458**

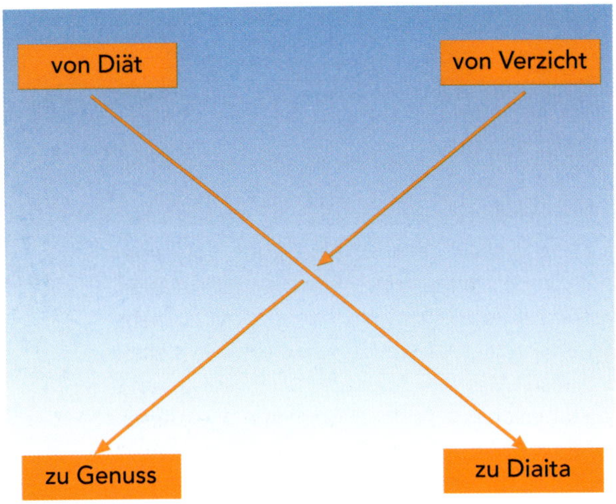

Abb. 3: Von Verzicht zu Genuss

1.6 Damit es nicht zu dick kommt

- Professionelle Hilfe ist manchmal notwendig.
- Erfolg lässt sich nicht erzwingen.
- Diäten aktivieren Ihr Energiesparprogramm.
- Diäten fördern Essstörungen.
- Diäten provozieren Heißhunger.
- Diäten fördern den Jojo-Effekt.
- Diäten sind ein hohes Risiko für das psychische Wohlbefinden.
- Schnelle Gewichtserfolge sind Scheinerfolge.
- Diäten sind ein Kampf mit Kalorien.

2 Mental- und Motivationstraining

„Ein Mensch ohne realistische Ziele ist wie ein Wanderer in der Wüste, der die Orientierung verloren hat. Er geht immer nur im Kreis, ohne es zu merken und wundert sich nur, dass er immer wieder an die gleichen Stellen kommt."

Derbolowsky

Viele Übergewichtige versuchen vorrangig über Willenskraft abzunehmen. Diese ist zur Festlegung realistischer und konkreter Ziele auch notwendig. Bei der Umsetzung der Ziele ist jedoch nicht der Wille der entscheidende Faktor, sondern die Frage, ob es Ihnen gelingt, sich immer wieder von Neuem für das Erreichen Ihrer Ziele in positiver Weise zu motivieren und zu ermutigen. Langfristig erfolgreich sind diejenigen, die dem Gewichtsproblem wie auch dem eigenen Körper gegenüber eine positive Einstellung entwickeln. Wer nur den schnellen Erfolg möchte, sich zu viel zumutet und übermotiviert ist, versucht es dagegen krampfhaft und übersieht die notwendigen kleinen Schritte im Hinblick auf eine erfolgreiche Gewichtsentwicklung. Überforderung steigert die Gefahr, dass Sie sich verzetteln und frustriert in Ihre alten Gewohnheitsmuster zurückfallen.

„Ein starker Wille, der keine Richtung kennt, ist wie ein starkes Pferd, das nicht weiß, wohin es laufen soll."

Dan Millmann

Mithilfe eines Ernährungsprotokolls bzw. der Problemanalyse können Sie Ihr persönliches Etappenziel bestimmen. Sie haben z. B. erkannt, dass Sie tagsüber sehr unregelmäßig essen und abends des Öfteren von Heißhunger überfallen werden. Als Etappenziel möchten Sie sich eine regelmäßigere Ernährung angewöhnen. In der Folgezeit nehmen Sie sich etwas zu essen mit zur Arbeit und kommen nicht mehr so ausgehungert nach Hause. Schon bald stellen Sie fest, dass Sie sich wesentlich wohler und leistungsfähiger fühlen. Trainieren Sie dieses Etappenziel, bis es zu einer neuen Gewohnheit geworden ist. Dazu brauchen Sie Zeit. Diese sollten Sie sich von Beginn an zugestehen, denn von klein auf geprägte Gewohnheiten wie unser Ernährungsverhalten lassen sich nicht von heute auf morgen verändern. Dazu bedarf es je nach Problematik häufig einer intensiven Auseinandersetzung mit sich selbst (vgl. Kapitel 2.2). Etappenziele leiten diesen Prozess ein. Die mit ihnen verbundenen kleinen Erfolgserlebnisse sind es, die motivieren und das Feuer der Begeisterung entfachen. Widmen Sie deshalb Ihrem Etappenziel genügend Aufmerksamkeit und innere Energie. Ein erfolgreich umgesetztes Etappenziel macht Lust auf weitere Herausforderungen. So kommen Sie Schritt für Schritt Ihrem Wohlfühlgewicht näher.

Sie können das mit einer Bergwanderung vergleichen. Selbst wenn Sie nicht besonders schnell gehen, staunen Sie nach ein paar Stunden Fußmarsch beim Blick ins Tal, wie weit Sie schon gekommen sind. Auch das ist wichtig beim Abnehmen: immer wieder einmal zurückzuschauen und die Augen für das Erreichte zu öffnen. Erfüllen Sie sich einen ganz persönlichen Wunsch, wenn Sie ein bestimmtes Etappenziel in einem von Ihnen festgelegten Zeitraum erfolgreich umgesetzt haben. Es ist in Ordnung, sich für seine persönlichen Anstrengungen zu belohnen bzw. sich selbst gelegentlich auf die Schulter zu klopfen. Ein bisschen Stolz und Lob schadet nicht. Jeder braucht von Zeit zu Zeit kleine Streicheleinheiten!

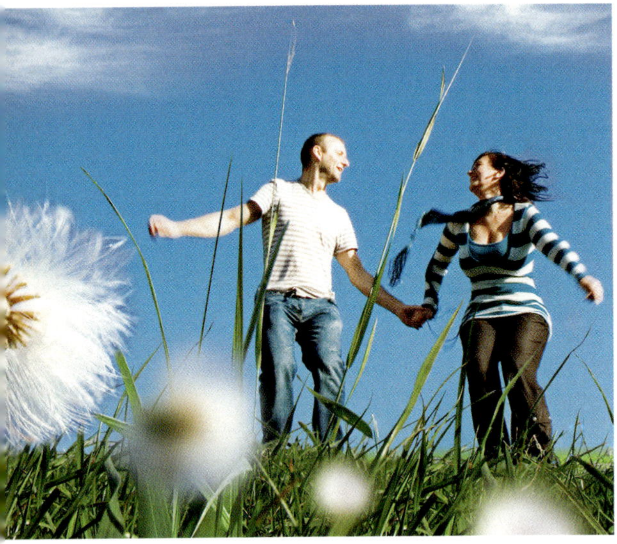

2.1 Ernährungs- und Bewegungsprotokoll – mit klarer Sicht volle Fahrt voraus

Schreiben Sie einige Wochen lang Ihre Ernährungs- und Bewegungsgewohnheiten auf (Tab. 4). Dadurch fällt es Ihnen leichter, die individuellen Probleme zu erkennen und notwendige Veränderungen im Lebensstil einzuleiten. Die auf Seite 34 aufgeführten Fragen helfen Ihnen dabei. Wenn Sie etwas verändern möchten, müssen Sie erst einmal Ihre Probleme erkennen und am besten beschreiben. Danach können Sie ein konkretes Etappenziel festlegen. Bevor Sie mit der Umsetzung beginnen, klären Sie die Frage nach der Wichtigkeit Ihres Etappenziels gegenüber Zielen in anderen Lebensbereichen. Sollten andere Ziele, wie z. B. eine Weiterbildung im Beruf oder die Renovierung der Wohnung momentan Priorität haben, dann gehen Sie zunächst an die kleinen Ziele, um sich weitere Misserfolge zu ersparen. Mit der Einstellung „Ich kann es ja mal versuchen, aber eigentlich ist mir das Ganze zu aufwendig" kommen Sie aus dem Teufelskreis nicht heraus. Im Gegenteil, denn wer es nur versuchen möchte, plant bereits den Misserfolg ein. Gehen Sie dagegen mit voller Kraft an die Umsetzung Ihrer Ziele, werden Sie feststellen, dass es in der Regel viel einfacher ist, als Sie zuvor dachten. Probleme lösen sich nicht, indem man über sie klagt, sondern durch die aktive Suche nach Lösungen und deren konkrete Umsetzung. Der erste Schritt ist der Wichtigste!

„Nicht weil es schwer ist, wagen wir es nicht, sondern weil wir es nicht wagen, ist es schwer." Seneca

Tragen Sie in Ihr persönliches Ernährungsprotokoll möglichst genau ein, was und wie viel Sie gegessen und getrunken haben. Zum Beispiel 150 g Naturjoghurt, 30 g Salami, 50 g Roggenvollkornbrot, 100 g Pellkartoffeln, 1 EL Öl, 3 Tassen Kaffee, 1 l Mineralwasser, 1 Apfel. Wiegen Sie die Lebensmittel ab, von denen Sie keine genaue Mengenvorstellung haben. Wenn Sie wenig Zeit zur Verfügung haben, können Sie das folgende Ernährungsprotokoll per Strichliste ausfüllen. So bekommen Sie einen Überblick, inwieweit Sie sich den Empfehlungen in der Pyramide annähern (Abb. 16). Sprechen Sie Ihre Protokolle mit einer/m erfahrenen Ernährungsberater/in durch, um entsprechende Anregungen und Tipps zu erhalten und die Motivation zu verbessern. Überprüfen Sie, welchen Einfluss Ihre Gefühle und Stimmungen auf Ihr Essverhalten haben. Achten Sie auf regelmäßige Bewegung. Tragen Sie beim Laufen die Dauer der Bewegungseinheiten oder beim Radfahren die zurückgelegten Kilometer ein. Sie werden sich wundern, wie schnell sich die einzelnen Einheiten zu beeindruckenden und wiederum sehr motivierenden Ergebnissen summieren. Gewöhnen Sie sich einen regelmäßigen Rhythmus an, sowohl im Bewegungs- als auch im Essverhalten (z. B. Mahlzeitenrhythmus). Alles was wir zu einem bestimmten Zeitpunkt rhythmisch wiederholen, funktioniert nach einer gewissen Zeit im Prinzip automatisch bzw. die inneren Widerstände dagegen werden immer geringer, zumal Sie sich viel besser fühlen, wenn Sie Ihr Leben mit sinnvollen und zielorientierten Gewohnheiten bereichern.

Tabelle 4: Ernährungs- und Bewegungsprotokoll

Mahlzeit	Lebensmittel (g)	Getränke	körperlicher/ emotionaler Hunger, Stimmung	Bewegung
Frühstück				
Zwischenmahlz.				
Mittagessen				
Zwischenmahlz.				
Abendessen				
Spätmahlzeit				

Tabelle 5: Wie gewichte ich die einzelnen Lebensmittelgruppen?

MZ	Getränke	Gemüse Kartoffeln Salate	Obst	Hülsen- früchte Getreide Brot	Milch und Milch- produkte	Fette Öle	Nüsse Samen	Fisch Fleisch Wurst Eier	Süßes Kuchen
FS									
ZM									
ME									
ZM									
AE									
SM									

Was sind meine Probleme?

Wie sind die einzelnen Lebensmittelgruppen gewichtet? Bevorzugen Sie frische oder industriell verarbeitete Lebensmittel? Trinken Sie genug?

Fühlen Sie sich nach dem Essen leicht, beflügelt, leistungsfähig, angenehm gesättigt oder müde, schwer und träge?

Fällt es Ihnen schwer, Ihre Sättigungsgrenze zu akzeptieren? Ist das vor allem an Geburtstagen und Festen mit einem großen Lebensmittelangebot ein Problem? Lassen Sie vor den Feiern Mahlzeiten bewusst ausfallen? Essen Sie zur Gesellschaft oder anderen zuliebe, auch ohne wirklichen Hunger?

Nehmen Sie genügend Mahlzeiten zu sich oder hungern Sie sich z. B. so lange durch den Tag, bis Sie sich nicht mehr zurückhalten können? Legen Sie Ihre Hauptmahlzeit in die Abendstunden? Versuchen Sie, Hungergefühle zu übergehen? Haben Sie oft Heißhunger? Essen Sie auf die Schnelle ein paar Häppchen? Essen Sie regelmäßig, langsam und genussvoll? Konzentrieren Sie sich auf das Essen oder sind Sie durch Lesen, Fernsehen, Arbeiten, Auto fahren abgelenkt?

Beeinflussen spezifische Situationen, Gefühle oder Probleme Ihr Ernährungsverhalten? Essen Sie in Situationen, in denen Sie unzufrieden sind oder sich gelangweilt fühlen, obwohl Sie keinen Hunger haben? Benutzen Sie das Essen gerne zur Ablenkung oder als Stimmungsaufheller? Essen Sie, wenn Sie müde, einsam, traurig, ärgerlich, nervös oder erschöpft sind? Essen Sie z. B. in Stresssituationen mehr oder anders, als wenn Sie sich ausgeglichen fühlen? Belohnen Sie sich mit Essen? Haben Sie nach dem Essen ein schlechtes Gewissen oder Schuldgefühle?

Beschreiben Sie Ihr/e individuelles/n Problem/e

„Die meisten Probleme sind bereits halb gelöst, wenn man sie genau definiert hat."

Harry Lorayne

Nennen Sie Ihr persönliches Etappenziel

Sich realistische Etappenziele zu setzen ist etwas anderes, als über Willenskraft Erfolg erzwingen zu wollen.

Welche Ziele haben Sie sonst noch?

Wie wichtig sind Ihnen diese Ziele gegenüber dem Ziel, Ihr Wunschgewicht zu erreichen?

Partnerschaft:

Familie:

Beruf:

Freizeit:

2.2 Ernährungsgewohnheiten – ein Produkt unserer Erziehung

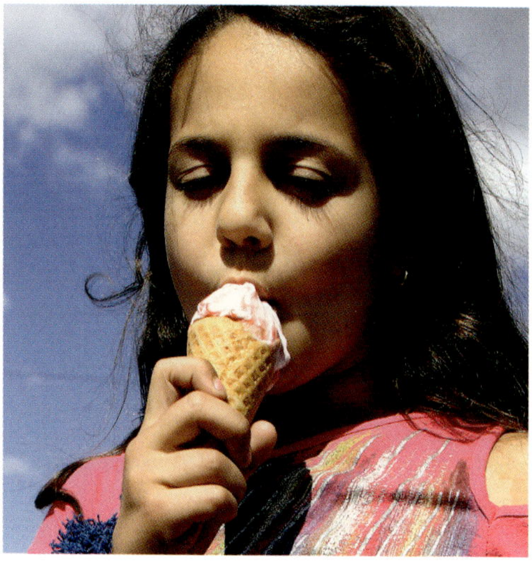

Ernährungsgewohnheiten sind von Kind auf geprägt. Während ihrer Entwicklung erleben Kinder das Essen oft als Ersatz für emotionale Bedürfnisse oder als Erziehungsmittel, d. h. sie werden mit dem Essen belohnt, bestraft oder auch bestochen. Typische Beispiele hierfür sind: „Erst wenn du den Teller leer gegessen hast, darfst du vom Tisch aufstehen und fernsehen." „Sind die Schularbeiten ordentlich, gibt es eine Schokolade." „Wenn du das Zimmer nicht aufräumst, bekommst du auch keine Gummibärchen." So werden Süßigkeiten zu etwas Besonderem, und das Gefühl für Sättigung geht verloren.

Auch ernährungsbewusste Eltern bewirken unbewusst durch die Art ihrer Motivation häufig das Gegenteil dessen, was sie anstreben. Beliebt ist der Satz: „Wenn du dein Gemüse oder deinen Salat gegessen hast, bekommst du ein Eis." Das Kind wird also für das Essen von Gemüse belohnt. Dadurch festigt sich die Vorstellung, dass es den Konsum von Gemüse in Kauf nehmen muss, um das „wertvolle" Eis bekommen zu können. Besser ist es, Kindern mit farbenfrohen, knackigen Gemüse- oder Rohkosttellern, lustigen Gemüsegesichtern, Gemüsespießen, Drachen-Gemüse-Pizza, Gemüse-Glückstalern, Gemüsebällchen, Gemüseschnecken, Nudeln mit Tomaten-Gemüse-Soße, vegetarischen Hamburgern, Gemüsekrokodilen, Piratenschiffsalaten oder knusprigen Aufläufen in kleinen, schön geformten und portionsgerechten Backformen Appetit auf Gemüse zu machen. Kochen Sie mit Ihren Kindern gemeinsam, beziehen Sie Ihre Wünsche mit ein und gehen Sie mit gutem Vorbild voran.

Andererseits übertragen sich schlechte Ernährungsgewohnheiten auf Kinder, wenn Eltern und andere Bezugspersonen ein unbewusstes Essverhalten praktizieren. Das Gleiche trifft auf Gefühle zu. Essen die Eltern aus Frust, Ärger, Stress oder Langeweile, lernen Kinder ganz genauso, mit dem Essen ihre Gefühle zu beeinflussen. Als Erwachsene haben sie dann ähnliche Gewohnheitsmuster wie ihre Eltern. Deshalb sollten Sie diese überprüfen und verändern, sofern sie Ihr körperliches und seelisches Wohlbefinden beeinträchtigen. Das folgende Schema hilft Ihnen bei der Veränderung von Gewohnheiten, die Ihren Zielen zuwiderlaufen. Übertragen Sie die Beispiele auf Ihre konkrete Situation.

2.2.1 Wie verändere ich meine Gewohnheiten?

„Neues, das aus Ihnen kommen soll, braucht anfangs eine Menge Fürsorge, so breit und gewaltig sind die Trampelpfade des Alten."

Ruediger Dahlke

1. Machen Sie sich die eingefahrenen Gewohnheitsmuster bewusst. Welche Gewohnheiten blockieren Sie beim Erreichen Ihrer Ziele?
2. Beschreiben Sie die Situation.
3. Welches konkrete Ziel haben Sie?
4. Wie könnten Sie dieses Ziel erreichen?
5. Entscheiden Sie sich bewusst.
6. Handeln Sie entgegen Ihrer Gewohnheit.
7. Es geht nicht immer optimal.
8. Erfolgskontrolle – haben sich die Alternativen im Verhalten bewährt?

Süßes gegen Ärger

1. Gewohnheitsmuster: Wenn ich mich ärgere oder zornig bin, habe ich das Gefühl, etwas essen zu müssen.

2. Situation: Seit einigen Monaten haben sich die schulischen Leistungen meines Sohnes verschlechtert. Michael (16 Jahre) ist intelligent, gibt sich bei den Hausaufgaben aber keine Mühe. Oft kommt es zu Streitigkeiten, worüber ich mich ärgere. Anschließend stopfe ich mir meistens den Magen mit Schokolade voll.

3. Konkretes Ziel: Da ich ständig zunehme, möchte ich Süßigkeiten nur noch dann essen, wenn ich wirklich Hunger darauf habe.

4. Zielerreichung: Verändern Sie langfristig Ihre Gedankengänge dahin gehend, dass Sie sich über Michael nicht mehr ärgern (Kapitel 2.5). Überlegen Sie sich gleichzeitig geeignete Alternativen für Situationen, in denen Sie bisher zur Schokolade gegriffen haben: Kurzfristig könnten Sie spazieren gehen, walken, ein Entspannungsbad nehmen, Musik hören oder eine Freundin anrufen.

Nachdem Sie innerlich ruhiger geworden sind, überprüfen Sie die Art der Motivation gegenüber Ihrem Sohn. Versuchen Sie, Michael durch Kritik, Vorwürfe, Strafen, Zwang, ein schlechtes Gewissen oder Belehrungen zu einem besseren Lernverhalten zu motivieren? Wenn ja, dann entscheiden Sie sich für eine positive Form der Motivation, denn diese Strategien provozieren vor allem auf lange Sicht innere Widerstände und eine ablehnende Haltung. Das Gleiche trifft nach dem amerikanischen Motivationspsychologen Herzberg für Belohnungen zu: Sie steigern zwar die anfängliche Motivation, wirken aber nicht dauerhaft (vgl. Abb. 4).

5. Bewusste Entscheidung: Aller Anfang ist schwer. Bei der Umsetzung Ihrer Ziele werden Sie Höhen und Tiefen erleben. Die Macht der Gewohnheit treibt Sie immer wieder an den Schrank mit Süßigkeiten. Nach Ihrem Gefühl brauchen Sie die Schokolade, um Ihre Stimmung zu verbessern. Ihr Kopf sagt Ihnen das Gegenteil: Wenn ich mich nicht beherrsche, ärgere ich mich über Michael und über mich. Sie machen die Schublade zu und entscheiden sich bewusst gegen die Schokolade.

6. Sie handeln entgegen Ihrer Gewohnheit: In Situationen, in denen Sie früher aus emotionalen Gründen gegessen haben, werden Sie auch jetzt das Gefühl haben, essen zu müssen. Dieses Gefühl wird Sie solange verfolgen, bis sich eine neue Gewohnheit entwickelt hat. Dazu müssen Sie möglichst häufig entgegen der alten Gewohnheit handeln, wobei ein solches Verhalten zunächst anstrengend ist. Auf emotionaler Ebene fühlen Sie sich, als würden Sie gegen die Strömung eines Flusses anschwimmen. Mit der Zeit wird das neue Verhalten zu einer Gewohnheit und zwar umso einfacher, je positiver die Erfahrungen mit dem alternativen Verhalten sind. Unser Unterbewusstsein speichert dieses ab und veranlasst uns im Prinzip automatisch dazu, wenn Sie mit dem Spaziergang bessere Erfahrungen machen als mit den Süßigkeiten. Aber auch Ihr Sohn gewöhnt sich an regelmäßige Übungszeiten.

Nachdem Sie drei Wochen mit ihm täglich von 18.00 bis 19.00 Uhr geübt haben, wird er in der vierten Woche wahrscheinlich keine Diskussion beginnen bzw. sich von seinem Zeitplan darauf eingestellt haben. Besteigen Sie einen Berg ab und zu an einer bestimmten

Stelle, dann ist von ihren Schritten schon nach kurzer Zeit nicht mehr viel zu sehen. Besteigen Sie ihn dagegen täglich, dann entsteht ein Trampelpfad, so wie sich in unserem Gehirn ein neuer Verhaltensweg entwickelt, wenn wir bestimmte Verhaltensweisen rhythmisch und möglichst ohne Unterbrechungen wiederholen.

7. Es geht nicht immer optimal: Das ist kein Grund, sich Vorwürfe zu machen. Gewohnheiten sind hartnäckig. Nehmen Sie die Ausrutscher als notwendigen Lernprozess an. Mit der Zeit setzt sich die bewusste Entscheidung durch, weil Sie wissen, dass Ihnen die alte Gewohnheit schadet.

8. Erfolgskontrolle: In angespannten Situationen machen Sie einen Spaziergang.
Danach fühlen Sie sich viel entspannter. Sie sind froh darüber, dass Sie sich nicht den Magen mit Schokolade vollgeschlagen haben. Ihre Vereinbarung, gemeinsam zu üben, zeigt ebenso wie die Wahl Ihrer Motivation Wirkung. Michael macht das Lernen zunehmend Spaß. Mit der positiven Veränderung Ihrer Gefühle entwickelt sich eine Gewohnheit, die Ihnen wirklich hilft. Sie essen nur noch bei körperlichem Hunger.

Dauerhafte Motivation entsteht nur aus Spaß an der Sache selbst. Diese Ansicht wird durch Untersuchungen aus der Wirtschaft bestätigt. Ein noch so arbeitnehmerfreundliches Prämien- oder Provisionssystem ist nicht in der Lage, die Leistung von Mitarbeitern mit wenig Engagement dauerhaft zu verbessern, sofern sie sich nicht mit ihrer Arbeit identifizieren oder keine Erfüllung darin finden. Bessere Ergebnisse bringt das sogenannte Pleasure (Freude, Lustgewinn) & Pain (Schmerz) Prinzip. Danach stellen Sie sich die Vorteile, die in Verbindung mit dem erwünschten Verhalten kurz- oder langfristig erwartet werden, genau vor (Beispiele: Mit weniger Süßigkeiten passe ich wieder in mein Abendkleid, wenn ich die Wohnung aufräume, vergeude ich weniger Zeit mit Suchen und fühle mich darin wohler). Nach diesem unter Psychologen durchaus anerkannten Modell werden wir vor allem dann aktiv, wenn wir uns neben den vielen Vorteilen, die das erwünschte Verhalten bietet, gleichzeitig verdeutlichen, welche Nachteile (Vermeidung von Schmerz) eintreten, wenn wir es nicht tun. Die Vermeidung von schmerzvollen Erfahrungen (z. B. schlechte Berufschancen ohne oder mit einem schlechten Schulabschluss) scheint uns sogar wesentlich stärker zu Verhaltensveränderungen zu motivieren als der erwartete Lustgewinn. Auch die Werbung benutzt diese Doppelstrategie. Hersteller von Nahrungsergänzungsmitteln versprechen uns zum einen mehr Lebensenergie oder eine Verzögerung des Alterungsprozesses (Anti-Aging), zum anderen aber auch, dass wir mit diesem Produkt gesundheitlichen Problemen vorbeugen oder diese wirkungsvoll behandeln können.

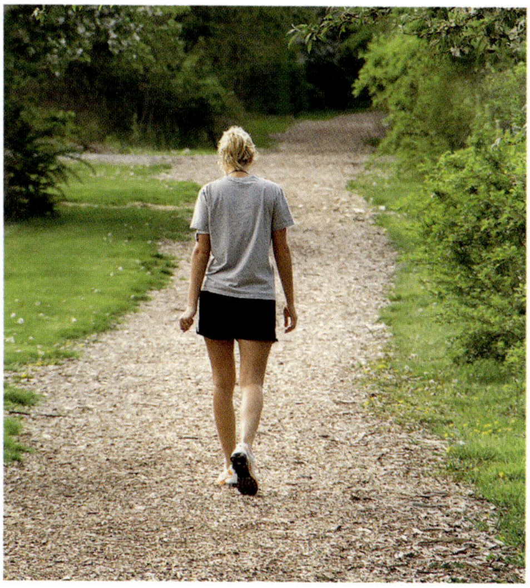

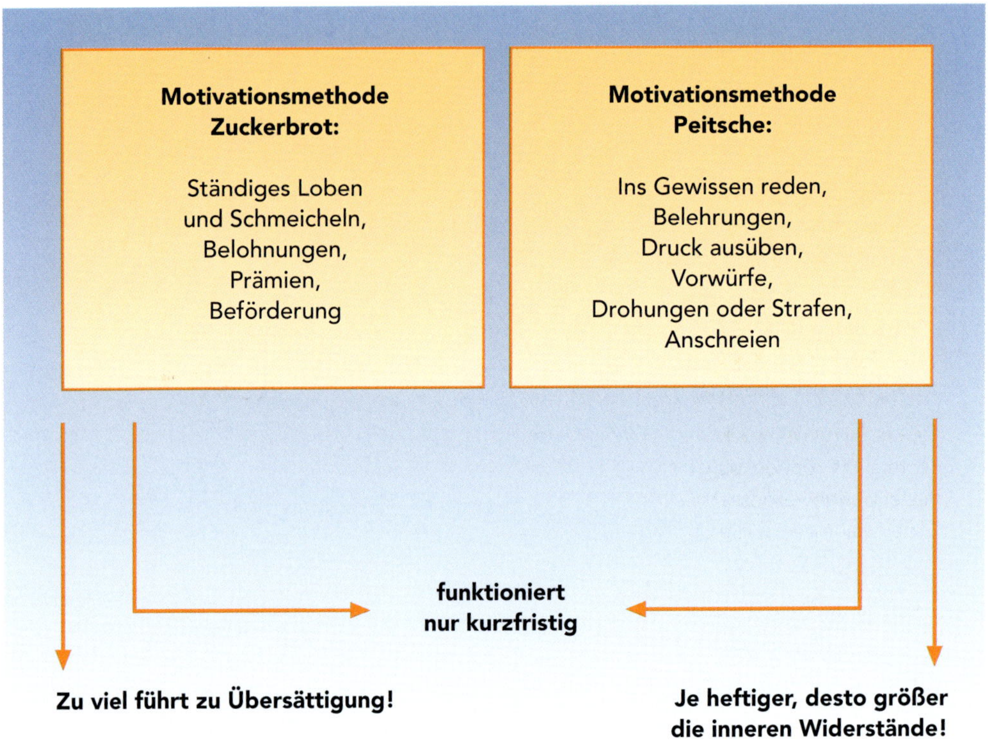

Abb. 4: Zuckerbrot und Peitsche – bringen keine langfristigen Erfolge (Herzberg-Modell)

Essen in der Hoffnung auf neue Energie

1. Gewohnheitsmuster: Ich esse immer dann, wenn ich müde und erschöpft bin. In diesen Situationen weiß ich nichts Richtiges mit mir anzufangen.

2. Situation: Besonders nach der Arbeit fällt es mir schwer, mich zurückzuhalten. Um wieder auf die Beine zu kommen, koche ich mir Kaffee und esse dazu Brot mit Wurst, Käse oder Marmelade. Meistens fühle ich mich nach dem Essen überfüllt und noch schlapper als vorher. Obwohl ich den ganzen Tag kaum etwas esse, geht mein Gewicht nach oben. Körperlich und seelisch fühle ich mich zunehmend schlechter. Die Anforderungen in meinem Job in Kombination mit den familiären Verpflichtungen machen mir zu schaffen.

3. Konkretes Ziel: Ich möchte wenigstens 10 kg leichter und leistungsfähiger sein. Nach der Arbeit möchte ich mich nicht mehr so vollstopfen.

4. Zielerreichung: Achten Sie mehr auf Ihre Bedürfnisse. Beziehen Sie Ihre Familie stärker bei den anfallenden Arbeiten ein, auch wenn es für die anderen ungewohnt ist. Gönnen Sie sich eine schöpferische Pause im Bett oder einen Spaziergang, wenn Sie müde, kraftlos oder nervös von der Arbeit kommen. Treiben Sie Sport, verwöhnen Sie sich mit einem wohltuenden Bad oder einem Saunaabend.

5. Bewusste Entscheidung: Wieder einmal kommen Sie erschöpft von der Arbeit. Diesmal zwingen Sie sich zu nichts, sondern legen sich schlafen. Nachher fühlen Sie sich viel besser und entscheiden sich, eine Reis-Gemüse-Pfanne zu kochen. Den Rest genießen Sie am nächsten Tag bei der Arbeit als Reissalat. Sie probieren mehrere der angegebenen Rezepte aus und setzen damit einen geregelten Mahlzeitenrhythmus um.

6. Sie handeln gegen Ihre Gewohnheit: Natürlich ist die Verführung noch sehr groß, nach der alten Gewohnheit Brot mit Wurst oder Käse zu essen. Allerdings fühlen Sie sich mit den Umstellungen besser und kommen nicht so ausgehungert nach Hause.
Sie entscheiden sich ganz bewusst dafür, weitere Alternativen auszuprobieren.
Beim Lesen der Rezepte machen Sie die vegetarischen Brotaufstriche neugierig.
Die Sache macht Ihnen zunehmend Spaß.

7. Es geht nicht immer optimal: Manchmal leben und essen Sie auch noch nach dem alten Muster. Das können Sie getrost tun, denn Sie sind sich darüber bewusst, dass Sie schon eine ganze Menge verbessert haben. Läuft es einmal nicht so optimal, dann sind das zu akzeptierende Erfahrungen, die Sie darin bestärken, auf dem eingeschlagenen Weg weiterzumachen.

8. Erfolgskontrolle: Die Umstellungen in der Ernährung zeigen Wirkungen. Mit den Rezeptvorschlägen kommen Sie gut zurecht. Für die Mittagsmahlzeit nehmen Sie sich etwas mit und nachmittags essen Sie als kleine Zwischenmahlzeit etwas Obst. Nach der Arbeit gönnen Sie sich ein bisschen Ruhe und bereiten dann ein vollwertiges Essen zu. Die Familie beziehen Sie stärker als bisher in die Arbeitsabläufe ein. Zu Ihrem Erstaunen bewältigen sie die anfallende Arbeit trotz Pause und Essenszubereitung leichter. Oder vielleicht gerade deshalb?

2.3 Erfolg durch positive Motivation

„Dein Auge kann die Welt trüb oder hell dir machen, wie du sie ansiehst, wird sie weinen oder lachen."
Friedrich Rückert

Positive Motivation beruht stets auf einer optimistischen Grundhaltung. Praktisch heißt das, sich selbst ebenso wie die kleinen Erfolge anzuerkennen, an die eigenen Fähigkeiten zu glauben und sich auf dem Weg zum Erfolg Mut zu machen. Dies gelingt Ihnen, indem Sie Ihr inneres Selbstgespräch auf liebevolle Art und Weise führen, anstatt sich durch überzogene Zielvorstellungen, Schuldgefühle und Selbstkritik unter Erfolgsdruck zu setzen. Je mehr Vorteile Ihr konkretes Handeln für Sie und andere Personen mit sich bringt, desto motivierter sind Sie. Von Ihrem engagierten Einsatz am Arbeitsplatz profitieren auch Ihre Kollegen. Gleichzeitig erwarten Sie, dass Sie eine bessere Position besetzen können, um sich z. B. mit Ihrer Familie einen gemeinsamen Urlaub leisten zu können. Wenn Sie einen Menschen motivieren wollen, dann verdeutlichen Sie ihm, welch positive Auswirkungen ein bestimmtes Verhalten für ihn haben könnte. Motivation entsteht aus der Sehnsucht nach dem Angenehmen. Gerade dann, wenn es einmal nicht optimal läuft, kann ein liebevoller Umgang mit sich selbst weiteren Misserfolgen vorbeugen. Überprüfen Sie gedanklich, wie die folgenden Beispiele auf Sie wirken!

„Der eine glaubt, er kann: der andere glaubt, er kann nicht, und beide haben Recht."
Henry Ford

2.4 Mit Selbstakzeptanz und Selbstachtung geht's besser

Viele Übergewichtige möchten sich vom Essen abhalten, indem sie sich beschimpfen oder mit Selbstverachtung begegnen. Sobald es einmal nicht optimal läuft, werden die kleinen Rückschläge als Bestätigung für ihre Vorahnungen bewertet. Mit dieser Einstellung sind Abnehmversuche Zeitverschwendung. Es wird „Rückschläge" geben. Sie bieten Ihnen die Chance, aus diesen Erfahrungen zu lernen (vgl. Kapitel 1.3), sodass Sie sich das nächste Mal in einer ähnlichen Situation angemessener verhalten können. Nach einem Geburtstag mit „Würstchen- oder Tortenbauch" hat Ihr Körper genügend zu kämpfen. Da braucht er nicht noch zusätzlich Ihren Frust. Denken Sie stattdessen darüber nach, warum Sie nicht aufhören konnten. Haben Sie Mahlzeiten ausfallen lassen, auf die Sie besonders dann achten sollten, wenn Geburtstage und Feiern anstehen? Wer kann schon bei einem verführerischen Angebot rechtzeitig aufhören, wenn er den ganzen Tag kaum etwas gegessen hat!? Waren Sie in letzter Zeit zu streng mit sich? Haben Sie das Essen genossen oder nur an die Kalorien gedacht?

Zweifel, Ängste und ständige Kritik blockieren die innere Energie. Denken Sie mal daran, wie Sie sich fühlen, wenn Ihr Partner oder Ihre Eltern ständig an Ihnen herumnörgeln. Ständige Kritik motiviert nicht zu einem verän-

Wie motiviere ich mich?

Friss nur so weiter, dann platzt du bald aus allen Nähten!

Heute war wohl nicht mein Tag. Macht nichts, wenn ich heute mal zu viel gegessen habe, dafür achte ich morgen wieder mehr auf meine Ernährung.

Ich habe mich schon wieder vollgestopft. Ich schaffe es nie mit dem Abnehmen.

Kopf hoch, morgen klappt es wieder. Wenn ich mir vorstelle, wie schön es sein wird, wieder in meine alten Jeans zu passen, dann habe ich richtig Lust, etwas für meine Figur zu tun!

Ich sollte mich dafür schämen, dass ich ständig zu viel esse, obwohl ich so dick bin.

Ich möchte abnehmen und werde mein Bestes geben. Es ist ganz normal, dass es nicht immer optimal läuft. Wichtig ist, dass ich aus meinen Essanfällen lerne und verstehe, warum ich mich manchmal überesse.

Wenn ich mich anschaue, hasse ich mich!

Auch mit ein paar Pfunden zu viel auf den Rippen bin ich mir genauso viel wert. Ich habe Eigenschaften, die wichtiger sind als mein Gewicht. Wenn ich mich hasse, ist es kein Wunder, dass ich mich schlecht fühle und esse.

Ich habe wieder einmal gesündigt. Mein Durchhaltevermögen ist frustrierend!

Heute habe ich ganz ordentlich zugeschlagen. Das ist auch in Ordnung, heute wollte ich mich einfach mal nicht zurückhalten. Ich habe schon einiges erreicht, und es gibt keinen Grund, an meiner positiven Entwicklung zu zweifeln.

derten Verhalten, meist verstärkt es das unerwünschte. Wenn z. B. Ihr Partner Sie lieber schlank sehen möchte und Sie bei jedem Stückchen Schokolade oder Kuchen an Ihr Gewicht erinnert, hören Sie dann auf zu essen? Oder essen Sie gerade noch ein Stück, um ihm zu zeigen, dass Sie selbst entscheiden, wann Sie mit dem Essen aufhören? Stellen Sie sich vor, Ihr Partner würde Sie in die Arme nehmen und sagen: „Heute Nachmittag mache ich uns statt Kaffee und Kuchen einen schönen Obstsalat." Wahrscheinlich wären Sie ihm für seine Unterstützung dankbar. Von einem freundschaftlichen und verständnisvollen Umgangston profitieren alle Beteiligten. Eine liebevoll geäußerte Bitte werden Sie niemandem ausschlagen. Schwierigkeiten haben Sie dagegen mit einem Befehlston, mit Bevormundung, Vorwürfen, Erniedrigung, Belehrungen und Schuldzuweisungen. Wenn Sie verständlicherweise diese Formen der Kritik nicht mögen, warum machen Sie das Gleiche bei sich selbst? Die dargestellten negativen Formen der „Motivation" halten Sie nicht vom Essen ab. Sie verstärken Ihren Hunger.

Ihr Hunger ist ein Spiegelbild Ihrer seelischen Verletzung infolge von Selbsterniedrigung und Selbstkritik (Abb. 5). Bauen Sie Ihre Selbstachtung und Selbstakzeptanz systematisch auf!

„Was ein Mensch von sich denkt, bestimmt sein Schicksal oder – besser gesagt – weist auf es hin."

Henry David Thoreau

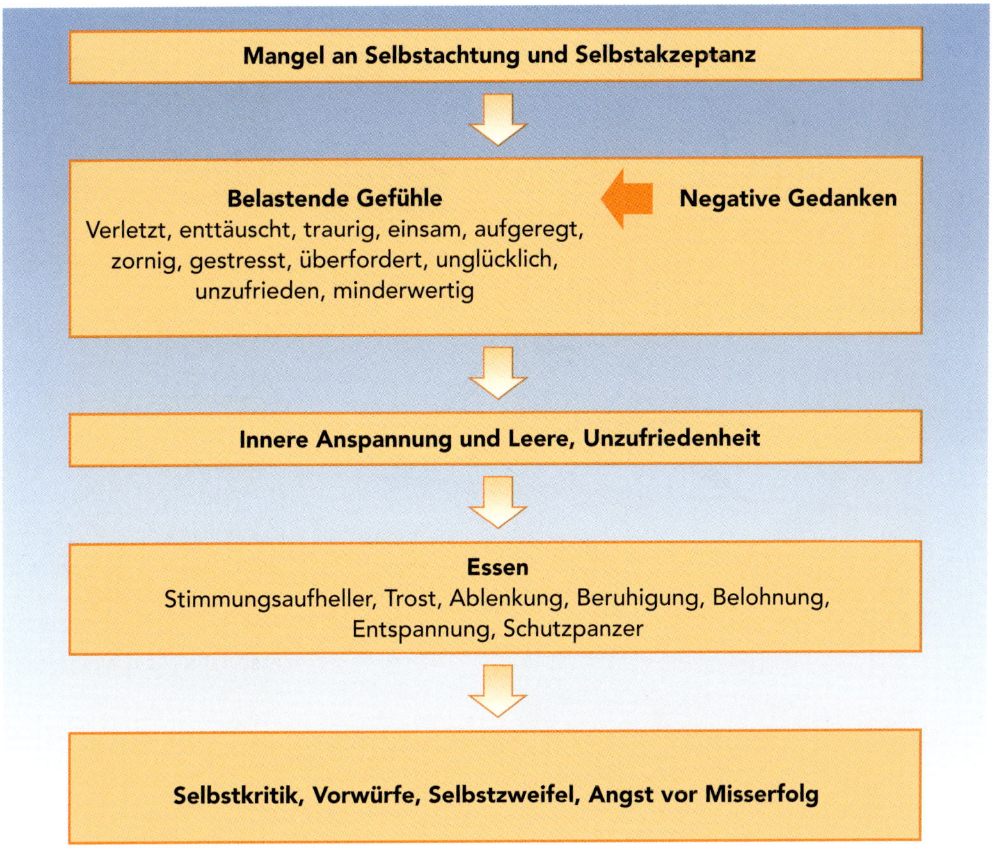

Abb. 5: Selbstachtung – der Schlüssel zum Erfolg

Kraft und Energie entwickeln sich, wenn Sie zu Ihrem Verhalten stehen, sich mit all den hübschen Fettpölsterchen akzeptieren und mit sich selbst so sprechen, wie Sie von Ihrem Partner ebenso wie von jedem anderen angesprochen werden möchten. Ihr Gewicht zu akzeptieren bedeutet nicht, dass Sie sich in den Schaukelstuhl legen und denken: Dann ist ja alles in Ordnung. Ganz im Gegenteil – es ist eine notwendige Voraussetzung, um sich mental gut zu fühlen. Wenn Sie so wollen, ist Selbstakzeptanz eine Diät in Bezug auf negative Gefühle. Ziel der Diät ist ein körperlich-seelisches Wohlbefinden. Das Diätprinzip lautet: Akzeptieren Sie sich mit all Ihren Stärken und Schwächen. Ihr Diätplan ist die Übung 2. Machen Sie diese möglichst regelmäßig einmal am Tag, und zwar solange, bis die Botschaften auch in Ihrem Unterbewusstsein gespeichert sind (Kapitel 2.6). Damit geben Sie sich die Chance, sich nach Ihren Vorstellungen weiterzuentwickeln.

So wie Sie sind, sind Sie genau richtig!

Sie fühlen sich von anderen nicht angenommen. Sie denken, dass Ihre Beziehung nicht funktioniert, weil Sie unattraktiv aussehen. So haben Sie für all die Enttäuschungen in Ihrem Leben einen Grund: Ihr Gewicht. Eines sollten Sie bei diesen Gedankengängen beherzigen: Wenn Sie sich selbst nicht mögen und als lie-

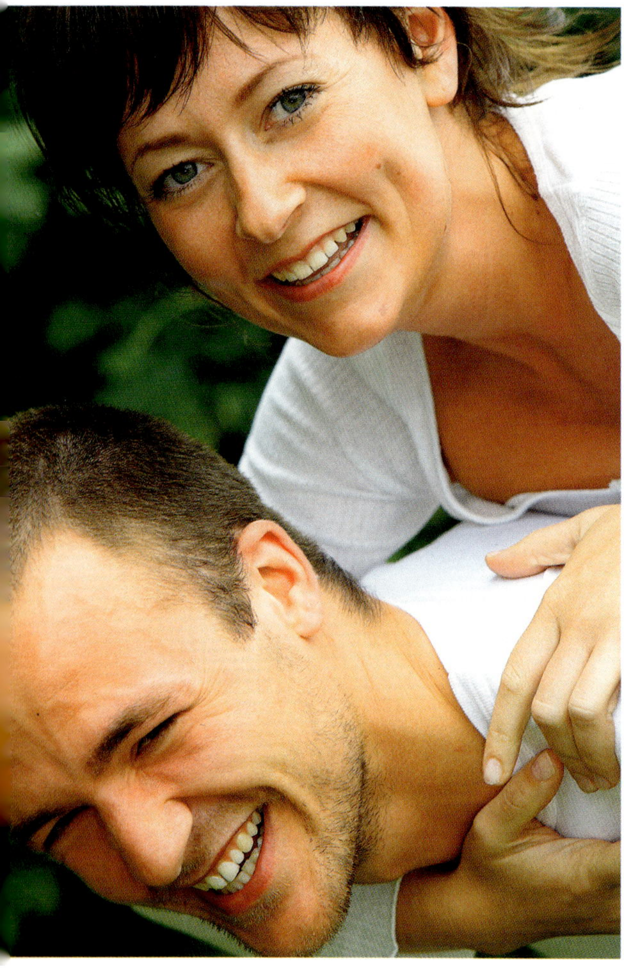

Übung 2:

Steigerung der Selbstakzeptanz

Stellen Sie sich vor einen Spiegel und sagen Sie sich laut und deutlich:

Ich bin ab heute bereit, mich so zu akzeptieren, wie ich bin.

Ich bin ein wertvoller, lebensfroher und zufriedener Mensch.

Ich nehme meinen Körper an, so wie er ist.

Ich entwickle mir und meinem Körper gegenüber ein liebevolles Gefühl.

Ich achte mich ebenso wie ich andere achte, so wie sie sind.

Ich setze die Maßstäbe dafür, was ich an meiner Persönlichkeit für wichtig halte.

Ebenso entscheide ich darüber, was ich verändern möchte.

benswert erachten, wie können Sie dann Gefühle der Zuneigung und Liebe von Ihrem Partner erwarten? Selbst wenn Ihr Partner Ihnen gegenüber diese Gefühle empfindet, fällt es Ihnen wahrscheinlich aufgrund Ihrer Selbstzweifel schwer, diese anzunehmen. Liebe hat nichts mit dick oder dünn zu tun, sondern betrifft den ganzen Menschen. Das mussten schon viele feststellen, bei denen auch mit einem schlanken Körper die Beziehungsprobleme die gleichen blieben. Ein hübsches Aussehen hält eine Beziehung auf Dauer nicht zusammen, wenn die inneren Werte fehlen. Die heimlichen Verführer sind ein schönes Lächeln, Herzlichkeit, eine positive Lebenseinstellung, Achtsamkeit im persönlichen Umgang und eine liebevolle und überlegte Art der zwischenmenschlichen Kommunikation. Wenn jemand Sie aufgrund Ihres Gewichtes ablehnt, ist das ein Ergebnis seiner Einstellung. Diese sagt nicht das Geringste über Ihre persönlichen Fähigkeiten und Eigenschaften. Schaffen Sie sich Ihren eigenen Wertmaßstab, den Sie nicht nur an Ihrem Körper orientieren, sondern an Ihrer gesamten Persönlichkeit. Nehmen Sie sich und Ihren Körper an, und er wird Sie mit pulsierender Energie verwöhnen. Mit einer positiven Einstellung zu Ihrer Persönlichkeit fällt Ihnen eine Gewichtsabnahme viel leichter. Fest steht aber auch, dass Sie Ihr Gewicht bisher gebraucht haben. Vielleicht als Schutzpanzer für all die kleinen Verletzungen, die wir im Alltag erleben und die schwierige Beziehungen mit sich bringen.

Die eigene Anerkennung ist die Basis für emotionale Stabilität

Gehören Sie auch zu der großen Gruppe von Übergewichtigen, die jedem alles recht machen wollen und dabei sich selbst vergessen? Dem Partner, den Kindern, den Eltern und den Kollegen lesen Sie jeden Wunsch von den Lippen ab. Ihre eigenen Bedürfnisse kehren Sie unter den Teppich oder haben Schuldgefühle, wenn Sie sich mal einen schönen Tag machen. Sie möchten beliebt sein und sind ständig auf der Suche nach Anerkennung. Warum? Liegt es daran, dass Sie sich selbst nicht mögen und akzeptieren, so wie Sie sind? Das wäre ungefähr so, als wenn ich Sie als Chef einer Firma genau mit der Person in ein Büro setze, die Sie überhaupt nicht mögen. Sie fühlen sich angespannt und unwohl. Kein vernünftiger Chef würde so handeln, weil die Grundlage für Leistungsfähigkeit körperliches und seelisches Wohlbefinden ist. Sie sind Ihr eigener Chef. Sie können sich bewusst dafür entscheiden, Ihre negativen Gedanken durch positive und akzeptierende zu ersetzen. Geben Sie sich die Anerkennung, die Sie sich von anderen wünschen! Die eigene Anerkennung und Wertschätzung ist es, die uns Energie gibt und die eigene Mitte finden lässt. Ausgeglichene, in sich ruhende und zufriedene Menschen brauchen nicht nach Anerkennung zu streben, sie bekommen sie von ganz alleine aufgrund ihrer natürlichen Ausstrahlung und Anziehungskraft.

Notieren Sie hier die Eigenschaften, die Sie an Ihrer Persönlichkeit für positiv halten:

Wünsche und Bedürfnisse ernst nehmen

Die eigenen Bedürfnisse sind genauso wichtig wie die Ihres Partners, Ihrer Familie und Freunde oder die Anforderungen Ihres Chefs. Sie handeln sogar im ureigensten Interesse all dieser Personen, wenn Sie Ihrer Persönlichkeit mit Wertschätzung und Achtsamkeit begegnen. Nehmen Sie Ihre Bedürfnisse ernst. Ansonsten sind Sie von Tag zu Tag unzufriedener, und nichts ist für die Menschen um Sie herum bzw. für Sie selbst anstrengender. Unzufriedenheit lähmt, macht je nach Charakter aggressiv oder depressiv und bedeutet immer eine Hungersnot für Ihre Seele. Was liegt da näher, als zu essen? Ihr Körper verlangt nach dem Essen als Ersatz für Ihre wahren Bedürfnisse und Wünsche (Abb. 6), essen ohne körperlichen Hunger hat jedoch einen faden Beigeschmack: Es geht auf Kosten Ihrer Gesundheit und Figur. Noch dazu hungert Ihre Seele weiter und das angenehme Gefühl beim Essen hält nicht lange an.

2.4.1 Selbstakzeptanz bringt uns im Umgang mit Menschen weiter

Selbstachtung – ein Signal für positive Gefühle

Wenn Sie sich schätzen und mögen, ist Ihr emotionales Wohlbefinden weitaus weniger von Einstellungen, Aussagen und Handlungen Ihrer Mitmenschen abhängig. Gleichermaßen wird es Ihnen leichter fallen, die Äußerungen anderer als einen Ausdruck von deren Gedanken und Befindlichkeit zu verstehen bzw. den für Ihr Wohlbefinden notwendigen emotionalen Abstand zu bewahren. Menschen, die sich unglücklich, überfordert, verletzt, missverstanden oder minderwertig fühlen, neigen dazu, von eigenen Problemen abzulenken, indem sie über andere schlecht reden. Die eigenen Leistungen werden betont, die der anderen aber nicht gewürdigt. Je mehr diese Gefühle vorherrschen, desto stärker wird das Bedürfnis,

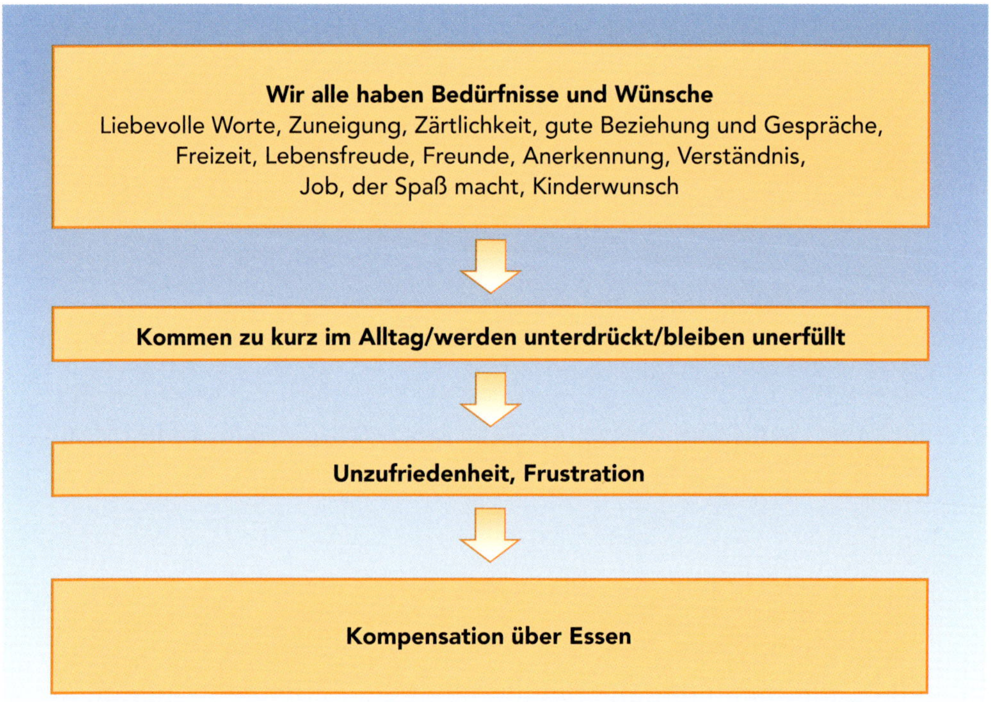
Wir alle haben Bedürfnisse und Wünsche
Liebevolle Worte, Zuneigung, Zärtlichkeit, gute Beziehung und Gespräche, Freizeit, Lebensfreude, Freunde, Anerkennung, Verständnis, Job, der Spaß macht, Kinderwunsch
Kommen zu kurz im Alltag/werden unterdrückt/bleiben unerfüllt
Unzufriedenheit, Frustration
Kompensation über Essen

Abb. 6: Essen – ein Ersatz?

die eigene Persönlichkeit aufzuwerten. Neben dem Aussäen von Zwietracht können diese Gefühle Ursache für Ärger, Wut, Zorn und Hass sein und damit Treibstoff für eine Entwicklung, die in Frustration mündet.

Sie entscheiden über Ihre Gefühle

Da uns Menschen nicht immer so begegnen, wie wir uns das wünschen, können wir nur bei uns selbst ansetzen, um uns besser zu fühlen. Machen Sie sich klar, dass negative Äußerungen für Sie erst problematisch werden, wenn Sie sich über sie ärgern, in Wut geraten bzw. sich zu stark darauf einlassen. Legen Sie in Zukunft nicht jedes Wort auf die Goldwaage. Menschen suchen manchmal die Ursachen für ihren eigenen Frust und Ärger bei anderen, in ihrem Herzen suchen sie jedoch genauso wie wir nach Liebe, Zufriedenheit und Glück. Das können Sie daran sehen, dass Sie einen wütenden Menschen mit Gelassenheit und Verständnis sehr gut beruhigen können. Störende Gefühle vergleicht Theo Schoenaker mit einem Loch im Strumpf: „Löcher kann man nicht stopfen, indem man nur das Loch sieht. Man muss sich am Positiven, am Vorhandenen orientieren. Man kann herausfinden, mit welchem Material das Loch kleiner zu machen ist, indem man sich am Stoff und nicht am Loch orientiert. So ist das Loch im Strumpf nichts Anderes als das Fehlen eines Teils des Strumpfes, so wie auch Angst das Fehlen von Selbstvertrauen, Hass das Fehlen von Liebe, Dunkelheit das Fehlen von Licht, Dummheit das Fehlen von Wissen ist. Wer ausschließlich das Loch – das Negative – im Strumpf sieht, findet keinen Anhaltspunkt, um es zu stopfen."

„Was man als Ermutigung, Trost, Liebe, Achtung bezeichnet, das sind Hebel für die Seele des Menschen, und je eifriger sich jemand in diesem Sinne bemüht, desto nachhaltiger erneuert und stärkt er das Leben um sich herum." Maria Montessori

Bei genauerer Betrachtung benötigen aggressive oder frustrierte Menschen unsere Hilfe, da sie sich in einem selbstzerstörerischen Bewusstseinsprozess befinden. Reagieren Sie jedoch nach dem Motto: „Wie es in den Wald hineinruft, so schallt es heraus", schädigen Sie sich in hohem Maße selbst. Fast immer kommt es dann zum Hochschaukeln der Gefühle, ohne dass sich am Problem etwas verändert. Wut, Ärger, Zorn und Hass helfen Ihnen weder im Umgang mit anderen noch mit sich selbst. Sie sind Energieräuber ersten Ranges und versetzen Ihren ganzen Körper in Alarmbereitschaft. Die Nebenniere schüttet Adrenalin und Cortisol aus. Nach Walter Hess, der 1949 den Nobelpreis für Medizin erhielt, ist ein ständig erhöhter Cortisolspiegel der personifizierte Zelltod. Sie fühlen sich angespannt und aufgewühlt. Was liegt da näher als den Kühlschrank zu plündern? Sie essen, um sich zu beruhigen, zu trösten oder abzulenken (vgl. Abb. 5). Wäre es nicht besser, sich mental umzustimmen? So, dass Sie Essen als Stimmungsaufheller nicht mehr benötigen?

„Wenn wir einen Menschen hassen, so hassen wir in seinem Bild etwas, was in uns selber ist. Was nicht in uns selber ist, das regt uns nicht auf." Hermann Hesse

Die Wurzel Ihrer Gefühle sind Ihre Gedanken

Es sind Ihre Gefühle, die Ihr Essverhalten maßgeblich beeinflussen. Wenn Sie gute Gedanken aussäen, dann wachsen auch Gefühle, die das „Pflänzchen" Mensch zu voller Blüte bringen. Grundsätzlich können Sie in jeder Situation, sei sie noch so ärgerlich, die Freiheit der Gedanken nutzen, um emotional im Gleichgewicht zu bleiben. Sie müssen sich nur bewusst dafür entscheiden, denn unsere Gedanken und Reaktionen beruhen ebenfalls zum großen Teil auf Gewohnheiten. Entsprechend notwendig ist es, diese dahin gehend zu überprüfen, ob sie uns bei dem Versuch abzunehmen unterstützen. Jede Zelle steht mit unserem Zentralnervensystem in Verbindung. Jeder Gedanke, ob bewusst oder unbewusst, beeinflusst im positiven wie im negativen Sinne die Funktion unserer Zellen.

Stellen Sie sich einmal vor, dass Sie kerngesund sind, dass sich jede Zelle Ihres Körpers wie eine perfekte Kopie erneuert und dass Sie mit der schier unerschöpflichen Energie von 70 Billionen Zellen jeden Tag als ein kostbares Geschenk erfahren. Achten Sie dabei auf die Qualität Ihrer Gefühle, die diese Vorstellung in Ihnen hervorruft.

Sie haben durch die Qualität ihrer Gedanken einen enormen geistigen Einfluss auf Ihr seelisches und körperliches Wohlbefinden. Die Sichtweise, für die wir uns in den verschiedenen Lebenssituationen entscheiden, ist es, die uns lebensbejahend und gut gelaunt oder schwermütig und an allem herumnörgelnd durch das Leben ziehen lässt. Jedes bewusst gewählte Wort steigert den inneren Reichtum. Die Früchte Ihrer Bemühungen werden Sie durch die positiven Reaktionen Ihrer Mitmenschen erfahren. Sie ersparen sich viel Ärger und machen das Leben lebenswerter. Die eigene Veränderung bringt Ihnen mehr Lebensfreude.

„Die Kraft der Gedanken ist unsichtbar wie der Same, aus dem ein riesiger Baum erwächst; sie ist aber der Ursprung für die sichtbaren Veränderungen im Leben eines Menschen." Leo Tolstoi

2.5 Kultivieren Sie Ihre Gedanken!

Es ist noch kein Meister der bewussten Rede vom Himmel gefallen. Niemand reagiert immer perfekt. Wenn das Kind in den Brunnen gefallen ist, handeln Sie soweit möglich nach Ihrem genetischen Code: Stresshormone setzen Energie frei, die abgearbeitet werden muss. Ein paar Runden um den Häuserblock, ein kleiner Waldlauf oder eine Runde mit dem Rad sind echte Heilmittel. Danach können Sie in Ruhe überlegen, wie Sie das nächste Mal in der gleichen oder einer ähnlichen Situation Ihre Gedankengänge verändern möchten (Tab. 6). Die folgenden Beispiele verdeutlichen Ihnen, wie eng die Gefühle bzw. das daraus resultierende Verhalten mit unseren Gedanken verbunden sind. Das erste Beispiel entspringt meiner eigenen Erfahrung, während dem zweiten die Schilderungen einer Patientin zugrunde gelegt sind. Die Gedankengänge lassen sich, abgesehen von fließenden Übergängen, grob in negative, neutrale und positive unterteilen. Ich selbst erlebe es immer wieder, dass ein von positiven Gedanken und Gefühlen geleitetes Verhalten für alle Beteiligten im Hinblick auf die Erreichung bestimmter Ziele die besten Erfolge mit sich bringt.

Gefühle loslassen durch Gedankensprünge

Manchmal können wir uns belastenden Situationen und Gefühlen nicht entziehen oder die damit verbundene innere Anspannung durch Bewegung lösen. Machen Sie sich in diesen Situationen bewusst, dass unser Leben von einem ständigen Wechselbad der Gefühle begleitet wird. Entscheidend ist, dass Sie die Gefühle akzeptieren, wie sie kommen und gehen. Wie oft haben Sie sich schon ärgerlich, aufgeregt oder unzufrieden gefühlt? In dem Moment, in dem Sie an etwas anderes gedacht haben oder denken mussten, haben sich diese Gefühle aufgelöst, als wären sie nie da gewesen. Wir können uns nicht gleichzeitig auf mehrere Gedanken konzentrieren.

Denken Sie einmal an die Zusammensetzung Ihres Mittagessens und gleichzeitig an Ihren ärgerlichen Chef. Schwierig, oder? Nutzen Sie Gedankensprünge, um sich von belastenden Gefühlen abzuwenden. Sie könnten einen Bekannten anrufen, ein Kreuzworträtsel ausfüllen, die Gästeliste für Ihre Geburtstagsfeier aufschreiben oder Ihren Kindern eine Geschichte vorlesen. Das ist mein Geheimrezept, wenn es nach einem anstrengenden Tag in meinem Kopf wie an der Börse zugeht. Am Anfang habe ich noch Schwierigkeiten, mich auf den Text einzulassen, aber mit jeder Seite fällt es mir leichter. Auf einmal fühle ich mich genauso entspannt wie meine Kinder.

Wenn die eigene Arbeit nicht gewürdigt wird

Situation: Ich habe den ganzen Morgen mit Aufräumen verbracht. Als mein Sohn von der Schule kommt, wirft er alles in den Flur, reagiert auf nichts und will Musik hören.

Gedanke 1: Der denkt wohl, ich bin hier der Blöde, der ihm ständig seine Sachen hinterher räumt.
Gefühl: ärgerlich, wütend
Wahrscheinliches Verhalten: Ich gehe in das Zimmer meines Sohnes, schalte die Musik ab und schreie ihn an, er möge sofort seine Sachen wegräumen.

Gedanke 2: Ich habe gerade aufgeräumt und möchte, dass meine Arbeit geschätzt wird. Er ist mit seinen Gedanken wohl wieder einmal ganz woanders.
Gefühl: ruhig, zielstrebig
Wahrscheinliches Verhalten: Ich gehe in das Zimmer meines Sohnes, schalte die Musik ab und teile ihm in einem sachlichen, aber deutlichen Ton mit, dass eine gewisse Ordnung für mich etwas sehr Wichtiges ist.

Gedanke 3: Wahrscheinlich ist ihm heute in der Schule eine Laus über die Leber gelaufen. Ich lasse ihm wohl erst einmal ein bisschen Zeit zum Abschalten. Vielleicht räumt er ja später von alleine auf. Wenn nicht, kann ich ihn immer noch darum bitten.
Gefühl: gelassen, verständnisvoll
Wahrscheinliches Verhalten: Ich akzeptiere im Moment die Situation, räume die Sachen aber nicht selbst weg.

Lust auf Torte

Situation: Sie sitzen zusammen in einer geselligen Runde in einem Café und haben Lust auf ein Stück Torte.

Gedanke 1: Die anderen werden bestimmt denken, die hat es nötig, so was zu essen. Von nichts kommt nichts. Sie werden mich als verfressen ansehen.
Gefühl: aufgewühlt, angespannt
Wahrscheinliches Verhalten: Sie essen keinen Kuchen, sondern bestellen sich ein Glas Mineralwasser. Den Verzicht holen Sie später doppelt nach.

Gedanke 2: Die Torte sieht wirklich lecker aus. Darauf habe ich Appetit. Es ist doch besser, wenn ich ein Stückchen genieße anstatt etwas zu essen, worauf ich keinen Appetit habe. Von dem einen Stückchen werde ich auch nicht dicker werden. Die anderen sollen denken, was sie wollen.
Gefühl: angespannt, ermutigt
Wahrscheinliches Verhalten: Sie essen das Stückchen Kuchen, genießen es aber nicht wirklich.

Gedanke 3: Die Torte sieht fantastisch aus, mir läuft schon beim Anblick das Wasser im Mund zusammen. Den anderen scheint es auch nicht anders zu gehen.
Gefühl: freudig, gespannt
Wahrscheinliches Verhalten: Sie genießen das Stückchen Kuchen voll und ganz, ohne schlechtes Gewissen.

Tabelle 6: Meine spezifische Kummerspeck-Situation

Beschreiben Sie die Situation:

- Wie habe ich bisher in der Situation gedacht?
- Welche Gefühle hatte ich?
- Wie habe ich mich verhalten?
- Habe ich durch mein Verhalten das erreicht, was ich wollte?
- Wie habe ich mich mit meinem Verhalten gefühlt?
- Wie haben sich die anderen Ihrer Meinung nach gefühlt?
- Mit welchen Gedanken könnte ich meine Ziele besser erreichen?

So, wie Sie nicht mehrere Gedanken gleichzeitig haben können, so schließen sich auch gegensätzliche Gefühle aus. Sie können nicht lachen und gleichzeitig wütend sein, zumindest nimmt Sie in Ihrer Wut dann niemand ernst. Nehmen wir einmal an, Sie sind innerlich aufgewühlt und möchten dieses Gefühl loswerden. Sie essen nicht wie bisher, sondern denken an eine Situation, in der Sie mit Leib und Seele lachen mussten. Lächeln Sie in Ihrer inneren Vorstellung, selbst wenn es gekünstelt wirkt. Auch unechtes Lachen ist mit Ärger oder Wut nicht vereinbar, denn so unterschiedlich diese Gefühle sind, sie werden alle in einem bestimmten Bereich des Gehirns (im limbischen System) über die Ausschüttung bestimmter Neurotransmitter und Hormone übertragen. Lachen hat den Effekt, dass der Körper „Glücksstoffe" produziert, die negative Gefühle abschwächen. Nutzen Sie den menschlichen „Luxusreflex", wie ihn der bedeutende englische Autor Arthur Koestler nannte, um sich in angespannten Situationen besser zu fühlen. Wer lacht, nimmt nicht mehr alles so ernst. So werden die Worte des weltbekannten Clowns Dimitri verständlich: „Über sich lachen zu können, ist eine Art der Selbstkritik. Indem ich über mich selbst lache, stehe ich über der Situation, bin bewusst oder unbewusst darüber erhaben." Meine Botschaft an Sie: Lachen Sie sich glücklich und gesund.

„Sie müssen dreizehn Muskeln bewegen, um die Stirn zu runzeln, und nur zwei, um zu lächeln. Warum sich also anstrengen."

Volksmund

Die Heilerfolge der Lachtherapie sind seit den Erfahrungen des Journalisten Norman Cousins beeindruckend. Er überwand vor ca. 30 Jahren eine als unheilbar geltende Erkrankung des Knochengewebes. Seine Heilmittel waren Bücher, Filme und Witze, über die er sich stundenlang amüsierte. Mittlerweile gibt es in Indien eine Vielzahl von Lachklubs, einige moderne Kinderkliniken arbeiten bereits mit Clowns, und Kommunikationstrainer bringen Führungskräfte und Therapeuten das Lachen bei. Echtes, wohlwollendes Lachen ist in allen Lebenslagen ein Joker, mit dem Sie die Sympathien Ihrer Mitmenschen gewinnen und die Gesundheit stärken können.

„Hoja Nasredin rannte durchs Dorf, den Namen seines Esels rufend und Allah preisend. „Hoja", fragte ein Nachbar, „wo fehlt es?" „Ich habe meinen Esel verloren." „Ist das ein Grund, Allah zu loben?" „Freilich. Hätte ich auf ihm gesessen, wäre ich auch verschwunden."

Zitiert aus „Mut tut gut"
von Theo Schoenaker

2.6 Bewusstsein und Unterbewusstsein – gemeinsam sind sie stark

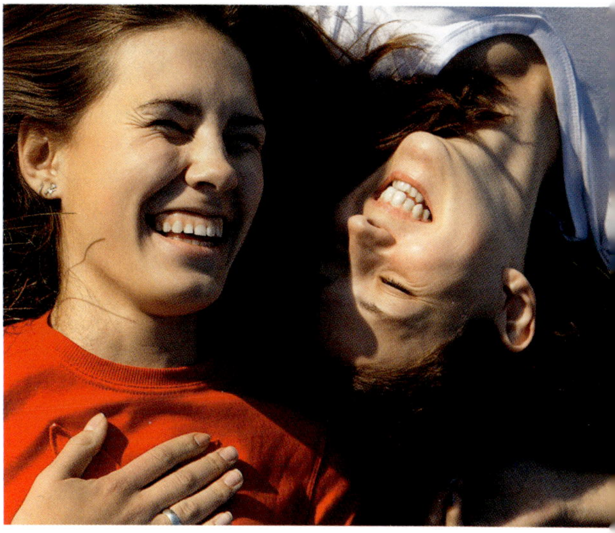

Unterbewusstsein – ein erfahrener Berater

Ein großer Teil unseres Verhaltens läuft automatisch aus unserem Unterbewusstsein heraus gesteuert ab. Es speichert wie ein Computerprogramm alle Erfahrungen, die wir machen. Wenn Sie nachts auf die Toilette müssen, dann brauchen Sie über den Weg nicht nachzudenken. Sie finden ihn im Schlaf genauso wie den Lichtschalter. Spätestens nachdem Sie nachts das dritte Mal gegen die Tür gestoßen sind, begreift Ihre Hand den Appell Ihres Unterbewusstseins: „Bitte die Türe öffnen." Wenn Sie in der Schule in Mathematik sehr schlecht waren und nach 20 Jahren in einer Prüfungssituation in Ihren mathematischen Fähigkeiten getestet werden, bekommen Sie feuchte Hände. Offenbar geben die gespeicherten Daten keinerlei Anlass, an die Sache selbstbewusst heranzugehen! Als Kind ist mir auf dem Kirschbaum einmal ein Ast unter den Füßen weggebrochen. Bei dem Versuch mich festzuhalten, bin ich eine Etage tiefer mit der Hand an einem alten Fleischhaken hängen geblieben. Ich hing einige Sekunden an dem Ast fest. Dann riss das Fleisch durch und ich fiel zu Boden. Noch heute sehe ich dieses Bild beim Kirschenpflücken vor mir und bin besonders vorsichtig. Die gespeicherten Daten haben auch eine Schutzfunktion. Je nachdem wie gefährlich das Unterbewusstsein bestimmte Ereignisse einstuft, klingeln die Alarmglocken.

Unterbewusstsein – Ihr persönlicher Leibwächter

Wie ist das mit Ihrem Gewicht? Was ist bei Ihnen alles an seelischen Verletzungen im Zusammenhang mit all den fehlgeschlagenen Diätversuchen gespeichert? Welches Bild haben Sie von sich auf der Festplatte? Drucken Sie es einmal aus. Wahrscheinlich ist es ein Bild, das die ganze Unzufriedenheit mit Ihrem Körper ausdrückt. Bekommt es Ihr Unterbewusstsein schon bei dem Wort Abnehmen mit der Angst zu tun? Von Ihrem Bewusstsein aus betrachtet ist eine Gewichtsabnahme bestimmt etwas ganz Wichtiges für Sie. Ihr Unterbewusstsein denkt sich dagegen: „Das bringt nichts als Frust und Ärger". Es sträubt sich gegen weitere Abnehmversuche, weil es Ihren Seelenfrieden gefährdet sieht. Unterbewusstsein und Bewusstsein befinden sich in einem Konflikt. Ein Konflikt, der für Ihre bisherigen Misserfolge mitverantwortlich sein könnte. Solange nicht beide die gleichen Ziele haben, kann es nicht klappen. Deshalb ist es notwendig, dass Sie die im Unterbewusstsein gespeicherten negativen Erfahrungen durch positive ersetzen. Wenn Ihr persönlicher Leibwächter die mit den neuen Etappenzielen verbundenen Erfahrungen ebenso wie die Entwicklung im körperlichen und seelischen Empfinden als Bereicherung wahrnimmt, wird er das alte gespeicherte „Antiabnehmprogramm" mit der Zeit aktualisieren. Es heißt dann „Abnehmspaßprogramm". Unter diesen Bedingungen fühlt sich Ihr Unterbewusstsein in seinen Befürchtungen verstanden und unterstützt die Ziele Ihres Bewusstseins. Begleitend sollten Sie jedoch großen Wert darauf legen, das in Ihrem Unterbewusstsein gespeicherte dicke Selbstbild durch Ihr persönliches Wunschbild zu ersetzen.

Nutzen Sie Ihre Vorstellungskraft

Kreieren Sie mithilfe Ihrer Vorstellungskraft ein Bild, wie Sie einmal aussehen möchten. Je ergriffener Sie von Ihrem persönlichen Wunschbild sind, desto leichter wird es Ihnen fallen, die dafür notwendigen Schritte umzusetzen. Bilder haben unendlich viel Kraft. Sie brauchen ein Bild, das in Ihnen lebt, Ihnen Kraft gibt, Ihnen Mut macht. Ein Bild, das Freude und Begeisterung versprüht. Das Gleiche tun Sie bei anderen wichtigen Wünschen, deren Umsetzung Ihnen viel abverlangt. Denken Sie z. B. an den Wunsch nach den eigenen vier Wänden. Auch hier stellen Sie sich vor, wie schön es sein würde, wenn Ihre Kinder eigene Zimmer hätten bzw. die Wohnverhältnisse nicht mehr so beengt wären. Die meisten haben sogar schon eine genaue Vorstellung von ihrem Traumhaus, bevor sie mit dem Bauen beginnen. Je intensiver das Bild von Ihrem Traumhaus in Ihnen lebt, desto größer wird das Bedürfnis, es diesem Bild entsprechend zu bauen. Nehmen Sie sich im Folgenden die Zeit, sich Ihr Traumhaus genau vorzustellen, oder begleiten Sie mich gedanklich bei der Fantasiereise in mein Traumhaus (Übung 3).

Sind Sie ein bisschen auf den Geschmack gekommen? Welche Motivation hätten Sie wohl, wenn Sie zwar ein Haus haben möchten, aber keine gedanklichen Bilder davon entwickeln, wie es einmal aussehen soll? Mit der Einstellung „Hauptsache ein Dach über dem Kopf" kommen Sie genauso weit wie mit der Einstellung „Hauptsache schlank" oder „Ich möchte nicht dick sein". Das reicht für ein paar Pfunde, aber keine langfristige Ernährungsumstellung. Ohne Begeisterung macht es keinen Spaß. Die Energie fehlt.

Übung 3:

Fantasiereise – mein Traumhaus

Mein Haus steht an einem Südhang eines Sees, umgeben von Mischwäldern und mit Blick auf die Berge. Es wirkt zierlich und fällt kaum auf, da es durch die Holzbauweise in Kombination mit gehauenem Sandstein der Umgebung angepasst ist. Die Räume sind hell und einladend. Die Wände haben einen warmen südländischen Ton. In den Möbeln, die sich wie Bilder an die Wände schmiegen, lebt die Schönheit von Naturhölzern in ihren mannigfaltigen Formen und Farben weiter. In der Mitte des Raumes befindet sich ein großer kalkfarbener Kachelofen, der eine wohlig-warme Atmosphäre verströmt und an die Küche aus Olivenholz schließt sich ein Wintergarten an, der mit einem gemütlichen Sofa aus Bambus und dem Duft von üppig wachsenden Pflanzen zum Entspannen einlädt. Vor dem Wintergarten liegt eine Terrasse mit einer Mauer aus Sandsteinen, die von einem Meer aus blauen, gelben, roten, violetten und weißen Blüten umschlungen sind. Von der Terrasse führt eine kleine Steintreppe hinauf in einen Obst- und Gemüsegarten, der in mehreren Terrassen angelegt ist.

Glücksgefühle durch positive Bilder und Erwartungen

Erfolg werden Sie haben, wenn die mit dem schlanken Körper verbundenen Bilder und Erwartungen Glücksgefühle in Ihnen auslösen (vgl. Tab. 7). Schon der Gedanke, wie schön es sein wird, wenn Sie Ihr Ziel erreicht haben, wird Ihnen dabei helfen, die für das Erreichen Ihrer Ziele notwendigen Anstrengungen mit Freude und Begeisterung anzunehmen (freudige Zielstrebigkeit). Wie motivieren sich z. B. Extrembergsteiger auf dem Weg zu den höchsten Gipfeln der Welt, besonders dann, wenn jeder Schritt zur Qual wird? Sie stellen sich vor, wie schön es sein wird, wenn sie ihr Ziel erreicht haben. Bei jedem Schritt erleben sie einen Hauch der erwarteten Glücksgefühle vom Gipfel. Manche Bergsteiger beschreiben, dass sie schon während des Aufstiegs in ihrer Vorstellung die erwartete herrliche Aussicht und das Gefühl von grenzenloser Freiheit genießen. Diese Bilder und Gefühle würden wie Doping wirken. Auch erfolgreiche Künstler, wie z. B. van Gogh oder Picasso, entwickelten dank ihrer besonderen Vorstellungsgabe innere Bilder. Von deren Lebendigkeit waren sie so ergriffen, dass sie keine Ruhe fanden, bis das Werk vollendet war. Gehen Sie mit der gleichen Einstellung an die Sache heran. Mithilfe täglicher Vorstellungsübungen gelingt es Ihnen, das Bild von Ihrer Wunschfigur in Ihrem Unterbewusstsein abzuspeichern (Übung 4). Unterbewusstsein und Bewusstsein werden dann gemeinsam dafür sorgen, dass Sie sich diesem Bild entsprechend verändern, sofern Sie es mit dem „Abnehmspaßprogramm" ernst nehmen.

Übung 4:

Malen Sie sich Ihr Wunschbild in den schönsten Farben aus

Stellen Sie sich vor, Sie sind ein Künstler, der durch seine Bilder einem bekannten Kunstmuseum aufgefallen ist. Das Museum möchte von Ihnen ein Selbstportrait, in dem Sie sich dem Zeitgeist entsprechend als eine schlanke und sportliche Person darstellen sollen, obwohl Sie in Wirklichkeit dick sind. Da Sie schon viele Abnehmversuche hinter sich haben und sich schon immer einen schlanken und sportlichen Körperbau wünschten, entschließen Sie sich, nicht nur ein entsprechendes Kunstwerk zu schaffen, sondern Ihren Körper tatsächlich dem Kunstwerk entsprechend zu verändern. Sie spüren, wie Sie sich für dieses Vorhaben regelrecht begeistern, zumal Sie von sich ein authentisches Bild abgeben möchten.

Zunächst betrachten Sie in Ihrer gedanklichen Vorstellung Ihren Körper mit all seinen Stärken und Schwächen. Sie betrachten Ihre Gesichtsform, die Augen, den Hals, den Bau Ihres Oberkörpers, die Rundungen von Bauch, Po und Hüften sowie Ihre Ober- und Unterschenkel. Sie versuchen wahrzunehmen, wie Ihr Körper, so wie er ist, auf Sie wirkt und welche Gefühle in Ihnen entstehen. Sind es angenehme und liebevolle Gefühle? Oder sind es eher Gefühle, die Ihre Ablehnung und Unzufriedenheit mit dem eigenen Körper widerspiegeln? Wenn ja, akzeptieren Sie im Moment diese Gefühle, so wie sie kommen und gehen. Versuchen Sie auch die Bereiche wahrzunehmen, die Ihnen gefallen und bei deren Betrachtung sich ein liebevolles und angenehmes Gefühl entwickelt. Das können Ihre Augen sein, Ihr Lächeln oder die Form Ihrer Gesichtszüge.

Nun konzentrieren Sie sich noch einmal auf Ihre einzelnen Körperbereiche. Betrachten Sie jedes Detail. Die Körperbereiche, die Ihnen nicht gefallen, verändern Sie in Ihrer gedanklichen Vorstellung solange, bis sie in Ihnen ein angenehmes Gefühl hervorrufen. Entwerfen Sie ein gedankliches Bild von sich, so, wie Sie einmal aussehen möchten. Verändern Sie solange die Konturen Ihres Körpers, bis Sie das Gefühl haben, dass Sie dieses Bild von sich voll und ganz akzeptieren könnten. Prägen Sie es sich genau ein, so wie ein Urlaubsbild, das Sie immer in Erinnerung behalten möchten. Malen Sie Ihr persönliches Wunschbild in Ihrer Vorstellung in den schönsten Farben aus, sodass Sie richtig Lust und Appetit darauf bekommen. Je mehr Sie sich mit diesem Bild identifizieren, desto größer wird Ihr innerer Wunsch, Ihren Körper diesem Bild entsprechend zu verändern.

Übung 5:

Fantasiereise – Urlaub in der Hängematte

Zur Entspannung möchte ich Ihnen eine Übung vorstellen, mit der Sie sich auf Ihre nächste Zwischenmahlzeit vorbereiten können.

Legen Sie sich gedanklich in eine Hängematte, die am Strand zwischen zwei Palmen gespannt ist. Sie atmen gleichmäßig ein und aus. Mit jedem Atemzug atmen Sie Entspannung ein und Anspannung aus. Entspannung ein, Anspannung aus. Die Sonnenstrahlen wärmen Ihren ganzen Körper. Mit halb geschlossenen Augen schauen Sie durch die Palmenblätter in den azurblauen Himmel, an dem langsam kleine Schäfchenwolken vorbeiziehen. Die Blätter der Palmen rascheln durch die leichte Meeresbrise ein wenig und die Hängematte bewegt sich dabei gleichmäßig hin und her. Mit jeder Bewegung fallen Sie tiefer in einen Schlummer. Sie genießen das wohlig-warme Gefühl, das alle Ihre Glieder durchströmt. Ihre Arme, Ihre Hände, Ihr Bauch, Ihr Rücken, Ihre Beine und Ihre Füße sind warm und völlig entspannt. Ihr Herz schlägt gleichmäßig und ruhig. Sie spüren, wie das Blut in rhythmischen Wellenbewegungen bis in die kleinsten Gefäße Ihres Körpers strömt. Ihre Zellen füllen sich mit frischer Energie. Sie atmen tief und gleichmäßig. Ihre Gedanken verblassen wie in einem Schleier von Nebel. Sie nehmen nur noch die Bewegung der Hängematte und die wärmenden Sonnenstrahlen wahr. Sie kommen erst wieder zu sich, wenn die Sonne schon ganz weit oben steht. Mit geschlossenen Augen räkeln und strecken Sie sich ein wenig. Sie fühlen sich wie in einem schönen Traum. Darin nehmen Sie eine Person wahr, die Ihnen auf einem kleinen Tisch eine Obstschale mit Ananas, Banane, Melone, Mango und Papaya serviert. Die Früchte sind voll ausgereift und verströmen einen herrlichen Duft. Neben der Obstschale befindet sich ein kleineres Schälchen mit gerösteten Cashewnüssen, Sonnenblumenkernen und dünn geschnittenen Kokosscheiben. Schon beim Mischen bekommen Sie Appetit. Ein kleiner Bissen genügt, und ein köstlicher Geschmack breitet sich in Ihrem Mund aus, nicht aufdringlich, sondern eine Mischung aus süßlichen und säuerlichen Aromen, die sich wie Noten zu einer Melodie vereinen.

2.7 Mit Suggestionen bewusster umgehen

„Wenn man sich einredet, man könne eine an sich unmögliche Sache tun, so bringt man sie zustande. Wenn man sich dagegen einbildet, irgendeine einfache Sache nicht zu können, wird sie einem unmöglich."

Emil Coué

Suggestionen benutzen wir in unserem täglichen Leben ständig, nur nicht immer zu unserem persönlichen Vorteil. Denken Sie z. B. an Sätze wie: Mir geht es immer schlechter! Ich werde immer dicker! Stell Dich nicht so an! Das schaffe ich nie! Mit mir ist nichts mehr los! Dabei handelt es sich um wirkungsvolle Suggestionen, allerdings in dem Sinne, dass sie innere Energie entziehen, entmutigen und den Nährboden für Misserfolge, Zweifel und Ängste darstellen. Um erfolgreich zu sein, müssen Sie an Ihren Erfolg glauben. Noch besser ist es, wenn Sie davon überzeugt sind, dass Sie es schaffen. Dann versetzt der Glaube Berge.

Suggestionen sollen Mut machen, innere Energie und Selbstvertrauen geben. Ihr Unterbewusstsein braucht konkrete, möglichst kurze und positiv formulierte Handlungsinstruktionen (vgl. „Motivation durch die Kraft von bewusst gewählten Suggestionen"). Wiederholen Sie die Suggestionen in Ihrem inneren Selbstgespräch so häufig wie möglich. Beschreiben Sie das erwünschte Verhalten genau. Mit dem, was Sie *nicht* wollen, kann Ihr Unterbewusstsein nichts anfangen. Wie oft stolpert ein Kind gerade dann, wenn Sie es darauf hinweisen: „Pass auf, dass du nicht stolperst!" Im Sinne einer positiv formulierten Suggestion wäre es besser zu sagen: „Heb deine Füße ordentlich an, vor dir ist eine hohe Stufe."

Das ist wie bei einer Radtour. Wenn Sie ein Ziel im Visier haben, kann es losgehen. Denken Sie nur darüber nach, wo Sie nicht hin wollen, kommen Sie nicht weit.

Denken Sie nicht an eine Bratwurst!

An was denken Sie gerade? Wenn ich meine Klienten frage, was sie gerne verändern würden, ist eine häufige Antwort: „Ich möchte *nicht* mehr so viel Wurst essen." Kaum haben sie den Satz ausgesprochen, lebt das Bild von Wurst in allen Variationen. Damit das Gehirn versteht, was es nicht mehr essen soll, muss es das gespeicherte „Wurst-Programm" hochfahren. Als logische Konsequenz entsteht Appetit darauf oder die angestrebte Ernährungsumstellung wird als Verzicht empfunden. Kürzlich hatte ich in einer Seminarwoche zur gesunden Ernährung zwei extrem übergewichtige Männer, die sich auf unsere vegetarische Kost einfach nicht einstellen konnten, obwohl sie von ihrer Krankenkasse darüber informiert worden waren. Das Problem war, dass die beiden bei den Mahlzeiten über ihre deftigen Gewohnheiten sprachen und folglich der Appetit darauf von Mahlzeit zu Mahlzeit zunahm. Im Resümee der Seminarwoche stellten beide einstimmig fest, dass sie wohl eben „fleischfressende Pflanzen" seien. In einer anderen Gruppe befand sich ein vergleichbarer Fall, nur dass dieser keinen Gesprächspartner fand, da die anderen 14 Personen die vegetarische Kost in vollen Zügen genossen. Während er nach eigenen Worten zu Beginn die Schweinshaxe vermisste, schmeckte es ihm an den folgenden Tagen immer besser. Sein Resümee: „Ich hätte nicht gedacht, dass eine vegetarische Ernährung so köstlich ist."

„Die Methode der bewussten Autosuggestion ist keine bloße mechanische Sprechübung für Leichtgläubige, sondern eine hoch wirksame Selbstschulungs-, Selbstkräftigungs- und Selbsterziehungsmethode, die mit einer positiv orientierten gedanklichen Mitarbeit einhergehen soll." Dr. med. Erich Rauch

Motivation durch die Kraft von bewusst gewählten Suggestionen

Suggestionen sind nur wirksam, wenn Sie von der für Sie vorteilhaften Wirkung überzeugt sind. Somit stellen sie genau das Gegenteil einer „Gehirnwäsche" dar.

Ich möchte schlank sein.
Ich möchte nicht mehr so viel wiegen.

Ich esse, wenn ich körperlichen Hunger habe.
Ich esse nicht mehr, wenn ich mich gesättigt fühle.

Ich esse, worauf ich Appetit habe.
Ich möchte mir keine Lebensmittel mehr verbieten.

Ich beherrsche meine Rede.
Hoffentlich vergesse ich nicht so viel von meiner Rede.

Ich bin ruhig, gelassen und äußere meine Meinung.
Ich möchte nicht so aufgeregt sein, wenn ich von meinem Chef kritisiert werde.

Ich begegne meiner Kollegin freundlich und gelassen.
Ich möchte mich nicht mehr ständig über meine Kollegin ärgern.

Welche Suggestionen könnten für Sie bei der Umsetzung Ihrer Ziele von Nutzen sein?

Eine wirksame Heilungsmethode

Formulierungen, die Ihre Ziele zum Ausdruck bringen, motivieren zu einem veränderten Verhalten. Gleichzeitig haben sie sich als wirksame Heilungsmethode bewährt. Das sehen Sie z. B. an der Wirkung von Scheinmedikamenten (Placebo-Effekt). Sie sind besonders wirksam, wenn dem Patienten suggeriert wird, dass es sich bei dem Medikament um eine neue und besonders wirkungsvolle Wirkstoffkombination handle. Suggestionen wie: Es geht mir von Tag zu Tag besser, ich bin innerlich ruhig und entspannt oder mein Herz schlägt gleichmäßig und ruhig, beeinflussen die Produktion von Hormonen und Neurotransmittern (Serotonin, Dopamin), die Informationen in Form chemischer Impulse von Nervenzelle zu Nervenzelle übertragen. Reaktionen darauf sind Veränderungen in den Hirnströmen und der Herzfrequenz, die tatsächlich die erwünschten Effekte mit sich bringen können. Viele Entspannungstechniken und im Besonderen Meditationen (Übung 6) beruhen auf diesen Prinzipien.

Die Selbstheilungskräfte in unserem Körper werden besonders aktiviert, wenn wir auch hier die Macht unserer Vorstellung benutzen und die Umsetzung der Suggestion mit wünschenswerten Bildern verbinden. Beispielsweise bekommen die Worte „Ich möchte schlank sein“ eine gewisse Würze, wenn Sie

Tabelle 7: Wenn ich schlank bin, erwarte ich …

… ergänzen Sie!
… dass meine Gesundheit weniger Schaden nimmt.
… dass ich mich allgemein besser und leistungsfähiger fühle.
… dass ich mich mag und meine Persönlichkeit schätze.
… dass ich meine Attraktivität steigere und mich in Gesellschaft wohler fühle.
… dass ich meinen Kollegen, Freunden und Bekannten selbstbewusster begegne.
… dass ich insgesamt zufriedener bin.
… dass mir mehr Aufmerksamkeit entgegengebracht wird.
… dass ich mich weniger einsam fühle.
… dass ich nicht mehr so leicht verletzlich und anderen gegenüber gelassener bin.
… dass ich in meinem Job bessere Aufstiegschancen habe.

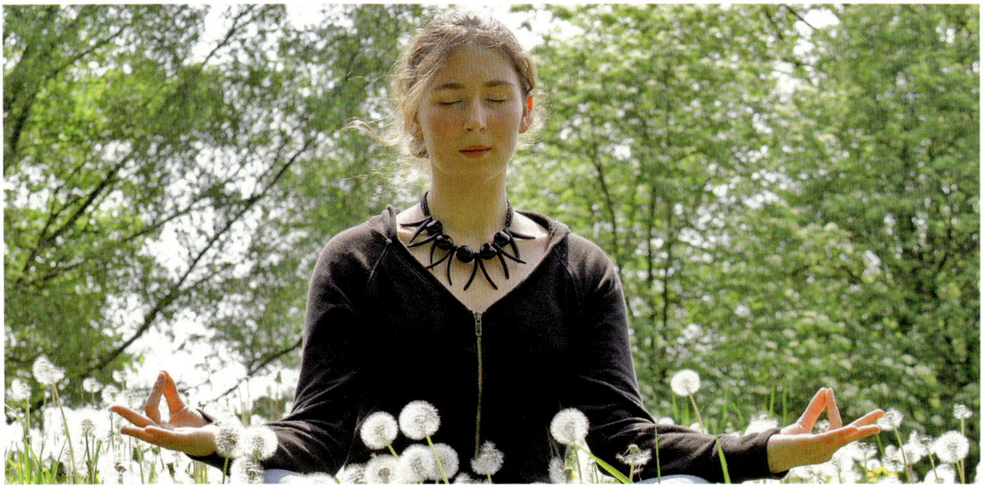

sich vorstellen, welche Figur Sie mit ein paar Pfunden weniger in Ihrem Lieblingskleid machen würden. Stellen Sie sich all die Vorteile vor, die Sie mit Ihrem Wunschgewicht verbinden (Tab. 7). Sie könnten den Anstieg von der Stadt zu Ihrer Wohnung ohne Atemprobleme bewältigen, den nächsten Urlaub aktiver gestalten, ohne ein beklemmendes Gefühl ins Schwimmbad gehen etc. Je wichtiger Ihnen Ihre Ziele sind, desto intensiver fließt in Ihren Lebensadern das Herzblut der Begeisterung, deren Strömung Sie aus dem Sog der auftretenden Hindernisse herausreißt und Sie unaufhaltsam neuen Wegen entgegentreibt.

Übung 6:

Drei-Lichter-Meditation

Diese in abgewandelter Form dargestellte Meditation hat ihren Ursprung im tibetischen Heilwesen.

Wir sitzen so angenehm wie wir können. Unsere Hände ruhen im Schoß, die Rechte in der Linken, die Daumen berühren sich leicht. Der Rücken ist gerade, ohne steif zu sein, und das Kinn ist leicht eingezogen. Zuerst beruhigen wir unseren Geist.

Wir spüren den formlosen Luftstrom, der an der Nasenspitze ankommt und wieder geht, und lassen Gedanken und Geräusche vorbeiziehen, ohne an ihnen zu haften. In Höhe unseres Herzens entsteht in unserer Brust ein kleines Regenbogenlicht, bestehend aus drei Farben: weiß, rot und blau.

Das weiße Licht aus dem Regenbogen weitet sich jetzt aus: Es füllt unseren Kopf auf und entfernt alles Störende im Gehirn, in den Nerven und in den Sinnen. Alle schädlichen Gewohnheiten und Krankheiten verschwinden und unser Körper wird ein Mittel, um den Wesen Liebe und Schutz zu geben.

Das rote Licht aus dem Regenbogen strahlt in unseren Mund und Hals. Dieses Licht löst alle Schwierigkeiten in unserer Rede auf. Eindrücke aus groben und leidbringenden Worten verlassen uns und unsere Rede wird zu Mitgefühl und Weisheit – sie wird ein bewusstes Mittel, um anderen zu helfen.

Jetzt strahlt das blaue Licht aus dem Regenbogen in die Mitte unseres Brustkorbes und füllt ihn ganz auf. Störende Gefühle und steife Vorstellungen lösen sich durch dieses Licht auf und unser Geist wird ursprüngliche Freude – Raum und Freude untrennbar.

Unser Körper ist jetzt durch diese Lichter ganz aufgefüllt, alle Hindernisse, Leiden und Schwierigkeiten sind durch ihr Strahlen aufgelöst. Dann strahlt das Licht aus unserem Körper in alle Richtungen hinaus und verbreitet sich im ganzen Raum. Dadurch lösen sich sämtliche Leiden aller Wesen auf und die Welt strahlt vor grenzenlosem Glück.

Wir befinden uns in einem reinen Land voll unbegrenzter Möglichkeiten. Jedes Atom schwingt vor Freude und wird zusammengehalten von Liebe. Das Licht strahlt so lange, wie wir es aus uns heraus wünschen.

Beim Beenden der Meditation verbleiben wir in dem Zustand, so gut es geht. Schließlich wünschen wir, dass all das Gute, das eben geschah, grenzenlos wird, zu allen Wesen hinausstrahlt, ihnen das Leid nimmt und dafür das einzige Dauerglück gibt – das Erkennen des eigenen Geistes.

2.8 Meine Glücksformeln für den Erfolg

„Das Leben ist eine Chance, nutze sie.
Das Leben ist schön, bewundere es.
Das Leben ist ein Traum, verwirkliche ihn.
Das Leben ist eine Herausforderung,
nimm sie an.
Das Leben ist kostbar, geh sorgsam damit um.
Das Leben ist ein Reichtum, bewahre ihn.
Das Leben ist ein Rätsel, löse es.
Das Leben ist ein Lied, singe es.
Das Leben ist ein Abenteuer, wage es.
Das Leben ist Liebe, genieße sie."

Mutter Theresa

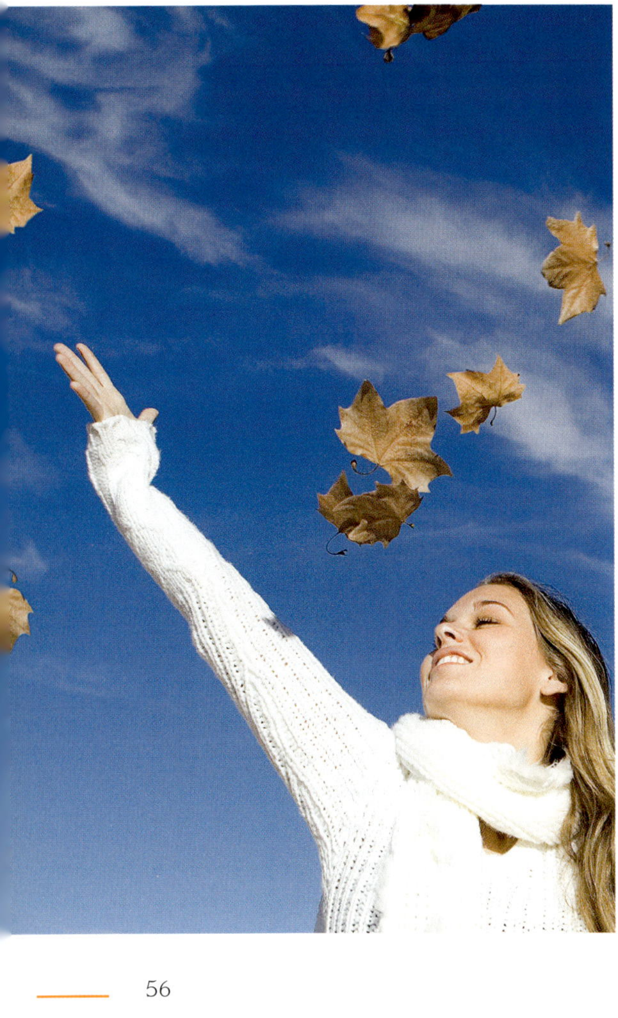

Ich treffe eindeutige Entscheidungen in Form realistischer und konkreter Ziele.

Meine Ziele packe ich mutig an, gehe ihnen in kleinen Schritten entgegen und nehme mir die dafür notwendige Zeit.

Bei der Umsetzung meiner Ziele bin ich achtsam, geduldig und gelassen.

Ich mache mich frei von Erfolgs- und Zeitdruck.

Gewohnheiten verändere ich entsprechend meinen Zielen und Wünschen.

Ich motiviere mich stets in einer liebevollen und positiven Art.

Ich mache mir keine Vorwürfe, auch nicht, wenn es mal nicht optimal läuft.

Ich achte auf die Qualität meiner Gedanken und Gefühle.

Mein inneres Selbstgespräch verändere ich so, dass Gefühle entstehen, die mir bei der Umsetzung meiner Ziele von Nutzen sind.

Ich akzeptiere mein Verhalten.

Ich begegne mir stets mit Wertschätzung und Selbstachtung.

Ich muss nicht perfekt sein, um mir Liebe zu geben.

Ab heute sehe ich mich in meiner Vorstellung so, wie ich aussehen möchte.

Meine Bedürfnisse nehme ich ernst.

Ich sorge dafür, dass ich mich wohl fühle.

Ich entscheide mich bewusst für das Positive.

Ich bin für mein Glück selbst verantwortlich.

Meinen Mitmenschen wünsche ich stets das Beste.

Ergänzen Sie die Liste!

3 Gesundheit, Ernährung und Bewegung

„Damit es nicht erst kommt zum Knackse
erfand der Mensch die Prophylaxe.
Doch beugt sich der Mensch, der Tor,
lieber der Krankheit, als ihr vor." Eugen Roth

In diesem Zitat des deutschen Lyrikers Eugen Roth wird deutlich, dass wir die Vorbeugung verstärkt in unser Lebenskonzept einbeziehen sollten, vor allem in Anbetracht der starken Zunahme von Zivilisationskrankheiten. Nach einem Bericht der Weltgesundheitsorganisation (WHO) leben erstmals ebenso viele übergewichtige wie unterernährte Menschen auf der Erde – jeweils 1,2 Milliarden. Über 300 Millionen sind der WHO zufolge so übergewichtig, dass sie medizinisch versorgt werden müssen. In Deutschland ist etwa jeder Zehnte vom sogenannten Metabolischen Syndrom betroffen. Dabei handelt es sich um ein Quartett aus Übergewicht, Diabetes (Typ II), Bluthochdruck und Störungen des Fettstoffwechsels (Abb. 7).

Langfristig können sich daraus gefährliche Verengungen in den Blutgefäßen mit der Folge von Herzinfarkt und Schlaganfall entwickeln. Allein die Zahl der tödlichen Herzinfarkte ist in Deutschland in den letzten 30 Jahren von 7000 auf jährlich 141.000 angestiegen. Etwa eine halbe Million Todesfälle pro Jahr, die Hälfte aller Sterbefälle in Deutschland, wird durch Arteriosklerose verursacht. Neben Erkrankungen des Herz-Kreislauf-Systems treten durchschnittlich 330.000 Krebsfälle pro Jahr auf. Weltweite Untersuchungen zeigen, dass der kontinuierlichen Zunahme dieser Erkran-

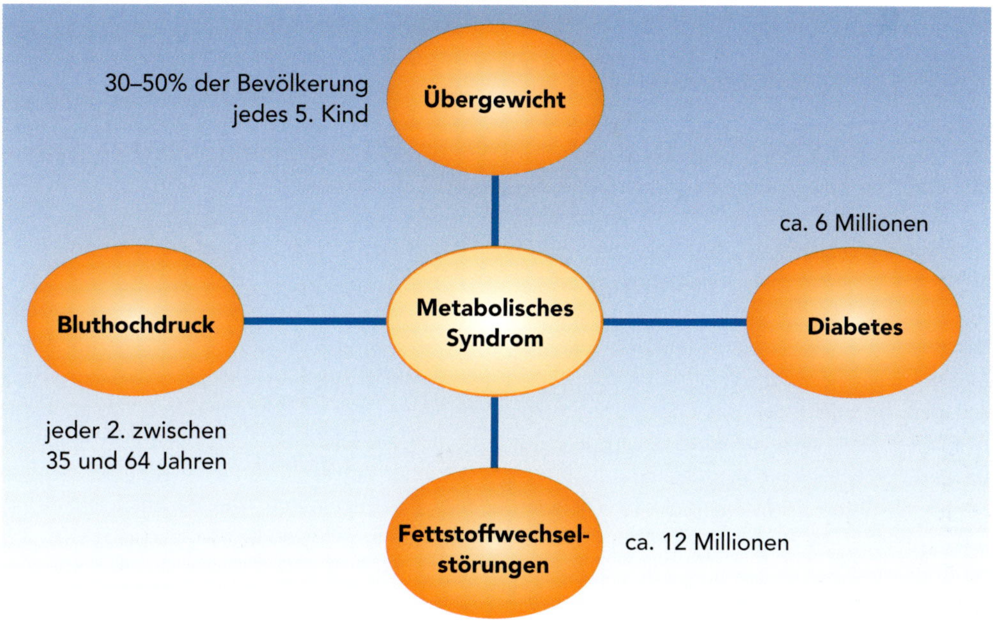

Abb. 7: Ein gefährliches Quartett

kungen ein zu hohes Körpergewicht und insbesondere die zunehmende Ansammlung von Bauchfett zugrunde liegen. Bauchfettzellen produzieren selbst Hormone bzw. hormonähnliche Signal- und Entzündungsstoffe, die unseren Stoffwechsel durcheinander wirbeln. Je früher wir uns einen Speckmantel zulegen, desto größer ist das Risiko für das Metabolische Syndrom. Aufgrund der bei Übergewichtigen extrem häufig anzutreffenden erhöhten Blutzucker-, Blutfett-, Blutdruck- und Harnsäurewerte stelle ich im Folgenden die wichtigsten Therapieziele im Rahmen eines ganzheitlichen Diabetes-Konzepts (Typ II) vor.

3.1 Diabetes mellitus Typ II

Haben Sie sich einmal überlegt, warum Diabetes in den Nachkriegsjahren mit einer Quote von etwa 0,2 % der Gesamtbevölkerung in Deutschland eine Rarität war? In dieser Zeit hätten Diabetologen am Hungertuch nagen müssen. Heute sind ihre Praxen hingegen überfüllt. Allein in den letzten 40 Jahren hat sich in Deutschland das Auftreten von Typ II Diabetes mit zurzeit ca. 6 Millionen behandlungsbedürftigen Menschen mehr als verzehnfacht. Davon sind über 90 % übergewichtig. Hier liegt zugleich die Chance, Diabetes in der Mehrzahl der Fälle erfolgreich zu therapieren.

Viel zu oft begegnet mir die Einstellung „lieber ein paar Jahre weniger und dafür heute gut gelebt“, womit meist der Genuss reichhaltigen Essens gemeint ist. Nur stirbt es sich häufig nicht wie erhofft, sondern mit den bei einer falschen Lebensweise zu erwartenden Spätschäden. Und die treten dazu noch immer früher auf! In der Regel ist damit ein für alle Beteiligten großes Elend verursachendes, jahrelanges Siechtum verbunden. So ist Diabetes die häufigste Ursache für Erblindung und Nierenfunktionsstörungen, die jahrelange Dialysebehandlungen nach sich ziehen. Hinzu kommen pro Jahr cirka 30.000 Fußamputationen bei Diabetikern. Weil an Diabetes Erkrankte dies ganz sicher nicht wollen, sollte nicht auf Spätschäden gewartet oder die Erkrankung nach dem Motto „dagegen kann man nichts machen“, ignoriert werden. Denn im Frühstadium von Diabetes gibt die Bauchspeicheldrüse genügend oder sogar zuviel Insulin ins Blut ab, worauf die Zellen aber unzureichend reagieren. Im Fachjargon spricht man von einer Insulinresistenz.

Damit Insulin den Zucker in die Zellen einschleusen kann, muss es nach dem Schlüssel-Schloss-Prinzip an die Andockstellen in der Zellmembran gebunden werden. Die Zahl der Schlösser nimmt mit einer langfristig hochkalorischen Ernährung, auf die unser Körper nicht eingestellt ist, ab. Die Zellen schützen sich auf diese Weise vor einer Überversorgung mit Zucker. Wie auf einer überfüllten Autobahn kommt es zu einem Rückstau des Zuckers im Blut. Die Bauchspeicheldrüse reagiert auf den Anstieg des Blutzuckers, indem sie ihre „Insulinfabriken“ mit Volldampf arbeiten lässt. Zusätzliches Insulin soll den Zucker förmlich in die Zellen pressen. Die Zellen wehren sich dagegen. Sie fahren die Zahl der Schlösser weiter herunter (Down-Regulation). So werden quasi trotz überfüllter Autobahn auch noch die Ausfahrten geschlossen (Abb. 8).

3.1.1 Mit insulinempfindlichen Zellen geht es besser

Diesen Teufelskreis können Sie mit einfachen, aber wirkungsvollen Mitteln durchbrechen: Das Trio Heilfasten, Bewegung und Stoffwechselaktive Vollwertkost bewirkt nämlich das Gegenteil (vgl. Abb. 9 und 10). Die Zellen reagieren auf Hunger, einen gesteigerten Nährstoffverbrauch, auf leichte Kost und Gewichtsreduktion mit einer Zunahme von leichtgängigen Schlössern (Up-Regulation). Die Bauchspeicheldrüse muss dann nicht mehr übermäßig viel Insulin produzieren, um den Zucker in die Zellen zu schleusen. Selbst im fortgeschrittenen Diabetesstadium können Medikamente reduziert oder – bei gutem Verlauf – abgesetzt werden.

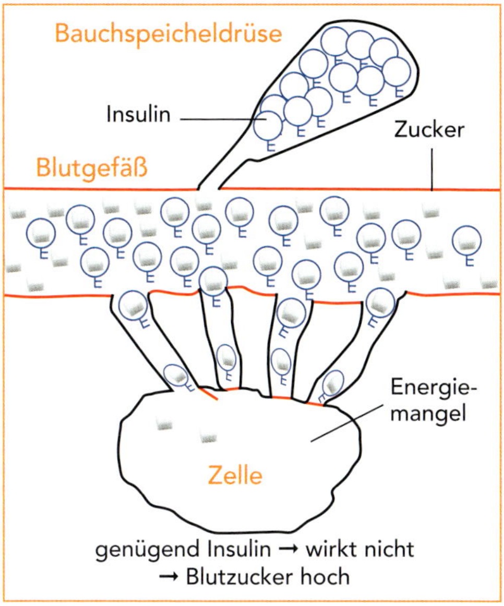

Abb. 8: Übergewicht stört die Insulinwirkung

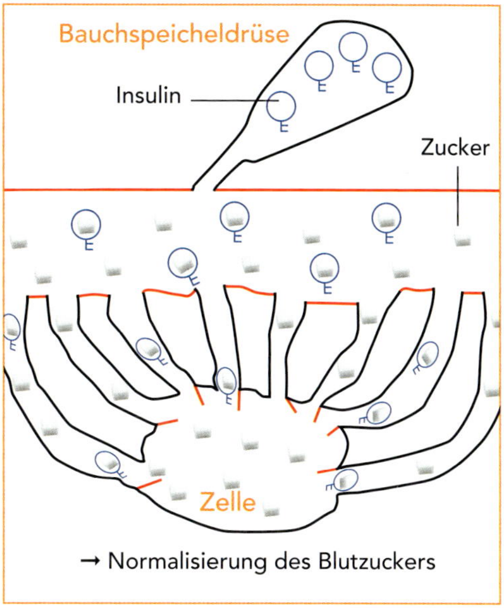

Abb. 9: Stoffwechselaktive Vollwertkost,
Heilfasten und Bewegung hilft!

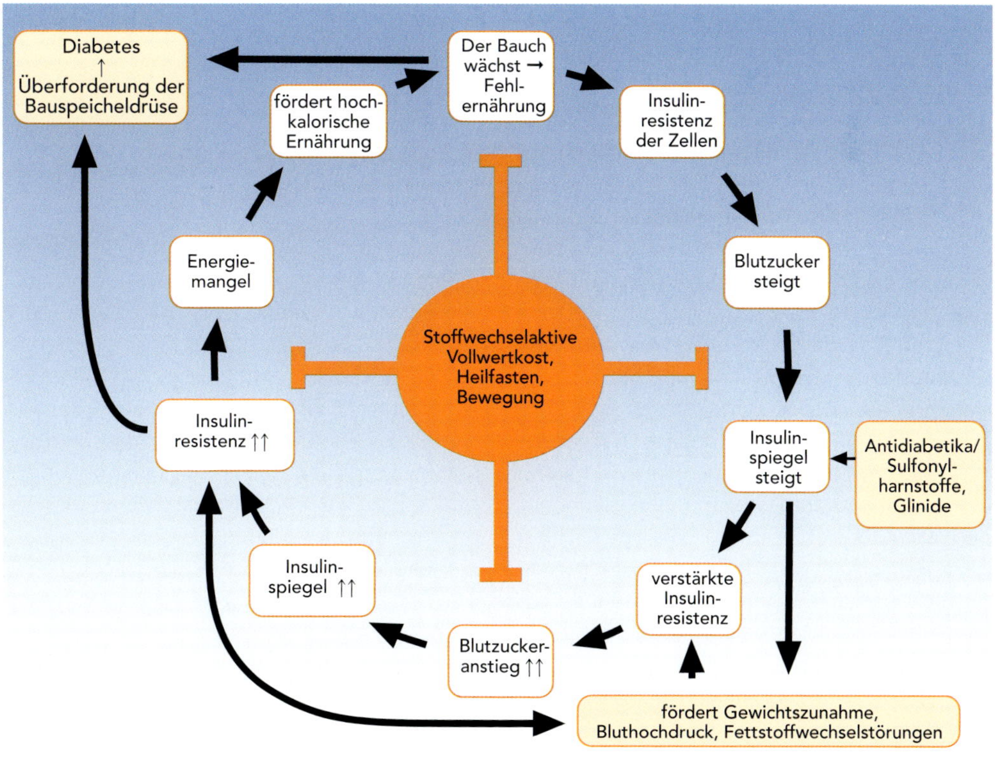

Abb. 10: Lebensstilveränderung – besser als Medikamente

Voraussetzung: Die Bauchspeicheldrüse verfügt noch über ausreichende Insulinkapazitäten.

Lebensstilveränderung anstelle von medikamentöser Blutzuckerkosmetik

Unumstritten haben Antidiabetika, also Medikamente zur Blutzuckerregulation, in der Diabetestherapie ihre Berechtigung. Zum richtigen Zeitpunkt angewendet, verbessern sie die Einstellung. Aber wann ist der richtige Zeitpunkt? Diese Frage kann nur ein erfahrener Arzt klären, denn eine falsche und überhastete medikamentöse Therapie ist teuer, birgt erhebliche Risiken und verschlechtert die Heilungschancen. Sicher ist, dass Antidiabetika auf eine Normalisierung des Blutzuckers abzielen und an der Ursache, der Insulinresistenz, nichts oder, wie im Fall der Glitazone, nur ansatzweise etwas verändern können.

Die mit einer medikamentösen Therapie verbundene „Blutzuckerkosmetik" bestärkt viele Diabetiker noch in dem gefährlichen Glauben, weitermachen zu können wie bisher. Langfristig betrachtet wäre das der völlig falsche Weg. Vor allem, wenn eine Normalisierung des Blutzuckers mit Insulin erzwungen wird, wie das leider häufig mit Sulfonylharnstoffen und Gliniden geschieht. Werden sie zu früh bzw. in einem Diabetesstadium mit normalen oder erhöhten Insulinspiegeln gegeben, wird die Insulinresistenz sogar verstärkt (vgl. Abb. 10). Auf die zusätzliche Insulinfreisetzung reagieren die Zellen mit einem noch stärkeren Herunterfahren der Insulinandockstellen, was eine erhöhte Medikamentendosis nach sich zieht. Die ohnehin überforderte Bauchspeicheldrüse muss nun noch mehr leisten. Irgendwann kommt es zum „Kollaps" und es hilft nur noch die Gabe von Fremdinsulin, vergleichbar dem Typ I Diabetes. Neben abnormen Blutzuckerwerten sollten folglich die Risiken eines hohen Insulinspiegels wesentlich stärker in Betracht gezogen werden.

Ein hoher Insulinspiegel fördert Fettablagerungen im Bauch und in Blutgefäßen

Insulin ist das wichtigste Speicherhormon. Je mehr Insulin im Blut zirkuliert, desto mehr wird der Abbau von gespeicherten Fetten gehemmt, die Insulinresistenz der Zellen verstärkt und Hunger ausgelöst. Bluthochdruck sowie Fett- und Cholesterinstoffwechselstörungen werden gefördert. Daraus resultieren arteriosklerotische Prozesse in den großen Blutgefäßen (Makroangiopathie), insbesondere die bei Diabetikern gefürchteten Durchblutungsstörungen in den Füßen. Für die Schäden an den kleinen Blutgefäßen (Mikroangiopathie) von Augen, Nieren und Nerven – letztere äußern sich durch Empfindungsstörungen wie Kribbeln, Fußbrennen, Wadenkrämpfe oder Schmerzen an Unterschenkeln und Füßen – ist dagegen der hohe Blutzuckerspiegel hauptverantwortlich. Darüber hinaus stimuliert Insulin das Wachstum von Zellen, was als ein wesentlicher Risikofaktor für die Entstehung von Krebs angesehen wird.

3.1.2 Lebensqualität durch gute Einstellung

Mit einer dem Diabetesstadium optimal angepassten Ernährung und, falls notwendig, medikamentösen Therapie, erreicht nahezu jeder Diabetiker eine weitgehend normale Lebensqualität und -dauer. Mit diesem Ziel sollten Diabetiker ihre Einstellung mit der heute zur Verfügung stehenden modernen Diagnostik regelmäßig überprüfen. Die wichtigsten Messungen sind neben Blut- und Harnzuckerkontrollen die Bestimmung der Blutfett-, Leber-, Harnsäure- und Blutdruckwerte.

Blutzuckerwerte messen, richtig interpretieren und handeln

Differenziert wird zwischen Nüchtern- und postprandialem Wert, der nach den Mahlzeiten gemessen wird. Die Messung der Blutzuckerwerte ist immer eine Momentaufnahme. Sie ermöglicht ungefähre Aussagen über den Blutzuckerverlauf der letzten Stunden. Neben Einzelmessungen sind Tagesprofile sinnvoll, wobei der Nüchternwert sowie die Blutzuckerwerte etwa zwei Stunden nach den Hauptmahlzeiten gemessen werden. Tagesprofile ermöglichen eine Optimierung der diätetischen oder medikamentösen Einstellung, indem sie den Erfolg eines veränderten Ernährungsverhaltens für Therapeut und Klient sichtbar machen. Somit stellen sie ein wichtiges Instrument zur Motivationssteigerung dar.

Darüber hinaus sollte in Abständen von ca. drei Monaten, bei guter Einstellung ein bis zweimal pro Jahr, der HbA1c-Wert überprüft werden. Er lässt Rückschlüsse auf die Blutzuckerwerte in den zurückliegenden zwei bis drei Monaten zu und gibt an, wie viel Prozent des Hämoglobins in verzuckerter Form vorliegen. Der normale Verzuckerungsgrad liegt bei etwa 5 %. Je höher der Anteil, desto stärker ist die Funktion des roten Blutfarbstoffs Hämoglobin, der unsere Zellen mit Sauerstoff versorgt, beeinträchtigt. Gleichzeitig ist ein hoher HbA1c-Wert ein Indikator für eine Belastung des Körpers mit verzuckerten Eiweißstoffen (vgl. S. 211, AGEs), die den Einstrom von Zucker in die Zellen behindern können.

Zucker ist ungesund – besonders im Urin

„Diabetes mellitus“ bedeutet auf Griechisch honigsüßer Durchfluss. Schon die alten Griechen diagnostizierten Diabetes über die Harnschau, indem sie daran schnupperten und auch mal ein Tröpfchen kosteten. Eine gute Diabeteseinstellung hat zum Ziel, die Ausscheidung von Glukose über den Urin weitgehend zu verhindern. Ein positiver Test spiegelt eine unbefriedigende Einstellung, weil Glukose erst bei Blutzuckerwerten zwischen 160–180mg/dl Blut im Urin messbar ist.

Wichtig ist die Messung des Morgen-Urins. Fällt sie positiv aus, lagen hohe Blutzuckerwerte in der Nacht vor. Nicht weniger problematisch ist der Nachweis von Harnzucker nach den Mahlzeiten, was im Anschluss an ein Kaffeekränzchen schon mal auftreten kann. Bei häufig erhöhten Werten sollten Sie den zugrunde liegenden Ursachen auf den Zahn fühlen. Dringender Handlungsbedarf besteht bei Werten von über 0,5 % Glukose im Urin. Bakterien lieben das „Zuckerwasser“. Die Folge sind wiederholt auftretende Harnwegsinfekte, die sich bis in die Nieren hinein ausbreiten können.

Eiweißausscheidung zeigt Nierenschädigung

Fast ein Drittel aller Diabetiker leidet an Nierenkrankheiten, wobei vor allem Schädigungen an den kleinen Nierengefäßen Störungen in der Filterfunktion bewirken. Bluteiweiße gelangen auf diese Weise vermehrt in den Urin. Besonders leicht geschieht das bei Albumin, weshalb ein- bis zweimalige Messungen pro Jahr empfehlenswert sind.

Der Nachweis von mehr als 15 mg Albumin pro Liter Urin lässt zuverlässig den Beginn einer Nierenschädigung erkennen. Je höher die Werte liegen, desto wichtiger ist eine Einschränkung der Eiweißzufuhr auf 0,6–0,8 g pro Kilogramm Körpergewicht. Dadurch kann ei-

Tabelle 8: Zielgrößen bei Diabetes mellitus nach European NIDDM Policy Group

Angabe in mg/dl	gut	akzeptabel	schlecht
Nüchternwert	80 bis 110	≤140	>140
Nach dem Essen	80 bis 144	≤180	>180
HbA1c in %	< 6,5	≤7,5	>7,5

nem Fortschreiten der Nierenfunktionsstörung und einem Anstieg des Blutdrucks entgegen gewirkt werden. Für Diabetiker mit gesunden Nieren wird eine Eiweißaufnahme von max. 0,8–1,0 g Eiweiß pro Kilogramm Körpergewicht empfohlen.

3.1.3 Stoffwechselaktive Vollwertkost – Gesundheit ist essbar

Eine hochwertige Lebensmittelauswahl, -qualität, -zubereitung und -kombination in Anlehnung an die Empfehlungen der Pyramide (vgl. S. 90–93) ist neben einer der Stoffwechselsituation angepassten Verteilung der Mahlzeiten die wichtigste Vorraussetzung für eine gute Diabeteseinstellung. Zur Überprüfung meiner Aussagen können in der Umstellungsphase der Ernährung regelmäßige Blutzuckerkontrollen durchführt werden. Auf diese Weise bekommt man ein Gefühl, wie der Körper auf die Rezepte (Teil III) reagiert. Sie sind so zusammengestellt, dass die natürliche Regulation des Stoffwechsels durch eine ausgewogene Nähr- und Wirkstoffrelation bestmöglich gefördert wird. Trotzdem sind für Diabetiker vor allem bei Müsli, Fruchtaufstrichen, Süßspeisen, Kuchen, Plätzchen, Süßungsmitteln und allgemein im Umgang mit Kohlenhydraten, Vitalstoffen sowie Alkohol einige Besonderheiten zu beachten. Spezielle Diabetiker Lebensmittel sind weder zu empfehlen noch notwendig (siehe unten).

Diabetiker brauchen gut verpackte Kohlenhydrate

Viele Diabetiker greifen aus Angst vor Kohlenhydraten bzw. zu hohen Blutzuckerspiegeln bei Fleischgerichten mit Soßen, Wurst und Milchprodukten kräftig zu. Diese enthalten kaum Kohlenhydrate, dafür aber umso mehr gesättigte Fette, Cholesterin, Purine und Kalorien. Mit einer zu einseitig auf tierische Lebensmittel ausgerichteten Ernährung sind die in Kapitel 3.5.5 dargestellten Empfehlungen bezüglich Qualität und Quantität von Fetten nicht umsetzbar. So kommt es häufig zu erhöhten Cholesterin-, Neutralfett-, Harnsäure- und Blutdruckwerten. Gleichzeitig wird durch eine verminderte Glukosetoleranz die Aufnahme von Kohlenhydraten in die Zellen erschwert. Diese Probleme treten in ihrer Gesamtheit bei Vegetariern viel seltener auf, wie in wissenschaftlichen Studien eindeutig belegt wurde.

Auch die Meinung, dass eine eiweißreiche Ernährung die Aufnahme von Kohlenhydraten ins Blut verzögere, wurde in neueren Studien widerlegt. Zu einem niedrigeren Blutzuckerspiegel kommt es nur durch eine verringerte Aufnahme von Kohlenhydraten im Austausch gegen Eiweiß. Allerdings erweisen Sie sich damit insbesondere in einem fortgeschrittenen Diabetesstadium mit beginnender Nierenfunktionsstörung einen Bärendienst (vgl. Kap. 3.1.2).

Kohlenhydrate sind für Diabetiker nicht per se schlecht. Die früher weitgehend verbotenen Hülsenfrüchte sind sogar besonders empfehlenswert, da sie wie Vollkorngetreide und -produkte viele Ballaststoffe enthalten. In den Hauptgerichten (siehe Teil 3) liegen durchschnittlich 300 g Gemüse mit 40–50 g Getreide, Hülsenfrüchten oder Nudeln (jeweils Trockengewicht) vor. Dieses Verhältnis von etwa 6:1 ist die Zauberformel zu einem kalorisch leichteren, diabetesgerechten oder vielleicht sogar diabetesfreien Leben.

Eine genauere Bewertung von Kohlenhydraten lässt der von dem kanadischen Ernährungswissenschaftler Prof. Dr. David Jenkins (Universität Toronto) speziell für Diabetiker entwickelte „Glykämische Index" und der als „Glykämische Last" bezeichnete Wert zu (vgl. S. 175–177). Danach sind stark verarbeitete kohlenhydrathaltige Lebensmittel zu meiden. Ernährungsphysiologisch wertvolle Lebensmittel wie Bananen und Kartoffeln, die einen relativ hohen glykämischen Index haben, sollten insbesondere bei größeren Portionen mit Lebensmitteln kombiniert werden, die sich durch einen niedrigen glykämischen Index auszeichnen. Ideal sind Kombinationen von Kartoffeln mit der drei- bis vierfachen Menge

Gemüse- und/oder Salat sowie mit Hülsenfrüchten. Alternativ zur Kartoffel hat sich die als Diabetiker-Kartoffel bezeichnete Topinambur bewährt (vgl. S. 121). Bananen können gut im Müsli und in Müsliriegeln, süßlichen Salaten sowie Aufläufen verpackt werden. Gelangen gleichzeitig entsprechend den Rezepten kleine Mengen Fette zum Beispiel aus Nüssen, Samen, Avocado, Ölen oder Milchprodukten in die Speisekammer unseres Körpers, dann tröpfeln die Kohlenhydrate ins Blut. Der Insulinbedarf nimmt ab, sodass auch bei einer eingeschränkten Funktion der Bauchspeicheldrüse erhöhte Blutzuckerwerte vermieden werden können. Dadurch sind aufwendige Berechnungen von Broteinheiten (BE) in der Regel nicht mehr notwendig. Ihr Nachteil ist nämlich, dass sie sich ausschließlich auf die Kohlenhydratmenge beziehen (1 BE entspricht 12 g Kohlenhydraten). Die unterschiedliche Blutzuckerwirksamkeit von Lebensmitteln bleibt unberücksichtigt.

Darüber hinaus untersuchte Jenkins die Auswirkungen einer Ernährung, bei der schnell ins Blut schießende Kohlenhydrate vermieden wurden, auf den Fettstoffwechsel von gesunden Männern. Schon nach zwei Wochen war der Insulinspiegel um 32 % gesunken. Das wiederum senkte, durch eine Hemmung der Cholesterinproduktion in der Leber, den Cholesterinspiegel um durchschnittlich 15 %. Wie sich dagegen eine stark verarbeitete Kost mit einem hohen Anteil an hoch raffinierten Kohlenhydraten bei gleichzeitigem Bewegungsmangel auswirken kann, zeigt das Beispiel der in Arizona lebenden Pima-Indianer, die mit einem Anteil von 50 % Diabetikern die weltweit höchste Diabetesrate aufweisen.

Obst, Müsli und Gemüse

Obst ist für Diabetiker ein gesundes Lebensmittel, ob nun pur oder als Zutat im Müsli. Lediglich größere Portionen von Bananen, Ananas, Honigmelonen, Mangos, Mirabellen und Trauben sollten bei zu hohen Blutzuckerwerten zugunsten von Obstsorten mit geringerer Blutzuckerwirksamkeit reduziert oder ausgetauscht werden. Obst enthält immer verschiedene Zuckerarten, vor allem Glukose, Saccharose und Fruktose, die sich auf den Blutzuckerspiegel unterschiedlich auswirken (vgl. Kap. 3.5.11). Glukose schießt, Saccharose fließt und Fruktose sowie Laktose sickert weitgehend insulinunabhängig ins Blut. Deshalb sind fruktosereiche Früchte (z. B. Äpfel, Birnen) bzw. die zuckerarmen Beeren- und Zitrusfrüchte für Diabetiker besser geeignet als die oben erwähnten glukose- bzw. saccharosereichen.

Neben der Zuckerart und -menge spielt bei der Bewertung von Früchten der Ballaststoffgehalt eine wichtige Rolle. Ballaststoffe verzögern die Aufnahme von Zuckermolekülen, weshalb frisches Obst besser geeignet ist als Obstsäfte. Auch Trockenfrüchte enthalten viele Ballaststoffe. Durch den Entzug von Wasser kommt es allerdings zu einer Konzentration der Zuckermoleküle, sodass ein sparsamer Gebrauch empfehlenswert ist. Äpfel, Birnen, Aprikosen und Pflaumen sind besser geeignet als Datteln, Rosinen und Bananen.

Wichtig ist die Kombination der verschiedenen Zutaten. Im Müsli sind neben Obst, Trockenfrüchten und Vollkorngetreide auch Milch oder Milchprodukte sowie Nüsse und Samen enthalten, die den Ballaststoff- und Fettgehalt erhöhen und die Aufnahme der Zuckermoleküle verzögern. Von den „Getreidesorten" haben sich Quinoa, Amaranth, Naturreis, Wildreis, Hafer, Haferflocken und Dinkel als Frischkornvariante besonders bewährt. Als Faustregel gilt auch für ein leichtes Diabetiker-Müsli: Sechsmal soviel Obst wie Getreide (Trockengewicht).

Noch langsamer als die Kohlenhydrate von Obst gelangen die von Gemüse ins Blut, aber auch hier gibt es Ausnahmen wie Rote Bete, Möhren, Kürbis, Kohlrübe oder Pastinaken (GI: 60–75), die in größeren Mengen, allerdings nur im gekochten Zustand, den Blutzuckerspiegel von Diabetikern stärker belasten können. Aber auch auf sie muss aufgrund ihres relativ niedrigen Kohlenhydrat- und Energiegehalts keineswegs verzichtet werden.

Fruchtaufstriche

Diabetiker können Fruchtaufstriche in normalen Portionsgrößen durchaus genießen. Aufgrund ihres extrem hohen Fruchtanteils enthalten sie viel weniger Zucker und Kalorien als handelsübliche Marmeladen und Konfitüren einschließlich spezieller Diabetikerprodukte. Bei zu hohen Blutzuckerwerten sollte Honig, der ins Blut schießt, gegen Fruchtzucker oder den fruchtzuckerreichen Dicksaft der blauen Agave ausgetauscht werden. Auch die mit Trockenfrüchten abgebundenen, roh gerührten Fruchtmuse sind gegenüber den honiggesüßten vorteilhaft. Empfehlenswert sind Kombinationen mit Vollkornbrot oder -brötchen, Quark und ein paar gehackten Nüssen oder Samen. Fette verzögern die Zuckeraufnahme! Sie mögen lieber Herzhaftes? Umso besser! Dann sind die Aufstriche ab Seite 288 optimal.

Süßspeisen, Kuchen und Plätzchen

Für Diabetiker sind die fett- und zuckerarmen Rezepte besonders empfehlenswert, wenn etwa Honig und Bananen gegen Agavendicksaft oder Fruchtzucker ausgetauscht werden. Bei Verwendung von Fruchtzucker sollte die verringerte Flüssigkeitsmenge zum Beispiel durch einen etwas höheren Obstanteil ausgeglichen werden.

Isolierte Kohlenhydrate – nichts als leere Kalorien

In einer vollwertigen Ernährung tolerieren Diabetiker kleine Mengen Haushaltszucker (Saccharose) meist ohne Verschlechterung der Blutzuckerwerte. Häufig wird der süße Geschmack jedoch zu einer lästigen Gewohnheit. Aus dem Wenigen wird speziell für Diabetiker zu viel. Vor allem Glukose, Maltose, Dextrin, Dextrose, Maltodextrose, isolierte oder modifizierte Stärke, Isoglukose und Glukosesirup sollten ebenso wie die künstlichen Süßstoffe aus der Diabetiker-Küche weitgehend verbannt werden (vgl. Kap. 3.5.11 und Tab. 42). Sie befinden sich in vielen industriell hergestellten Lebensmitteln. Als Alternativen haben sich in wohldosierter Menge Fruchtzucker, Agavendicksaft, Zuckeraustauschstoffe (Xylit, Sorbit, Mannit), die genannten Trockenfrüchte, Apfel- und Birnendicksaft sowie Stevia (vorzugsweise die frischen Blätter) bewährt. Stevia hat, wie die künstlichen Süßstoffe, keinen oder sogar einen eher senkenden Einfluss auf den Blutzuckerspiegel und ist im Hinblick auf Gesundheit und Gewichtsentwicklung weitaus weniger bedenklich.

Spezielle Diabetiker Lebensmittel – meistens teure Mogelpackungen

Viele Diätprodukte geben Diabetikern das Gefühl, dass sie ohne Bedenken gegessen werden können. Diabetikerkuchen, -gebäck, -schokolade, -süßigkeiten und Diabetikerkonfitüre enthalten zwar „diabetesgerechte Zuckerarten“, in der Regel sind sie aber genauso übersüßt wie handelsübliche Produkte. Fruchtzucker liefert nicht weniger Kalorien als der normale Haushaltszucker. In zu großen Mengen fördert er Gewichtsprobleme, belastet den Fettstoffwechsel und stört, ähnlich wie die Zuckeraustauschstoffe, das Wohlbefinden im Darm. So treten häufig starke Blähungen und Durchfälle auf. Zudem enthalten viele Produkte reichlich gesättigte und gehärtete Fette, die das Risiko für die Entstehung von Spätschäden an den Blutgefäßen fördern.

Die bei der Fetthärtung entstehenden Transfettsäuren werden drei- bis viermal schädlicher als gesättigte Fette eingestuft. Sie werden in die Zellmembranen eingelagert und reduzieren die Empfindlichkeit der Insulinrezeptoren. Nach einer Studie der Harvard Universität steigt bereits bei einem Mehrverzehr von 2 % Transfettsäuren das Risiko für Diabetes um 40 % und für Herz-Kreislauf-Erkrankungen um über 50 %. Aus diesen Gründen ist für Diabetiker ein Austausch von gehärteten oder teilweise gehärteten Fetten (siehe Zutatenliste) gegen einfach- und mehrfach ungesättigte Fettsäuren besonders empfehlenswert (vgl. Kap. 3.5.5). Die Weltgesundheitsorganisation empfiehlt, dass die Aufnahme von Transfettsäuren unter einem Prozent der Gesamtenergiezufuhr liegen sollte. Bei einem Energiebedarf von 2000 kcal wären das ca. 2,2 g. Eine Portion Pommes frites, ein Berliner oder vier Kekse liefern etwa das Doppelte. Natürlich dürfen auch Diabetiker naschen. Fällt Ihnen die Zurückhaltung schwer, ändern Sie Ihre Strategie in eine Richtung, die uns Nietzsche nahe legt. „Es ist leichter, einer Begierde ganz zu entsagen, als in ihr Maß zu halten".

Vitalstoffe schützen vor aggressiven Molekülen

Bei Diabetes ist das Gleichgewicht im Körper verschoben: Aggressive Moleküle bzw. freie Radikale nehmen zu, körpereigene Schutzmechanismen zu deren Neutralisierung ab. Fachleute sprechen von oxidativem Stress, weil die aggressiven Moleküle durch Reaktionen mit Sauerstoff entstehen. Je höhere Blutzuckerwerte vorliegen, desto ausgeprägter sind Diabetiker oxidativem Stress und damit einem deutlich erhöhten arteriosklerotischen Risiko ausgesetzt. Die in der stoffwechselaktiven Vollwertkost vorhandene optimale Aufnahme von antioxidativen Schutzstoffen schützt dagegen vor Gefäßschäden (vgl. Kap. 3.5). Nach aktuellem Wissenstand sind für Diabetiker sekundäre Pflanzenstoffe wie Polyphenole, Flavonoide und Carotinoide, die Vitamine C, E, D und B sowie die Mineralien Chrom und Magnesium besonders wichtig. Zink wird für die Produktion, Speicherung und Freisetzung von Insulin benötigt. Chrom, Magnesium und Vitamin D verbessern die Aufnahme des Zuckers in die Zellen. Die B-Vitamine (v. a. B_1) schützen vor den in Kap. 3.1.1 beschriebenen Nervenschäden.

Alkohol – auf die Menge kommt es an!

Für Diabetiker gelten im Umgang mit Alkohol unter Berücksichtigung der folgenden Zusammenhänge die in Kap. 3.5.12 dargestellten Empfehlungen. Wir leben in einer verführerischen Welt – hier und da ein Gläschen, dazu ein paar Häppchen Käse oder etwas zum Knabbern. Der Gürtel spannt und im Hinterkopf wissen wir längst: Abspecken und Alkohol sind einfach kein gutes Gespann. Da denkt sich der eine oder andere, wenn es schon nicht

Tabelle 9: Normwerte für die Leber [U/l = Units (Maßzahl für Enzymaktivität)/Liter]

	Männer	Frauen
GOT	80 bis 110	≤140
GPT	80 bis 144	≤180
GGT	< 6,5	≤7,5

ohne Alkohol geht, dann vielleicht ohne Essen, sozusagen als Ausgleich. Für medikamentös behandelte Diabetiker ist das nicht ganz ungefährlich. Alkohol fördert Unterzuckerungen, die sich durch Zittern, Heißhunger, ein flaues Gefühl im Magen, Herzrasen, Kaltschweißigkeit, Blässe oder stark gerötete Gesichthaut bemerkbar machen.

Fehlen die Kohlenhydrate, kann es nach abendlichem Alkoholkonsum zu Unterzuckerungen in der Nacht kommen, die nicht wahrgenommen werden. Am Morgen sind die Blutzuckerwerte sogar oft zu hoch, da der Körper als Gegenreaktion die Glukoseneubildung und Mobilisation von gespeichertem Traubenzucker anregt. Diese Reaktionen muss der zu regelmäßigem Alkoholkonsum neigende Diabetiker kennen. Vor allem sollte er seinen Arzt über seine Trinkgewohnheiten informieren. Ansonsten besteht die Gefahr, dass durch eine nicht indizierte Erhöhung der Medikamentendosis, Unterzuckerungen verstärkt auftreten.

Diabetes ist zudem eine häufige Ursache für die Entstehung einer Fettleber. Dabei werden vermehrt Leberzellen zerstört und die Leberenzyme Gamma GT, GOT und GPT gelangen ins Blut. In diesen Fällen ist auch ein Gläschen pro Tag fehl am Platz. Die Leber ist nicht nur ein wichtiges, sondern auch ein dankbares Organ. Selbst ausgeprägte Formen einer Fettleber bilden sich durch Abstellen der Risikofaktoren, insbesondere beim Heilfasten, zurück.

Mahlzeitenrhythmus individuell festlegen

Die gesunde Bauchspeicheldrüse setzt eine über den Tag verteilte, relativ gleichbleibende Grundinsulinmenge frei (ca. eine Insulineinheit/Stunde). Nach den Mahlzeiten reagiert sie in Abhängigkeit vom Blutzuckeranstieg mit der Ausschüttung von zusätzlichen fünf bis zehn Einheiten Insulin. Eine in ihrer Leistungsfähigkeit eingeschränkte Bauchspeicheldrüse ist mit diesem erheblichen Mehrbedarf an Insulin überfordert, insbesondere bei größeren Kohlenhydrat- und Nahrungsmengen im Rahmen von zwei oder drei Mahlzeiten. Folglich kommt es nach dem Essen häufiger zu erhöhten Blutzuckerwerten, die im Hinblick auf Gefäßschäden besonders problematisch sind.

Mit der Verteilung der Kohlenhydrate auf mehrere kleine Mahlzeiten (drei bis sechs) sinkt der mahlzeitenabhängige Mehrbedarf an Insulin. In der Mehrzahl der Fälle reicht die freigesetzte Insulinmenge dann aus, um zu hohe Blutzuckerwerte zu vermeiden. Eine starre Festlegung der Mahlzeitenverteilung halte ich trotz dieser Vorteile für kontraproduktiv, da einige Diabetiker auch mit drei Mahlzeiten eine sehr gute Einstellung erzielen. Überprüfen Sie unter Berücksichtigung Ihrer Lebens- und Arbeitssituation sowie der Gewichtsentwicklung, mit welchem Rhythmus Sie die besseren Ergebnisse erzielen. Keinen Gefallen tun Sie sich, wenn Sie nach getaner Arbeit am Abend ausgehungert nach Hause kommen und die schnelle Küche mit doppelten Portionen bevorzugen (vgl. Kap. 3.6).

Andererseits können beim Weglassen von Mahlzeiten oder zu starker körperlicher Belastung, vor allem bei Behandlung mit Insulin bzw. Medikamenten, die die Insulinproduktion anregen, schwere Unterzuckerungen auftreten. In diesen Fällen müssen Sie Ihre Mahlzeiten hinsichtlich Kohlenhydratmenge und -verteilung der körperlichen Belastung bzw. dem Wirkmuster der Medikamente anpassen.

3.1.4 Cholesterin – „Buhmann" mit lebensnotwendigen Funktionen

Cholesterin wird zum Aufbau von Zellmembranen, für die Gallensäuren- und Hormonproduktion sowie zur Bildung von Vitamin D benötigt. In Bezug auf den Cholesterinspiegel sind die einzelnen Cholesterinfraktionen wichtiger als das Gesamtcholesterin. Anzustreben sind möglichst niedrige LDL- („Lass das lieber!") und hohe HDL- („Hab dich lieb!") Werte. Ideal ist ein HDL von über 60mg/dl.

Zirkuliert zu viel Cholesterin, vor allem in Form cholesterinreicher LDL-Fett-Eiweiß-Stoffe, in unseren Adern bzw. liegt das Verhältnis von LDL zu HDL über dem Zielwert, so ist das ein erstes messbares Anzeichen dafür, dass der Fettstoffwechsel aus dem Takt geraten ist. Bei Diabetikern steigt damit die Gefahr einer Verzuckerung und Oxidation von LDL (Oxi-LDL). Die LDL-Moleküle haften dann fast wie „Karamellbonbons" an und in den Gefäßwänden. Dies können die „Müllmänner" im Blut – die HDL Partikel – verhindern. Sie sammeln die überschüssigen Blutfette im Blut und Gewebe ein, bringen sie zurück zur Leber und entschärfen damit das arteriosklerotische Risiko.

Fettstoffwechselstörungen können als Folge einer genetisch bedingten Verminderung von LDL-Andockstellen an den Zellen aber auch aufgrund von Erkrankungen der Schilddrüse oder Gallenwege auftreten. In den meisten Fällen sind jedoch lebensstilbedingte Faktoren wie Stress, Bewegungsmangel und Fehlernährung verantwortlich.

Die mit der Nahrung aufgenommene Cholesterinmenge gelangt im Durchschnitt nur zu etwa 10 % vom Darm ins Blut, wobei genetische Faktoren erhebliche Unterschiede bewirken. Insbesondere ein hoher Ballaststoffgehalt vermindert die Resorption. Gleichzeitig bewirken Ballaststoffe eine vermehrte Stuhlausscheidung von Gallensäuren. Um die Verluste auszugleichen, produziert die Leber aus dem vorhandenen Blutcholesterin neue Gallensäuren. Ist der Cholesterinspiegel dennoch zu hoch, wird die körpereigene Produktion in der

Leber gedrosselt. Sie ist der Chef in Sachen Cholesterinstoffwechsel, indem sie 50 bis 60 % des Cholesterinbedarfs bildet. Weitere 10 % werden in den Darmzellen produziert.

Trotz der beachtlichen körpereigenen Produktion entlastet die Bevorzugung pflanzlicher Lebensmittel den Cholesterinstoffwechsel. Sie spart ja nicht nur Cholesterin, sondern auch Kalorien und gesättigte Fette, die die Andockstellen für LDL an den Zellen reduzieren. Einfach und mehrfach ungesättige Fettsäuren nehmen dagegen zu. Sie machen die Zellen empfindlicher für die Aufnahme von LDL. Darüber hinaus verbessert sich die Versorgung mit Vitaminen, Mineralstoffen, Ballaststoffen, Phytosterinen und anderen sekundären Pflanzenstoffen. In ihrer Gesamtheit hemmen diese Stoffe direkt oder über Abbauprodukte auch die körpereigene Cholesterinproduktion.

Wie wichtig die Normalisierung des Fettstoffwechsels und auch des Blutdrucks für Diabetiker ist, dokumentieren die Ergebnisse der deutschen PROCAM-Studie: Lagen keine traditionellen Risikofaktoren wie Diabetes, Bluthochdruck und Hypercholesterinämie vor, erlitten sechs von 1000 Personen innerhalb von vier Jahren einen Herzinfarkt. Bei Diabetes stieg die Zahl auf 15, bei Bluthochdruck und Diabetes auf 48 und bei Hypercholesterinämie und Diabetes auf 114 Personen.

Mitten im Körper können sich die „Tun-Doch-Nicht-Weh-Beschwerden“ zu einem Vulkan potenzieren, der irgendwann zum Ausbruch kommt. Beachten Sie deshalb die folgenden Zielwerte von WHO (Weltgesundheitsorganisation) und FAO (Food and Acriculture Organisation):

Tabelle 10: Richtlinien gemäß WHO und FAO

Triglyceride	bis 200 mg/dl
Gesamtcholesterin	bis 200 mg/dl
LDL	135 bis max. 155 mg/dl (optimal unter 130)
HDL	Frauen: mindestens 40 mg/dl (optimal über 60)
	Männer: mindestens 35 mg/dl (optimal über 60)
Verhältnis LDL/HDL	Zielwert: unter 3 steigendes Risiko: 3–5 hohes Risiko: über 5

3.1.5 Harnsäureflut – Stress für Diabetikernieren

Diabetiker haben häufig zu viel Harnsäure im Blut, die aus dem enzymatischen Abbau von Purinen in der Leber entsteht. Dabei handelt es sich um lebensnotwendige Bausteine und Bestandteile der Zellen aller Lebewesen. Sie sind Träger der Erbinformation und haben wichtige Funktionen bei der Steuerung des Zellstoffwechsels. Die bei der Zellerneuerung freigesetzten bzw. mit der Nahrung aufgenommenen Purine werden zu Harnsäure abgebaut und über Niere und Darm ausgeschieden.

Steigen die Werte im Blutserum in einen Bereich von über 6,5 mg/dl erhöht sich das Risiko, dass es zur Bildung von Harnsäurekristallen kommt. Bei Werten über 8–9 mg/dl ist die Gefahr besonders groß, weshalb eine medikamentöse Reduzierung (z. B. Allopurinol) anzuraten ist. Bei der Entstehung von Harnsäurekristallen werden diese bevorzugt in Nieren (Gichtniere), Ohrmuschel, Bindegewebe und Gelenken (vorzugsweise im Großzehengrundgelenk) eingelagert. Neben Nierenfunktionsstörungen, Harngrieß, Nierensteinen, Bluthochdruck und Gelenkentzündungen können sie einen von stechendem Schmerz begleiteten Gichtanfall auslösen. Männer sind etwa zehnmal so oft betroffen wie Frauen. Die früher als Krankheit der Reichen beschriebene Gicht tritt in Notzeiten extrem selten auf.

Bei der Gicht handelt es sich um eine vererbbare Stoffwechselerkrankung, die auf einer gestörten Harnsäureausscheidung über die

Niere beruht. An der genetischen Belastung können Betroffene nichts ändern, an ihrem Lebensstil allemal. Hochkalorische Ernährung, Übergewicht und purinreiche Ernährung fördern einen Anstieg der Harnsäurekonzentration, während eine geringe Flüssigkeitszufuhr und die Aufnahme von Alkohol die Ausscheidung erschweren. Darüber hinaus führt Alkohol in größeren Mengen zu einer vermehrten Harnsäurebildung. Bei Werten im Risikobereich sollten Sie unbedingt die Nieren durch reichliche Flüssigkeitsaufnahme (Wasser, Tee) durchspülen und die Aufnahme von Harnsäure auf maximal 500 mg Harnsäure pro Tag begrenzen (vgl. aktuelle Harnsäuretabellen).

Purinreiche Lebensmittel sind Innereien (Leber, Niere, Zunge, Herz, Bries, Lunge), Fleisch, Wurst, Fisch (v. a. Ölsardinen, Sprotten, Sardellen, Meeresfrüchte), Fleisch- und Hefeextrakte sowie Hülsenfrüchte und einige Sojaprodukte. Die Mengen sollten entsprechend der Harnsäurekonzentration reduziert oder bis zum Abfallen in einen akzeptablen Bereich vorübergehend vollständig gemieden werden. Empfehlenswert ist zudem die Reduzierung einiger Gemüsesorten (Erbsen, Schwarzwurzeln, Rosenkohl, Broccoli, Gemüsemais, Spinat, Pilze, Sauerampfer, Blumenkohl), da Mengen von 300–500 g plus Salate zu einer beachtlichen Purinaufnahme führen können. Nüsse und Samen enthalten ebenfalls harnsäurebildende Purine, die aber in den empfohlenen Mengen keine wichtige Rolle spielen. Langfristig bieten die ovo-lakto-vegetarisch orientierten Empfehlungen in der Ernährungspyramide (siehe S. 93) ideale Möglichkeiten, die Harnsäurewerte zu verbessern. Eier, Milch und Milchprodukte sowie Kaffee haben keinen wesentlichen Einfluss auf den Harnsäurespiegel.

Tabelle 11: Normale Harnsäurewerte

für Männer:	3,5 bis 5,5 mg/dl Serum
für Frauen:	2,5 bis 4,5 mg/dl Serum

3.1.6 Diabetes und Bluthochdruck – Resultat eines ungesunden Lebensstils

Unser Lebensmotor ist das Herz. Es schlägt täglich etwa 100.000 Mal und pumpt dabei in Ruhe ca. 7000 Liter Blut durch Ihre Gefäße. Zieht sich die linke Herzkammer zusammen, wird das Blut (systolischer Blutdruck) in die Hauptschlagader (Aorta) gedrückt und weiter bis in die kleinsten Blutgefäße vom Scheitel bis zur Fußsohle. Anschließend erschlafft das Herz wieder und der Druck in den Gefäßen lässt nach (diastolischer Druck). Gemessen wird der Blutdruck in Millimeter Quecksilbersäule (mmHg). Er ist abhängig von der aktiven Gefäßspannung, der Elastizität der Gefäßwände und vom Herzminutenvolumen, also der Blutmenge, die ihr „Lebensmotor" pro Minute in die Gefäße pumpt. In Ruhe sind das bei 60–70 Schlägen pro Minute (Puls) etwa fünf Liter, unter Belastung beim Joggen, Radfahren oder einem Streit kann daraus die drei- bis vierfache Menge werden.

Ständiger Stress, innere Anspannung, Überforderung, Feindseligkeit, Neid, Schuldgefühle, Ärger, Angst, etc. führen zu einer Daueraktivierung von unserem Antriebssystem, dem sympathischen Nervensystem. Daraus resultiert eine vermehrte Bildung von Stresshormonen. Sie ziehen die Blutgefäße zusammen und der Blutdruck steigt: Sie können hellwach und voller Energie der Gefahr begegnen oder ihr nach dem Motto der „Stärkere ist schneller" davonspurten. Während der Kämpfertyp noch mit Stresshormonen überflutet wird, haben Sie Ihre schon abgebaut.

Die Gefäße entspannen sich unter dem Einfluss unseres Erholungssystems, dem parasympathischen Nervensystem. Es stellt sich eine für Ihre Lebensqualität und -dauer entscheidende Frage: Mit welchen Reaktionsmustern können Stressfallen entschärft werden (vgl. Kap. 3.1.9)? Unterstützen können Sie Ihr Erholungssystem durch geeignete Hobbys (z. B. Gartenarbeit), regelmäßige Bewegung an der frischen Luft mit leichten Ausdauersportarten (Sportarten mit hohem Krafteinsatz bzw. stark wechselnden Belastungsintensitäten dagegen meiden), Kneippsche Anwendungen und mildes Saunieren (mäßige Warm-Kalt-Reize), Tanzen, Malen, Gesellschaftsspiele, lustige Hörbücher, Filme und CDs sowie kulturelle Veranstaltungen. Ein Highlight pro Woche sollte immer drin sein. Darüber hinaus haben sich gezielte Entspannungstechniken wie Atemübungen, Meditation, Yoga (v. a. Lach-Yoga), Autogenes Training, Tai Chi, Qi Gong, Fantasiereisen sowie Progressive Muskelentspannung nach Jacobson sehr gut bewährt. Befassen Sie sich mit den einzelnen Techniken. Die Methode, die Sie am meisten anspricht, erlernen Sie unter Anleitung eines Therapeuten. Entspannung ist durch regelmäßiges Training erlernbar. Bauen Sie täglich kleine Entspannungsrituale von zwei bis drei Minuten wie zum Beispiel Dehnungs- oder Atemübungen in Ihren Tagesablauf ein.

Beim Gesunden passen sich die Gefäßwände im Rahmen einer ganz normalen und ungefährlichen Reaktion immer der jeweiligen Belastungssituation an. Ist der Blutdruck aber ständig zu hoch, bewirkt die damit verbundene Dauerbelastung eine Erweiterung des Herzmuskels, die zu Herzschwäche führt. Bei körperlichen Anstrengungen ist der Herzmuskel dann nicht mehr ausreichend mit Sauerstoff versorgt, was ein starkes Engegefühl im Brustkorb auslösen kann (Angina pectoris). Hinzu kann eine Verdickung und Verkalkung der Gefäßwände kommen: Diese verengen sich und verlieren ihre Elastizität, was mit Funktionsbeeinträchtigungen in lebenswichtigen Organen verbunden ist (vgl. Abb.11). Das Herz muss dann noch mehr leisten bzw. den Blutdruck weiter erhöhen, um eine ausreichende Durchblutung sicher zu stellen. Deshalb „bricht es einem das Herz“, wenn man sich zu oft oder einmal zuviel ärgert. Wer dagegen gut gelaunt, la-

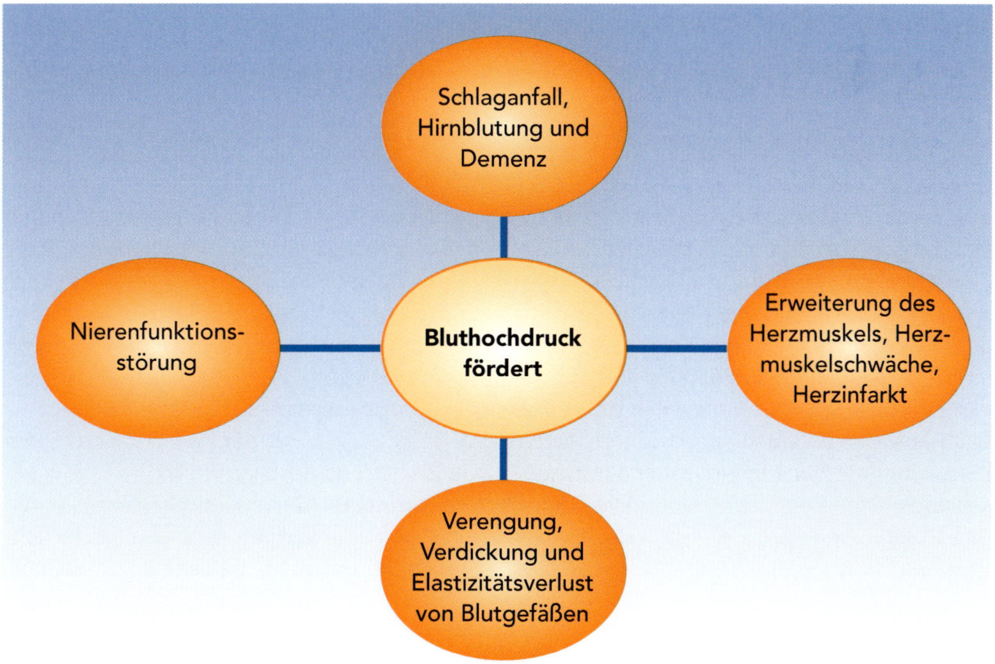

Abb. 11: Bluthochdruck – bei Diabetes besonders gefährlich

chend und mit einer gesunden Dosis Gelassenheit sein Leben meistert, wird es lange genießen können.

Normale Blutdruckwerte liegen zwischen 120/70 mmHg bis max. 140/90 mmHg, wobei für Diabetiker ein Zielwert von unter 130/80 mmHg angestrebt werden sollte. Liegt der Blutdruck ständig über 140/90 mmHg, spricht man von Bluthochdruck, der sich in den letzten Jahrzehnten – wie auch Diabetes – zu einer Epidemie entwickelt hat. Nach der weltweit größten Studie (Hydra) der Universität Dresden mit 45.000 Patienten aus verschiedenen Arztpraxen, zeigte sich bei fast jedem Zweiten ein Bluthochdruck, jeder Fünfte war zuckerkrank. Nach den Hydra-Daten sind bundesweit 18 % der Männer und 14 % der Frauen zuckerkrank. Bluthochdruck betrifft 43 % der Männer und 38 % der Frauen. Bei den über Sechzigjährigen liegen die Zahlen nochmals deutlich höher. Das Problem der Zivilisationskrankheiten wird also nicht – wie häufig behauptet – hochgespielt, sondern unterschätzt.

75–80 % der Typ II Diabetiker haben einen zu hohen Blutdruck, wofür ein hoher Insulinspiegel mitverantwortlich gemacht wird. Umgekehrt fördert aber auch ein erhöhter Blutdruck bzw. die durch psychische Anspannung eingeleitete Gefäßverengung die Insulinresistenz sowie eine Natriumzurückhaltung im Körper. Sie ist ein weiterer Grund für den gebotenen sparsamen Umgang mit Salz. Bluthochdruck und Diabetes stehen folglich in einem ursächlichen Zusammenhang. Die amerikanische UKPDS-Studie an über 5000 Patienten dokumentiert den großen Nutzen einer besseren Blutdruckkontrolle im Rahmen der Diabetesbehandlung. Unabhängig von der Zuckereinstellung verminderte eine Blutdrucksenkung unter 140/80 mmHg das Risiko für diabetische Folgeerkrankungen im Gesamten um 24 %, für diabetische Todesfolgen um 32 % und für Schlaganfälle um 44 %.

In nur etwa 10 % der Fälle von Bluthochdruck liegen organische Ursachen vor. Der Rest ist lebensstilbedingt, wobei Übergewicht, Fehlernährung, Bewegungsmangel, hoher Alkoholkonsum, Stress und psychische Anspannung die wichtigsten Faktoren darstellen.

Ihr Herz lächelt, wenn der Druck nachlässt

Die effektivste Maßnahme zur Blutdrucksenkung ist die Umstellung der Ernährung in Richtung auf Stoffwechselaktive Vollwertkost in Verbindung mit einer Gewichtsreduktion. Schon ein paar Pfunde weniger können den systolischen Blutdruck um 5–20 mmHg senken. Im Durchschnitt entlastet 1 Kilogramm Gewichtsverlust die Blutgefäße um 2–3 mmHg. Selbst bei gleichbleibendem Gewicht und Kochsalzkonsum lohnt sich die Umstellung der Ernährung. Das zeigen die Ergebnisse der amerikanischen DASH-Studie.

Mit einer vegetarisch orientierten Ernährung mit viel Gemüse, Obst, mageren Milchprodukten und einem geringen Anteil an gesättigten Fetten sowie Gesamtfett konnte bei Personen mit Blutdruckwerten im oberen Normbereich bzw. mäßigem Bluthochdruck eine deutliche Abnahme oder Normalisierung der Blutdruckwerte erzielt werden (8–14 mgHg). Die Blutdrucksenkung entsprach den Ergebnissen einer medikamentösen Therapie. Wurde zusätzlich die Aufnahme von Kochsalz eingeschränkt, nahm die Blutdrucksenkung um weitere 5–8 mmHg zu. Regelmäßige körperliche Aktivität brachte 4–9 mmHg und die Einschränkung des Alkoholkonsums auf max. zwei Drinks pro Tag für Männer und ein Drink für Frauen 2–4 mmHg. Die DASH-Ergebnisse sind inzwischen fester Bestandteil amerikanischer Empfehlungen zur Blutdrucksenkung.

Unser Lebensmotor: mit mehr Kalium und weniger Natrium läuft er rund

In Deutschland liegt die durchschnittliche Salzaufnahme (Natrium) zwischen 10 und 20 Gramm. Eine hohe Salzaufnahme führt durch Wasseransammlung im Körper bzw. ein vermehrtes Blutvolumen fast immer zu einem Blutdruckanstieg, der allerdings in Abhängigkeit von der Nierenfunktion sehr unterschiedlich ausfällt. Dieser Tatsache versucht man durch eine Einteilung in salzempfindliche bzw. salzunempfindliche Personen gerecht zu werden. Sie sollte aber nicht darüber hinweg täuschen, dass salzunempfindliche Personen ebenfalls von einer Einschränkung der Salzzufuhr profitieren. Vor allem, wenn diese mit einer gleichzeitigen Optimierung der Aufnahme von Kalium, Magnesium, Selen, Kalzium, Vitamin C und E gekoppelt ist. Mehrere Studien zeigen, dass salzarm, aber kaliumreich lebende Bevölkerungen sowie Vegetarier sehr selten an Bluthochdruck erkranken.

Kalium fördert die Wasser- und Natriumausscheidung über den Urin. In der in vielen pflanzlichen Lebensmitteln vorliegenden natürlichen Kombination mit Magnesium, das zusätzlich die Blutgefäße entspannt, führte Kalium zu einer effektiven Reduzierung von Blutdruck- und Herzrhythmusstörungen. Viel Kalium steckt in Hülsenfrüchten, Getreide, Gemüse, Kartoffeln, Obst, Nüssen und Samen. Bananen haben über 400-mal, Kartoffeln 110-mal, Äpfel 100-mal sowie Hafer und Weizen 45-mal soviel Kalium wie Natrium. Selbst Fleisch und Fisch enthalten etwa die dreifache Kaliummenge. Erst durch industrielle Verarbeitungsprozesse werden aus primär salzarmen Lebensmitteln salzreiche. Brot enthält 3-mal, Salami 5-mal, Käse 10-mal, Salzheringe 25-mal und eingemachte Gurken über 30-mal soviel Natrium wie Kalium. So wird mit Fleisch- und Wurstwaren sowie Brot- und Backwaren jeweils ca. 30 % und mit Käse ca. 10 % der gesamten Salzmenge aufgenommen. Knabbereien, Konserven und Junk Food wie Pommes frites, Chips und Salzstangen vervollkommnen unser salzreiches Leben, das sich nach Dr. Petra Thorbrietz seit der Steinzeit von einem Kalium-Natrium-Verhältnis von 16:1 auf ein heutiges durchschnittliches Verhältnis von 1:48 gedreht hat.

Tabelle 12: Beispiel für einen **salzreichen** Speiseplan

		Salz (Natriumchlorid = NaCl) in g	**Kalium in mg**
Frühstück	1 Schb. Roggenmischbrot (50 g), 40 g Cambertkäse 45 % 1 Schb. Brötchen (50 g), 40 g Salami 20 g Butter	1,4 1,2 0,5/1,2 0,14	92 44 65/90 3,2
Zwischenmahlzeit	50 g Cornflakes mit 100 ml Milch	1,35/–	60
Hauptmahlzeit	200 g Bratkartoffeln mit 200 g Matjeshering und 200 g Gurken milchsauer aus dem Glas	1 12,8 4,8	700 470 154
Zwischenmahlzeit	50 g Reis Krispies	1,2	70
Abendessen	1 Schb. Roggenbrot (50 g), 40 g geräucherter Schinken 1 Schb. Roggenbrot (50 g), 40 g Limburger Käse 40 %	1,4 1,5 1,4 1,3	92 110 92 51
Spätmahlzeit	50 g Salzstangen	2,3	62
Salzgehalt (NaCl) gesamt:		**33,5**	**2155**

Tabelle 13: Beispiel für einen **salzarmen** Speiseplan

		Natrium in mg	Kalium in mg
Frühstück	Quinoa-Obst-Müsli 50 g Quinoa 100 g Orange, 100 g Banane, 100 g Birne 20 g Cashewnüsse 100 g Naturjoghurt	 5 1/1/2 3 48	 400 165/382/128 110 157
Zwischenmahlzeit	200 g Apfel	6	122
Hauptmahlzeit	200 g Pellkartoffeln mit 200 g Hering Soße: 100 g Naturjoghurt, 50 ml Milch, 150 g Gurke frisch	3/234 48/24 12	411/720 157/78 240
Zwischenmahlzeit	250 g Möhrensalat mit Öl-Essig-Dressing 150 g Möhren 70 g Paprika 30 g Zwiebel	 90 1,4 1	 480 124 50
Abendessen	Spaghetti mit Tomatensoße (Rezept S. 320) 60 g Nudeln 60 g Zwiebeln 75 g Mangold 350 g Tomaten 10 g Bergkäse 45 %	 19 0,2 67 10 30	 100 100 280 850 10
	Zum zusätzlichen Würzen 1g Salz	400	–
Gesamt:		**1006**	**5064**

Bitte beachten Sie: 1000 mg Natrium entsprechen 2,5 g Salz (NaCl). Demnach beträgt die Tagesdosis Salz dieses Plans gegenüber des salzreichen Speiseplans (Tab. 12) weniger als ein Zehntel!

Nur durch Verzicht auf besonders salzreiche Lebensmittel sowie zusätzliches bzw. sehr sparsames Würzen mit Salz kann die bei Bluthochdruck von der Deutschen Gesellschaft für Ernährung empfohlene Menge von 5 g Salz pro Tag umgesetzt werden (vgl. Tabellen 12 und 13).

Tipps

- *Bereiten Sie die Mahlzeiten bevorzugt aus frischen Lebensmitteln selbst zu, und würzen Sie diese mit max. 1–2 g Kräutersalz (5 g Salz entsprechen einem gestrichenen Teelöffel).*
- *Begrenzen Sie die Salzaufnahme aus verarbeiteten Lebensmitteln auf max. 2–3 g pro Tag (vgl. Natriumtabellen; 2000–2400 mg Natrium entsprechen 5–6 g Salz).*
- *Die Kaliumaufnahme sollte im Durchschnitt zwei- bis dreimal so hoch liegen wie die Natriumaufnahme.*
- *Reformhäuser bieten Lebensmittel mit der Bezeichnung „streng natriumarm“ (unter 40 mg Natrium pro 100 g), „natriumarm“ (unter 120 mg Natrium pro 100 g) sowie kaliumhaltiges Diätsalz an.*
- *Machen Sie eine Heilfastenwoche mit salz-*

freien Gemüsebrühen und darauf aufbauend 3–4 Entlastungstage, an denen Sie Lebensmittel wie Naturreis, Pellkartoffeln, Gemüse, Salate und Obst nährstoffschonend zubereiten, beliebig kombinieren und völlig salzfrei würzen. So können Sie sehr effektiv Natriumüberschüsse und in Körpergewebe und Gefäßen gebundenes Wasser ausscheiden. Prüfen Sie, wie Ihr Blutdruck auf salzfreie bzw. kaliumreiche Pflanzenkost in Verbindung mit einer Gewichtsabnahme reagiert (vgl. Seite 207 u. 208).

- *Trinken Sie möglichst täglich ein bis zwei Gläschen frisch gepressten Gemüsesaft. Gemüsesäfte aus dem Handel sind oft sehr salzreich (1–1,5 g Kochsalz pro 200 ml). Achten Sie bei gekauften Säften daher auf Hinweise wie „ohne Salzzusatz".*

Flavonoide – Schutzschirm für Herz und Gefäße

Die in vielen Pflanzen enthaltenen Flavonoide (z. B. grüner Tee, Kakao, Obst und Gemüse) wirken wie blutdrucksenkende ACE-Hemmer, senken das LDL, schützen es vor Oxidation und fördern den Abbau der Insulinresistenz. Zusammen mit anderen Antioxidanzien reduzieren sie den oxidativen Stress (vgl. 3.1.3), der ähnlich wie zu hohe Cholesterin- und Blutdruckwerte sowie Zigarettenrauch die Bildung bzw. die biologische Aktivität von Stickstoffmonoxid (NO) in den Gefäßen hemmt. Gleichzeitig regen Flavonoide die Bildung von Stickstoffmonoxid in der Gefäßwand an, das äußerst positive Effekte auf das Gefäßsystem vermittelt. So bewirkt Stickstoffmonoxid neben antiarteriosklerotischen Eigenschaften eine Abnahme des Blutdrucks, indem es die Elastizität der Gefäßwände verbessert und durch Entspannung der Gefäßmuskulatur die Gefäße erweitert.

Ein trainiertes Herz ist leistungsfähiger

Sportliche Aktivitäten beugen arteriosklerotischen Gefäßveränderungen und einer Herzschwäche vor. Eine Herzschwäche bedeutet Stress für den Körper, denn auch die Zehenspitze möchte nähr- und sauerstoffreiches Blut, um leben zu können. Also werden Adrenalin, Noradrenalin, Angiotensin II und andere Hormone ausgeschüttet: Das Herz schlägt schneller, die Blutgefäße ziehen sich zusammen und der Blutdruck steigt, damit noch ein bisschen unten ankommt. Die Arbeit im roten Drehzahlbereich macht unseren Lebensmotor allerdings noch schwächer – der Körper treibt einerseits, andererseits hemmen Medikamente. Denn ACE-Hemmer, Betablocker, Aspirin, Diuretika etc. sollen den Blutdruck senken.

Soweit sollten Sie es nicht kommen lassen! Starten Sie noch heute ein individuell abgestimmtes Bewegungstraining! Das Prinzip ist ganz einfach: Muskelarbeit schont Herzarbeit. Bewegung wirkt über den Abbau von Stresshormonen und eine vermehrte Bildung von Stickstoffmonoxid gefäßentspannend. Plaque-Ablagerungen werden im Anfangsstadium abgebaut und der Rückfluss des venösen Blutes zum Herzen erleichtert.

3.1.7 Laufen Sie dem Diabetes davon

Im Volksmund heißt es: „Es ginge vieles besser, wenn man mehr ginge." Ausdauersport ist ein hervorragendes Medikament gegen die Veranlagung zum Diabetes. Selbst während der Therapie sinken damit zuverlässig die Blutzuckerwerte. So schließt Maria Fiatarone, ärztliche Mitarbeiterin der Universität von Sydney, aus ihren Forschungen: „Es ist jedoch zumindest teilweise eine Flucht möglich vor der genetischen Veranlagung für Typ-2-Diabetes, Schlaganfall, koronare Herzerkrankung, Bluthochdruck, Fettsucht und anderen Plagen der modernen Zivilisation, und zwar durch die Verabreichung realistischer Dosen von körperlicher Aktivität. Vieles vom typischen Erscheinungsbild eines älteren Menschen – eine ausgedünnte, verkrümmte Wirbelsäule, verkümmerte Muskeln, wulstiges Fettgewebe am Unterleib – hängt stärker von der Zeit ab, die man in der Turnhalle verbracht hat, als vom Vergehen der Jahre".

Die Universität von Leicester (Großbritannien) hat zu der Frage, inwieweit Verhaltensänderungen einen beginnenden Diabetes beeinflussen, 17 klinische Studien mit über 8000 Personen ausgewertet. Im Ergebnis war körperliche Ertüchtigung mindestens so effektiv wie eine medikamentöse Therapie, allerdings ohne Nebenwirkungen. Was wäre Ihnen lieber? Ein müdes Leben mit Medikamenten oder Muskelarbeit? Schon 30 Minuten pro Tag mit Fahrrad, Inlinern oder zu Fuß verbessern die Diabetes-Einstellung erheblich. Ein minimaler Aufwand im Verhältnis zum Nutzen. Noch effizienter sind gezielte Bewegungseinheiten. Und zwar zu Tageszeiten, in denen gehäuft Blutzuckerspitzen auftauchen (z. B. nach dem Frühstück). Mit jeder Trainingswoche wird man gelassener, dynamischer und schlanker. Mit dem verbesserten Trainingszustand werden immer weniger Medikamente gebraucht. Selbst nach jahrelanger medikamentöser Therapie besteht langfristig die Chance auf ein Leben ohne Medikamente.

Eine bewegte Muskulatur fordert ständig Nachschub an Zucker. Sie lässt ihn viel leichter und vor allem mit einem geringeren Bedarf an Insulin in die Zelle einströmen. Alle lebenswichtigen Organe funktionieren besser, wenn ein Körper trainiert ist. Im Gegensatz zur medikamentösen Therapie fällt es mit den Veränderungen im Stoffwechsel viel leichter, die Diabeteseinstellung zu optimieren (vgl. Kap. 4).

3.1.8 Klinisches Fasten ist Medizin für Diabetiker

Ich spreche bewusst von klinischem Fasten, da Diabetiker eine qualifizierte Betreuung benötigen. Beim Fasten gehen die Blutzucker- und die eventuell erhöhten Insulinwerte schnell nach unten. Die Zellen werden insulinempfindlicher und die Bauchspeicheldrüse leistungsfähiger. Gleichzeitig führt Fasten, begünstigt durch den niedrigen Insulinspiegel, am schnellsten zu einer Gewichtsabnahme (300–500 g/Tag). Jedes Pfund weniger beschleunigt den Abbau der Insulinresistenz. Deshalb muss während des Fastens mit größter Aufmerksamkeit – um Unterzuckerungen vorzubeugen – die Gabe von Antidiabetika oder Insulin fortlaufend angepasst bzw. stark reduziert oder ausgelassen werden.

Eine weitere Wohltat für unseren Körper sind die normalisierenden Effekte des Fastens auf die bei Diabetikern oft erhöhten Leber-, Blutdruck- und Blutfettwerte. Sie bedeuten neben der Regeneration der Leber eine deutliche Abnahme des arteriosklerotischen Risikos. Durch diese Erfolge sind die meisten hoch motiviert, die Veränderung ihres Lebensstils fortzuführen bzw. durch regelmäßige Fastenzeiten weiter zu unterstützen (vgl. Kap. 5). Die Fastenzeit selbst bietet eine gute Möglichkeit zur intensiven Diabetes- und Ernährungsschulung einschließlich praktischer Demonstrationslehrküchen. In 60–70 % der Fälle lässt sich so mit einer individuell abgestimmten Ernährung in Kombination mit Bewegung auch in der Nachfastenzeit eine zufriedenstellende Diabeteseinstellung erzielen.

3.1.9 Vom Stressgeplagten zum Antistressmanager

Allgemein ist unter Stress eine übermäßige Anspannung vor allem als Folge von zu viel Arbeit oder Arbeitslosigkeit, Zeitdruck, Hektik, beruflicher Über- und Unterforderung, familiären und finanziellen Problemen, Krankheiten sowie Einsamkeit, Ängsten und Ärger zu verstehen. Stressoren bewirken die Ausschüttung von Stresshormonen wie Cortisol, Noradrenalin und Adrenalin. Als Gegenspieler von Insulin treiben sie dessen Bedarf in die Höhe, sodass sich bei seelischen Belastungen oder einem Leben nach dem Formel-Eins-Prinzip der Blutzuckerspiegel erheblich verschlechtern kann. Wagen Sie einen Sprung aus dem Hamsterrad, indem Sie Ihr tägliches Leben entschleunigen. Nehmen Sie sich Zeit zum Nachdenken. Dadurch können Sie blinden Aktionismus durch effizientes Handeln ersetzen. Eine gute Hilfe ist eine To-Do-Liste, die Sie nach Priorität ordnen und dann Punkt für Punkt bearbeiten.

Bringen Sie Ihr Leben in Balance

Sie sind nicht Opfer der Wünsche, Aussagen oder Handlungen anderer, sondern Gestalter Ihres eigenen Lebens. Gestalten Sie Ihr Leben als Komponist, der selbst bestimmt, mit welcher Intensität die Instrumente Arbeit, Familie, Beziehung, Freunde, Gesundheit, Bewegung, Ernährung und Sinnfragen in seiner Musik zur Geltung kommen. Geben Sie den wichtigen Instrumenten in der Melodie Ihres Lebens genug Raum zur Entfaltung. Vielleicht ist es notwendig, auf dem Weg zu einem zufriedenen, sinnerfüllten und harmonischen Leben, einzelne Instrumente neu abzustimmen! Holen Sie Ihren Lebenskompass aus der Tasche, um im Termindschungel die Orientierung wiederzufinden. Fragen Sie: Wo stehe ich? Wohin möchte ich? Was ist mir in meinem Leben wichtig? Lebe ich nach meinen Prioritäten? Worin sehe ich meinen Lebenssinn, meine Lebensaufgabe? Führe ich ein selbst- oder fremdbestimmtes Leben? Wie setze ich in Zukunft meine Ziele konkret um? Formulieren Sie Ihre Gedanken schriftlich.

Auf die Einstellung kommt es an

Wiliam James, der als Vater der amerikanischen Psychologie bezeichnet wird, zieht aus seiner Lebenserfahrung folgendes Resümee: „Die wichtigste Entdeckung meiner Generation ist, dass der Mensch sein Leben ändern kann, indem er seine Geisteshaltung ändert." Ihre Einstellungen und Gedanken entscheiden also darüber, wie Sie sich im täglichen Leben und Miteinander fühlen. Ihre Gefühle wiederum bestimmen zu einem ganz wesentlichen Teil Ihr Verhalten bzw. Ihre Handlungen und diese die Ergebnisse, mit denen Sie zufrieden sind oder unter denen Sie leiden.

Sich selbst ein Freund sein

Sich selbst ein Freund zu sein beinhaltet, die persönlichen Bedürfnisse wichtig zu nehmen. Entwickeln Sie zu sich selbst – und gerade dadurch zu ihren Mitmenschen – eine positive Beziehung. Denn brodelnde Konflikte, Frust, Neid, Ärger, Wut, Ängste, ständige Zweifel und Hetze sind Energieräuber ersten Ranges. Unsere Gefäße ziehen sich dabei wie bei einem Autocrash zusammen. Der Kopf läuft rot an, unser Herz rast wie ein Düsentriebwerk.

Im Gleitflug steuern Sie entspannter durch Ihr Leben. Ab und zu sollten Sie prüfen, ob Geschwindigkeit, Kraftstoff, Wartung und Kurs stimmen. Denken Sie nicht nur von Tag zu Tag, von Woche zu Woche oder von Monat zu Monat. Eine gute Planung in diesen Bereichen ist für ein erfolgreiches Leben unverzichtbar. Sie sollten aber nicht wie ein flüchtender Hase mit wilden Haken im täglichen Geschäft rotieren, sondern mit Adleraugen den Blick für Ihre Lebensziele bewahren. Eine bewusste Reflektion über die eigenen Lebensziele ist ein Investment mit besten Renditechancen, d. h. Zeit, die Ihre Gesundheit und Ihren Lebenserfolg verbessern.

3.1.10 Diabetiker sind so gesund wie ihre Gefäße

Jeder Mensch hat ein über 100.000 Kilometer langes Gefäßlabyrinth, das sich im Elektronenmikroskop als filigranes Kunstwerk präsentiert. Wenn Sie Ihres gut behandeln, wird es Ihre hungrigen Zellen auch noch im Alter von 80 oder 90 Jahren mit „Vollwertkost" versorgen. Die folgende Zusammenfassung gibt Ihrem Kunstwerk den dazu notwendigen Rahmen.

- **Beachten Sie die bedarfsgerechte Energiezufuhr und/oder eine Gewichtsnormalisierung (vgl. Pyramide S. 93)!**
  Eine bedarfsgerechte Energiezufuhr entlastet das Herz-Kreislauf-System, beugt durch die Reduzierung von Blutzucker-, Triglycerid-, Blutdruck- und Harnsäurewerten einer

Schädigung von Blutgefäßen vor. Zudem wird der erhöhte Insulinspiegel gesenkt, Insulinresistenz, LDL- und HDL-Werte sowie Glukosetoleranz verbessern sich.

- **15–30 Prozent Ihrer täglichen Energie sollten aus vorwiegend pflanzlichen Fetten bestehen. Das entspricht 32–64 g/Tag.[1]**
  Folgende Verteilung ist dabei sinnvoll:
  - 7–10 Energieprozent aus gesättigten Fettsäuren (15–20 g/Tag, vgl. Tab. 30). Ein zu hoher Anteil gesättigter Fettsäuren wirkt in Abhängigkeit von der Kettenlänge Arteriosklerose fördernd und erhöht LDL und Triglyceride. Daher sollten Sie besonders versteckte Fette reduzieren (vgl. Kap. 3.5.5).
  - Bis zu 15 Energieprozent aus einfach ungesättigten Fettsäuren (bis 32 g/Tag, vgl. Tab. 30). Einfach ungesättigte Fettsäuren senken das LDL, das HDL bleibt gleich oder steigt leicht an. Sie sind zudem wenig oxidationsempfindlich und besitzen antidiabetische, antiarteriosklerotische und blutdrucksenkende Eigenschaften.
  - 6–10 Energieprozent aus mehrfach ungesättigten Fettsäuren. Dabei sollten Sie maximal fünfmal so viel Omega-6- wie Omega-3-Fettsäuren zu sich nehmen. Diesem Verhältnis entspricht eine Aufnahme von 5–8 Energieprozent aus Omega-6-Fettsäuren (10–17 g/Tag) und 1–2 Energieprozent (2,2–4,4 g/Tag) aus Omega-3-Fettsäuren (vgl. Tab. 30).
    Omega-6-Fettsäuren senken das LDL, das HDL bleibt gleich oder fällt leicht; ein zu hoher Anteil kann den Blutdruck erhöhen und Entzündungsprozesse fördern.
    Omega-3-Fettsäuren senken das LDL, die Triglyceride und den Blutdruck. Das HDL bleibt meist gleich. Zudem reduzieren sie Herzrhythmusstörungen und besitzen antiarteriosklerotische sowie entzündungshemmende Eigenschaften.
    Mehrfach ungesättigte Fettsäuren sind sehr oxidationsempfindlich und benötigen reichlich Antioxidanzien.
  - Unter 1 Energieprozent aus Transfettsäuren (unter 2,2 g, vgl. Tab. 30), denn sie erhöhen das LDL, senken das HDL und wirken stark fördernd für Arteriosklerose und Diabetes.

- **Im Durchschnitt maximal 300 mg Cholesterin/Tag aufnehmen (vgl. Kap. 3.1.4).**
  Die cholesterinreiche Ernährung begünstigt eine einseitige Fettzufuhr. Nur tierische Lebensmittel enthalten Cholesterin.
  - Cholesterinreich sind: Innereien, Eier, Backwaren, Mayonnaise, Fleisch- und Wurstwaren, Fisch sowie Milch und Milchprodukte.
  - Natürliche Cholesterinsenker sind: Knoblauch, Nüsse und Samen, Hülsenfrüchte, Gemüse und Salate, Hafer und andere Vollkornprodukte, Äpfel, Leinsamen, Walnüsse, Haselnüsse, Avocado, Oliven-, Raps-, Hanf- und Perillaöl, der Genuss von Wildlachs, Makrele oder Hering (1–2 Mal pro Woche)

  In Untersuchungen konnte mit Pektin, Flohsamen und Guarmehl (unter andere Mehle mischen) der Cholesterinspiegel wirkungsvoll gesenkt werden.

- **Bevorzugen Sie Filterkaffee gegenüber Espresso und gebrühtem Kaffee (vgl. Kap. 3.5.12).**
  Im ungefilterten Kaffee vorhandene Terpene erhöhen Gesamtcholesterin, Triglyceride und LDL. Im Hinblick auf den Blutdruck spielt die Zubereitungsart keine Rolle. Bei gelegentlichem Kaffeekonsum kann sich der Blutdruck leicht erhöhen. Regelmäßige Kaffeetrinker gewöhnen sich an Koffein, sodass der Blutdruck in der Regel konstant bleibt.

---

1 Die Mengenangaben beziehen sich auf einen Energiebedarf von 2000 kcal/Tag

- **Nehmen Sie 50–70 Prozent Ihrer täglichen Energie aus Kohlenhydraten, d. h. aus stärke- und ballaststoffreichen Lebensmitteln zu sich (vgl. Pyramide S. 93).**
  Lebensmittel mit niedrigem Glykämischen Index senken das LDL, das HDL bleibt gleich. Lebensmittel mit hohem Glykämischen Index hingegen senken das HDL (vgl. Kap. 3.5.11). Meiden Sie isolierte Zucker, sie erhöhen die Triglyceride (vgl. 3.5.11).

- **Nehmen Sie mindestens 40 g Ballaststoffe pro Tag zu sich.**
  Insbesondere lösliche Ballaststoffe aus Hülsenfrüchten, Vollkornprodukten, Obst und Gemüse reduzieren die Blutzucker- und LDL-werte.

- **Nehmen Sie 15–20 Energieprozent Ihrer täglichen Energie aus Eiweiß zu sich.**
  Bevorzugen Sie mit Ausnahme von Omega-3-fettsäurereichem Fisch pflanzliches Eiweiß; vor allem Hülsenfrüchte.

- **Antioxidanzienreiche Ernährung schützt Ihre Gefäße (vgl. Kap. 3.1.3; 3.5.1).**
  Sie reduziert die Oxidation von LDL und die Insulinresistenz und bietet so einen aktiven Gefäßschutz.

- **Trinken Sie polyphenolreichen Rotwein in Maßen (vgl. Kap. 3.1.3; 3.5.12).**
  Polyphenole aus den Schalen der Trauben, die beim Trestern in relativ hohen Konzentrationen in den Wein gelangen, senken die Oxidation von LDL und erhöhen das HDL. Bei erhöhten Triglyceriden sollten Sie Alkohol meiden. Ein regelmäßiger Alkoholkonsum von bis zu zwei Gläschen Wein pro Tag (ca. 30 g Alkohol) senkt den Blutdruck, ein deutlich höherer Konsum erhöht ihn jedoch. Vermehrte Kalium- und Magnesiumverluste über den Urin sind hierfür hauptverantwortlich.

- **Regelmäßige Bewegung hält jung (vgl. Kap. 3.1.7 und 4).**
  Regelmäßige Bewegung senkt das LDL, die Triglyceride und den Blutdruck; es erhöht das HDL, fördert den Fettabbau, die Insulinempfindlichkeit, die Glukosetoleranz und die antiarteriosklerotischen Eigenschaften.

- **Heilfasten ist gut für Körper und Seele (vgl. Kap. 3.1.8 und 5).**
  Heilfasten verfügt über starke antiarteriosklerotische Eigenschaften, indem es das LDL, die Triglyceride und den Blutdruck senkt. Zudem werden der Fettabbau, die Insulinempfindlichkeit und die Glukosetoleranz gefördert. Durch den vermehrten Zellabbau und die Ketonkörperbildung können während des Fastens die Harnsäurewerte vorübergehend ansteigen.

- **Vermeiden Sie Stress – finden Sie Ihre Balance (vgl. Kap. 3.1.9).**
  So senken Sie Ihren Blutdruck, den Blutzucker und das Gesamtcholesterin. Gleichzeitig reduzieren Sie Ihren Heißhunger auf Süßes.

- **„Klimmzüge statt Klimmstängel" – Sport statt Rauchen!**
  Das senkt Blutdruck, oxidativen Stress und das arteriosklerotische Risiko um ein Vielfaches.

- **Messen Sie Ihre Homocystein- und Lipoprotein (a)-Werte.**
  Erhöhte Homocystein- ($\geq$15 µmol/l) und Lipoprotein (a)-Werte (>0,3g/l) steigern das arteriosklerotische Risiko. Eine Verbesserung der Versorgung mit den Vitaminen Folsäure, B_6 und B_{12} führt in der Regel zu normalen Homocysteinwerten. Lipoprotein (a) ist ein Fetteiweißstoff, der in seiner Höhe genetisch festgelegt ist bzw. nur geringfügig beeinflussbar ist. Bei hohen Werten ist die Normalisierung der genannten Risikofaktoren noch wichtiger.

3.1.11 Gesundheitsvorsorge von Kindesbeinen an – eine Investition für die Zukunft

Nach einem arabischen Sinnspruch braucht „der Weise nicht erst krank gewesen zu sein, um den Wert der Gesundheit zu erkennen". Wenn es gelänge das Auftreten der zum Metabolischen Syndrom gehörenden oder sich daraus entwickelnden Folgeerkrankungen um jeweils ein Drittel zu reduzieren, gäbe es keine Kostenlawine im Gesundheitswesen. Dies müsste durch eine effiziente Vorbeugung, die im Kindesalter beginnt, in der Schule fortgesetzt und in jedem Betrieb schon aus wirtschaftlichem Interesse praktiziert wird, geschehen.

Diaita – also die klassische Lehre von der Pflege, Erhaltung und Wiederherstellung der Gesundheit im ganzheitlichen Sinn – ist ein Weg, der unser medizinisches System menschlicher und zugleich effizienter gestalten könnte. Hier finden Schulmedizin und Naturheilkunde den idealen Raum für eine Partnerschaft, die von Seiten der Patienten zu Recht gewünscht wird. Zweifelsohne ist der Einsatz von Medikamenten in vielen Fällen notwendig und sinnvoll. Trotzdem sollten wir die Behandlung der Ursachen sowie die Stärkung der Selbstheilungskräfte therapeutisch in den Vordergrund stellen (vgl. Abb. 12 und Kap. 3.2.1). Die Wirkungen von Medikamenten werden im Allgemeinen gegenüber Veränderungen im Lebensstil (Ernährung, Mentaltraining, Entspannung, Bewegung und Fasten) überschätzt bzw. die Nebenwirkungen unterschätzt.

Nach Ansicht des schwedischen Lebensreformers Are Waerland haben wir es bei den typischen Zivilisationsleiden nicht mit Krankheiten zu tun, sondern mit Fehlern in der Lebensführung: Wir achten zu wenig auf den wohldosierten Ausgleich zwischen Anspannung und Entspannung, sehen zu viele Probleme anstelle von Herausforderungen, die Zeit der Zerstreuung ist uns wichtiger als die der Selbstbesinnung, wir kritisieren, ohne die eigene Einstellung zu hinterfragen und schauen beim Sport zu anstatt uns selbst zu bewegen. Diesem Lebensstil entspricht häufig eine Fast-Food-Kultur mit einem immer höheren Anteil an be- und verarbeiteten Lebensmitteln (vgl. Kap. 3.4), die den Bedürfnissen unseres Körpers nicht gerecht werden (vgl. Kap. 3.5). So liegen in Deutschland die Ausgaben für die ernährungsabhängigen Erkrankungen zwischen 80 und 100 Milliarden Euro pro Jahr.

Demgegenüber spielen präventive Maßnahmen im Budget der meisten Krankenkassen so gut wie keine Rolle. Eine Politik, die nur in Therapie investiert, nimmt die Probleme ihrer Bürger nicht in der notwendigen Weise ernst und handelt im Hinblick auf die langfristige gesellschaftliche Entwicklung sowohl im ökonomischen als auch im ethischen Sinn falsch. Neuere Untersuchungen zeigen, dass das Ernährungswissen gerade jüngerer Menschen unzureichend ist. Bereits Kinder und Jugendliche erkranken immer häufiger an Diabetes, Arteriosklerose und anderen ernährungsabhängigen Erkrankungen. Deshalb sollte Ernährungsaufklärung und -beratung neben der

Was wir tun!

Was wir denken!

Was wir emotional erleben!

Was wir essen!

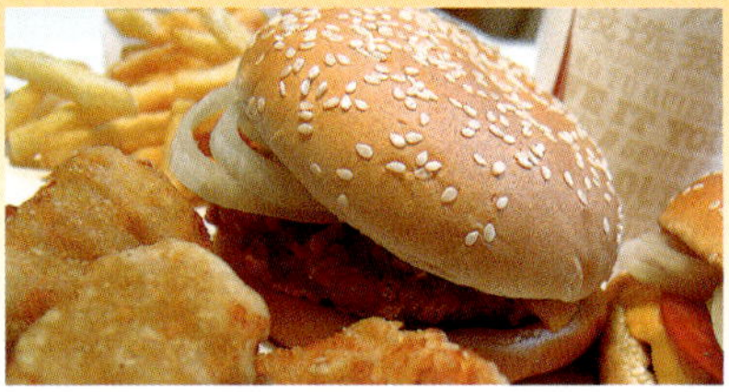

Abb. 12: Ursachen statt Symptome

Motivation zu mehr Bewegung und Stressmanagement von den Krankenkassen stärker als bisher im Hinblick auf bestimmte Zielgruppen gefördert werden. Gleichermaßen sind EU-weite gesetzliche Verschärfungen bezüglich der Kennzeichnung von Lebensmitteln überfällig. Zumindest sollte die genaue Nährstoffrelation bei jedem Lebensmittel klar erkennbar sein, so wie das vom ehemaligen EU-Gesundheitskommissar Markos Kyprianou mehrfach angekündigt wurde. Hersteller, die den gesundheitlichen Nutzen ihrer Produkte hervorheben, sollten klare Richtlinien erfüllen. Ein Produkt ist z. B. noch lange nicht gesund, wenn es mit Vitaminen oder Mineralien angereichert wird. Oft dienen diese Stoffe nur dazu, dem Verbraucher das Gefühl zu geben, er kaufe etwas Gesundes.

„Auch wenn der Vater vieler Krankheiten nicht bekannt ist, die Mutter ist allemal die Ernährung." Sebastian Kneipp

In dem Buch „Mensch Beweg Dich" stellt Hans-Wilhelm Müller-Wohlfarth ernüchternd fest: „Wer bewegungsfaul ist, wer seine Muskulatur durch Inaktivität unterfordert, der erschlafft. Der Mensch ist als Bewegungsmuffel eine Fehlkonstruktion." Gleiches sind wir auch als Ernährungsmuffel: Mit typischer Zivilisationskost fehlt uns schlicht und einfach die Energie, um nach einem anstrengenden Tag im Büro für den dringend notwendigen körperlichen Ausgleich zu sorgen. Dazu brauchen Sie vollwertige Lebensmittel – also Mittel zum Leben –, die in der von der Natur vorgesehenen Weise Vitamine, Mineralien, Spurenelemente und ein Spektrum von ca. 10.000 sekundären Pflanzenstoffen (vgl. Kap. 3.5.1) liefern. Diese Substanzen ermöglichen uns eine ordnungsgemäße Verbrennung der Energie liefernden Nährstoffe und sind somit die wichtigste Voraussetzung für eine langfristig erfolgreiche Gewichtsabnahme.

„Der Mensch ist, was er isst."
Ludwig Feuerbach

Vitalstoffe – die Zündkerzen im Menschen

Denken Sie an Ihr Auto. All die Pferdestärken nützen nicht viel, wenn Sie schlechten Kraftstoff tanken oder die Zündkerzen defekt sind. Sie können sich die Zylinder eines Motors wie die Zellen vorstellen. Der Kraftstoff (Nährstoffe) wird über die Kraftstoffleitungen (Blutgefäße) zu den Zylindern (Zellen) transportiert und zur Energieerzeugung verbrannt. Dazu muss der Kraftstoff durch die Zündkerzen entzündet werden. Genau diese Funktion haben die Vitalstoffe in unseren Zellen. Selbst ein Porsche bringt mit defekten oder verbrauchten Zündkerzen keine Leistung. Nun macht es wenig Sinn über den Motor zu schimpfen. Vernünftiger wäre es, die Zündkerzen auszutauschen. Das Wechselspiel der Nähr- und Vitalstoffe entscheidet über alle Lebensvorgänge und entfacht in der richtigen Dosierung ein Feuer, mit dem der Körper in Fahrt kommt. Voraussetzung hierfür ist, dass sich in den Zellen genügend Sauerstoff befindet, dass der „Verbrennungsofen" sauber ist und auch von Zeit zu Zeit durch Heilfasten gereinigt wird (Kapitel 5). Dann kann die Energie in unserem Körper fließen. Die Zeit, die Sie in eine gesunde Ernährung und in Bewegung investieren, fehlt Ihnen im Endergebnis nicht. Vielmehr sparen Sie Zeit, weil Sie ansonsten effizienter arbeiten, weniger krankheitsanfällig sind und auch Ihre Freizeit aktiver gestalten können.

Leben – ein sehr dynamischer Prozess

Wie wichtig eine ausgewogene Nähr- und Vitalstoffaufnahme für unsere Gesundheit ist, wird daran deutlich, dass von unseren 70 Billionen Körperzellen in einer Stunde etwa 1 Milliarde absterben. Schleimhautzellen des Magens leben z. B. nur ein bis zwei Tage, Hautzellen 14 Tage und die roten Blutkörperchen gerade mal drei Monate. Selbst von unserem gesamten Körper bleibt nach einem Jahr nur noch ca. 30–50 % an Altlasten übrig. Leben ist gekennzeichnet durch einen ständigen Auf- und Abbau von Körpersubstanz. Befindet sich dieser Fluss des Lebens in einem harmonischen Gleichgewicht, kann sich Gesundheit quasi von innen heraus entwickeln. Die gesunde Ernährung liefert die dazu notwendige Bausubstanz und verbessert in Kombination mit körperlicher Aktivität die Leistungsfähigkeit der Grundfunktionen in unserem Organismus. Das betrifft vor allem unser Verdauungs-, Immun-, Herz-Kreislauf-, Nerven- und Atmungssystem.

3.2 Die Grundfunktionen im Organismus

Verdauungs- und Immunsystem – gemeinsam sind sie stark

Nach Hippokrates ist die Wurzel allen Übels ein gestörtes Verdauungssystem. Tatsächlich nimmt die Anzahl der Menschen mit Zivilisationskrankheiten ständig zu. So leiden in Deutschland ca. 16 Millionen Menschen an Verstopfung und über 10 Millionen am Reizdarmsyndrom. Typische Symptome sind starke Bauchschmerzen, ein aufgeblähter Leib und ein häufiger Wechsel von Verstopfung und Durchfall (bis zu 30-mal/Tag). Jedes Jahr erkranken 50–60.000 Menschen an Darmkrebs. All das hat viel mit unserer täglichen Kost zu tun. Unser Verdauungssystem steht mit einer Fläche von ca. 300 Quadratmetern im ständigen Kontakt mit unserer Nahrung, von der wir innerhalb einer durchschnittlichen Lebensspanne 30–50 Tonnen zu uns nehmen. Um die darin enthaltenen lebenswichtigen Stoffe ähnlich den Wurzeln eines Baumes aufzusaugen, produziert unser Körper etwa neun Liter Verdauungssäfte pro Tag. Enzyme zerkleinern die Nahrungsstoffe in kleinste Moleküle, sodass sie von Blut und Lymphe aufgenommen und zu den Zellen transportiert werden können. Damit es um unsere Verdauung und unseren ganzen Körper gut bestellt ist, benötigen wir gesunde und leistungsfähige Verdauungsorgane (Magen-Darm-Trakt, Leber, Bauchspeicheldrüse), eine ordnungsgemäß zusammengesetzte Darmflora und eine intakte Beschaffenheit der Darmschleimhaut. Sie wirkt wie ein feinporiger Filter, der die Aufnahme größerer Nahrungsmoleküle verhindert. Diese Faktoren sind eine wichtige Voraussetzung im Hinblick auf die Verträglichkeit von Lebensmitteln (Vermeidung von Intoleranzen) sowie ein kompetentes Immunsystem.

Die Bedeutung unseres Darms für unser Immunsystem lässt sich daran erkennen, dass etwa 70 % unserer Immunzellen im Darm lokalisiert sind. Eine gesunde Darmflora und Darmschleimhaut bilden wichtige Schutzbarrieren gegen krankmachende Keime. Gelangen sie trotzdem in Blut oder Lymphe, stürzen sich Milliarden von weißen Blutkörperchen, Antikörpern, Fresszellen, etc. auf die als Fremdeiweiß identifizierten Erreger. Bei einem so hochempfindlichen und schlagkräftigen System besteht umgekehrt auch immer ein Risiko, dass es zu immunologischen Überreaktionen auf z. B. ungefährliche Pollen oder Nahrungseiweiße kommt. Wie unsere Nahrungseiweiße, bestehen auch Bakterien und Viren aus Eiweißverbindungen. Für unser Immunsystem ist es hoch kompliziert zu unterscheiden, ob es sich um ungefährliche Nahrungseiweiße bzw. gefährliche Erreger handelt. Deshalb ist es so wichtig, dass die Eiweißketten unserer Nahrung bestmöglich aufgeschlossen werden.

Herz-Kreislauf- und Lymphsystem – eine Partnerschaft für Ihre Gesundheit

Unser Herz-Kreislauf-System hat die Aufgabe, über das Blut unsere Zellen und Gewebe mit Sauerstoff sowie mit den über die Nahrung aufgenommenen Nähr- und Vitalstoffen zu versorgen. Dazu treten aus dem Blut etwa 20 Liter sogenannte Gewebsflüssigkeit, die die Zellen umspült, aus. Die Zellen nehmen daraus die Nährstoffe auf und geben Stoffwechselendprodukte und Schadstoffe ab. Die so angereicherte Gewebsflüssigkeit gelangt größtenteils (etwa 17–18 Liter) wieder ins Blut. Mit ihm werden die Abfallstoffe zu den Ausscheidungsorganen (Nieren, Leber, Lunge, Darm) transportiert. Die restliche Gewebsflüssigkeit (etwa 2–3 Liter) bildet die Lymphe, die in die Lymphgefäße aufgenommen und in einem dichten Netz von Filterstationen (Lymphknoten) wie in einer Kläranlage gereinigt wird. Auch Krankheitserreger werden entsorgt. Herz-Kreislauf- und Lymphsystem bilden somit die Grundlage für einen funktionsfähigen Zellstoffwechsel und ein intaktes Immunsystem. Dem Lymphsystem fehlt allerdings eine Pumpe, wie sie das Herz besitzt. Eine optimale Entgiftung ist daher nur mit ausreichender Bewegung möglich. Besonders effektiv ist Frühgymnastik, weil sich Lymphe über Nacht aufstaut.

Das Nervensystem – Nerven wie Drahtseile mit gesunder Ernährung

Es besteht aus dem zentralen (Gehirn und Rückenmark) und dem peripheren Nervensystem (Nervenstränge zu den Gliedmaßen und den Organen). Das Gehirn ist die Kommandozentrale in unserem Körper. Es ist mit über 100 Milliarden Nervenzellen ausgestattet und verbraucht etwa ein Fünftel unseres Energiebedarfs. Die Gehirn- und Nervenzellen sind auf einen kontinuierlichen Glukosestrom als Energielieferant angewiesen und verbrauchen pro Tag etwa 120–130 g Glukose. Schon kleine Schwankungen im Blutzuckerspiegel können unsere Gehirn- und Nervenleistung beeinträchtigen. Deshalb muss eine gesunde Ernährung so zusammengesetzt sein, dass ein möglichst gleichmäßiges Blutzuckerprofil erreicht wird (Kapitel 3.5.11). Ansonsten kann sich die äußere Zellschicht der Gehirn- und Nervenzellen, die sogenannte Myelinschicht, verdicken und nervöse Störungen verursachen. Die Myelinschicht ist zudem besonders empfindlich gegenüber Gift- und Schadstoffen sowie freien Radikalen (Kapitel 3.5.1), die die in ihr eingelagerten Fettsäuren und Cholesterinmoleküle oxidieren können. Eine gute Versorgung mit Antioxidanzien (v. a. Vitamin A, C, E) und weiteren Schutzstoffen (Lezithin, Cholin und Inositol) verhindert dagegen Schäden an der Myelinschicht. Das ist für unsere gesamte Körpersteuerung wichtig, denn ohne eine intakte Myelinschicht kommt es zu Störungen in der Übertragung von Informationen. Diese werden über elektrische und chemische Impulse übermittelt. Nehmen unsere Geschmacksnerven z. B. den Genuss von Süßigkeiten wahr, dann bekommt die Bauchspeicheldrüse über elektrische Impulse die Information, die Produktion von Insulin anzukurbeln. Gehirn, Organe und unser Verdauungstrakt stehen auf diese Weise in einem ständigen Informationsaustausch. Unser gesamtes Denken, Fühlen und Handeln wird letztendlich durch elektrische und chemische Impulse gesteuert, die über Nervenzellen übertragen werden. Dieser Informationsfluss erfordert elektrischen Strom. Dazu werden die Konzentrationen von Natrium und Kalium innerhalb bzw. außerhalb der Zellen so verändert, dass durch die Konzentrationsunterschiede elektrische Spannungen bzw. Aktionspotentiale entstehen. Die Myelinschicht hat die Aufgabe, die Nervenzellen ähnlich der Schutzhülle elektrischer Leitungen zu isolieren. Hierdurch werden Kurzschlüsse vermieden und die Übertragung von Informationen kann ordnungsgemäß erfolgen.

Elektrische Impulse alleine reichen jedoch nicht aus, um die Informationen an die Zielorgane zu übermitteln. Das liegt daran, dass jede Nervenzelle eine begrenzte Länge aufweist. Entsprechend müssen die Informationen von Nervenzelle zu Nervenzelle übertragen werden. Dort, wo eine Nervenzelle endet bzw. die nächste anfängt, befindet sich ein kleiner Zwischenraum, der sogenannte synaptische Spalt. Er wirkt auf die elektrischen Impulse wie eine Isolation. An dieser Stelle kommen Neurotransmitter oder Glückshormone wie Serotonin, Dopamin oder Acetylcholin ins Spiel. Sie übernehmen im synaptischen Spalt die Informationen und übermitteln sie an die nächste Nervenzelle. Dort fließen sie als elektrische Impulse weiter. Dieses Spiel wiederholt sich im Bruchteil einer Sekunde bis zum Zielorgan.

Die Neurotransmitter müssen, wie auch Hormone oder Enzyme, aus den Bausteinen der Eiweiße, den Aminosäuren, aufgebaut werden. Nur liegen die Probleme in der Produktion dieser Stoffe meist nicht an Eiweißmangel, sondern vielmehr an einem Mangel an Vitaminen oder Mineralien. Sie sind notwendig, um Eiweiß in Aminosäuren aufzuspalten bzw. aus den Aminosäuren die Neurotransmitter aufzubauen. Schon wenn Sie sich an den Namen Ihres Partners erinnern wollen, müssen mehrere Tausend Eiweißmoleküle umgebaut werden. Jede Erinnerung setzt eine chemische Kettenreaktion in unseren Gehirnzellen in Gang, bei der Vitalstoffe verbraucht werden. Die Dopaminproduktion kommt dann ins Stocken, wenn nicht genügend Vitamin C vorliegt, Serotonin benötigt B_6 und Folsäure, B_{12} ist wichtig für den Aufbau von Acetylcholin, aber auch als Schutz für die Myelinschicht. Vitamin-B_1-Mangel lässt die Gehirn- und Nervenzellen verkümmern, weil die Kohlenhydrate mit der Nahrung nicht richtig aufgespalten werden können. In Asien sind z. B. aufgrund von Vitamin-B-Mangel (vor allem B_1) psychische Störungen weit verbreitet. Die B-Vitamine gehen bei der Herstellung von weißem Reis zum großen Teil verloren und sind durch die in Asien übliche Ernährung schwierig auszugleichen. Aber auch bei uns scheinen spezifische Vitalstoffdefizite für die Zunahme von Depressionen und neurologischen Störungen mitverantwortlich zu sein. Häufig mangelt es an Stoffen wie B_1, B_6, Vitamin C, Folsäure, Zink oder Magnesium. Von Magnesium ist bekannt, dass es die Stresstoleranz verbessert. Es wird deshalb auch als das Salz der inneren Ruhe bezeichnet. Zink wiederum ist an der Produktion einer Vielzahl von Enzymen beteiligt, die im Gehirn- und Nervenstoffwechsel wichtige Funktionen erfüllen. Kein Wunder also, wenn bei Stress das Nervensystem zu schwächeln beginnt. Stress ist der stärkste Vitalstoffkiller.

Sind die Gehirn- und Nervenzellen bzw. deren Myelinschichten infolge einer unzureichenden Nähr- und Vitalstoffversorgung geschädigt, kommt es zwangsläufig zu Fehlregulationen oder auch zu Schmerzen in den betroffenen Organen. Diese Defekte können sich in Form von Kopfschmerzen, Schwindelgefühlen, Konzentrationsproblemen, Magenschmerzen, Durchfällen oder Verstopfung bemerkbar machen. Gerade unser Verdauungssystem ist ähnlich umfangreich mit Nervenzellen ausgestattet wie unser Rückenmark, weshalb Experten bereits vom „enteritischen Nervensystem" oder dem „Gehirn im Bauch" sprechen. Es reagiert nicht nur extrem empfindlich auf Störungen in den Nervenzellen, sondern auch auf emotionale Faktoren wie z. B. Stress, Ärger oder Angst. Im Volksmund heißt es, „er macht sich aus Angst in die Hose". Genauso kann der Magen auf eine Prüfung oder ein unangenehmes Gespräch ziemlich sauer reagieren. Anderen „treibt es die Galle hoch", weil sie ihre Gefühle nicht im Zaum halten können. Umgekehrt können im Darm aber auch sehr angenehme Gefühle entstehen, wie z. B. das „Kribbeln im Bauch" bei kleinen „Streicheleinheiten". Glücksgefühle aus dem Darm – das ist keine Illusion, sondern ein nachgewiesener biochemischer Vorgang. Die Glückshormone Serotonin und Dopamin werden überwiegend in den Zellen der Darmschleimhaut produziert. Zum Lebensglück gehört die tägliche Darmpflege genauso wie die Hautpflege. Die Pflege positiver Gedanken bietet hier gemeinsam mit der Umstellung auf eine gesunde Ernährung hervorragende Ansatzpunkte.

Atmungssystem

→ Kapitel 4

3.2.1 Selbstheilungskräfte durch leistungsfähige Grundfunktionen

Unter Berücksichtigung dieser Zusammenhänge kann der Alterungsprozess erheblich verzögert bzw. die Lebensfreude gesteigert werden, sodass hier dem Begriff „Anti-Aging" oder noch besser „Happy-Aging" eine gewisse Berechtigung zukommt. Es gibt durchaus die älteren Damen und Herren, die sich das Lebensprinzip Diaita zu eigen machen und sich mit einem Körper beschenken, der biologisch gesehen viel jünger ist als das tatsächliche Alter. Sicherlich lässt sich das Rad der Zeit nicht zurückdrehen, aber Sie können dem Leben mehr Jahre und den Jahren mehr Qualität geben. Welcher Fünfziger produziert keine Glückshormone, wenn er ein paar Jahre jünger geschätzt wird oder beim Joggen mit jüngeren Jahrgängen lächelnd mithalten kann?

Probieren Sie es aus! Kurieren Sie Ihre Grundfunktionen, indem Sie in Zukunft Super statt Normal tanken. Gönnen Sie sich statt einem trägen Vierzylinder einen sportlichen Sechszylinder, der auch noch dann über Durchzugsvermögen verfügt, wenn ihm der Wind ins Gesicht bläst. Sie werden erstaunt sein, welche Leistungsfähigkeit im menschlichen Organismus steckt, wenn Ihre Körperzellen in Schwung kommen. Egal ob Darmschleimhautzelle, Nervenzelle, Muskelzelle, Leberzelle oder Immunzelle, alle haben das Ziel, das „System" Mensch leistungsfähig und gesund zu erhalten. Dies trifft auf körperliche Prozesse ebenso zu wie auf seelische, wobei eine gesunde Seele in einem gesunden Körper den idealen Nährboden findet. Wer merkt nicht, dass schwierige oder belastende Situationen leichter verkraftet werden können, wenn man sich körperlich gut fühlt? Ist man dagegen gestresst und unausgeglichen, können einfache Meinungsverschiedenheiten Gefühle wie Zorn oder Wut bedingen. Deshalb bietet eine gesunde Ernährung und Lebensweise dem Körper die Chance, über eine ordnungsgemäße Steuerung der Grundfunktionen die Widerstands- und Selbstheilungskräfte zu aktivieren und Gesundheit als harmonische Einheit von Körper, Geist und Seele zu erhalten bzw. zu entwickeln (Abb. 13).

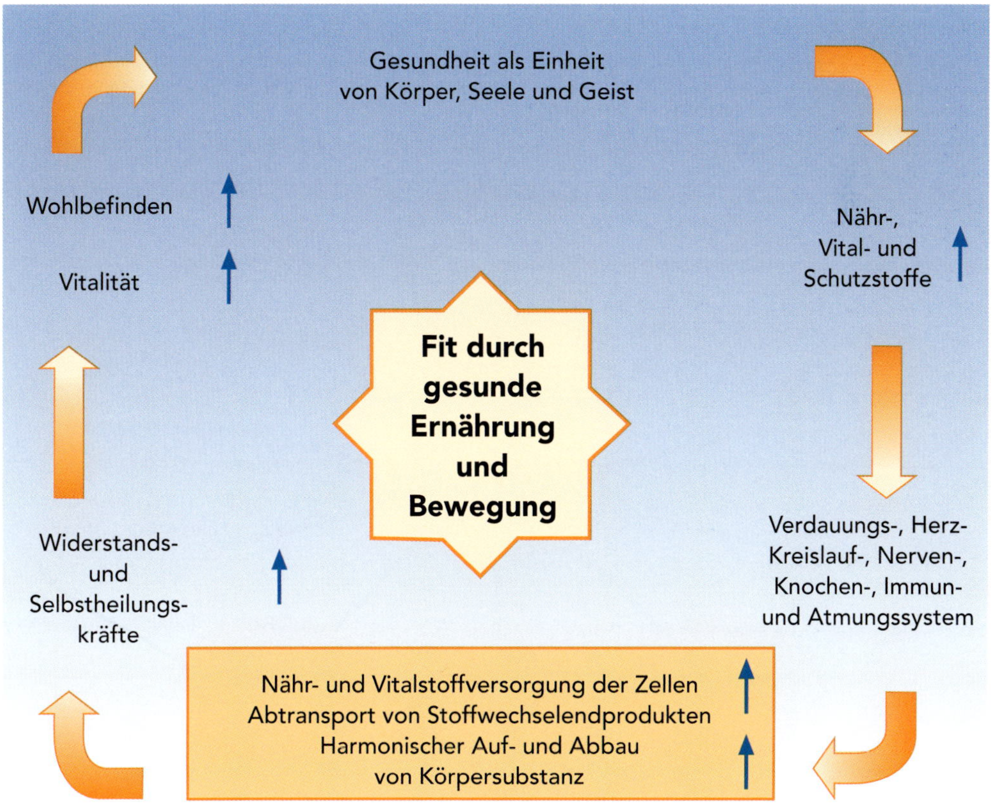

Abb. 13: Der beste Motor braucht guten Treibstoff

3.3 Gesunde Ernährung statt Diätfrust

Langfristige Erfolge können sich nur einstellen, wenn Sie auf eine hochwertige Lebensmittelauswahl, -qualität, -zubereitung und -kombination achten. Sie stellen eine gute Versorgung mit Nähr- und Vitalstoffen sicher und sind im Zusammenhang mit einer bedarfsgerechten Energiezufuhr, einem geregelten und individuell angepassten Mahlzeitenrhythmus, einer ausreichenden Flüssigkeitsaufnahme sowie dem bewussten, genießerischen und langsamen Essen der Schlüssel, der das Tor zu einem von Lebenskraft und Wohlbefinden begleiteten Lebensweg öffnet (Abb. 14). Die gesunde Ernährung für jeden gibt es jedoch nicht. Es gibt nur eine individuell gesunde Ernährung. Diese sollte typgerecht zusammengestellt sein und spätestens nach einer entsprechenden Umstellungsphase von Kopf bis Fuß ein angenehmes Körpergefühl vermitteln. Das gesündeste Lebensmittel ist wertlos, wenn Sie es nicht vertragen oder mit Widerwillen verspeisen. Der „gute Geschmack“ ist in der Regel allerdings das, was Sie von klein auf gewohnt sind. Da diese Gewohnheiten zu Gewichtsproblemen geführt haben, ist es sinnvoll, sie zu überprüfen bzw. die Geschmacksnerven mehr an den natürlichen Geschmack von Lebensmitteln zu gewöhnen. Insbesondere Kinder und Jugendliche brauchen immer intensivere Geschmacksreize, um überhaupt noch auf den Geschmack zu kommen. Dagegen kennen sie z. B. Bitterstoffe als natürliche Inhaltsstoffe von Lebensmitteln kaum noch, da diese in vorgefertigter Kindernahrung nicht vorkommen. Dafür werden andere Geschmacksrichtungen von „Food-Designern“ hervorgehoben. In Untersuchungen bevorzugten Kinder z. B. aromatisierten und gesüßten Erdbeerjoghurt ohne Erdbeeren gegenüber Naturjoghurt mit frischen Erdbeeren. Von klein auf werden wir an Kunstproduk-

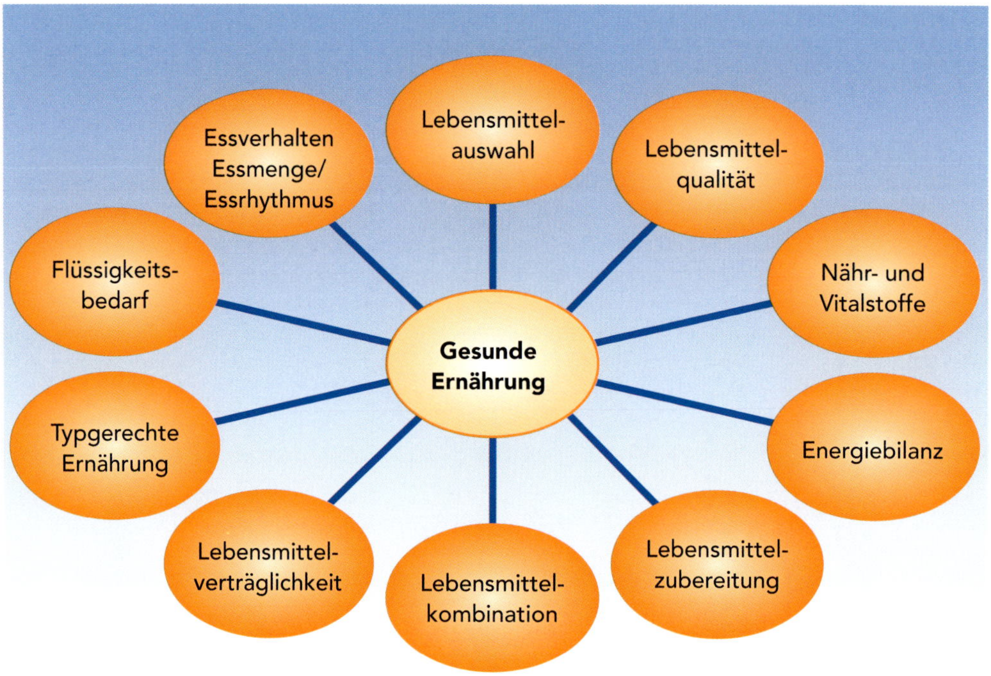

Abb. 14: Gesunde Ernährung – Quelle der Lebenskraft

te gewöhnt, denen die für eine gesunde Entwicklung notwendigen Vitalstoffe fehlen. Frühberentung im Kindesalter – Fast Food macht es möglich. Mehr als deutlich wird das an dem gehäuften Auftreten übergewichtiger und diabetischer Kinder.

„Lasst Eure Nahrungsmittel Heilmittel und Eure Heilmittel Nahrungsmittel sein."

Hippokrates

3.4 Lebensmittelqualität

Viele Verbraucher fordern zu Recht hochwertige Lebensmittel. Qualität hat jedoch ihren Preis, den nur ein relativ kleiner Anteil der Bevölkerung zu zahlen bereit ist. Dabei haben sich die Ausgaben für Lebensmittel in den letzten Jahrzehnten kontinuierlich vermindert und betragen nach Angaben des Umweltbundesamtes zur Zeit nur noch etwa 10 % der durchschnittlichen Haushaltsausgaben. Folglich geben die Deutschen im europäischen Vergleich am wenigsten für Lebensmittel aus. Eine langfristige Veränderung des Einkaufsverhaltens erfordert klare Informationen über den Nutzen im Hinblick auf gesundheitliche[2], umweltpolitische[3], sozialverträgliche[4] und ethische[5] Kriterien. Hochwertige Produkte müssen eindeutig deklariert sein und der Preis nachvollziehbar. Beim Einkauf ermöglicht die Art der Lebensmittelerzeugung (konventioneller oder ökologischer Anbau), der Verarbeitungsgrad, die Saison, die Reife, die Frische, der Geruch und die Sorte eine gute Orientierung. Sie bestimmen im Wesentlichen den Geschmack, denn das wertvollste Lebensmittel ist nicht viel wert, wenn es keinen Genuss bietet.

Saison, Reife, Frische, Geschmack, Geruch

Vertrauen Sie auf Ihren Scharfsinn, Ihre Geschmacksknospen mit ca. 6000 Geschmackszellen, Ihre Spürnase mit ca. 50 Millionen Riechzellen, die bis zu 4000 verschiedene Gerüche wahrnehmen können und vielleicht auch ein bisschen auf Ihren Instinkt. Durch den weltweiten Handel geht bei immer mehr Menschen das Gefühl für die Saison der heimischen Lebensmittel verloren. Saisongerecht geerntete Lebensmittel schmecken immer noch am besten und riechen am aromatischsten. Sie zeigen die höchsten Gehalte an gesundheitsfördernden Substanzen bzw. die geringsten an Rückständen (z. B. Pestizideinsatz im konventionellen Anbau, Nitrat). Verschaffen Sie sich einen Überblick (Tab. 14 und 15), denn es lohnt sich durchaus, zumindest in Zeiten mit gutem Angebot verstärkt auf regionale Ware zurückzugreifen. Das in den Wintermonaten vor allem die fruchtigen Exoten eine Bereicherung sind, versteht sich von selbst. Beim Gemüse gibt es allerdings eine Reihe von wertvollen Gemüsesorten (z. B. Grünkohl, Pastinaken, Schwarzwurzeln, Rosenkohl, Topinambur), die auch in dieser Zeit frisch geerntet werden können. Die Saison lässt sich aber auch mit eingefrorenem, eingeschlagenem (z. B. in einem Sandbeet) oder milchsaurem Gemüse verlängern. Insbesondere die seit Jahrtausenden bewährte Milchsäuregärung steigert durch die Aktivität der Milchsäurebakterien den Vitalstoffgehalt von z. B. Kraut, Möhren, Rote Bete, Gurken oder blanchierten Bohnen und lässt diese im Gärtopf zu gut bekömmlichen Delikatessen heranreifen, die Sie ohne Erhitzung als Salat genießen können.

---

2 z. B. Nährstoffdichte, Zusatzstoffe, Risiken gentechnisch veränderter Lebensmittel, Lebensmittelbestrahlung

3 z. B. Produkte aus kontrolliert biologischem Anbau, Regionalität, Saisonalität, Art der Verpackung

4 z. B. Kauf fair gehandelter Lebensmittel, gerechte Erzeugerpreise weltweit

5 z. B. artgerechte Tierhaltung, Verteilungsgerechtigkeit bei Lebensmitteln, Über-/Unterernährung

Ökologischer Anbau

Wichtige Kennzeichen des ökologischen Anbaus sind eine artgerechte Tierhaltung, die Erzeugung gesunder Nutzpflanzen z. B. durch Fruchtfolgen, der Verzicht auf chemisch synthetisierte Dünge- und Pflanzenschutzmittel, die Erhaltung und Förderung der Bodenfruchtbarkeit mit selbst erzeugtem organischem Dünger sowie die Pflege und Erhaltung der Kulturlandschaft. Seit der EG-Bio-Verordnung von 1991 dürfen Begriffe wie „Bio", „Öko", „ökologisch" oder „alternativ" nur noch für echte Bio-Produkte verwendet werden. Die Richtlinien sind für alle EU-Länder in gleicher Weise bindend. Ein wichtiger Meilenstein zu mehr Transparenz ist das im Jahr 2002 von der deutschen Regierung eingeführte grüne EG-Bio-Siegel. Es ermöglicht den Verbrauchern einen sicheren Umgang mit biologischen Lebensmitteln. Eine sehr gute Orientierung bietet der Hinweis auf folgende Verbände der ökologischen Landwirtschaft in Deutschland: Bioland, Demeter, Naturland, Gäa, Biopark, Bio-Kreis, Ökosiegel, Ecoland und Ecovin. Deren Richtlinien gehen sowohl in der Produktion von Lebensmitteln (z. B. Einsatz von Mikrowelle, Anzahl der Zusatzstoffe) als auch im Anbau über die der EG-Bio-Verordnung hinaus. Die Verbandsbetriebe müssen zu 100 % ökologisch wirtschaften, während nach der EG-Bio-Verordnung wirtschaftende Betriebe auch einen Teil der Nutzflächen umstellen können. Die Anbauverbände werden zudem doppelt geprüft: Zum einen durch die EG-Prüfung und zum anderen durch vorgeschriebene Kontrollen des jeweiligen Anbauverbandes. Vom ökologischen Anbau muss klar der „integrierte Anbau" abgegrenzt werden. Hierbei handelt es sich um eine konventionelle Anbauweise, bei der ein geringerer Einsatz von Chemie angestrebt wird.

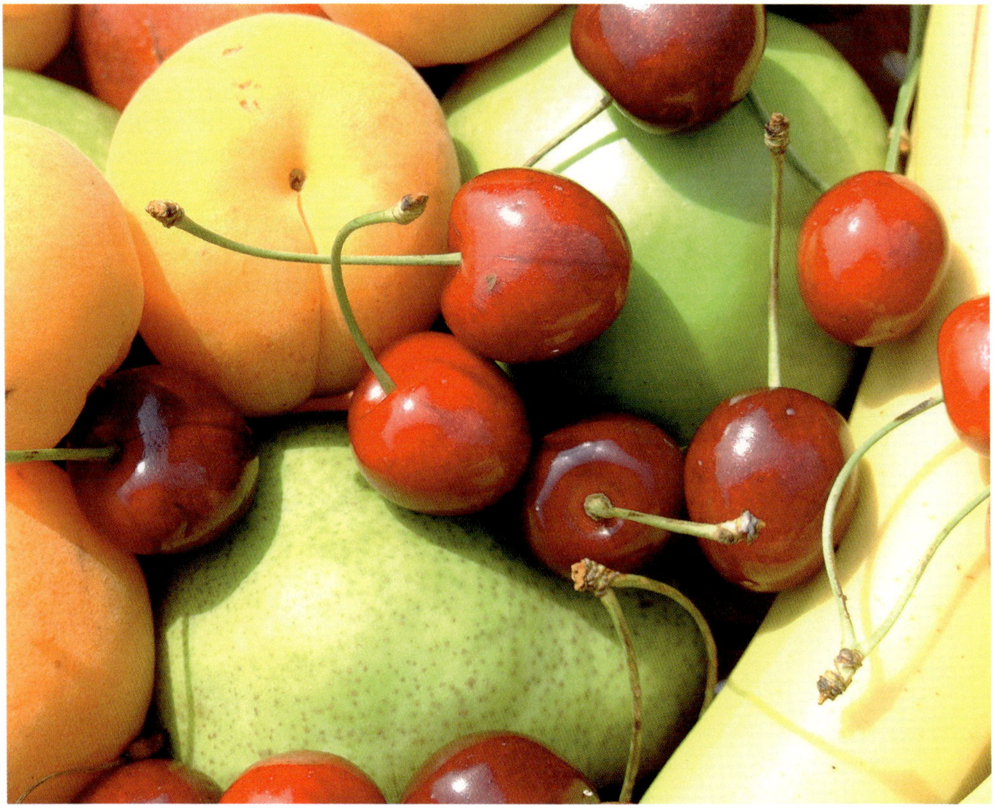

Tabelle 14: Gemüse hat immer Saison

	Jan	Feb	März	April	Mai	Juni	Juli	Aug	Sep	Okt	Nov	Dez	Nitrat
Aubergine					🟢	🔴	🔴	🔴	🔴	🟢			N
Blumenkohl					🟢	🔴	🔴	🔴	🔴	🔴	🟢		M
Bohnen					🟢	🔴	🔴	🔴	🔴	🔴	🟢		N
Brennnessel			🔴	🔴	🟢								–
Broccoli						🔴	🔴	🔴	🔴	🔴	🟢		M
Champignons	🔴	🔴	🔴	🔴	🔴	🔴	🔴	🔴	🔴	🔴	🔴	🔴	N
Chicorée	🔴	🔴	🔴	🟢					🟢	🔴	🔴	🔴	–
Chinakohl	🟢	🟢	🟢					🔴	🔴	🔴	🔴	🟢	M
Eisbergsalat					🟢	🔴	🔴	🔴	🔴	🔴	🟢		H
Endivien						🟢	🔴	🔴	🔴	🔴	🔴	🟢	H
Erbsen					🟢	🔴	🔴	🔴	🟢				N
Feldsalat	🔴	🔴	🟢	🟢	🟢				🟢	🔴	🔴	🔴	H
Fenchel							🟢	🔴	🔴	🔴	🔴	🟢	M
Grünkohl	🔴	🔴	🔴	🟢						🔴	🔴	🔴	M
Gurken						🟢	🔴	🔴	🔴	🔴	🟢		N
Kartoffel	🟢	🟢	🟢	🟢		🔴	🔴	🔴	🔴	🔴	🟢	🟢	–
Kohlrabi					🟢	🔴	🔴	🔴	🔴	🔴	🟢	🟢	M
Kopfsalat				🟢	🔴	🔴	🔴	🔴	🔴	🔴			H
Kürbis	🟢	🟢						🔴	🔴	🔴	🔴	🟢	N
Mangold						🔴	🔴	🔴	🔴	🔴	🟢	🟢	H
Möhren	🟢	🟢	🟢	🟢		🔴	🔴	🔴	🔴	🔴	🔴	🟢	N
Paprika						🟢	🔴	🔴	🔴	🔴	🟢		–
Pastinake	🔴	🔴	🔴	🔴	🟢				🟢	🔴	🔴	🔴	N
Lauch	🟢	🟢	🟢				🔴	🔴	🔴	🔴	🔴	🟢	N
Radieschen				🟢	🔴	🔴	🔴	🔴	🔴	🔴	🟢		H
Rettich					🟢	🔴	🔴	🔴	🔴	🔴	🟢		H
Rosenkohl	🔴	🔴	🟢						🟢	🔴	🔴	🔴	N
Rote Bete	🟢	🟢	🟢	🟢				🟢	🔴	🔴	🔴	🔴	H
Rotkohl	🔴	🔴	🔴	🟢				🟢	🔴	🔴	🔴	🔴	M
Schwarzwurzel	🔴	🔴	🔴	🔴	🟢			🟢	🔴	🔴	🔴	🔴	N
Sellerie	🟢	🟢	🟢	🟢				🟢	🔴	🔴	🔴	🔴	M
Spargel			🟢	🔴	🔴	🔴	🟢						N
Spinat	🟢	🟢	🔴	🔴	🔴				🔴	🔴	🔴	🔴	H
Steckrüben	🟢	🟢							🟢	🔴	🔴	🔴	M
Tomate						🟢	🔴	🔴	🔴	🔴	🟢	🟢	N
Topinambur	🔴	🔴	🔴	🔴	🔴				🟢	🔴	🔴	🔴	–
Weißkraut	🟢	🟢	🟢					🟢	🔴	🔴	🔴	🔴	M
Wirsing	🟢	🟢	🟢					🟢	🔴	🔴	🔴	🔴	M
Zucchini						🔴	🔴	🔴	🔴	🟢	🟢		M
Zuckermais								🔴	🔴	🔴	🟢		N
Zwiebel	🟢	🟢	🟢	🟢		🔴	🔴	🔴	🔴	🔴	🔴	🟢	N
	Jan	Feb	März	April	Mai	Juni	Juli	Aug	Sep	Okt	Nov	Dez	Nitrat

🔴 Hauptsaison 🟢 Nebensaison, gelagerte Ware Nitrat: N – niedrig, M – mittel, H – hoch

Tabelle 15: Fruchtige Gesundheit rund ums Jahr

	Jan	Feb	März	April	Mai	Juni	Juli	Aug	Sep	Okt	Nov	Dez
Ananas	🔴	🔴	🔴	🟢					🟢	🔴	🔴	🔴
Äpfel	🟢	🟢	🟢	🟢				🔴	🔴	🔴	🔴	🟢
Apfelsinen	🔴	🔴	🔴	🔴						🔴	🔴	🔴
Aprikosen					🟢	🔴	🔴	🔴	🟢			
Avocados	🔴	🔴	🔴	🔴	🟢	🟢	🟢	🟢	🟢	🔴	🔴	🔴
Bananen	🔴	🔴	🔴	🔴	🔴	🔴	🔴	🔴	🔴	🔴	🔴	🔴
Birnen	🟢	🟢	🟢				🟢	🔴	🔴	🔴	🔴	🟢
Brombeeren							🟢	🔴	🔴	🔴		
Clementinen	🔴	🔴	🟢							🟢	🔴	🔴
Erdbeeren					🔴	🔴	🔴	🔴	🟢			
Feige								🟢	🔴	🔴	🟢	
Grapefruits	🔴	🔴	🔴	🔴						🔴	🔴	🔴
Heidelbeeren							🔴	🔴	🔴	🟢		
Himbeeren						🟢	🔴	🔴	🔴	🟢		
Johannisbeeren						🟢	🔴	🔴	🔴	🟢		
Kirschen					🟢	🔴	🔴	🔴	🟢			
Kiwis	🔴	🔴	🔴	🔴	🔴	🔴	🔴	🔴	🔴	🔴	🔴	🔴
Mango	🔴	🔴	🔴	🔴	🔴	🔴	🔴	🔴	🔴	🔴	🔴	🔴
Melone					🟢	🔴	🔴	🔴	🔴	🔴	🟢	
Mirabellen						🟢	🔴	🔴	🔴	🔴		
Nektarinen/Pfirsich						🟢	🔴	🔴	🔴	🟢	🟢	
Pflaumen/Zwetschgen						🟢	🔴	🔴	🔴	🔴	🟢	
Renekloden						🟢	🔴	🔴	🟢			
Stachelbeeren					🟢	🔴	🔴	🔴	🟢			
Trauben							🟢	🔴	🔴	🔴	🔴	🟢
Zitronen	🔴	🔴	🔴	🔴	🔴	🔴	🔴	🔴	🔴	🔴	🔴	🔴
	Jan	Feb	März	April	Mai	Juni	Juli	Aug	Sep	Okt	Nov	Dez

🔴 Hauptsaison   🟢 Nebensaison, gelagerte Ware

Verarbeitungsgrad

Der Trend zu Fertigprodukten nimmt zu. Damit beginnt ein für unser Gewicht problematischer Kreislauf, weil viele be- und verarbeitete Lebensmittel durch den Zusatz von Fetten und/oder Zucker bzw. die Entfernung von Ballaststoffen in ihrer natürlichen Nährstoffrelation so verändert sind, dass es zu einer Konzentration im Kaloriengehalt kommt und Heißhunger begünstigt wird (Kapitel 3.5.5 und 3.5.11). Mit dieser Entwicklung ist die Anzahl an synthetisch, enzymatisch oder mikrobiologisch hergestellten Aromen, derer sich die Lebensmittelindustrie bedient, mittlerweile auf ca. 2500 Substanzen angestiegen. Diese können durch zum Teil suchtähnliche Wirkungen zusätzlich zum übermäßigen Essen verführen. Hinzu kommen eine Vielzahl an Konservierungsstoffen, Farbstoffen, Geschmacksverstärkern, Süßstoffen und Gewürzkonzentraten. Ohne diese Stoffe könnten sich Fruchtjoghurts, Fertigdesserts, Tütensuppen, Kartoffelerzeugnisse und Süßigkeiten aufgrund ihres Geschmacks wohl nicht am Markt behaupten und die Verwendung qualitativ minderwertiger Lebensmittel könnte nicht kaschiert werden. Aufgrund dieser Problematik machte Werner Kollath ein in der Vollwerternährung wiederholt herausgestelltes Grundprinzip zur wichtigsten Ernährungsmaxime:

„Lasst Eure Nahrung so natürlich wie möglich."

Er vertritt die Meinung, dass ganze unverarbeitete Lebensmittel mehr wert sind (Abb. 15), als wenn die einzelnen Inhaltsstoffe in isolierter Form aufgenommen werden, was in unserer heutigen Ernährung zunehmend geschieht (z. B. in Form von Vitamin-, Mineralstoff- und Ballaststoffpräparaten). Mit dem Austausch von Fertigprodukten gegen frische Lebensmittel nimmt der Gehalt an Zusatzstoffen einschließlich Salz drastisch ab, was zu Beginn sicherlich mit einer Umstellung des Geschmacks verbunden ist und einen kreativen Umgang mit Gewürzen (Kapitel 7.2) erfordert. Ihre Geschmacksnerven werden jedoch schnell empfindlicher und nehmen die geschmackliche Vielfalt naturbelassener und schonend zubereiteter Lebensmittel intensiver wahr.

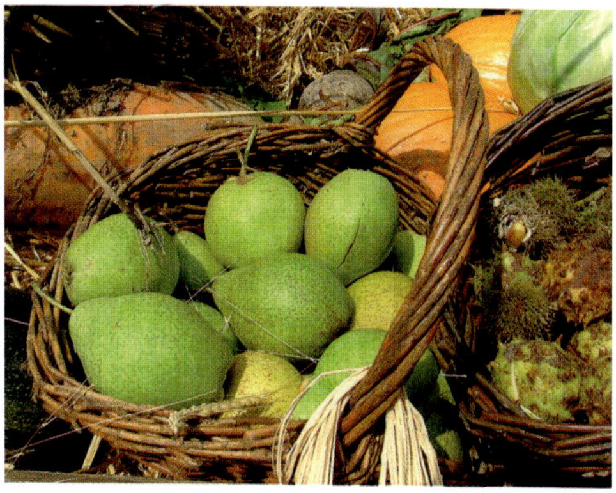

„Bevor nicht das zurzeit allgemein ungünstige Kohlenhydrat-Fett-Verhältnis im Speiseplan korrigiert wird, braucht man sich um die neusten Leistungsförderer in Pillenform kaum Gedanken zu machen. Keine Einzelmaßnahme wird so viel Erfolg bringen wie eine Optimierung der Gesamternährung. Wer seinen Körper unzureichend mit Nährstoffen versorgt oder ihn mit unausgewogener Nahrung regelrecht vergiftet, richtet auf Dauer Schäden an, die nur noch schwer korrigiert werden können."

Dr. med. Hans-Wilhelm Müller-Wohlfahrt

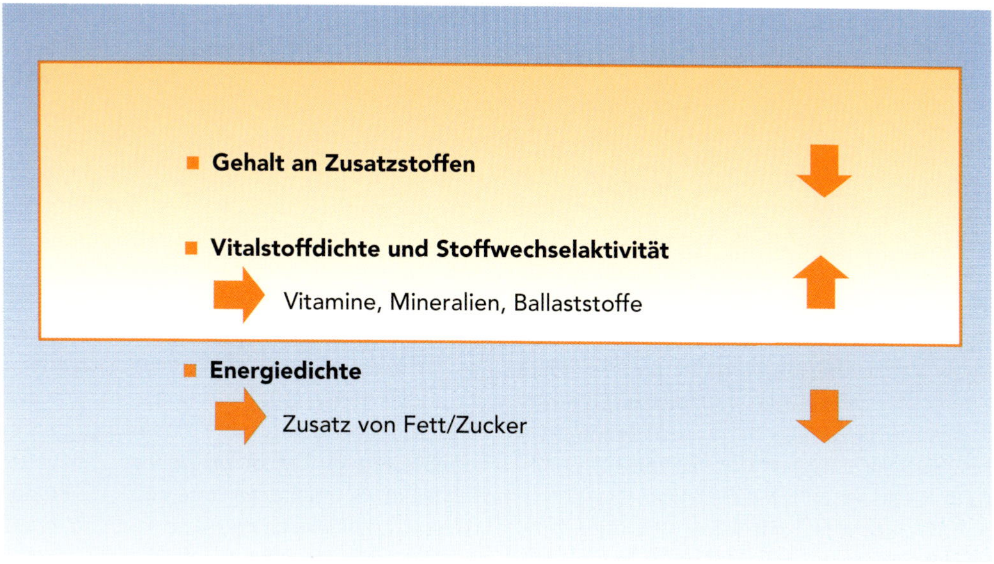

Abb. 15: Lebensmittelqualität zahlt sich aus

3.4.1 Konzept einer zeitgemäßen Ernährung

Wir essen um zu leben, aber essen wir auch, wie wir leben?

Tatsache ist, dass wir mit unserer modernen Lebensweise die verspeisten Mengen an Süßigkeiten, Limonaden, Fleisch, Käse, Sahne, Pommes frites usw. nicht verbrennen. Deshalb hat über die Hälfte der Bundesbürger Gewichtsprobleme. Im Berufsleben müssen wir uns in immer kürzeren Abständen auf technische und konzeptionelle Veränderungen einstellen. Daher wächst die individuelle Belastung im Hinblick auf Konzentration, Schnelligkeit und die Verarbeitung von Informationen. All das erfordert eine leichte und vitalstoffreiche Kost, also genau das Gegenteil dessen, was die Mehrzahl der Bundesbürger zu sich nimmt. Optimale Leistungen und körperliche Fitness kann keiner erwarten, der morgens kein Frühstück zu sich nimmt, sich mittags mit Würstchen und Pommes frites über Wasser hält, abends die schnelle Küche mit Fertigprodukten bevorzugt und den kleinen Hunger zwischendurch mit Süßigkeiten oder Knabberzeug begegnet. Mit einer solchen Kost brauchen Sie Ihre ganze Konzentration, um die Augen offen zu halten. Die Folge ist Stress-Frust-Essen und eine boomende Produktion von Zivilisationskrankheiten.

Die notwendige Energie um den Anforderungen des täglichen Lebens gerecht zu werden und gleichzeitig gesund zu bleiben setzt eine pflanzlich orientierte Kost voraus. Das können Sie tagtäglich überprüfen. Wenn Sie statt einer Käse-Salami-Pizza zum Mittagessen einen Gemüsekuchen (siehe Rezept) mit viel Gemüse, aber wenig Käse essen, ist Ihr Verdauungstrakt nicht überlastet und es bleibt Energie für geistige Leistungen. Fünfmal am Tag Obst und Gemüse heißt es in den Empfehlungen der Deutschen Gesellschaft für Ernährung. Gemüse, Salate, Obst, Vollkorngetreide, Kartoffeln und Hülsenfrüchte sind die echten Fitmacher. Sie lassen sich hervorragend mit Nüssen und Samen kombinieren, die dem Körper ebenfalls wichtige Vitalstoffe liefern (Kapitel 3.5.6). Als Ergänzung zu einer pflanzlich orientierten Ernährung können durchaus auch Milch und Milchprodukte, Fleisch, Fisch und Eier den Speiseplan bereichern. Wer gerne Fleisch isst, sollte mit dem traditionellen Sonntagsbraten Vorlieb nehmen oder Fleisch in Anlehnung an die asiatische Küche in kleinen Mengen mit anderen Lebensmitteln kombinieren (z. B. Reis-Gemüse-Pfanne mit Geschnetzeltem). So haben Sie den Geschmack von Fleisch, aber es steht nicht im Vordergrund. Generell sollten wir das Prinzip „Qualität statt Quantität" in unsere persönliche Lebensordnung einflechten. Die heutige Massenproduktion von Fleisch bzw. Fisch und die damit verbundene Tierhaltung und -fütterung sind, wie uns das in den letzten Jahrzehnten ein Skandal nach dem anderen aufzeigt, aus gesundheitlichen, ökologischen und ethischen Gesichtspunkten der falsche Weg. Immer mehr Menschen reduzieren aus diesen Gründen ihren Konsum von tierischen Lebensmitteln oder steigen um auf eine ovo-lakto-vegetabile Ernährung – eine Kostform ohne Fisch, Fleisch und Fleischprodukte, die Eier, Milch und Milchprodukte mit einbezieht.

Besonders viele Anhänger findet die Vollwerternährung (Tab. 16). Sie lehnt einen mäßigen Konsum von Fleisch oder Fisch nicht grundsätzlich ab. Nach den Aussagen der Vollwert-Experten Karl von Koerber, Thomas Männle und Claus Leitzmann stellt Vollwerternährung eine Synthese altbewährter Erfahrungen mit sinnvollen neuen wissenschaftlichen Erkenntnissen dar. Ziel dieser Ernährung ist ein höchstmöglicher biologischer Wertzustand der Lebensmittel. Übertriebene Be- und Verarbeitungsprozesse von Lebensmitteln sollen vermieden werden. Der Einsatz von synthetischem Dünger und chemischen Pflanzenbehandlungsmitteln wird abgelehnt. „Vollwerternährung berücksichtigt, bei ganzheitlicher Betrachtungsweise unseres Ernährungssystems, die Herkunft, Produktion, Lagerung, Verarbeitung und Zubereitung unserer Lebensmittel sowie ernährungsphysiologische

Erkenntnisse, ökologische Erfordernisse und weltweite Auswirkungen unseres Ernährungsverhaltens", schreibt Leitzmann.

Ergebnisse der Gießener Vollwert-Ernährungs-Studie ergaben, dass Vollwertköstler, die diese Empfehlungen umsetzen, in der Regel keine Gewichtsprobleme haben und im Hinblick auf ihre Nähr- und Wirkstoffzufuhr ebenso wie ihren Gesundheitsstatus sehr gut abschneiden. Das betrifft Vollwertköstler mit ovo-lakto-vegetabiler Ernährung genauso wie solche, die geringe Mengen Fleisch oder Fisch einbeziehen. Aus rein ernährungsphysiologischen Gesichtspunkten sind sie in den in der Pyramide empfohlenen Mengen nicht abzulehnen. Viele Rezeptbücher zur Vollwerternährung werden allerdings den Zielen der Vollwerternährung nicht gerecht. Sie enthalten zwar meistens keine Fleisch- und Wustwaren, dafür aber häufig große Mengen an Milchprodukten. Dadurch können sich die gleichen Probleme im Hinblick auf die Nährstoffrelation ergeben wie bei der üblichen Mischkost.

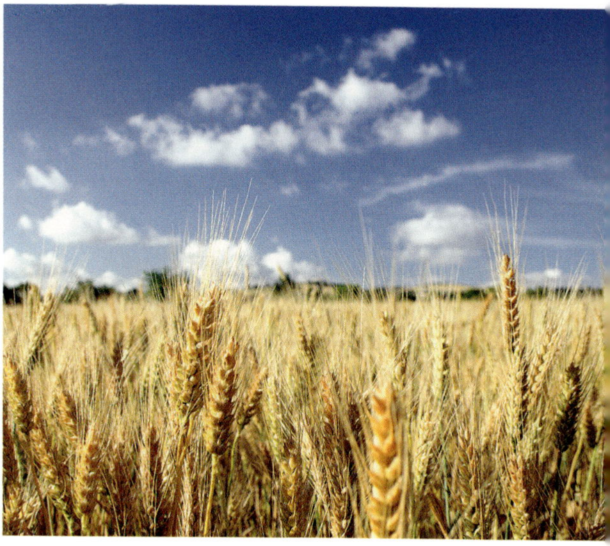

Im Umgang mit meinen Empfehlungen möchte ich betonen, dass es keinen Sinn macht, sich Lebensmittel zu verbieten, auf die man Hunger hat. Hier ständig an die persönliche Willenskraft zu appellieren und sich in Selbstkasteiung und Verzicht zu üben, führt auf lange Sicht eher zu Essstörungen als zu einem gesunden Ernährungsverhalten (vgl. Kapitel 1). Darüber hinaus ist der gesunde menschliche Organismus widerstandsfähig genug, um den gelegentlichen Verzehr ernährungsphysiologisch minderwertiger Produkte bei einer tendenziell hochwertigen Ernährung zu kompensieren.

Tabelle 16: Grundumsätze und Ziele der Vollwerternährung

Grundsätze

- Genussvolle und bekömmliche Speisen
- Bevorzugung pflanzlicher Lebensmittel
- Bevorzugung gering verarbeiteter Lebensmittel
- Ökologisch erzeugte Lebensmittel
- Regionale und saisonale Erzeugnisse
- Umweltverträglich verpackte Produkte
- Fair gehandelte Produkte

Ziele (jeweils weltweit)

- Hohe Lebensqualität, besonders Gesundheit
- Schonung der Umwelt
- Faire Wirtschaftsbeziehungen
- Soziale Gerechtigkeit

Quelle: Vollwerternährung von Koerber, Männle, Leitzmann; Haug Verlag

„Entscheidend ist nicht, wie Sie sich zwischen Weihnachten und Neujahr ernähren, sondern wie Sie sich zwischen Neujahr und Weihnachten ernähren."

Prof. Dr. Claus Leitzmann

Nach meinen Erfahrungen lässt der Heißhunger auf Süßigkeiten, Knabberzeug oder Wurst mit der Umstellung auf eine gesunde Ernährung ganz ungezwungen nach, denn wenn Sie Ihren Gaumen erst einmal mit genussvollen Kombinationen hochwertiger und frisch zubereiteter Lebensmittel verwöhnt haben, verbessern sich Ihre Geschmackssensibilität, Ihr Wohlbefinden und Ihre Vitalität. Eine gute Orientierung bezüglich der Lebensmittelauswahl bietet Ihnen meine Lebensmittelpyramide, die ich mit dem Anspruch einer zeitgemäßen Ernährung entwickelt habe (Abb. 12).

Hier finden Sie konkrete Empfehlungen sowohl für Personen mit ovo-lakto-vegetabiler Ernährung als auch für Mischköstler, die einen mäßigen Konsum von Fleisch, Fisch oder Wurst umsetzen möchten. Die relativ niedrigen Mengen bei den tierischen Lebensmitteln sind im Kontext ernährungsphysiologischer und ökologischer Kriterien zu sehen. Für beide Kostformen ermöglichen die Empfehlungen eine ausgewogene Nähr- und Vitalstoffaufnahme und eine bedarfsgerechte Energiezufuhr.

Mit der ovo-lakto-vegetabilen Ernährung nehmen Sie durchschnittlich 1300 kcal/Tag auf, wenn Sie sich bei den Empfehlungen insgesamt an den unteren Mengenangaben orientieren. Im mittleren Bereich wären es 1900 kcal/Tag – hier wird z. B. bei Käse 150 g/Woche berücksichtigt – und im oberen Bereich 2500 kcal/Tag. Somit ermöglicht die Pyramide eine bedarfsgerechte Ernährung für Personen mit einem niedrigen, mittleren und höheren Energiebedarf. Die Nährstoffrelation liegt bei den einzelnen Varianten bei ca. 17 % Eiweiß, 18 % Fett und 65 % Kohlenhydraten. Dabei sind die kalorienfreien Ballaststoffe, die für unsere Verdauungsenzyme weitgehend unverdaulich sind, nicht berücksichtigt. Sie sind dem Kohlenhydratanteil zuzurechnen und liegen zwischen 40 und 70 g/Tag.

Eine Ergänzung der ovo-lakto-vegetabilen Ernährung durch Fleisch, Fisch oder Wurst erhöht die Kalorienaufnahme im unteren Bereich auf 1430 kcal/Tag, im mittleren Bereich auf 2070 kcal/Tag und im oberen Bereich auf 2700 kcal/Tag. Hierbei verändert sich die Nährstoffrelation geringfügig zugunsten eines höheren Eiweiß- (ca. 20 %) und Fettanteils (ca. 20 %), während der Kohlenhydratanteil bei ca. 60 % liegt. Mögen Sie keine Wurst, dafür aber Fleisch bzw. Käse, dann könnten Sie die entsprechenden Mengen diesen Lebensmitteln hinzu rechnen. Kartoffelliebhaber könnten weniger Hülsenfrüchte einbeziehen.

Personen mit Gewichtsproblemen sollten sich an den unteren Mengenangaben orientieren. Reichen diese nicht aus, ist insbesondere eine Erhöhung des Gemüse-, Salat- und Obstanteils empfehlenswert. Gemüse und Obst (z. B. Müsli, Obstauflauf) sollten etwa im Verhältnis von 6:1 mit Getreide, Getreideprodukten oder Hülsenfrüchten kombiniert werden. Bei einer Gemüse-Nudel-Pfanne kämen also auf 300 g Gemüse ca. 50 g (Rohgewicht) Nudeln. Das Verhältnis von Gemüse zu Kartoffeln sollte bei mindestens 3:1 liegen. Dagegen wäre bei sportlich aktiven Personen eine Orientierung an den oberen Mengenangaben sinnvoll. Da diese Personen mehr Kohlenhydrate und Energie benötigen, sollte das Verhältnis von Gemüse und Obst zu Getreide, Getreideprodukten, Hülsenfrüchten und Kartoffeln niedriger liegen. Insgesamt lässt die Pyramide genügend Spielraum für individuelle Vorlieben und Bedürfnisse.

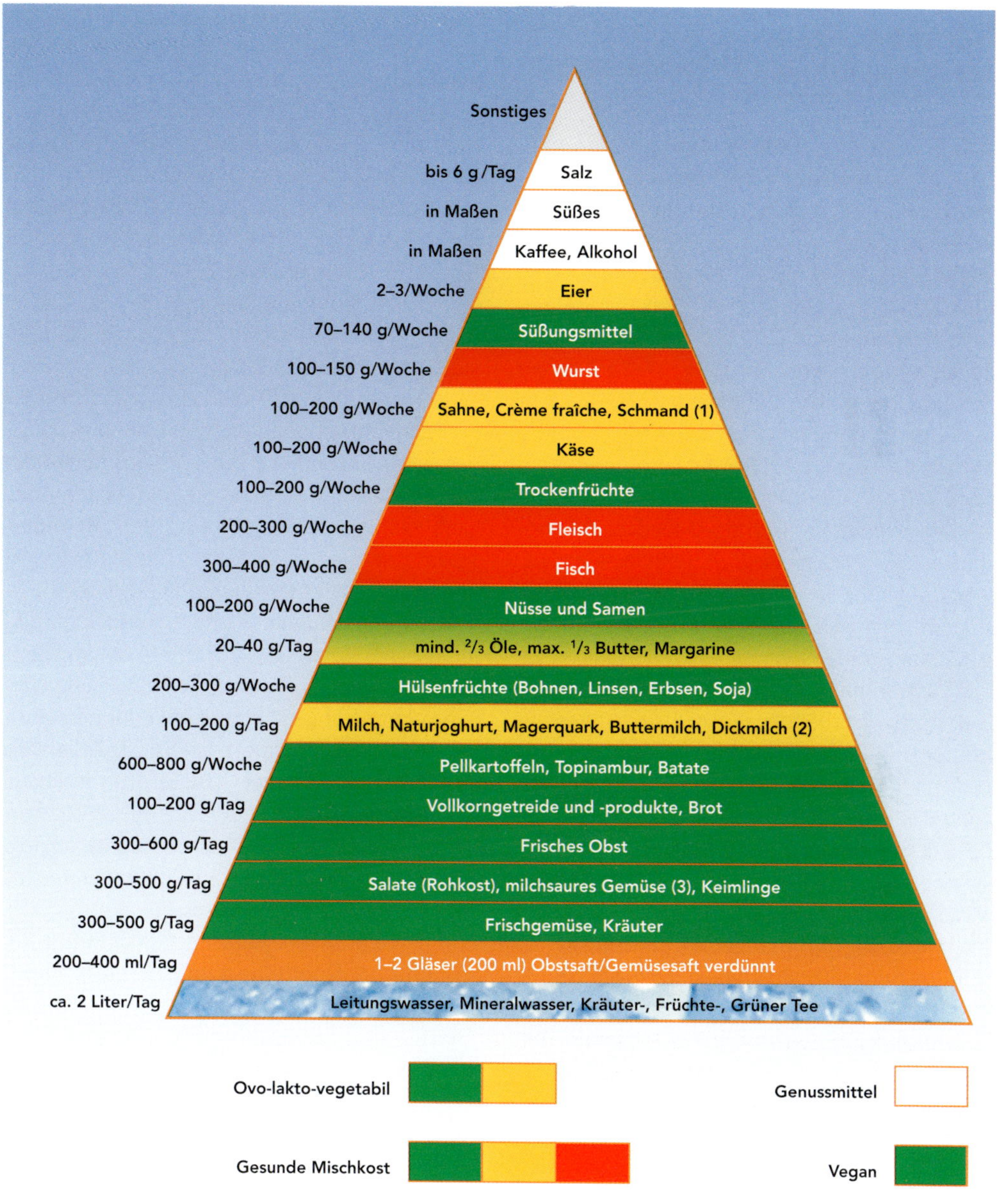

Abb. 16: Lebensmittelpyramide: Gesunde Lebensmittel – gesunder Körper

1. Die fettreichen Milchprodukte Sahne, Crème fraîche und Schmand können gegen Sojasahne oder auch gegen die in Punkt 2 aufgezählten Produkte ausgetauscht werden.
2. Pflanzliche, laktosefreie Alternativen zu fettarmen Kuhmilchprodukten bzw. zu Milch sind Reis-, Hafer-, Kokos-, Mandel- und Sojamilch, Sojajoghurt oder Tofu (vgl. Teil 3).
3. Milchsaueres Gemüse wie z. B. Sauerkraut → Kapitel 3.4

3.5 Lebensmittelauswahl – die Pyramide als Orientierung

3.5.1 Gemüse, Salate, Obst – die Lightprodukte der Natur

Ihre Zusammensetzung ist zum Abnehmen ideal. Sie enthalten wenig energieliefernde Nährstoffe, sind dafür aber voll von sekundären Pflanzenstoffen, Mineralien und Vitaminen (mit Ausnahme von B_{12}), die den Stoffwechsel in Schwung bringen. Tabellen 19–22 können Sie entnehmen, wie viel Prozent des Tagesbedarfs an Vitaminen und Mineralien mit einer Portion Gemüse bzw. Obst aufgenommen werden. Wahre „Fatburner" sind Vitamin C, Magnesium und Eisen. Vitamin C fördert die Produktion von Hormonen (Adrenalin, Cortisol, Noradrenalin), die die Fettverbrennung unterstützen. Magnesium und Eisen sorgen für eine gute Sauerstoffversorgung der Zellen, ohne die die Verbrennung von Fetten auf Sparflamme läuft. Zudem erhöht Magnesium vor allem in Kombination mit Bewegung die Zahl der Fettverbrennungsöfchen (Mitochondrien) in den Muskelzellen. Gemeinsam mit Zink aktiviert es nahezu alle Enzyme, die in unserem Energiestoffwechsel bzw. bei der Verbrennung der Nährstoffe eine wichtige Rolle spielen. Symptome wie Müdigkeit, mangelnde Leistungsfähigkeit und Nervosität sind häufig die Folge von Vitalstoffmangel, der dann vorliegt, wenn Sie zum Typ Gemüsemuffel gehören. Keine Lebensmittelgruppe liefert pro 100 kcal eine derartige Dichte an Vitalstoffen wie Gemüse – auch nicht Obst. Sogar beim Vitamin-C-Gehalt kann Gemüse locker mit Obst mithalten.

Neben der hohen Vitalstoffdichte stellen die Verteilung der Nährstoffe und der extrem hohe Wasseranteil (meist zwischen 80 und 95 %) von Obst und Gemüse die Weichen in Richtung schlank. Eigentlich sind sie das vitalstoffreichste Wasser, das die Natur uns anbietet. Fette sind mit Ausnahme der Avocado nur in Spuren enthalten, dafür aber umso mehr gefäß- und zellschützende Carotinoide, aus denen der Körper das aktive fettlösliche Vitamin A produziert. Mehrere kleine Gemüse- und Obstmahlzeiten pro Tag erhöhen ihre Konzentration in Blut und Gewebe gegenüber einer großen Portion. Um die Aufnahme von Carotinoiden und fettlöslichen Vitaminen zu verbessern, mischen Sie nach dem Garprozess etwas Öl, Nüsse oder Avocadomus unter die Gerichte oder den Obstsalat. Beim Eiweiß muss man im Obst ebenfalls auf Spurensuche gehen. Das ist kein Nachteil, denn dadurch schafft Obst einen Ausgleich zur üblich hohen Eiweißaufnahme, zumal es die Ausscheidung von Harnsäure fördert. Dagegen wird Gemüse mit einem Anteil von 1–6 % als Eiweißquelle unterschätzt. Bei 600–800 g Gemüse bzw. Salat pro Tag trägt es in einer pflanz-

Tabelle 17: Energiemenge Wurstbrötchen vs. Obst und Gemüse

Lebensmittel	kcal	Lebensmittel	kcal	Lebensmittel	kcal
100 g Brötchen	224	400 g Möhren	100	60 g Banane	56
50 g Salami	186	200 g Kartoffeln	140	100 g Orange	42
15 g Butter	113	100 g Zwiebeln	28	100 g Apfel	54
		10 g Butter	75	200 g Papaya	26
Summe	**523**	**Summe**	**343**	**Summe**	**178**

Die Wurstbrötchen enthalten 523 kcal. Um die gleiche Energiemenge mit dem Möhrengemüse aufzunehmen, müssten Sie 1,1 kg Möhren essen. Da Sie wahrscheinlich nicht mehr als 400 g Möhren schaffen, bleibt nachmittags noch genügend Spielraum für einen Obstsalat.

lich orientierten Ernährung durchaus zu einer ausreichenden Eiweißaufnahme bei. Es ergänzt sich mit dem Eiweiß von Getreide hervorragend und fördert in dieser Kombination ein lang anhaltendes Sättigungsgefühl. Kohlenhydrate sind im Obst reichlicher vertreten als im Gemüse. Daraus erklärt sich der höhere Kaloriengehalt von Obst. Aber auch Gemüse kann bis zu 12 % Kohlenhydrate (Pastinaken, grüne Erbsen) enthalten, während beim Obst die Bananen mit 21 % am höchsten liegen.

Gemüse und Obst räumen mit der Vorstellung auf, dass schlank sein Verzicht bedeutet (Teil 3). Im Gegenteil: Je mehr Sie vor allem bei Gemüse und Salaten zuschlagen, desto schneller wird Ihr Traum vom gesunden und schlanken Körper Wirklichkeit. Die 150 g Gemüse bzw. 200 g Obst, die der Bundesbürger durchschnittlich pro Tag genießt, sind zur Anregung der Fettverbrennung zu wenig. Griechen, Italiener und Spanier gönnen ihrem Körper die doppelte Menge. Bei Gemüse, Salaten und Obst sollten Sie jeweils auf eine Menge von 300–400 g/Tag kommen. Statt Diätwaage einen vollen Obst- und Gemüsekorb – damit schmelzen die Pfunde wirklich, wie wir das an vielen unserer Gäste beobachten können. Ein einfaches Beispiel finden Sie in Tabelle 17.

Wenn Sie schlank, leistungsfähig und gesund durch den Tag gehen möchten, dann starten Sie für sich ganz individuell die Kampagne „Five a day", die 1991 übrigens mit sehr viel Erfolg in den USA vom Nationalen Gesundheitsinstitut ins Leben gerufen und auch von der Deutschen Gesellschaft für Ernährung übernommen wurde. Fünfmal am Tag ca. eine Handvoll Gemüse und Obst ist sozusagen ein Garantieschein im Hinblick auf Ihr Ziel. Ein Garantieschein mit Bonuspunkten für Ihre Gesundheit, denn das Dreierteam Gemüse, Salat

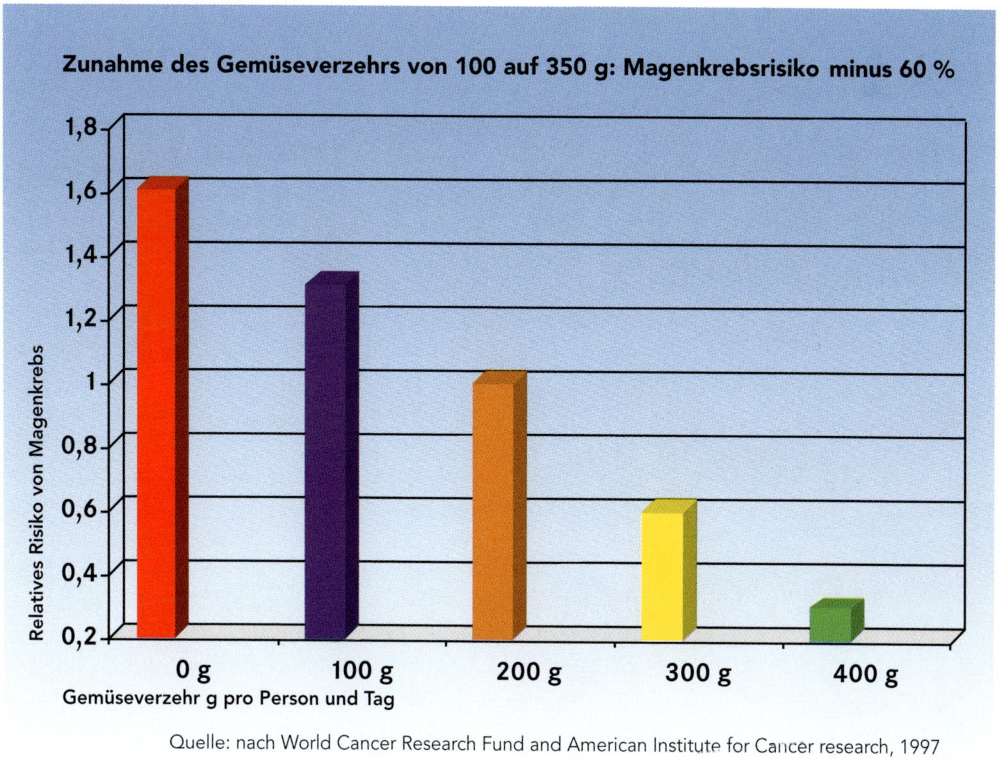

Abb. 17: Magenkrebsrisiko in Abhängigkeit des Gemüsekonsums

und Obst ist die beste Medizin gegen die sich ausbreitenden Zivilisationskrankheiten. Das zeigen nationale und internationale Studien eindeutig. In einer Studie des Amerikanischen Instituts für Krebsforschung wurde z. B. der Gemüsekonsum von 100 auf 350 g/Tag gesteigert. Damit nahm das Risiko, an Magenkrebs zu erkranken, um 60 % ab (Abb. 17).

Im Grunde gibt es bei Gemüse und Salaten nach oben keine Grenzen. Sie sollten auf ein angenehmes Sättigungsgefühl achten und die Verdauungswerkzeuge nicht überfordern. Obwohl Gemüse sehr gut verdaulich ist, können die darin enthaltenen Ballaststoffe vor allem bei zu viel Rohkost Blähungen verursachen. Wichtig ist, dass Sie Ihren Körper langsam an eine ballaststoffreichere Kost gewöhnen. Ein Rohkostteller ist als Vorspeise ideal, weil dadurch das Kauen gefördert wird. Der Körper hat dann genügend Zeit, Ihnen ein Sättigungsgefühl zu signalisieren. Salat in Kombination mit Suppe, Hauptgericht und evtl. Nachspeise sind jedoch leicht zu viel. Je nach Umfang des Salattellers sollte deshalb der Rest des Menüs entsprechend kleiner ausfallen oder der Salatteller mit Brot oder Gemüsefrikadellen als Haupt- oder Zwischenmahlzeit gegessen werden.

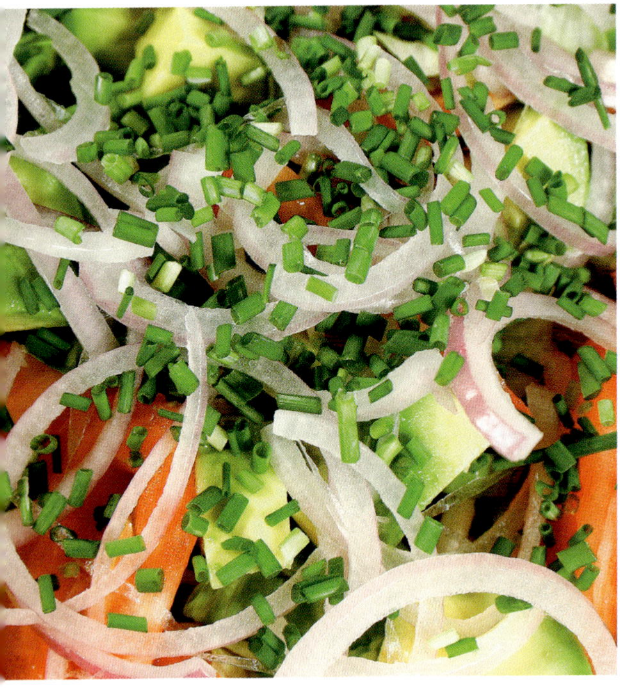

Täglich eine Portion Rohkost – die Zauberformel für gesundes Essen

An der Universität von Oxford konnte in einer Untersuchung festgestellt werden, dass durch regelmäßiges Einbeziehen von Rohkost das Risiko, an einem Herzinfarkt zu sterben, um 26 % abnahm. Im rohen Zustand bleiben die hitzeempfindlichen Vitamine (v. a. C, Folsäure, B_1) sowie die vielen sekundären Pflanzenstoffe, wie Geschmacks- und Aromastoffe, voll erhalten, was man auch schmeckt. Das heißt nicht, dass Sie zum Rohköstler werden sollen. Eine gesunde und individuell angepasste Mischung aus Rohem und Gekochtem ist das Ziel. Ältere Menschen, denen das Kauen schwer fällt, vertragen Gemüsesuppe meist besser als Rohkost. Zudem werden aus Gekochtem einige Stoffe besser aufgenommen. Die Bioverfügbarkeit von Carotinoiden aus gekochtem Wurzelgemüse erhöht sich beispielsweise um das Zwei- bis Dreifache, da die Pflanzenzellen besser aufgeschlossen werden. Die Carotinoide aus Salaten sind dagegen im rohen Zustand besser verfügbar. Insofern sind Aussagen wie „Der Tod sitzt im Kochtopf" absolut überzogen, zumal es auch Tage gibt, an denen sich viele Menschen einfach nur nach etwas Warmen sehnen. Allerdings kommt es beim Kochen von Gemüse auf die richtige Technik, Garmethode und Garzeit an, damit die Vitalstoffe optimal erhalten bleiben (vgl. Kapitel 7.1). Eine weitere interessante Variante ist die Kombination aus Gekochtem und Rohem. Mischen Sie dazu Frucht- und Gemüsestückchen (z. B. Apfelsine, Mango, Trauben, Paprika, Zucchini, Tomaten, Champignons) direkt vor dem Servieren unter die verschiedenen Gerichte. Auf diese Weise können Sie die Vorteile von Gekochtem und Rohem vereinen und aus ganz einfachen Rezepten wertvolle Delikatessen zaubern (Teil 3).

Freie Radikale – gefährlich, aber lebenswichtig!

Freie Radikale sind sehr reaktionsfreudige Sauerstoffmoleküle, die nach Elektronen im Körper jagen, da ihnen selbst solche fehlen. Da Sie sich möglicherweise schon lange nicht mehr mit Elektronen, Atomen und Molekülen beschäftigt haben, möchte ich Sie zu einer kleinen Reise in die Molekularbiologie einladen. Alles Stoffliche einschließlich des menschlichen Körpers besteht aus Molekülen, die aus Atomen aufgebaut werden. Ein Atom verfügt über einen Atomkern, der, wie die Sonne von Planeten, auf verschiedenen Umlaufbahnen von Elektronen umkreist wird. Wenn die Elektronen auf einer Umlaufbahn als Paar (zu zweit) umher sausen, dann ist das Atom stabil. Alleine fühlen sie sich nicht wohl, weshalb sie ohne Rücksicht auf Partnersuche gehen. Sie sind deshalb sehr reaktionsfreudig oder auch aggressiv.

Den anderen Atomen gefällt es überhaupt nicht, wenn sie ihre Elektronen weggenommen bekommen. Können sie sich der Angriffe nicht erwehren, dann werden sie mit dem Verlust von Elektronen selbst instabil und gehen auf Elektronenfang. Wie Sie sich vorstellen können, kann es dabei sehr schnell zu einer Kettenreaktion und einem ziemlichen Durcheinander im Körper kommen. Natürlich hat der Körper gelernt, mit den Radikalen zu leben. Treten sie aber in großen Mengen auf, dann können sie richtig gefährlich werden.

Dafür ist die Chemotherapie bei Krebspatienten ein gutes Beispiel. In diesem Fall wird durch Medikamente die massenweise Bildung freier Radikale bewusst provoziert. Die Zellen werden dadurch derart mit freien Radikalen bombardiert, dass ein umfangreiches Zellsterben einsetzt. Davon sind die Krebszellen stärker betroffen als die gesunden Zellen. Letztere verfügen über spezielle Enzymsysteme und Reparaturmechanismen, mit deren Hilfe sie sich mit aller Kraft gegen das Bombardement zu wehren versuchen. Aber auch sie werden stark in Mitleidenschaft gezogen, wie am Haarausfall deutlich wird.

Experten in der Molekularforschung gehen heute davon aus, dass jede Zelle pro Tag etwa 10.000-mal von solchen freien Radikalen angegriffen wird. Man bezeichnet das als oxidativen Stress. Die Radikale entstehen in den Kraftwerken (Mitochondrien) jeder einzelnen Zelle. Hier werden die Nährstoffe mithilfe des Sauerstoffs verbrannt (oxidiert), wobei Wärme (Energie), Wasser (H_2O) und Kohlendioxid (CO_2) entsteht. Ist der Sauerstoff derart gebunden, ist er ungefährlich. Das gelingt aber niemals vollständig und so verbleiben immer auch Sauerstoffmoleküle, denen Elektronen fehlen und die man als freie Radikale bezeichnet. Auch Ozon ist nichts anderes als aggressiver Sauerstoff. Paradoxerweise kann gerade Sauerstoff, der alles Leben auf der Erde erst ermöglicht, durchaus auch zu einer lebensgefährlichen Bedrohung werden.

Nun wird die Bedeutung der Ernährung verständlich. In Lebensmitteln befinden sich eine Vielzahl Substanzen, die für den Aufbau zelleigener Schutzenzyme notwendig sind oder die sich direkt den Sauerstoffradikalen opfern. Substanzen, die den Radikalen die erwünschten Elektronen geben, bezeichnet man als Radikalfänger oder Antioxidanzien. Sie helfen den auf die Neutralisierung von Radikalen spezialisierten Enzymsystemen in ihrem immerwährenden Kampf gegen die freien Radikale. Die wichtigsten Antioxidanzien sind einige Vitamine (A, C und E), Mineralien (Zink, Selen, Kupfer, Mangan), Aminosäuren sowie sekundäre Pflanzenstoffe. Die Wirkung von Antioxidanzien können Sie leicht an einem geriebenen Apfel erkennen. Ein ungeschützter Apfel ist den radikalen Sauerstoffverbindungen hilflos ausgeliefert und wird oxidiert. Das können Sie an seiner braunen Farbe erkennen. Die Zellen werden regelrecht wie eine Nuss aufgeknackt, wodurch der Apfel matschig wird. Nehmen Sie den gleichen geriebenen Apfel und beträufeln Sie ihn mit Zitronensaft. Das darin enthaltene Vitamin C wirkt antioxidativ und schützt die Zellen des Apfels vor dem Sauerstoff. Der Apfel bleibt frisch und knackig.

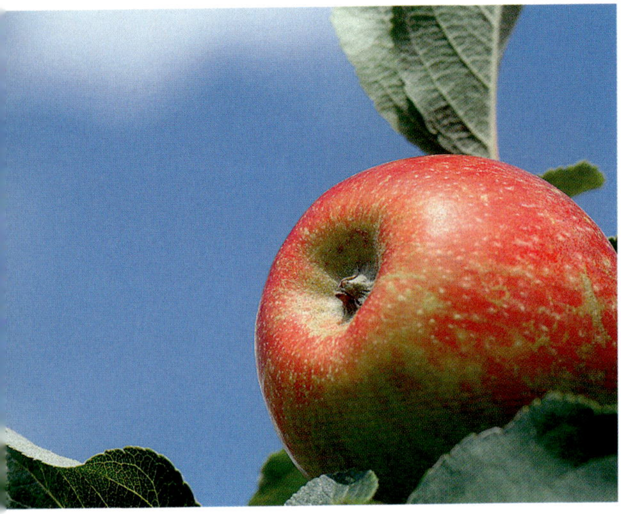

Folglich können Sie sich vor freien Radikalen schützen. Untersuchungen zeigen, dass eine obst- und gemüsereiche Ernährung die antioxidative Kraft in Blut und Zellen verbessert und den natürlichen Stoffwechsel jeder einzelnen Zelle fördert. Alterungsprozesse der Zellen werden dadurch verzögert und leistungsfähige Organfunktionen ermöglicht. Der Schutz durch hochwertige Lebensmittel wird mit zunehmendem Alter immer wichtiger, da die körpereigenen Enzymsysteme schwächer werden. Er entspricht einer Altersversicherung, wie sie rentabler nicht sein könnte. Ohne Risiko, aber mit ausgezeichneten Gewinnchancen.

Antioxidanzienreiche Ernährung – Schutz gegen Zivilisationskrankheiten

Die UV-Strahlung des Sonnenlichts begünstigt die Entstehung von freien Radikalen im Körper. Die Augen sind dieser Strahlung besonders intensiv ausgesetzt. Deshalb benötigt die Linse des Auges eine hohe Konzentration an Vitamin C und A. Vitamin C ist hier etwa 40-mal höher konzentriert als im Blut. Wird von diesen Substanzen zu wenig aufgenommen, bewirken geschädigte Protein- und Fettmoleküle eine Trübung der Linse (Grauer Star), an der besonders in südlichen Ländern viele Menschen erblinden. Die typischen Altersflecken auf der Haut sind ebenfalls auf oxidierte Eiweißmoleküle zurückzuführen, die der Körper nicht mehr abbauen kann. Sie sind vorwiegend ein kosmetisches Problem. Gefährlich wird es für den Körper dann, wenn durch übermäßige Sonneneinstrahlung und Radikalbildung Hautzellen entarten (Melanom). Insbesondere sollten Sie sich bei Sonnenbädern im Schwimmbad oder am Strand ausreichend vor Sonnenbrand schützen.

Jede Zelle kann nur gesund sein, wenn die sie umgebende Membranschicht intakt ist. Durch sie gelangen die Nährstoffe in die Zellen und die Stoffwechselendprodukte entweichen. Die Zellmembranen beinhalten einen hohen Anteil an ungesättigten Fettsäuren, die aufgrund ihrer Instabilität die Lieblingsspeise von freien Radikalen darstellen. Vitamin E hat nun die Aufgabe, die Fettsäuren vor Radikalen zu schützen und damit einen normalen Stoffaustausch der Zellen zu ermöglichen. Ein Mangel an Vitamin E kann dazu führen, dass die Zellen wie „Emmentaler Käse“ durchlöchert werden. Dadurch können die Schutzenzyme entweichen und die freien Radikale haben ein leichtes Spiel. Wird nun auch die Erbsubstanz im Zellkern in Mitleidenschaft gezogen, dann entstehen bei der Zellteilung Tochterzellen mit falschen Erbinformationen und das Krebsrisiko steigt. Forscher gehen mittlerweile davon aus, dass Krebs überwiegend auf freie Radikale bzw. einen unzureichenden antioxidativen Schutz zurückzuführen ist.

Dies wird auch bei Arteriosklerose für sehr wahrscheinlich gehalten. Während früher zu viel Cholesterin im Blut generell als gefährlich angesehen wurde, so beschränkt sich das heute vorwiegend auf oxidiertes Cholesterin. Cholesterin wirkt selbst als Radikalfänger, sodass es nicht verwundert, wenn oxidierte Cholesterinmoleküle infolge eines Mangels an Antioxidanzien im Blut überhandnehmen. Das Problem dabei ist, dass sie in oxidierter Form wahrscheinlich nicht mehr von den Zellen aufgenommen werden können. Dann wird das Immunsystem mit seinen Fresszellen aktiv und versucht diese zu vernichten, was ihm bis zu einem gewissen Grad auch gelingt. Ist das Fass aber am Überlaufen, dann kommt es zu Schäden bzw. arteriosklerotischen Veränderungen an den Gefäßwänden.

Immunschutz durch freie Radikale

Das Risiko, das von freien Radikalen ausgeht, ist nur die eine Seite der Medaille. Denn in der Vernichtung von Zellen liegt gleichzeitig ihre biologische Funktion. Während sie gesunden Zellen wenig anhaben können, vernichten sie kranke oder schwächelnde Zellen und ermöglichen dem Körper ein für sein Überleben notwendiges gesundes Zellsystem. Sogar die Immunzellen benutzen freie Radikale gezielt, um krankmachende Bakterien, Viren und Pilze zu zerstören. Kommt es zu einer Infektion, werden Milliarden von Immunzellen aktiv, die massenweise freie Radikale produzieren. Auch sie bombardieren damit die Erreger und vernichten sie auf diese Weise. Deshalb kommt es bei jedem Entzündungsvorgang zu einem sehr starken Anstieg von freien Radikalen. Hier ist es besonders wichtig, den Immunzellen ebenso wie den Körperzellen durch eine reichliche Antioxidanzienaufnahme dabei zu helfen, dass sie selbst nicht geschädigt werden.

Gleichermaßen wichtig sind Antioxidanzien, um sich der zunehmenden Belastung mit freien Radikalen durch die heutige Umwelt- und Lebenssituation zu erwehren. Neben den Lichteinflüssen sind Gift- und Schadstoffe (Agrar- und Luftschadstoffe, Schwermetalle, Zigarettenrauch, Ozon), elektromagnetische Strahlungen, Medikamente, übertriebener sportlicher Ehrgeiz und Stress die Hauptverursacher für die Radikalbildung im Körper. All diese Zusammenhänge können den Schluss nahelegen, dass die Lösung des Problems in Nahrungsergänzungsmitteln liegt, die mit Antioxidanzien angereichert sind. In isolierter Form sind sie aber nichts weiter als Krücken. Bei bestimmten Gebrechen sind sie zweifelsohne hilfreich. Sobald es aber ohne sie geht, wird dies niemand ablehnen. Sie ersetzen keineswegs eine gesunde Ernährung, mit deren Inhaltsstoffen der Körper seinen eigenen Zellschutz ebenso wie ein kompetentes Immunsystem aufbaut.

Nahrungsergänzungsmittel – die Natur kann es besser

„Zu viel von etwas ist zugleich ein Mangel an etwas." Arabisches Sprichwort

Mit Nahrungsergänzungsmitteln werden in Deutschland etwa eine Milliarde Euro pro Jahr umgesetzt. Nach Einschätzung der Deutschen Gesellschaft für Ernährung sind Nahrungsergänzungsmittel für gesunde Personen mit ausgewogener Ernährung überflüssig. Entgegen der Werbung kommt kein Mittel nur annähernd an den „Antioxidanziencocktail" in natürlichen Lebensmitteln heran. In pflanzlichen Lebensmitteln stecken allein 6000–7000 Flavonoide und ca. 40–50 für uns verwertbare Carotinoide. Mit ihnen hat die Natur einen idealen Schutzpanzer gegen die Angriffe von freien Radikalen entwickelt. Als natürliche Inhaltsstoffe von Lebensmitteln stärken sie das Immunsystem, senken die Cholesterinwerte und schützen die Zellen vor einer Entartung. Dagegen führt bei Rauchern die isolierte Gabe von Carotinoiden nicht zu einem geringeren Krebsrisiko, sondern es nimmt erheblich zu. Das deutsche Institut für Risikobewertung warnt ausdrücklich vor Nahrungsergänzungsmitteln mit isoliertem Betacarotin. Auch von anderen Stoffen wie z. B. Vitamin E ist bekannt, dass ursprünglich antioxidative Eigenschaften in prooxidative (oxidationsfördernde) umschlagen können, wenn die Konzentration zu hoch ist. Eine Auswertung klinischer Studien kam sogar zu dem Ergebnis, dass hochdosierte Vitamin-E-Gaben mit einem deutlich erhöhten Sterblichkeitsrisiko verbunden sind. Segensreiche und schädigende Wirkungen liegen manchmal sehr eng zusammen, weshalb auch Antioxidanzien, abgesehen von speziellen Indikationen (z. B. bei Rheuma, Krebs), möglichst mit einer gesunden Ernährung in ausreichender Menge aufgenommen werden sollten. Lebensmittel wie Gemüse und

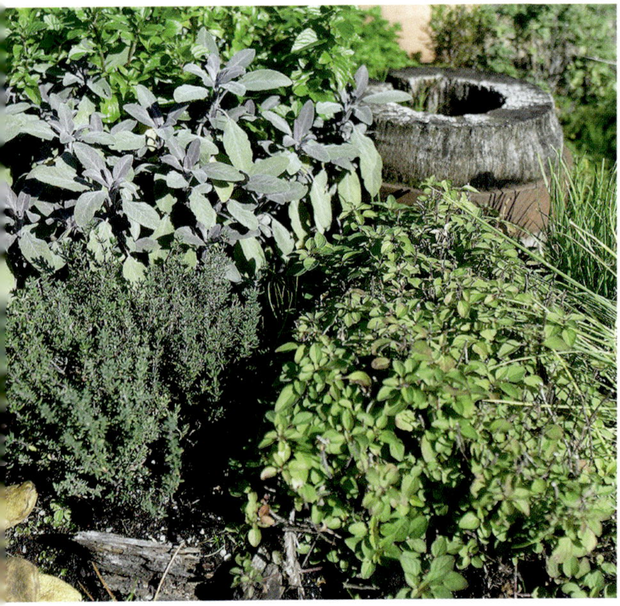

Obst liefern die Antioxidanzien verpackt mit Ballaststoffen und weiteren Stoffen, die deren Aufnahme und Wirkungen verstärken oder hemmen. Diese Regulationsprinzipien sind im genetischen Programm jeder einzelnen Zelle gespeichert und letztendlich die Grundlage für intakte Zellfunktionen. Am Beispiel von Vitamin E als Radikalfänger wird das Wechselspiel der Vitalstoffe deutlich, denn beim Abfangen der freien Radikale wird Vitamin E inaktiviert. Vitamin C bringt das Vitamin E mit kräftiger Unterstützung der Flavonoide (verstärken die Wirkung von Vitamin C um etwa das 40-fache) wieder in die aktive Form, und es kann seiner Aufgabe als Radikalfänger wieder gerecht werden. Dabei wird Vitamin C inaktiviert, welches durch selenabhängige Enzyme in die biologisch aktive Form recycelt wird. Aufgrund dieser Wechselwirkungen ist es in der Regel vernünftiger, auf eine insgesamt ausgewogene Vitalstoffzufuhr zu achten, anstatt dem Körper einzelne Vitalstoffe hochdosiert zuzuführen, zumal die richtige Dosierung noch immer ein wohlbehütetes Geheimnis der Natur darstellt. Eine Untersuchung der Cornell Universität in New York bestätigt dies eindrucksvoll: Schon ein kleiner Apfel von 100 g mit etwa 20 mg Vitamin C wirkte genauso stark antioxidativ wie eine Vitamin-C-Tablette mit 1500 mg Vitamin C.

Eine besonders stark antioxidative Wirkung haben Gemüse (Grünkohl, Broccoli, Möhren, Spinat), Obst (Aprikosen, Mango, Äpfel), Trockenfrüchte (Pflaumen, Aprikosen) und Kräuter (Oregano, Rosmarin, Thymian, Petersilie und Salbei). Ein paar Kräuter unter die Butter oder das Öl gemischt, und schon dauert es viel länger, bis sie ranzig werden. Kräuter demonstrieren uns in besonderer Weise, wie sich Aromen, Farbstoffe, ätherische Öle, Bitterstoffe und viele andere sekundäre Pflanzenstoffe zu einer Medizin für Gourmets vereinigen. Machen Sie deshalb beim Würzen eine Umschulung mit dem Titel: „Kräutern statt salzen" (Kapitel 7.2). Während Sie bei den Kräutern zuschlagen können, sollte beim Öl das nötige Feingefühl nicht fehlen. Ein Blick aufs Etikett lohnt sich. Olivenöl und Rapsöl haben einen hohen Anteil an einfach ungesättigten Fettsäuren. Sie werden nicht so schnell oxidiert wie die Öle mit einem hohen Anteil an mehrfach ungesättigten Fettsäuren (Sonnenblumenöl, Distelöl), die einen hohen Anteil ihres Vitamin-E-Gehalts für den eigenen Oxidationsschutz verbrauchen.

Sekundäre Pflanzenstoffe – Medizin aus Pflanzen

Bei Pflanzeninhaltsstoffen unterscheidet man zwischen primären (Kohlenhydrate, Fette, Eiweiße) und sekundären. Die primären Pflanzenstoffe werden für den Aufbau und die Energiegewinnung der Zellen benötigt. Die sekundären Pflanzenstoffe verleihen den Pflanzen Duft, Farbe und Aroma. Sie haben die Aufgabe, die Pflanzenzellen vor schädlichen Umwelteinflüssen (z. B. UV-Strahlung, Bakterien, Viren, Parasiten) zu schützen und Insekten oder Vögel zu ihrer Vermehrung anzulocken. Obwohl sie mengenmäßig nur einen Bruchteil in unseren Lebensmitteln ausmachen, konnten durch die intensiven Forschungen in den letzten Jahren etwa 10.000 verschiedene Substanzen analysiert werden. Das verdeutlicht die unvorstellbare Komplexität der Inhaltsstoffe von Pflanzen. Ebenso beeindruckend wie vielfältig sind ihre medizinischen Wirkungen, die wir in ihrer Bedeutung für unsere Gesundheit erst zu verstehen beginnen (vgl. Abb. 18). Einige sekundäre Pflanzenstoffe wie Proteasehemmer, Phytinsäure und Lektine wurden bisher z. B. als schädliche Inhaltsstoffe beschrieben, während sie nach heutigem Wissensstand eher als Schutzfaktoren angesehen werden.

Den Ballaststoffen ging es nicht anders. Sie wurden von der Ernährungswissenschaft lange als unnötiger Ballast abgestempelt. Dieses Bild änderte sich in den 1970er Jahren, als die englischen Ärzte Denis Burkitt, Colin Chambell und Hugh Trowell aufgrund weltweiter Bevölkerungsuntersuchungen zu dem Ergebnis kamen, dass eine ballaststoffreiche Ernährung vor den in Industrieländern häufig auftretenden Krankheitsbildern schützt. Diese Zusammenhänge konnten mittlerweile bei Verstopfung, Divertikulose (sackförmige Ausstülpungen in der Darmwand), Fettstoffwechselstörungen, Diabetes, Dickdarmkrebs und Übergewicht sehr gut belegt werden. Im Hinblick auf die Normalisierung des Gewichts sind sie vor allem wegen ihrer verdauungsfördernden, sättigenden und blutzuckerregulierenden Eigenschaften unverzichtbar (Kapitel 3.5.2). Eine ballaststoffreiche Kost ist aber auch immer eine pflanzenreiche Kost, die mit Veränderungen in der Nährstoffrelation sowie einer vermehrten Aufnahme von Vitaminen und Mineralien verbunden ist. Gleichzeitig liefert sie das gesamte Spektrum an sekundären Pflanzenstoffen. So lehrt uns die Natur immer wieder die Tatsache, dass gerade das gemeinsame Vorkommen all dieser Stoffe die „Apotheke" ist, die sich unser Körper wünscht.

Bei den meisten sekundären Pflanzenstoffen stehen die antioxidativen Eigenschaften im Vordergrund. Das Wirkungsspektrum geht aber viel weiter (vgl. Tab. 18), indem sie das Wachstum von Krebszellen blockieren, die Entstehung krebserregender Stoffe hemmen oder deren Ausscheidung fördern. Zudem sorgen sie für ein funktionsfähiges Immunsystem und helfen ihm bei der Vernichtung entarteter Zellen sowie krankmachender Bakterien, Viren und Pilze. Bestens bekannt dürften Ihnen schwefelhaltige Verbindungen (Sulfide, Glukosinolate) sein. Diese bekommen Sie spätestens

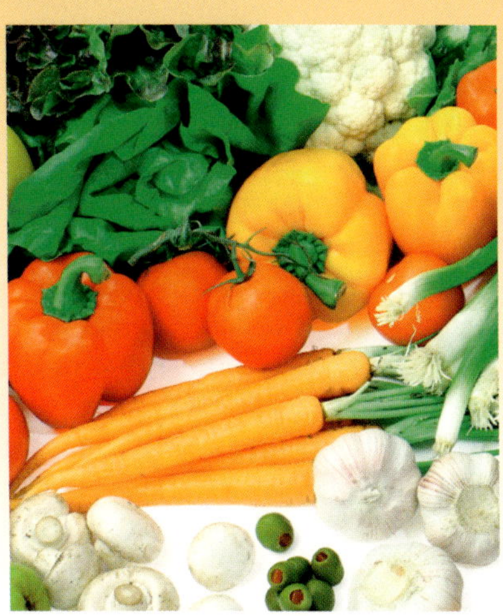

Ca. 10.000 sekundäre Pflanzenstoffe

- antioxidativ
- krebshemmend
- cholesterinsenkend
- immunmodulierend
- entzündungshemmend
- antimikrobiell
- verdauungsfördernd
- blutzuckerregulierend

Genießen Sie farbenfrohes Essen!

Abb. 18: Fünfmal am Tag Obst und Gemüse

dann zu spüren, wenn Sie die geballte Würzkraft von Zwiebeln, Meerrettich, Knoblauch, Radieschen, Rettich, Kresse oder Kohlsorten im Salatteller genießen. Bei regelmäßiger Verwendung fördern sie den Heilungsprozess von Entzündungen und Geschwüren im Verdauungstrakt, senken den Cholesterinspiegel, gehören zu den stärksten Krebsschutzstoffen und beugen Erkältungen bzw. entzündeten Schleimhäuten und Harnwegsinfekten wirkungsvoll vor. In Untersuchungen unterdrückte Knoblauch beispielsweise das Wachstum von Mikroorganismen noch in einer Verdünnung von 1:125.000. Selbst hartnäckige Keime wie Heliobacter pylori (Mitverursacher von Magengeschwüren und Magenkrebs) wurden durch Knoblauch im Wachstum gehemmt. Der große Vorteil: Die Pflanzenstoffe schaden unserer Darmflora nicht (im Gegensatz zu Antibiotika), dafür aber umso mehr krankmachenden Bakterien und Viren.

Bitterstoffe (z. B. Intybin) sind dagegen in Endivie, Radicchio und Artischocke gut vertreten. Sie fördern den Gallenfluss, unterstützen den Verdauungsprozess und regen den Stoffwechsel an. Diese Eigenschaften machen sie zu einem beliebten Mittel bei Beschwerden im Bereich von Leber und Galle. Die in fast allen Pflanzen enthaltenen Phytosterine sind dem Cholesterin sehr ähnlich und vermindern ebenso wie die Saponine und Ballaststoffe dessen Aufnahme ins Blut. Nüsse, Samen, Hülsenfrüchte und Sojaprodukte enthalten besonders viel von diesen natürlichen Cholesterinsenkern. In Kombination mit den blutdrucksenkenden und antithrombotischen Eigenschaften vieler Pflanzen können sie dadurch arteriosklerotischen Veränderungen in den Gefäßen sowie Herzinfarkt und Schlaganfall vorbeugen.

Damit Sie voll in den Genuss all dieser Medizin kommen, essen Sie die Schalen und Randschichten von Obst, Gemüse, Hülsenfrüchten und Getreide möglichst immer mit, vorausgesetzt es handelt sich um kontrolliert biologische Lebensmittel. Die höchste Konzentration an sekundären Pflanzenstoffen befindet sich in den Schalen oder dicht darunter. Selbst das weiße Fruchtfleisch von Orangen und anderen Zitrusfrüchten enthält reichlich Flavonoide, die wie auch andere Polyphenole das LDL-Cholesterin vor Oxidationsprozessen schützen. In Frankreich liegt beispielsweise das Risiko für Herz-Kreislauf-Erkrankungen niedriger als bei uns, obwohl die Risikofaktoren ebenso weit verbreitet sind. Für dieses Phänomen wird die höhere Aufnahme von Polyphenolen in Form von Rotwein verantwortlich gemacht. Nichts gegen ein Gläschen, aber die Polyphenole im unvergorenen Obst sind bestimmt gesünder!

Die sekundären Pflanzenstoffe zeigen, dass all die Stoffe, die die Pflanzen für ihr Überleben in der Natur in Jahrmillionen entwickelt haben, letztendlich unser Überleben garantieren. Ohne die Pflanzenfarbstoffe wären die Zellen bedingt durch ihre eigenen Stoffwechselvorgänge nicht überlebensfähig. Kein Wunder also, dass unser Körper zu schwächeln beginnt, wenn wir die Pflanzenvielfalt gegen die Vielfalt von Fertigprodukten und Nahrungsmittelergänzungen eintauschen. Wehren Sie sich mit Händen und Füßen gegen diese Entwicklung! Essen Sie mehr naturbelassene pflanzliche Lebensmittel. Damit eröffnen Sie einen Betrieb mit 10.000 hoch motivierten Mitarbeitern, die alle das gleiche Ziel haben – einen gesunden und schlanken Körper. Vitamine und Mineralien sind zweifelsohne eine wichtige Abteilung, die in unserem Stoffwechsel Führungsfunktionen innehaben. Aber auch jede Führungskraft ist nur so gut wie seine Mitarbeiter. Die riesige Palette von sekundären Pflanzenstoffen sind Mitarbeiter. „Five a day" sorgt dafür, dass Ihr Körper sowohl mit Führungskräften als auch mit Mitarbeitern optimal ausgestattet ist. Ein solches Unternehmen kann nur erfolgreich sein!

„Die Ernährung ist nicht das Höchste im Leben, aber sie ist der Nährboden, auf dem das Höchste gedeihen oder verderben kann."

Dr. Max Bircher-Benner

Tabelle 18: Pflanzen schützen Menschen – die bunten, aromatischen und scharfen bioaktiven Schutzstoffe

Sekundäre Pflanzenstoffe	Vorkommen in Lebensmitteln	Wirkung
Sulfide (schwefelhaltige Verbindungen), hitzeempfindlich, leicht flüchtig	Lauch, Zwiebeln, Spargel, Knoblauch (Allicin)	antioxidativ, krebsvorbeugend, entzündungshemmend, abwehrstärkend, antimikrobiell, cholesterinsenkend, antithrombotisch
Glukosinolate (Indole, Senföle), ca. 100 Substanzen, wasserlöslich, hitzeempfindlich	Kohlsorten, Kresse, Rettich, Radieschen, Senf, Meerrettich	krebsvorbeugend, cholesterinsenkend, antimikrobiell (z. B. bei Infektionen von Harnwegen und Niere)
Carotinoide (Vorstufe von Vitamin A), Farbpigmente – ca. 40–50 Substanzen, aus grünem Blattgemüse sehr hitzeempfindlich	Grünkohl, Möhren, Spinat, Mangold, Bataten, Paprika, Tomaten, Aprikosen, Honigmelonen, Mango, Mandarinen und Papaya	antioxidativ, krebsvorbeugend, abwehrstärkend, cholesterinsenkend, Haut-, Schleimhaut- und Augenschutz
Phytosterine, „das pflanzliche Cholesterin"	Hülsenfrüchte (Sojabohnen), Nüsse, Samen (Leinsamen, Sonnenblumenkerne, Sesam)	cholesterinsenkend, krebsvorbeugend
Saponine gehen zum großen Teil ins Einweich- oder Kochwasser über – mitverwenden!	Hülsenfrüchte, Knoblauch, Spinat, Spargel, Hafer, Kräuter	cholesterinsenkend, krebsvorbeugend, abwehrstärkend
Proteaseinhibitoren, leicht hemmende Wirkung auf eiweißabbauende Enzyme, hitzeempfindlich	Hülsenfrüchte, Getreide, Kartoffeln	antioxidativ, krebsvorbeugend, entzündungshemmend, blutzuckerregulierend
Monoterpene als pflanzliche Aromastoffe Hauptbestandteil ätherischer Öle, leicht flüchtig, hitzeempfindlich	Zitrusfrüchte, Aprikosen, Weintrauben, Kräuter, Gewürze (vor dem Servieren zugeben)	krebsvorbeugend, antimikrobiell
Flavonoide, ca. 6000–7000 Substanzen, in vielen Pflanzen, hitzeempfindlich Anthocyane (Untergruppe der Flavonoide), gelbe, rote, blaue, schwarze Farbpigmente	Grünkohl, Broccoli, Zwiebeln, Sellerie, Blattsalate, Beeren, Trauben, Orangen, Äpfel, grüner Tee (Katechin), Sojaprodukte Johannisbeeren, Brombeeren, Heidelbeeren, rote Weintrauben, Kirschen, rote Zwiebeln, Auberginen, Rotkohl, farbintensive Hülsenfrüchte	antioxidativ, krebsvorbeugend, abwehrmodulierend, antimikrobiell, entzündungshemmend, antithrombotisch, verstärken die Wirkung von Vitamin C
Phenolsäuren (z. B. Ellagsäure in Beeren) sorgen für Aroma	in Gemüse, Obst, Getreide, Nüssen weit verbreitet	antioxidativ, krebsvorbeugend, antimikrobiell
Phytoöstrogene (Lignane, Isoflavone) wirken wie menschliche Östrogene in „homöopathischer Dosierung", hitzestabil	Sojaprodukte (Joghurt, Tofu, Milch), Samen (v. a. Leinsamen) und Getreide (Buchweizen, Hafer, Weizen), Kohlgemüse – Vorsicht mit isolierten Phytoöstrogenen!	antioxidativ, krebsvorbeugend, cholesterinsenkend; Osteoporoseschutz; reduzieren Beschwerden in den Wechseljahren
Ballaststoffe (unverdauliche Nahrungsbestandteile), Abbau durch Darmbakterien	reichlich in Hülsenfrüchten, Vollkorngetreide, Nüssen, Samen, Gemüse, Obst	verdauungsfördernd, blutzuckerregulierend, sättigend, cholesterinsenkend, krebsvorbeugend, binden überschüssige Magensäure, fördern gesunde Darmflora

Tabelle 19: Mineralstoffe im Gemüse/Portion, Richtwerte DGE 2000, gedeckter Tagesbedarf in %[1] (Abkürzungsverzeichnis s. Seite 381)

	Mineralstoffe	mg Na	mg Cl	mg K	mg Mg ♂	mg Mg ♀	mg Ca	mg Mn	mg Fe ♂	mg Fe ♀	mg Cu
	Tagesbedarf	550	830	2000	350	300	1000	3,5	10	15	1,25
300 g	Aubergine	2	20	31	11	13	4	9	11	7	22
300 g	Batate	2	16	56	16	19	6	21	20	13	32
300 g	Blumenkohl	7	7	44	14	16	6	15	16	11	11
300 g	Bohnen, grüne	1	5	36	21	25	18	19	23	15	19
300 g	Broccoli	11	29	42	16	19	18	39	26	17	13
300 g	Champignons	4	23	59	12	14	3	6	36	24	88
150 g	Endivie	12	13	25	4	5	8	7	21	14	5
150 g	Feldsalat	1	–	32	6	7	5	–	30	20	13
300 g	Fenchel	14	–	59	10	12	12	–	–	–	–
300 g	Grünkohl	19	22	68	26	30	63	47	57	38	13
300 g	Gurke	2	5	24	7	8	5	7	7	5	10
300 g	Karotte	33	–	48	11	13	11	15	12	8	12
300 g	Kartoffel	2	18	63	17	20	2	12	13	9	22
300 g	Kohlrabi	11	14	48	39	45	20	10	14	10	11
300 g	Kürbis	2	7	46	7	8	6	6	24	16	19
300 g	Lauch	2	9	40	14	16	20	16	24	16	13
300 g	Mangold	49	–	56	–	–	32	–	81	54	18
300 g	Paprika	1	7	26	9	11	3	11	12	8	18
300 g	Pastinaken	4	–	79	21	25	15	34	20	13	31
300 g	Petersilienwurzel	7	–	60	21	25	12	–	26	17	–
150 g	Rettich	4	3	32	8	9	6	3	12	8	5
300 g	Rote Bete	33	29	61	17	20	5	21	27	18	20
300 g	Rotkohl	6	–	38	14	16	11	14	13	9	10
300 g	Rosenkohl	5	11	68	17	20	11	26	30	20	16
300 g	Schwarzwurzel	3	11	48	21	25	17	35	99	66	72
300 g	Sellerieknolle	41	54	62	12	14	15	13	14	10	28
300 g	Spargel	2	13	30	15	17	8	9	21	14	37
300 g	Spinat	38	20	83	51	60	35	55	114	76	28
300 g	Tomate	2	11	36	10	12	3	9	10	7	14
300 g	Topinambur	–	–	72	17	20	3	–	111	74	–
300 g	Weißkraut	7	13	38	12	14	14	17	12	8	8
300 g	Wirsing	5	11	35	10	12	20	14	17	11	8
300 g	Zucchini	2	9	26	15	18	8	11	30	20	11
300 g	Zuckermais	–	3	45	21	25	1	14	12	8	11
150 g	Zwiebel	1	3	12	4	5	3	5	3	2	5

● hoher Gehalt ● mittlerer Gehalt

[1] Berechnung der Werte nach Souci, Lebensmitteltabelle für die Praxis, 2004

	Mineralstoffe	Zn mg ♂	Zn mg ♀	Ni µg	Cr µg	P mg	I µg	Se µg	F mg ♂	F mg ♀
	Tagesbedarf	10	7	27,5	65	700	200	50	3,8	3,1
300 g	Aubergine	4	6	120	–	9	2	24	–	–
300 g	Batate	12	17	–	–	17	3	12	–	–
300 g	Blumenkohl	9	12	164	9	21	1	6	1	1
300 g	Bohnen, grüne	10	14	87	9	15	5	6	1	1
300 g	Broccoli	15	21	196	69	28	23	6	1	1
300 g	Champignons	16	22	76	78	54	27	42	2	2
150 g	Endivie	5	8	–	–	12	2	9	–	–
150 g	Feldsalat	7	9	–	–	11	–	–	–	–
300 g	Fenchel	2	3	–	–	7	–	–	–	–
300 g	Grünkohl	10	14	175	42	36	8	6	2	2
300 g	Gurke	5	7	44	65	7	5	6	1	1
300 g	Karotte	8	12	65	18	15	3	6	2	2
300 g	Kartoffel	10	15	65	14	21	5	12	1	1
300 g	Kohlrabi	7	11	65	–	21	2	6	–	–
300 g	Kürbis	6	9	–	9	19	2	–	–	–
300 g	Lauch	9	14	98	23	21	14	6	1	1
300 g	Mangold	10	15	–	–	17	–	–	–	–
300 g	Paprika	4	6	–	–	9	2	24	–	–
300 g	Pastinaken	26	36	218	18	34	6	12	1	1
300 g	Petersilienwurzel	–	–	–	23	24	–	6	–	–
150 g	Rettich	4	6	27	2	8	6	48	–	–
300 g	Rote Bete	11	16	120	14	19	1	63	1	1
300 g	Rotkohl	7	10	87	5	13	5	6	1	1
300 g	Rosenkohl	16	23	174	65	36	2	6	–	–
300 g	Schwarzwurzel	7	9	–	–	32	–	–	–	–
300 g	Sellerieknolle	12	17	76	18	32	5	33	1	1
300 g	Spargel	12	17	–	–	19	11	6	4	5
300 g	Spinat	18	26	273	42	19	18	6	6	7
300 g	Tomate	5	7	65	88	9	2	6	2	2
300 g	Topinambur	–	–	–	–	–	–	–	–	–
300 g	Weißkraut	7	10	109	37	15	5	18	1	1
300 g	Wirsing	8	11	55	–	24	5	6	–	–
300 g	Zucchini	8	10	–	–	13	3	6	–	–
300 g	Zuckermais	17	24	65	–	36	5	6	–	–
150 g	Zwiebel	3	5	38	32	8	2	6	2	2

● hoher Gehalt ● mittlerer Gehalt

Tabelle 20: Vitamine im Gemüse/Portion, Richtwerte DGE 2000, gedeckter Tagesbedarf in %[1] (Abkürzungsverzeichnis s. Seite 381)

Vitamine	A		E		K		B_1		B_2	
	mg	mg	mg	mg	µg	µg	mg	mg	mg	mg
	♂	♀	♂	♀	♂	♀	♂	♀	♂	♀
Tagesbedarf	1	0,8	14	12	70	60	1,2	1	1,4	1,2
300 g Aubergine	2	3	1	1	2	3	10	12	10	11
300 g Batate	390	488	–	–	–	–	16	20	11	13
300 g Blumenkohl	1	1	2	2	236	275	23	27	19	23
300 g Bohnen, grüne	18	23	3	3	193	225	19	23	24	28
300 g Broccoli	44	54	13	16	664	775	25	30	39	45
300 g Champignons	1	1	2	3	60	70	25	30	93	109
150 g Endivie	42	53	–	–	–	–	6	8	13	15
150 g Feldsalat	98	122	6	8	–	–	8	10	9	10
300 g Fenchel	8	9	–	–	–	–	9	11	24	28
300 g Grünkohl	258	323	36	43	3493	4075	25	30	54	63
300 g Gurke	18	23	1	2	56	65	5	5	6	8
300 g Karotte	450	563	10	12	64	75	18	21	12	14
300 g Kartoffel	–	–	1	1	9	10	28	33	10	11
300 g Kohlrabi	11	13	–	–	30	35	13	15	10	11
300 g Kürbis	39	49	24	28	–	–	11	14	14	16
300 g Lauch	38	47	11	13	193	225	21	26	15	18
300 g Mangold	177	221	–	–	–	–	25	30	34	40
300 g Paprika	54	68	54	63	47	55	13	15	10	11
300 g Pastinake	1	1	19	22	4	5	20	24	28	33
300 g Petersilienwurzel	2	2	–	–	–	–	25	30	18	21
150 g Rettich	–	–	–	–	1	1	4	5	3	4
300 g Rosenkohl	24	30	12	14	1007	1175	31	38	29	34
300 g Rote Bete	1	1	1	1	–	–	5	6	9	10
300 g Rotkohl	1	1	36	43	107	125	16	20	10	11
300 g Schwarzwurzel	1	1	–	–	–	–	28	33	8	9
300 g Sellerieknolle	1	1	12	14	171	200	9	11	15	18
300 g Spargel	26	32	43	50	171	200	28	33	23	26
300 g Spinat	239	298	30	35	1307	1525	23	27	43	50
300 g Tomate	29	36	18	20	26	30	14	17	8	9
300 g Topinambur	1	1	–	–	–	–	50	60	13	15
300 g Weißkraut	4	5	36	43	300	350	11	14	10	11
300 g Wirsing	2	3	54	63	–	–	15	18	14	16
300 g Zucchini	9	11	–	–	47	55	53	63	17	20
300 g Zuckermais	3	4	2	2	13	15	38	45	26	30
150 g Zwiebel	–	–	1	1	2	3	4	5	2	3

● hoher Gehalt   ● mittlerer Gehalt

[1] Berechnung der Werte nach Souci, Lebensmitteltabelle für die Praxis, 2004

Vitamine		mg	mg	mg	mg	mg	µg	µg	mg
		B_3/Nic		B_5/PAN	B_6		Biotin	Fol	C
		♂	♀		♂	♀			
	Tagesbedarf	16	13	6	1,5	1,2	45	400	100
300 g	Aubergine	11	14	12	15	19	–	23	15
300 g	Batate	11	14	42	54	68	27	9	90
300 g	Blumenkohl	11	14	50	40	50	13	68	195
300 g	Bohnen, grüne	11	13	25	53	66	47	53	60
300 g	Broccoli	19	23	65	56	70	7	86	300
300 g	Champignons	98	120	105	13	16	107	19	15
150 g	Endivie	4	5	–	–	–	–	41	14
150 g	Feldsalat	4	4	–	25	31	–	54	53
300 g	Fenchel	4	5	–	12	15	–	26	27
300 g	Grünkohl	39	49	38	50	63	7	139	315
300 g	Gurke	4	5	12	7	9	7	11	24
300 g	Karotte	11	13	14	54	68	33	19	21
300 g	Kartoffel	23	28	20	61	76	3	15	51
300 g	Kohlrabi	34	42	5	14	18	20	53	195
300 g	Kürbis	9	12	20	22	28	S	26	36
300 g	Lauch	10	12	7	51	64	13	79	75
300 g	Mangold	12	15	9	–	–	–	23	120
300 g	Paprika	6	8	12	48	60	–	41	360
300 g	Pastinake	18	22	25	22	28	1	45	54
300 g	Petersilienwurzel	38	46	–	46	58	–	–	120
150 g	Rettich	4	5	5	6	8	–	9	38
300 g	Rosenkohl	13	16	38	67	84	S	75	330
300 g	Rote Bete	4	5	7	10	13	–	64	30
300 g	Rotkohl	8	10	16	30	38	13	26	165
300 g	Schwarzwurzel	7	8	–	–	–	–	–	12
300 g	Sellerieknolle	17	21	26	40	50	–	56	24
300 g	Spargel	19	23	31	11	14	13	83	60
300 g	Spinat	12	14	13	44	55	47	109	150
300 g	Tomate	10	12	16	20	25	27	15	57
300 g	Topinambur	24	30	–	–	–	–	–	12
300 g	Weißkraut	6	7	13	38	48	20	23	150
300 g	Wirsing	6	8	11	31	39	S	68	150
300 g	Zucchini	8	9	–	24	30	–	–	51
300 g	Zuckermais	32	39	45	44	55	–	34	36
150 g	Zwiebel	2	2	4	15	19	13	4	11

● hoher Gehalt ● mittlerer Gehalt

Tabelle 21: Mineralstoffe im Obst/Portion, Richtwerte DGE 2000, gedeckter Tagesbedarf in %[1] (Abkürzungsverzeichnis s. Seite 381)

	Mineralstoffe	mg Na	mg Cl	mg K	mg Mg ♂	mg Mg ♀	mg Ca	mg Mn	mg Fe ♂	mg Fe ♀	mg Cu
	Tagesbedarf	550	830	2000	350	300	1000	3,5	10	15	1,25
100 g	Ananas	–	5	9	5	6	2	9	4	3	5
100 g	Apfel	–	–	6	2	2	1	1	3	2	4
100 g	Apfelsine	–	–	8	3	4	4	1	2	1	4
100 g	Aprikose	–	–	14	3	3	2	5	7	4	11
100 g	Avocado	1	1	24	9	10	1	5	5	3	18
100 g	Banane	–	13	19	9	10	1	8	4	2	9
100 g	Birne	–	–	6	2	2	1	2	2	1	6
100 g	Brombeere	–	–	10	9	10	5	26	9	6	9
100 g	Erdbeere	–	1	8	4	4	2	11	6	4	4
100 g	Feige	–	2	13	6	7	6	1	6	4	6
100 g	Grapefruit	–	–	8	3	3	3	1	2	1	3
100 g	Heidelbeere	–	1	4	1	1	1	120	7	5	6
100 g	Himbeere	–	–	10	9	10	4	11	10	7	8
100 g	Honigmelone	3	–	16	4	4	1	1	2	1	4
100 g	Johannisbeere rot	–	2	13	4	4	3	7	9	6	11
100 g	Joh.beere schw.	–	2	15	5	6	5	10	13	9	8
100 g	Kirsche (süß)	1	–	12	4	4	2	2	4	2	8
100 g	Kiwi	1	8	16	7	8	4	3	8	5	8
100 g	Mandarine	–	–	8	3	4	4	1	3	2	4
100 g	Mango	1	–	9	5	6	1	5	4	3	5
100 g	Mirabelle	–	–	12	4	5	1	–	5	3	8
100 g	Mispel	1	–	13	–	–	2	–	3	2	–
100 g	Papaya	–	–	10	12	14	2	–	4	3	–
100 g	Pfirsich	–	–	10	3	3	1	2	3	2	5
100 g	Pflaume	–	–	9	2	3	1	2	3	2	6
100 g	Preiselbeere	–	–	4	2	2	1	7	5	3	14
100 g	Reineclaude	–	–	12	3	3	1	–	11	7	6
100 g	Sanddorn	1	–	7	9	10	4	–	4	3	–
100 g	Stachelbeere	–	–	10	4	5	3	3	6	4	13
100 g	Wassermelone	–	1	6	3	3	1	1	2	2	2
100 g	Weintraube	–	–	10	2	3	1	2	4	3	8
100 g	Zitrone	–	1	9	9	10	1	1	5	3	10

● hoher Gehalt ● mittlerer Gehalt

[1] Berechnung der Werte nach Souci, Lebensmitteltabelle für die Praxis, 2004

Mineralstoffe	mg	mg	µg	µg	mg	mg	µg	mg	mg
	Zn		Ni	Cr	P	I	Se	F	
	♂	♀						♂	♀
Tagesbedarf	10	7	27,5	65	700	200	50	3,8	3,1
100 g Ananas	1	2	58	–	1	S	2	–	–
100 g Apfel	1	1	7	6	2	1	2	–	–
100 g Apfelsine	1	1	15	2	3	1	2	–	–
100 g Aprikose	1	2	62	–	3	1	2	–	–
100 g Avocado	6	9	–	–	6	1	–	–	–
100 g Banane	2	3	36	3	4	1	2	–	–
100 g Birne	1	2	44	38	2	1	2	–	–
100 g Brombeere	2	3	–	–	4	S	–	–	–
100 g Erdbeere	3	4	18	2	4	2	2	–	–
100 g Feige	2	3	–	–	4	1	4	1	1
100 g Grapefruit	1	1	29	2	2	1	2	1	1
100 g Heidelbeere	1	2	25	S	2	–	–	–	–
100 g Himbeere	4	5	73	2	6	2	2	–	–
100 g Honigmelone	2	3	–	–	4	1	2	–	–
100 g Johannisbeere rot	2	3	18	3	4	1	s	1	1
100 g Joh.beere schw.	3	4	58	2	6	1	4	1	1
100 g Kirsche (süß)	1	1	18	5	4	1	2	–	1
100 g Kiwi	1	2	–	–	4	–	–	–	–
100 g Mandarine	1	1	11	2	3	1	4	–	–
100 g Mango	1	2	–	–	2	1	2	–	–
100 g Mirabelle	1	1	–	–	5	–	–	–	–
100 g Mispel	–	–	–	–	–	–	–	–	–
100 g Papaya	–	–	–	–	2	–	–	–	–
100 g Pfirsich	1	2	73	3	3	2	2	–	–
100 g Pflaume	1	1	47	3	2	1	2	–	–
100 g Preiselbeere	2	3	18	2	1	3	–	–	–
100 g Reineclaude	–	–	–	–	4	–	–	–	–
100 g Sanddorn	–	–	–	–	1	–	–	–	–
100 g Stachelbeere	2	2	11	2	4	1	2	–	–
100 g Wassermelone	1	1	51	–	1	1	s	–	–
100 g Weintraube	1	1	18	3	3	1	4	–	–
100 g Zitrone	1	2	73	–	2	–	2	–	–

● hoher Gehalt ● mittlerer Gehalt

Tabelle 22: Vitamine im Obst/Portion, Richtwerte DGE 2000, gedeckter Tagesbedarf in %[1] (Abkürzungsverzeichnis s. Seite 381)

Vitamine	A (mg)		E (mg)		K (µg)		B_1 (mg)		B_2 (mg)	
	♂	♀	♂	♀	♂	♀	♂	♀	♂	♀
Tagesbedarf	1	0,8	14	12	70	60	1,2	1	1,4	1,2
100 g Ananas	1	1	1	1	–	–	7	8	2	3
100 g Apfel	1	1	4	4	6	7	3	4	2	3
100 g Apfelsine	1	2	2	3	6	7	7	8	3	4
100 g Aprikose	28	35	4	4	4	5	3	4	4	5
100 g Avocado	1	2	9	11	27	32	7	8	11	13
100 g Banane	1	1	2	2	–	–	4	5	4	5
100 g Birne	–	–	3	4	7	8	3	4	3	3
100 g Brombeere	5	6	5	6	–	–	3	3	3	3
100 g Erdbeere	–	–	1	1	9	10	3	3	4	5
100 g Feige	1	1	–	–	–	–	4	5	4	4
100 g Grapefruit	–	–	2	2	–	–	4	5	2	2
100 g Heidelbeere	1	1	15	18	17	20	2	2	1	2
100 g Himbeere	–	1	7	8	14	17	2	3	4	4
100 g Honigmelone	79	98	1	1	1	2	5	6	1	2
100 g Johannisbeere rot	–	1	5	6	16	18	3	4	2	3
100 g Joh.beere schw.	1	2	14	16	43	50	4	5	3	4
100 g Kirsche (süß)	1	1	1	1	3	3	3	4	3	3
100 g Kiwi	1	1	–	–	50	58	1	2	4	4
100 g Mandarine	14	18	2	3	–	–	5	6	2	3
100 g Mango	20	25	7	8	–	–	4	5	4	4
100 g Mirabelle	4	5	–	–	–	–	5	6	3	3
100 g Mispel	–	–	–	–	–	–	2	2	2	3
100 g Papaya	–	–	–	–	–	–	3	3	3	3
100 g Pfirsich	2	2	7	8	3	3	2	3	4	4
100 g Pflaume	7	8	6	7	11	13	6	7	3	4
100 g Preiselbeere	–	–	7	8	–	–	1	1	2	2
100 g Reineclaude	3	4	–	–	–	–	–	–	–	–
100 g Sanddorn	25	31	23	27	–	–	3	4	15	18
100 g Stachelbeere	2	2	4	5	–	–	1	2	1	2
100 g Wassermelone	9	11	–	–	–	–	4	5	4	4
100 g Weintraube	1	1	5	6	21	25	4	5	2	2
100 g Zitrone	–	–	–	–	–	–	4	5	1	2

● hoher Gehalt ● mittlerer Gehalt

[1] Berechnung der Werte nach Souci, Lebensmitteltabelle für die Praxis, 2004

	Vitamine	mg B3/Nic ♂	mg B3/Nic ♀	mg B5/PAN	mg B6 ♂	mg B6 ♀	µg Biotin	µg Fol	mg C
	Tagesbedarf	16	13	6	1,5	1,2	45	400	100
100 g	Ananas	1	2	3	5	6	–	1	19
100 g	Apfel	2	2	2	7	9	11	2	12
100 g	Apfelsine	2	2	4	7	9	4	8	50
100 g	Aprikose	5	6	5	5	6	–	1	9
100 g	Avocado	7	8	18	35	44	22	8	13
100 g	Banane	4	5	4	24	30	13	4	12
100 g	Birne	1	2	1	1	1	s	4	5
100 g	Brombeere	3	3	4	3	4	–	–	17
100 g	Erdbeere	3	4	5	4	5	9	11	65
100 g	Feige	3	3	5	7	9	–	2	3
100 g	Grapefruit	2	2	4	2	3	–	3	45
100 g	Heidelbeere	3	3	3	4	5	2	3	20
100 g	Himbeere	2	2	5	5	6	–	8	25
100 g	Honigmelone	4	5	–	–	–	–	8	30
100 g	Johannisbeere rot	1	2	1	3	4	7	3	35
100 g	Joh.beere schw.	2	2	7	5	7	4	2	175
100 g	Kirsche (süß)	2	2	3	3	4	1	13	15
100 g	Kiwi	3	3	–	–	–	–	20	160
100 g	Mandarine	1	2	–	2	2	2	2	30
100 g	Mango	4	5	–	–	–	–	9	35
100 g	Mirabelle	4	5	–	–	–	–	–	7
100 g	Mispel	1	2	–	–	–	–	–	4
100 g	Papaya	2	2	–	–	–	–	–	80
100 g	Pfirsich	5	7	2	2	2	4	1	10
100 g	Pflaume	3	3	3	3	4	s	1	5
100 g	Preiselbeere	2	3	3	1	1	–	1	12
100 g	Reineclaude	–	–	–	–	–	–	–	6
100 g	Sanddorn	2	2	3	7	9	7	3	450
100 g	Stachelbeere	2	2	3	1	1	2	5	35
100 g	Wassermelone	1	1	27	5	6	–	1	6
100 g	Weintraube	1	2	1	5	6	4	11	4
100 g	Zitrone	1	1	5	4	5	–	2	50

● hoher Gehalt ● mittlerer Gehalt

3.5.2 Getreideküche – volle Kraft aus vollem Korn

Zum Getreide zählen Weizen, Dinkel, Kamut, Roggen, Gerste, Hafer, Hirse, Reis und Mais. Auch Buchweizen (Knöterichgewächs), Quinoa (Gänsefußgewächs) und Amaranth (Fuchsschwanzgewächs) werden wie Getreide verwendet, sind aber im botanischen Sinne keine Getreidesorten. Die Vielfalt der Getreidesorten ermöglicht vor allem in Kombination mit Gemüse, Obst und Milchprodukten sehr schmackhafte, leichte und wertvolle Gerichte. Jedes Getreide hat seinen individuellen ernährungsphysiologischen Wert und eine spezifische Geschmacksnote. Die Nährstoffzusammensetzung ist jedoch ähnlich. Sie enthalten zu über 50 % Stärke, 10–20 % Eiweiß, 1–5 % Fett, 10–15 % Ballaststoffe, 1–3 % Mineralstoffe und vor allem die für unser Nervensystem wichtigen B-Vitamine. Der Wassergehalt ist mit 10–15 % gegenüber anderen Grundnahrungsmitteln sehr niedrig. Dadurch liegt der Energiegehalt zwischen 300 und 400 kcal/100 g, weshalb viele Übergewichtige Getreide verschmähen. Vergessen wird dabei, dass sich die Kalorien im ganzen, unverarbeiteten Getreide für unseren Körper lohnen und die Gewichtsabnahme unterstützen. Getreide wird mit der doppelten bis dreieinhalbfachen Menge Wasser gekocht, was in Kalorientabellen unberücksichtigt bleibt. So liegen auf dem Teller nicht 100 g, auf die sich die Kalorienangaben beziehen, sondern 300–450 g Getreide.

Vollkorngetreide dient dem Menschen seit Jahrtausenden als das wichtigste Grundnahrungsmittel. Auch vor Beginn des sich ausbreitenden Ackerbaus etwa 10.000 Jahre vor Christus wurden die Samen von Wildgräsern verspeist, aus denen die späteren Getreidesorten gezüchtet wurden. Nach und nach gaben die meisten Nomadenvölker ihre ursprüngliche Lebensweise auf, wurden sesshaft und stellten durch den gezielten Anbau von Getreide ihren Nähr- und Vitalstoffbedarf sicher. Somit ging der Anbau von Getreide mit der Entwicklung moderner Lebenskulturen einher (Ackerbau *lat. cultura*). Er setzte sich in allen Kulturkreisen der Erde durch und ermöglichte der schnell wachsenden Weltbevölkerung eine gesunde körperliche und geistige Entwicklung. Heute stellen die Menschen auf der Erde ihren Energiebedarf etwa zur Hälfte aus Getreide sicher. Auch bei der Versorgung mit Eiweiß ist Getreide weltweit betrachtet wichtiger als alle tierischen Lebensmittel wie Fleisch, Fisch, Milch und Eier zusammen. Ein Leben ohne Getreide, wie u. a. von Dr. med. Wolfgang Lutz propagiert, würde dem sicheren Tod von Millionen Menschen gleichkommen. Die Frage ist nicht, ob Getreide der Ernährung und Genetik des Urmenschen entspricht, sondern wie sechs Milliarden Menschen ohne Getreide ernährt werden sollen. Die Züchtung von Getreide aus Wildgräsern bedeutete eine Verbesserung der Ernährungsbedingungen, zumal es als ganzes Korn nahezu unbegrenzt gelagert werden kann. Der Getreideanbau hätte sich niemals in der gegebenen Weise durchgesetzt, wenn sich die Menschen mit den ursprünglichen Zubereitungen wie Getreidebreien, -grützen, -suppen und Fladenbroten nicht gut und gesund gefühlt hätten. Das ganze unverarbeitete Korn liefert dem Menschen mit Ausnahme von Kalzium, Vitamin C, B_2 und B_{12} fast alle zum Leben notwendigen Stoffe in ausreichenden Mengen (Tab. 24 und 25). Deshalb können Menschen durchaus lange Zeit ausschließlich von Getreide leben (z. B. in einer extremen Form der makrobiotischen Ernährung), was aber keineswegs den Ansprüchen eines gesunden Essverhaltens gerecht wird. Nicht mit dem Verzehr von Getreide kam es zu körperlichem Verfall und Zivilisationskrankheiten, sondern mit dessen Abnahme (in Deutschland von ca. 50 % der Gesamtenergiezufuhr vor etwa 100 Jahren auf heute etwa 20 %) bei gleichzeitiger Entfernung von Keimling und Randschichten.

Denn hier befinden sich die kostbaren Schätze der Natur in hohen Konzentrationen. So besagt die Mehltype, wie viel Milligramm Mineralstoffe sich in 100 g Mehltrockensubstanz befinden. Demzufolge stecken im Weizenauszugsmehl (Mehltype 405) nur noch etwa ein Fünftel der Mineralstoffe von Weizenvollkornmehl (Mehltype 2000). Genauso sieht es mit den Vitaminen aus, die häufig aus der Apotheke ergänzt werden, anstatt sie als natürliche Begleitstoffe von Vollkorngetreide dem Körper zuzuführen. Der Keimling enthält beispielsweise im Vergleich zum Mehlkörper die zehnfache Konzentration an Vitamin E und die fünffache an B_1. Insbesondere der Verlust an B-Vitaminen erschwert den Abbau der im Getreide enthaltenen Kohlenhydrate zu Glukose. Folglich werden die Gehirn- und Nervenzellen nicht optimal versorgt und das Nervenkostüm hängt an einem seidenen Bindfaden statt an Drahtseilen. Vollkorn bietet mehr! Ein Mehr an hochwertigen Fett- und Aminosäuren, fettähnlichen Substanzen (Lecithin), sekundären Pflanzenstoffen (z. B. Polyphenolen, Ballaststoffen), Vitaminen und Mineralien (Tab. 23). Dabei handelt es sich gänzlich um Stoffe, die Übergewichtige zur Aktivierung ihres trägen Stoffwechsels benötigen.

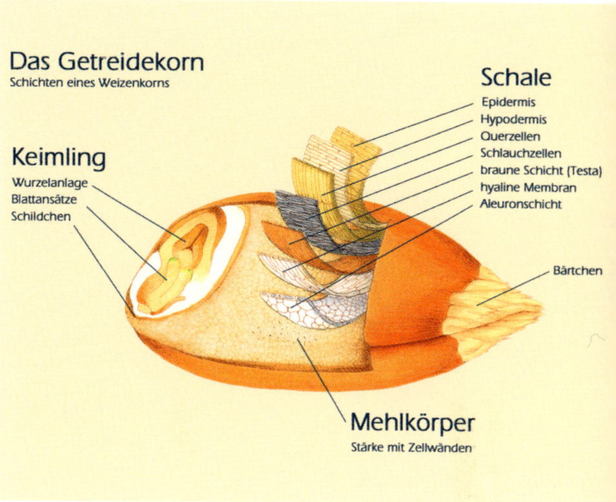

Tabelle 23: Inhaltsstoffe von Weizenmehl in mg/100 g[1]

Inhaltsstoffe	Ganzes Korn	Typ 405	Verlust in %
Kalzium	35	15	57
Eisen	3,2	1,5	53
Magnesium	95	0,6	99
Zink	2,6	0,7	73
B_1 (Thiamin)	0,46	0,06	87
B_2 (Riboflavin)	0,095	0,03	68
Pantothensäure	1,2	0,21	83
B_6 (Pyridoxin)	0,27	0,18	33
Folsäure	0,085	0,01	88
E, K, Carotin	1,4/0,01/0,02	Spuren	100
Ballaststoffe	13,3 g	4 g	70
Linolsäure	760	–	50–80
Linolensäure	50	–	–

[1] Berechnung der Werte nach Souci, Lebensmitteltabelle für die Praxis, 2004

Tabelle 24: Mineralstoffe in Getreide/100 g, Richtwerte DGE 2000, gedeckter Tagesbedarf in %[1] (Abkürzungsverzeichnis s. Seite 381)

Mineralstoffe	mg Na	mg Cl	mg K	mg Mg ♂	mg Mg ♀	mg Ca	mg Mn	mg Fe ♂	mg Fe ♀	mg Cu
Tagesbedarf	550	830	2000	350	300	1000	3,5	10	15	1,25
100 g Amaranth	5	–	24	89	103	22	86	90	60	160
100 g Buchweizen	–	1	20	40	47	2	43	35	23	47
100 g Dinkel/Grünkern	1	–	22	37	43	2	–	42	28	21
100 g Gerste	3	3	22	33	38	4	43	28	19	34
100 g Hafer	1	14	18	37	43	8	89	58	39	34
100 g Hirse	1	2	9	36	42	1	31	69	46	49
100 g Mais	1	1	15	26	30	1	12	15	10	19
100 g Quinoa	2	13	40	79	92	8	80	80	53	63
100 g Reis	2	–	12	34	40	2	60	32	21	23
100 g Roggen	1	2	26	26	30	4	83	28	19	31
100 g Sorghum	4	–	30	195	228	1	123	57	38	59
100 g Triticale	5	–	22	44	52	4	111	59	39	54
100 g Weizen	1	7	19	27	32	4	89	32	21	30

Tabelle 25: Vitamine in Getreide/100 g, Richtwerte DGE 2000, gedeckter Tagesbedarf in %[1] (Abkürzungsverzeichnis s. Seite 381)

Vitamine	mg A ♂	mg A ♀	mg E ♂	mg E ♀	µg K ♂	µg K ♀	mg B_1 ♂	mg B_1 ♀	mg B_2 ♂	mg B_2 ♀
Tagesbedarf	1	0,8	14	12	70	60	1,2	1	1,4	1,2
100 g Amaranth	–	–	–	–	–	–	67	80	14	16
100 g Buchweizen	–	–	6	7	–	–	20	24	11	13
100 g Dinkel/Grünkern	–	–	2	3	–	–	25	30	7	8
100 g Gerste	–	–	5	6	–	–	36	43	13	15
100 g Hafer	–	–	6	7	71	83	56	68	12	14
100 g Hirse	–	–	3	3	–	–	36	44	8	9
100 g Mais	19	23	14	17	57	67	30	36	14	17
100 g Quinoa	–	–	–	–	–	–	14	17	–	–
100 g Reis	–	–	5	6	–	–	34	41	6	8
100 g Roggen	–	–	14	17	–	–	30	36	12	14
100 g Sorghum	–	–	1	1	–	–	28	34	11	13
100 g Triticale	–	–	–	–	–	–	30	36	23	27
100 g Weizen	–	–	10	12	14	17	38	46	7	8

● hoher Gehalt ● mittlerer Gehalt

[1] Berechnung der Werte nach Souci, Lebensmitteltabelle für die Praxis, 2004

Mineralstoffe	mg **Zn** ♂	mg ♀	µg **Ni**	µg **Cr**	mg **P**	µg **I**	µg **Se**	mg **F** ♂	mg ♀
Tagesbedarf	10	7	27,5	65	700	200	50	3,8	3,1
100 g Amaranth	40	57	582	–	83	–	–	–	–
100 g Buchweizen	27	39	691	14	42	–	16	1	2
100 g Dinkel/Grünkern	–	–	–	–	59	–	–	–	–
100 g Gerste	28	40	109	20	49	4	14	3	4
100 g Hafer	32	46	764	6	49	4	14	3	3
100 g Hirse	29	41	545	5	39	2	4	1	2
100 g Mais	17	24	164	14	31	2	20	1	1
100 g Quinoa	25	36	–	–	47	–	–	–	–
100 g Reis	16	23	127	5	40	1	20	1	1
100 g Roggen	29	41	–	11	48	4	4	4	5
100 g Sorghum	18	26	618	–	47	–	26	–	–
100 g Triticale	32	46	–	–	54	–	–	–	–
100 g Weizen	26	37	47	5	49	4	4	2	3

Vitamine	mg B_3/Nic ♂	mg ♀	mg B_5/PAN	mg B_6 ♂	mg ♀	µg **Biotin**	µg **Fol**	mg **C**
Tagesbedarf	16	13	6	1,5	1,2	45	400	100
100 g Amaranth	8	9	–	–	–	–	–	–
100 g Buchweizen	18	22	20	–	–	–	–	–
100 g Dinkel/Grünkern	9	12	–	20	25	–	–	–
100 g Gerste	30	37	11	37	47	–	16	–
100 g Hafer	15	18	12	64	80	29	9	–
100 g Hirse	11	14	–	35	43	–	–	–
100 g Mais	9	12	11	27	33	13	6	–
100 g Quinoa	3	3	–	–	–	–	–	–
100 g Reis	33	40	28	18	23	27	4	–
100 g Roggen	11	14	25	16	20	11	36	–
100 g Sorghum	21	25	–	–	–	–	–	S
100 g Triticale	13	16	11	–	–	–	4	–
100 g Weizen	32	39	20	18	23	13	21	S

● hoher Gehalt ● mittlerer Gehalt

Ballaststoffe – die natürlichen Appetitzügler

Ballaststoffe sind Stoffe, die tief in unsere Stoffwechselabläufe eingreifen und die natürliche Regulation von Hunger und Sättigung fördern (Tab. 26). Ballaststoffreiche Lebensmittel wie Vollkorngetreide, Hülsenfrüchte, Gemüse, Obst und Nüsse stellen z. B. erhöhte Anforderungen an unsere Kauorgane, die folglich früher ermüden. Das können Sie leicht testen. Trinken Sie z. B. eine Flasche Apfelsaft. Dann probieren Sie die entsprechende Menge Äpfel in Form von Apfelkompott und zum Schluss als frische Frucht. Während man eine Flasche Apfelsaft gut schaffen kann, spielt der Magen zumindest nach ein paar Äpfeln nicht mehr mit. Aufgrund ihres Quellvermögens bilden die darin enthaltenen Ballaststoffe einen voluminösen Nahrungsbrei, der über Dehnungsreize Sättigungsreflexe auslöst und den gesamten Verdauungsprozess fördert.

Ballaststoffe stellen das Verpackungsmaterial für Kohlenhydrate dar, durch die der Körper nicht so schnell an die Zuckerbausteine im Obst oder Gemüse kommt. Das gleiche trifft auf die Getreidestärke zu, die aus Tausenden von Traubenzuckerbausteinen besteht. Auch sie bewirkt ohne Ballaststoffe (Auszugsmehl) einen schnellen Anstieg des Blutzucker- bzw. Insulinspiegels und begünstigt Heißhunger. Bei Getreideprodukten können Sie isolierte Getreidestärke, Toastbrot und Weißbrot mit Vollkornbrot, Müsli und Frischkornbrei vergleichen. Sie werden im Hinblick auf Sättigungsgefühl und Blutzuckerkurve deutliche Unterschiede erleben (vgl. Kapitel 3.5.11).

Tabelle 26: Ballaststoffe als natürliche Nahrungsinhaltsstoffe – Ordnungshüter im Stoffwechsel

Ballaststoffe
■ **schützen vor Zivilisationskrankheiten** Übergewicht, Verstopfung, Divertikulose, Fettstoffwechselstörungen, Diabetes, Dickdarmkrebs
■ **reduzieren den Kaloriengehalt** sind für unsere Verdauungsenzyme unverdaulich
■ **senken den Insulinbedarf** Fettverbrennung wird erleichtert
■ **fördern eine günstige Blutzuckerkurve** Heißhunger, Konzentrationsprobleme, Müdigkeit nehmen ab
■ **verbessern das Sättigungsgefühl** voluminöser Nahrungsbrei, Kauermüdung
■ **ermöglichen günstige Nährstoffrelation** Zunahme von komplexen Kohlenhydraten, Fett- und Eiweißzufuhr erniedrigt
■ **fördern die Verdauung**
■ **binden überschüssige Magensäure und Bakteriengiftstoffe**
■ **modulieren das Immunsystem**
■ **fördern eine gesunde Darmflora und Darmschleimhaut**

Gute Verträglichkeit durch richtige Verarbeitung und Kombination

Viele, die auf den Verzehr von Vollkorngetreide bzw. -produkten umstellen, klagen über Blähungen. Das kann an der Kombination einzelner Lebensmittel liegen, aber auch daran, dass bei der Verarbeitung von Vollkornmehl (z. B. bei Brot und Backwaren) nicht genügend Flüssigkeit eingearbeitet wird bzw. der Teig nicht ausreichend lange geht (z. B. Sauerteig, Hefeteig). Dann quellen die Ballaststoffe nicht ordnungsgemäß auf, und das Ergebnis sind harte und unbekömmliche Backerzeugnisse. Typisch sind auch Brötchen aus Auszugsmehl mit sehr harten ganzen Körnern auf der Oberfläche, die dann in vielen Bäckereien als Vollkornbrötchen verkauft werden. Wenn ganze Körner im Brötchen, Salat, Müsli etc. zugegeben werden, dann sollten diese zuvor über Nacht in Wasser bei kühler Temperatur aufgequollen werden. Noch besser verträglich sind sie im gekeimten oder angekeimten Zustand (Kapitel 7.1, Punkt 11). Dabei nimmt der Vitalstoffgehalt zu (z. B. Vitamin C) und es werden korneigene, den Verdauungsprozess unterstützende Enzyme aktiviert. Grundsätzlich können Vollkornprodukte nahezu genauso fein gemahlen werden wie Weißmehlerzeugnisse. Daraus zubereitete Breie (Dinkel-, Hafer- und Reisbrei) haben sich z. B. bei Schleimhautentzündungen im Verdauungstrakt gut bewährt, weil die Ballaststoffe überschüssige Magensäure und Bakteriengiftstoffe binden. In schwereren Fällen sind regelrechte Kuren mit Getreide- oder Leinsamenschleim empfehlenswert.

Gekochtes Vollkorngetreide in Kombination mit Gemüse, Kartoffeln, Obst, Milch, Fisch oder fettarmem Fleisch ist normalerweise gut verträglich. Lassen Sie bei abgeschalteter Herdplatte das Getreide mit geschlossenem Deckel ca. fünf bis zehn Minuten nachquellen. Dabei verkleistert die Getreidestärke und bietet den Verdauungsenzymen eine größere Angriffsfläche. Meist liegen Getreidezubereitungen dann schwer im Magen, wenn zu viel Fett zugegeben wird. Ein Vollkorn-Gemüsekuchen mit Schinkenspeck und 200 g Käse ist genauso schlecht verträglich wie eine Käsepizza. Ein Vollkornhefekuchen mit Obst ist dagegen weitaus bekömmlicher als eine Sahnetorte mit Mürbeteig aus Weißmehl.

Trotzdem stellt eine ballaststoffreichere Kost andere Anforderungen an die Verdauungsorgane als die typische ballaststoffarme, aber zucker-, eiweiß- und fettreiche Ernährung. Deshalb sollte die Umstellung auf die von mir empfohlene Ernährung langsam erfolgen. So kann sich der Darm einschließlich seiner Mitbewohner (Darmflora) auf die veränderten Bedingungen einstellen. Das können Sie sich wie im Fitnessstudio vorstellen. Die Darmmuskulatur wird mehr gefordert und verstärkt sich bei regelmäßigem Training. Ebenso bekommen die Darmbakterien mehr von ihrer Lieblingsspeise (Ballaststoffe), mit der sie sich prächtig entwickeln. Wenn umgekehrt die normale Ernährung so gut verträglich wäre, warum leiden dann immer mehr Menschen an Krankheiten des Verdauungssystems? Die Probleme haben wohl mehr mit Unterforderung als mit Überforderung der Verdauungswerkzeuge zu tun! 16 Millionen Menschen in Deutschland mit chronischer Verstopfung sind hierfür ein Zeugnis.

„Nachdem durch Forschungen auf dem Gebiete der Vitamine, Spurenelemente, Ballaststoffe und ihrer Wirkungen im Verdauungsstoffwechsel die Vorzüge des integralen vollen Kornes immer wieder bekräftigt worden sind, erscheint es unfassbar, dass der zivilisierte Mensch im Stadium großer Unkenntnis der Ursachen zunehmender zivilisationsbedingter Krankheiten den wirkstoffverarmten Weißmehlprodukten immer noch die Treue hält und Lücken seiner Wirkstoffversorgung lieber aus der Apotheke ergänzt, als sich an die präventiven Vorzüge des vollen Kornes zu gewöhnen."

Prof. Dr. Berthold Thomas

Anmerkungen

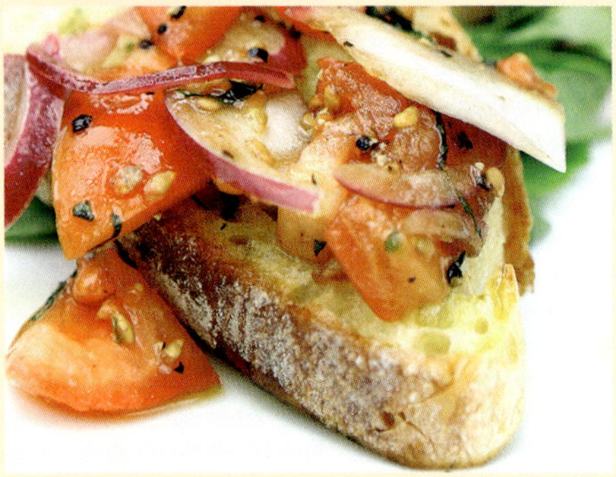

Das Brot ist nicht das Problem, das Problem ist der Belag!

Leider ist die Getreideküche völlig aus der Mode geraten. Lediglich Brot wird häufig gegessen, allerdings meist mit üppigem Belag. Hier bieten meine pflanzlichen Brotaufstriche eine geeignete Alternative. Sie haben eine optimale Nährstoffrelation und schmecken ausgezeichnet.

Gesunde Ernährung ist keine eintönige Körnerkost!

In dem empfohlenen Verhältnis von Vollkorngetreide zu Gemüse oder Obst (1:6; vgl. Kapitel 3.4.1) bleiben die Gerichte natürliche Lightprodukte, sättigen aber wesentlich besser als Gemüse und Obst pur. Im Müsli erhöhe ich sogar häufig den Obstanteil auf 10:1 (vgl. Rezeptteil), sodass es wie ein Obstsalat schmeckt.

Müsli – eine rundum gesunde Kombination

Getreide, Joghurt und Nüsse ergeben gemeinsam eine sehr hohe Eiweißqualität. Der Joghurt ergänzt den Mangel an Kalzium und Vitamin B_2 im Getreide. Müsli enthält im Gegensatz zu Brot kein Salz, dafür aber reichlich Kalium und hilft damit das ungünstige Natrium-Kalium-Verhältnis der heute üblichen Kost abzubauen. Das fördert eine normale Herz-Kreislauf-Funktion und einen funktionierenden Stoffaustausch in den Zellen. Zucker sollte man zu Vollkorn nicht zugeben, da dadurch Gärungsprozesse und Blähungen gefördert werden.

Frischkornmüsli – ideal für schlanke Gesundheit

Getreide ist im rohen Zustand bei entsprechender Gewöhnung überwiegend gut verträglich. Es gibt aber durchaus Personen, die mit Frischkornmüsli ihre Probleme haben oder ihn nicht mögen. Nach meinen Erfahrungen bevorzugen die meisten ein Flockenmüsli. In den Wintermonaten wird aufgrund des wärmenden Charakters auch ein Müsli aus gekochtem Getreide, das unter das Obst gemischt wird, gerne verzehrt (vgl. Rezepte). Auch die Zutaten wie Joghurt, Milch, Nüsse, Samen und Obst können allesamt roh hinzu gegeben werden und machen aus ihm eine wertvolle Mahlzeit. Frischkornmüsli ist zum Abnehmen gut geeignet, da es hervorragend sättigt und den Blutzuckerspiegel optimal reguliert.

Probieren Sie aus:

- Gemüse- und Obstaufläufe in Verbindung mit Getreide
- Gemüse-Getreide-Bratlinge
- Gemüse-Getreide-Pfannen (z. B. Gemüse-Reis-Pfanne)
- Kartoffel-Getreide-Klöße (z. B. Pflaumenknödel)
- Gemüse-Nudel-Eintopf
- Vollkornkuchen (z. B. Obstkuchen mit Hefeteig, Quark-Öl-Teig, Biskuitteig)
- Vollkorn-Gemüsekuchen vom Blech
- Pfannkuchen, Teigtaschen mit Gemüse- oder Obstfüllung
- Getreide-Gemüsesuppen
- Gemüse-Getreide-Aufstriche

3.5.3 Kartoffeln, Topinambur und Bataten – rundum gesunde Knollen

Kartoffeln sind, wie Auberginen, Tomaten und Paprika, ein Nachtschattengewächs. Im Vergleich zu anderen Lebensmitteln sind sie ein Spätzünder in der europäischen Küche. Shakespeare (1564–1616) philosophierte zwar schon: „Lasst Kartoffeln vom Himmel regnen", doch erst gegen Ende des 18. Jahrhunderts verbreitete sie sich und entwickelte sich in der Folgezeit zu einem wichtigen Grundnahrungsmittel. 1950 wurden durchschnittlich pro Kopf und Jahr 186 kg verspeist, während es heute nur noch 70 kg sind. Das hat etwas mit der Fülle des heutigen Nahrungsangebotes und dem Image der Kartoffel zu tun. Galt sie in den Nachkriegsjahren als ein gesundes und sättigendes Lebensmittel, so wird sie heute vielfach als Dickmacher angesehen. So unterschiedlich diese Ansichten sind, so haben doch beide ihren Wahrheitscharakter. Die 70 kg Kartoffeln von heute werden nämlich etwa zur Hälfte als Verarbeitungserzeugnisse verspeist. Pommes frites, Kroketten, Rösti, Fertigknödel und die Kartoffelsuppe aus der Tüte sind „in". Die gute alte Knolle mit der Pelle ist dabei auf der Strecke geblieben. Versuchen Sie einmal im Restaurant Pellkartoffeln zu bestellen! Da müssen Sie schon sehr gezielt suchen. Ein bedauerlicher Siegeszug der Kartoffelfertigprodukte, gesponsert von einer Nahrungsmittelindustrie, die bewaffnet mit Gewürzkonzentraten, Geschmacksverstärkern, Aromastoffen, Enzymen und viel Salz das Zeitalter des Novel Food (neuartige Nahrung) eingeläutet hat und aus isolierten Nährstoffen Massenartikel macht. Was ist los mit unseren Geschmacksnerven, die da nicht aufschreien und sich stattdessen immer mehr an den künstlichen Geschmack von Pulvermischungen und Knabberartikeln gewöhnen?

Bei den Verarbeitungsprozessen verliert die Kartoffel einen großen Teil ihrer Vitalstoffe, während der Fettgehalt zum Teil drastisch ansteigt. In Chips steckt z. B. 400-mal und in Pommes frites 145-mal so viel Fett wie in Pellkartoffeln. Kartoffeltrockenerzeugnisse wie Kroketten oder Kartoffelpuffer werden häufig in viel Fett ausgebraten, wobei sie sich voll saugen. Der fertige Kartoffelsalat ist meist mit Mayonnaise oder Schmand angemacht, und damit das Ganze schön deftig schmeckt, wird noch Wurst untergemischt. Ganz im Gegensatz zu dieser Entwicklung sollte die Kartoffel wieder verstärkt in einem weitgehend unverarbeiteten Zustand als Grundnahrungsmittel dienen. Kenner der Kartoffelküche schätzen die vielfältigen Zubereitungsmöglichkeiten und den hervorragenden Geschmack, den man durch Kombinationen mit Gemüse, Getreide, Hülsenfrüchten und Milchprodukten erzielen kann. Die Kartoffel bietet nahezu unbegrenzte Möglichkeiten für eine kreative und gesunde Küche.

Der Kartoffelsalat wird um 560 kcal leichter, wenn 100 g Mayonnaise gegen Naturjoghurt ausgetauscht werden. Wird darunter noch ordentlich Gemüse gemischt, ist der schlanke Genuss perfekt. Das Gleiche können Sie beim beliebten Kartoffelgratin ausprobieren, indem Sie den meist üblichen Becher Sahne durch Milch ersetzen. Wer noch ein Ei auf

Kartoffelgerichte – vielseitig und schmackhaft

- Pellkartoffeln, Ofenkartoffeln, Kartoffelbrei, Kartoffelgratin, Herzoginkartoffeln
- Eintopfgerichte (z. B. Pellkartoffeln mit Bohnen, Weißkraut oder Linsen)
- Kartoffel-Gemüse-Salat/Suppen/Aufläufe/Frikadellen
- Kartoffel-Gemüse-Soßen (gegartes Gemüse mit Pellkartoffeln pürieren)
- Kartoffel-Gemüse-Brotaufstriche (z. B. Kartoffel mit Möhre, Rote Bete)
- Kartoffel-Dinkel-Knödel, Kartoffel-Pflaumen-Knödel
- selbstgemachte Pommes frites (siehe Tipp Seite 335), Bratkartoffeln bei fettarmer Zubereitung

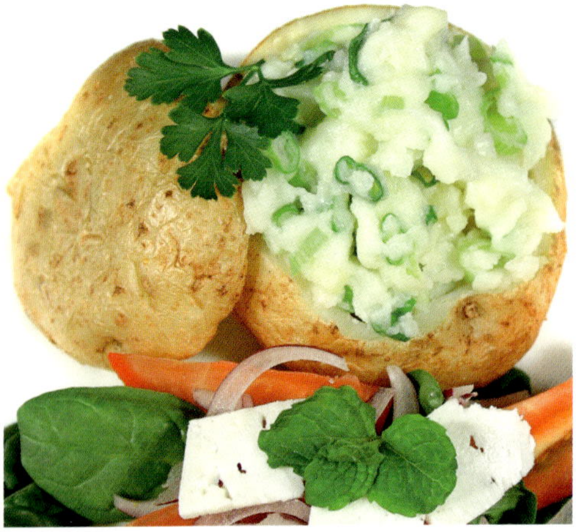

etwa 700 g Kartoffeln untermischt, erreicht eine extrem hohe biologische Wertigkeit des Eiweißes. Zwar hat die Kartoffel nicht besonders viel Eiweiß (2 %), aber es ist sehr hochwertig und ergibt bei einer Portion von 300 g doch eine stolze Summe. Beim Fett sieht es bei der Kartoffel ganz mager aus (0,1 %) und an Kohlenhydraten kommen knapp 15 % zusammen. Sie lassen allerdings die Blutzuckerkurve relativ schnell ansteigen. Die angesprochenen Kombinationen (mit Hülsenfrüchten, Gemüse, Getreide) oder ein Rohkostteller als Vorspeise verzögern dagegen die Aufnahme der Kohlenhydrate. Bei Gemüse zu Kartoffeln ist ein Verhältnis von 3:1 bis 4:1 zu empfehlen (Kapitel 3.4.1). Davon profitieren Übergewichtige und Diabetiker besonders. Der Kaloriengehalt von Kartoffeln liegt mit 70 kcal/100 g im Vergleich zu Getreide oder Hülsenfrüchten aufgrund des hohen Wasseranteils (78 %) niedrig. Betrachtet man die Vitalstoffe, so stellt man schnell fest, dass die Kartoffel kein Überflieger ist. Lediglich Kalium, B_1, B_6, Nicotinamid und Vitamin C sind gut vertreten. Mit Gemüsesorten wie Grünkohl, Spinat oder Broccoli kann die Kartoffel nicht mithalten. Sie hat jedoch ein sehr günstiges Kalium-Natrium-Verhältnis. Dieses erleichtert den Nieren ihre Arbeit, wirkt entwässernd auf das Gewebe (Ödeme) und damit entlastend auf das Herz-Kreislauf-System. Salzüberladene Pommes frites fördern dagegen diese Probleme. Der große Vorteil der Kartoffel ist die gute Verdaulichkeit, mit der sie zusammen mit ihrer entblähenden und alkalisierenden Wirkung (Magen, Blut, Urin) das Wohlbefinden im Magen-Darm-Trakt fördert. Als regelrechte Heilkost wird sie hier bei Entzündungen und Geschwüren sowie bei nervösem Magen eingesetzt. Es konnten Stoffe wie Diazepam isoliert werden, die auf den Magen beruhigend wirken und die auch in entsprechenden Medikamenten zum Einsatz kommen. Gleichermaßen wertvoll ist die vielseitige Knolle für Rheumatiker und Allergiker. So kommt es nur bei ganz wenigen Personen nach dem Verzehr von Kartoffeln zu allergischen Reaktionen. Zudem fördert sie die Harnsäureausscheidung über den Urin.

Möchten Sie die Nährstoffe der Kartoffel bestmöglich erhalten, schneiden Sie diese in kleine Stückchen, die Sie mit dem Gemüse gemeinsam garen. Sehr empfehlenswert ist auch das Dämpfen mit Schale (Pellkartoffeln) in einem Topf mit Siebeinsatz, wobei die Garzeit möglichst kurz gehalten und ein anschließendes Warmhalten vermieden werden sollte. Kühlen Sie Kartoffeln, die nicht sofort gebraucht werden, schnell ab. Frisch geerntete Kartoffeln schmecken auch mit der Schale, aber es dürfen keine grünen Stellen vorhanden sein, da diese Alkaloide enthalten (Solanin). Wer es lieber ohne Schale mag, der sollte sie nach dem Dämpfen so dünn wie möglich abpellen, da die Vitalstoffe in bzw. dicht unter der Schale am höchsten konzentriert sind. Sehr beliebt ist das Aufbewahren von geschälten Kartoffeln in Wasser, um eine Bräunungsreaktion zu verhindern. Gut gemeint, aber nach ein paar Stunden im Pool sind die enthaltenen Mineralstoffe und Vitamine zum großen Teil ins Wasser übergegangen und vitalisieren es mit Stoffen, die Sie zur Anregung der Fettverbrennung brauchen. Zu stärkeren Nährstoffverlusten kommt es beim Braten und Backen. Trotzdem stellen diese Verfahren bei optimaler Zubereitung (fettarm, nur leichte Bräunungsreaktion) aus geschmacklichen Gründen eine sinnvolle Ergänzung dar. Frittierte Produkte sind dagegen nicht empfehlenswert, da neben der Fettproblematik wie auch beim Braten und Backen aus Kohlenhydraten und Eiweiß Verbindungen entstehen, die bei hoher Aufnahme vermutlich krebserregend sind und den Alterungsprozess fördern (Acrylamid).

Der Volksmund sagt: „Kartoffeln gehören nicht in den Keller, sondern auf den Teller." Dem kann ich nur zustimmen, doch den Umweg über die Fertigprodukte sollten Sie zur Ausnahme machen.

Topinambur

Die Topinambur ist mit der Sonnenblume verwandt und bildet bis zu drei Meter hohe Stauden. Bevor sich die Kartoffel ausbreitete, war die Topinambur in Europa ein hochgeschätztes Lebensmittel. Die Verteilung der Hauptnährstoffe ist mit der Kartoffel vergleichbar. Die Kohlenhydrate (16 %) sind jedoch nicht wie bei der Kartoffel aus langen Ketten von Traubenzucker aufgebaut, sondern zum großen Teil aus Fruchtzuckerketten (Inulin), die unsere Verdauungsenzyme nicht abbauen können. Somit steht Inulin unseren Darmbewohnern als Nahrungsquelle zur Verfügung und fördert den Aufbau einer gesunden Darmflora. Gleichzeitig macht es die Pflanze sehr interessant für Übergewichtige und Diabetiker. Die Blutzuckerkurve steigt z. B. sehr viel langsamer an als nach dem Verzehr von Kartoffeln. Der Kaloriengehalt ist nur halb so hoch und die auch als „Diabetiker-Kartoffel" bezeichnete Pflanze sättigt ausgezeichnet. Trotz des geringen Kaloriengehalts liefert die Knolle reichlich Kalium, Vitamin B_1, Phosphor und Kieselsäure, die ansonsten nur in wenigen Lebensmitteln enthalten ist. Hinzu kommen sehr hohe Eisengehalte. Schon 300 g Topinambur decken den täglichen Bedarf. Um eine gute Aufnahme des Eisens zu erreichen, sollte sie mit Vitamin-C-reichem Gemüse oder Obst kombiniert bzw. Obst als Nachspeise gegessen werden.

In der Küche ist die Topinambur ähnlich vielseitig wie Kartoffeln. Durch den bakteriellen Abbau von Inulin kann es bei empfindlichen Personen zu Blähungen kommen, die sich in der Regel mit zunehmender Gewöhnung

Anmerkungen

Alkaloide in Kartoffeln

Die grünen Stellen von Kartoffeln enthalten ebenso wie die Keimansätze Alkaloide (z. B. Solanin), die in größeren Mengen Kopfschmerzen, Durchfall und Erbrechen verursachen können. Entfernen Sie deshalb die grünen Stellen und Keimansätze großzügig oder verwerfen Sie entsprechende Kartoffeln. Beim Kochen gehen die Alkaloide teilweise ins Kochwasser über, ohne jedoch abgebaut zu werden. Die Kartoffelkiste, in der die Keimlinge im Frühjahr regelrecht wuchern, ist nichts für die gesunde Küche. Es sollten aber auch keine Keimhemmungsmittel eingesetzt werden. Kühl (ca. 6 °C), trocken und dunkel gelagerte Kartoffeln halten sich auch so bis zum Frühjahr.

Acrylamid

Acrylamid entsteht vorwiegend beim Backen, Frittieren und Braten von Kartoffeln, also überall dort, wo Bräunungsreaktionen stattfinden. Beim Backen können Sie mit niedrigeren Temperaturen (160–180 °C) die Acrylamidbildung reduzieren. Halb verbrannte Backofenpommes oder Bratkartoffeln haben extrem hohe Acrylamidgehalte. Bei der Umsetzung meiner Empfehlungen brauchen Sie sich über Acrylamid keine Gedanken zu machen. Pellkartoffeln, Kartoffelsuppen, Gratins und Püree sind frei davon. Und von gelegentlichen Ausnahmen scheint nach aktuellem Wissensstand kein erhöhtes Risiko auszugehen, zumal eine aktuelle Studie der Medizinischen Hochschule Hannover zeigt, dass die Ernährung den Acrylamidgehalt im Blut weniger stark beeinflusst als bisher vermutet.

schnell in Luft auflösen. Besonders gut verträglich sind die Knollen, wenn sie wie Pellkartoffeln gedämpft oder als Suppe, Soßen oder Gemüse ebenfalls im Verhältnis von 3:1 bis 4:1 zugunsten von anderen Gemüsesorten zubereitet werden. Selbst als Rohkost sind sie eine Delikatesse und besser als jeder Schlankmacher aus der Apotheke. Topinamburknollen benötigen kurze Garzeiten, da sie sonst matschig werden und an Geschmack verlieren. Sie werden stets mit der Schale gegessen, die mit einer Gemüsebürste am besten zu reinigen ist. Wer ein kleines Eckchen im Garten für Topinamburknollen übrig hat, der braucht nicht viel für den Erntesegen zu tun. Schon 2–3 qm Boden liefern den ganzen Winter hindurch mehr als eine Schubkarre voll frische, knackige Knollen, die absolut winterhart sind. Noch dazu wachsen sie jedes Jahr von ganz alleine nach.

Batate (Süßkartoffel)

Die Batate ist in Mittelamerika ein Grundnahrungsmittel und findet auch bei uns immer mehr Liebhaber. Sie enthält reichlich Kohlenhydrate (24 %), aber sehr wenig Fett und Eiweiß. Deshalb ist sie für Kombinationen mit Nüssen, Samen und Hülsenfrüchten besonders geeignet. Wie der Name schon sagt, schmeckt die Batate süß. Das liegt daran, dass sie neben Stärke auch einfache Kohlenhydrate enthält. Für Diabetiker ist sie deshalb nicht so empfehlenswert wie die Topinambur. Für Übergewichtige ist sie jedoch sehr geeignet, da sie gut sättigt und das bei vielen vorhandene Bedürfnis nach Süßem auf natürliche Weise befriedigt. Im Gegensatz zu den anderen Knollen enthält sie extrem viel β-Karotin. Damit schützt sie unsere Blutgefäße vor arteriosklerotischen Veränderungen und unsere Zellen vor freien Radikalen.

Maronen

Maronen und Edelkastanien, die auch als „fertige Brötchen“ bezeichnet werden, gehören botanisch zu den Nüssen. Im Hinblick auf die Mengenempfehlungen und Inhaltsstoffe passen sie jedoch besser zu den hier erwähnten Knollen. Auch sie enthalten wenig Eiweiß und Fett, aber sehr viele Kohlenhydrate (41 %) und Ballaststoffe (8 %). Ihr ausgewogener Gehalt an B-Vitaminen und Mineralien sowie ihre alkalisierende und kräftigende Wirkung machen sie zu einem empfehlenswerten Lebensmittel. Der Kaloriengehalt liegt mit 190 kcal/100 g höher als bei den oben erwähnten Knollen. Trotzdem sind die gut sättigenden Maronen für Salate, Gemüsegerichte sowie Brotaufstriche eine Bereicherung und als heiße Zwischenmahlzeit direkt aus dem Backofen eine fantastische Alternative zu den üblichen Knabberartikeln. Dazu die Maronen kreuzweise einritzen und bei 200 °C ca. 10 Minuten im vorgeheizten Backofen mit einem Schälchen Wasser backen. Beliebt ist auch das Mehl von Edelkastanien, das zum Backen unter die üblichen Mehle gemischt werden kann.

3.5.4 Hülsenfrüchte – die Kraftpakete der Natur

Unter den Hülsenfrüchten sind die getrockneten Samen von Erbsen, Bohnen, Linsen und Sojabohnen am bekanntesten. Aber auch Luzerne (Alfalfa), Lupinen und Erdnüsse gehören hierzu, wobei letztere unter der Erde ausreifen. Im Durchschnitt essen die Bundesbürger 70 kg Fleisch im Jahr, aber nur 1 kg Hülsenfrüchte. Sie sind noch immer als „Fleisch der Armen“ verpönt und nicht wenige ziehen das Holzfällersteak dem Linseneintopf vor. Und wenn die kleinen Kraftpakete doch mal den Weg in die Küche finden, dann sind Bauchfleisch, Rippchen oder Würstchen meist mit von der Partie. Das belastet den Säure-Basen-Haushalt, denn sowohl Hülsenfrüchte als auch Fleisch enthalten harnsäurebildende Purine. Aufgrund der Mineralstoffstruktur wirken Hülsenfrüchte im Gegensatz zu Fleisch jedoch nur schwach säurebildend. Bei hohen Harnsäurewerten bzw. der Neigung zu Gicht sind insbesondere Sojabohnen mit Vorsicht zu genießen, denn bei ihnen entsteht am meisten Harnsäure. Andererseits gehört die Sojabohne zu den wertvollsten Lebensmitteln, die die Natur uns Menschen bietet.

Hülsenfrüchte – die Fleischpflanzerl

Hülsenfrüchte lösen bei regelmäßigem Verzehr eine ganze Reihe von Ernährungsproblemen und belehren Kritiker einer pflanzlich orientierten Kost eines Besseren. Die Dauerbrenner Eiweiß und Eisen sind hierfür Paradebeispiele, wenn immer wieder eine ausreichende Bedarfsdeckung mit einer vegetabilen Ernährung in Frage gestellt wird. Wer viel Soja oder andere Hülsenfrüchte isst, braucht sich um seine Eiweißversorgung keine Gedanken zu machen. Sojabohnen enthalten 34 % und Lupinen 36 % Eiweiß. Linsen, Bohnen und Erbsen sind mit über 20 % in ihrem Eiweißgehalt mit Fleisch vergleichbar. Die biologische Wertigkeit des Eiweißes ist bei der Sojabohne am höchsten und steht dem Fleisch in nichts nach. Die Eiweißwertigkeit ist um so höher, je vollständiger die einzelnen Eiweißbausteine – die Aminosäuren – in einem Lebensmittel enthalten sind und richtet sich nach der Aminosäure, die am geringsten verfügbar ist. Bei Hülsenfrüchten kommt z. B. die Aminosäure Methionin ein bisschen kurz, weshalb sie mit Getreide (enthält viel Methionin) hervorragend kombiniert werden können. Davon profitieren beide, denn Hülsenfrüchte liefern reichlich die Aminosäure Lysin, die bei Getreide Mangelware ist. In vielen Kulturkreisen der Erde werden eiweißhaltige Lebensmittel auch ohne das Wissen um die einzelnen Aminosäuren aufgrund überlieferter Traditionen ideal kombiniert. Die in Südamerika beliebte Kombination von Bohnen mit Mais ist hierfür ein Beispiel. Für sich allein betrachtet sind beide nicht besonders wertvoll, im Kombipack ergeben sie jedoch ein hochwertiges Eiweiß.

Hülsenfrüchte – eine optimale Nähr- und Wirkstoffrelation

Neben ihrem Eiweißanteil beeindrucken Linsen, Bohnen und Erbsen durch ihren Reichtum an wertvollen Kohlenhydraten (40–45 %) und Ballaststoffen (15–20 %) sowie Vitamin- und Mineralstoffgehalten, wie sie in wenigen Lebensmitteln anzutreffen sind. Beim Eisen sind durchschnittlich 5–8 mg pro 100 g enthalten, im Fleisch 2 mg. Auch wenn Eisen aus Fleisch besser aufgenommen wird, so gleichen die höheren Gehalte und die beschriebenen Kombinationen mit Vitamin-C-reichen Pflanzen diesen Nachteil mehr als aus. Hülsenfrüchte haben durchaus eine der Blutarmut vorbeugende Wirkung, nicht nur wegen des Eisens, sondern auch aufgrund hoher Zink-, Kupfer- und Folsäuregehalte. Zudem enthalten sie reichlich B-Vitamine (Ausnahme B_{12}), Calcium, Magnesium, Phosphor und Kalium. Alles Stoffe, die die Regulation unserer Grundfunktionen (Kapitel 3.2) verbessern und unseren Zellen bei der Verbrennung der überschüssigen Fettreserven helfen. Dagegen sind Hülsenfrüchte mit Ausnahme der Sojabohne (siehe Seite 124) nahezu fettfrei, weshalb derartige Gerichte mit etwas Öl, Nüssen, Samen, Avocado oder Milchprodukten zubereitet werden sollten. Die Kohlenhydrate gehen bei Hülsenfrüchten, bedingt durch den hohen Ballaststoffgehalt, sehr langsam ins Blut, erzeugen ein ausgeglichenes Blutzuckerprofil und senken den Insulinbedarf. Dadurch sitzen die Fette nicht so fest auf den Hüften und von Heißhunger ist nach einem Gericht aus Hülsenfrüchten nichts zu spüren.

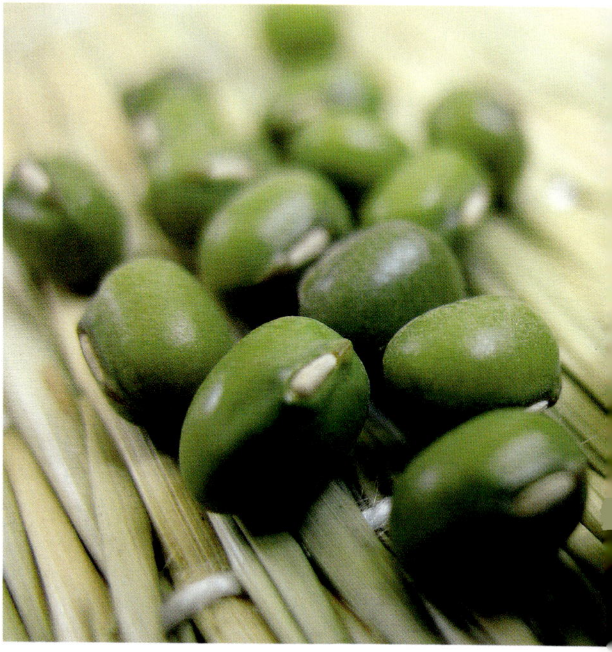

Sojabohne – die Hülsenfrucht der Superlative

Eine Ausnahmestellung unter den Hülsenfrüchten nimmt die Sojabohne ein, deren gesundheitsfördernde Wirkung in einer großen Anzahl von Untersuchungen bestätigt werden konnte. Dabei handelt es sich vor allem um krebs-, osteoporose- und arteriosklerosevorbeugende Wirkungen. Die reichlich enthaltenen einfach und mehrfach ungesättigten Fettsäuren in Kombination mit den in Soja vorkommenden sekundären Pflanzenstoffen senken effektiv den Cholesterinspiegel. Darüber hinaus enthält Soja dem körpereigenen Östrogen ähnliche Pflanzenhormone (Isoflavone), die das Krebsrisiko von Brust, Eierstöcken oder Prostata absenken. Gleichermaßen reduzieren sie die in den Wechseljahren durch nachlassende Östrogenproduktion auftretende Entmineralisierung der Knochen. Die typischen Beschwerden in den Wechseljahren sind bei regelmäßigem Konsum von Soja kaum noch wahrzunehmen. Insofern sind Phytoöstrogene eine gute Alternative zur nicht ganz ungefährlichen Hormon-Ersatztherapie. Ein weiterer östrogenartiger Stoff in der Sojabohne (Genistein) hemmt die Bildung von Blutgerinnseln (Thromben) und beugt damit Herzinfarkten oder Schlaganfällen vor. Ein besonders hoher Gehalt an Phytoöstrogenen befindet sich in Tofu und Sojamilch. Generell nimmt mit dem Austausch von Kuhmilch und -produkten gegen Sojaprodukte das Risiko einer Arterienverkalkung ab. In Tierversuchen ließ sich sogar eine Rückbildung bereits vorliegender Verengungen und Verhärtungen nachweisen (antiatheromatotische Wirkung).

Wer Fleisch gegen Hülsenfrüchte austauscht, der bekommt nicht weniger, sondern mehr (Abb. 19). Das wissen Japaner, Koreaner und Chinesen schon lange. Sie setzen traditionell auf eine Vielzahl von Produkten rund um die Sojabohne und erreichen so ein hohes Durchschnittsalter.

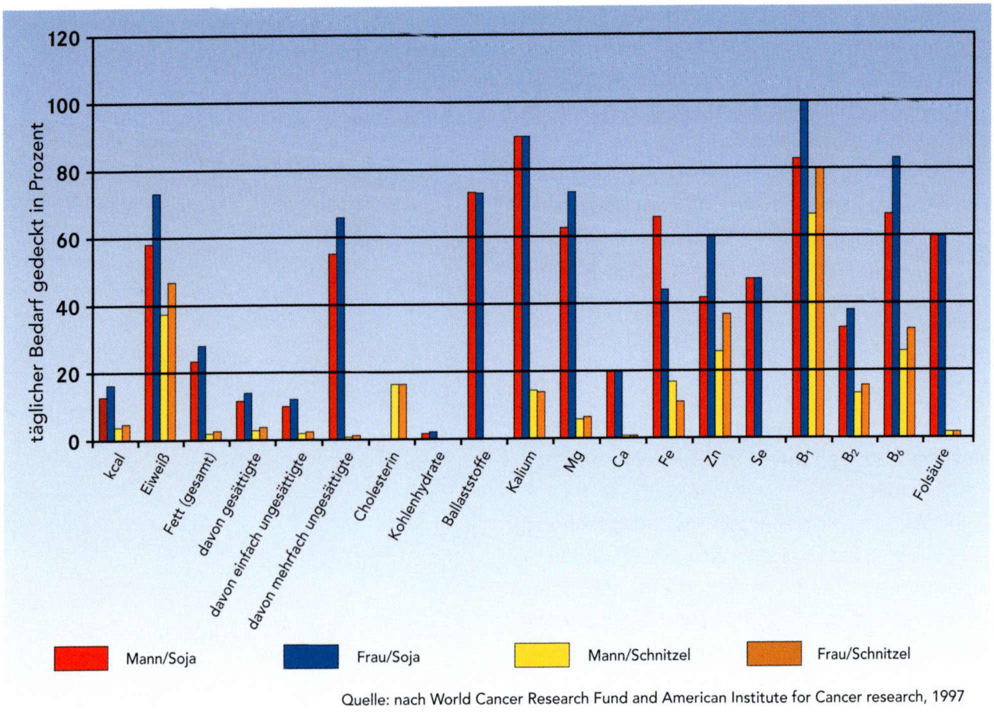

Abb. 19: Was bietet mehr: 100 g Soja oder 100 g Schweineschnitzel?

Hülsenfrüchte – bekömmlich durch richtige Zubereitung

Durch eine fachgerechte küchentechnische Behandlung von Hülsenfrüchten werden die Inhaltsstoffe abgebaut, die ihren gesundheitlichen Wert beeinträchtigen können. Dabei handelt es sich um Stoffe, die Blähungen verursachen (Oligosaccharide), die Aufnahme von Mineralstoffen ins Blut reduzieren (Phytinsäure), eiweißabbauende Enzyme blockieren (Proteasehemmer) oder eine Zusammenballung der Blutbestandteile (Hämagglutinine) bewirken. Diese Substanzen werden weitgehend abgebaut, wenn die Hülsenfrüchte ca. 10 Stunden eingeweicht werden (siehe Anmerkungen). Durch anschließendes Keimen (vgl. Kapitel 7.1, Punkt 11) kann dieser Prozess noch in hohem Maße gesteigert werden, sodass selbst ein Rohverzehr von Hülsenfrucht-Keimlingen heute nicht mehr als problematisch angesehen wird. Wenn Sie auf Nummer sicher gehen wollen, dann garen Sie die leckeren Sprossen von Sojabohnen, Mungbohnen, Alfalfa, Linsen oder Kichererbsen noch ca. 5 Minuten mit den Gerichten (Hämagglutinine und Proteaseinhibitoren sind hitzeempfindlich).

Schmecken Sie die verschiedenen Hülsenfruchtgerichte mit verdauungsfördernden und entblähenden Gewürzen (vgl. Kapitel 7.2) ab. Kombinationen mit reichlich Gemüse sind vorteilhaft. Es ergänzt die fehlenden Carotinoide und Vitamin C, erleichtert die Ausscheidung von Harnsäure und bewirkt einen guten alkalischen Ausgleich zu ihrer leicht säuernden Wirkung.

Hülsenfrüchte nützen Mensch und Natur

Hülsenfrüchte wecken nicht nur beim Essen die Lebensgeister, sondern sie sind auch mit Blick auf die Welthungerproblematik sowie für die Gesundheit unserer Umwelt etwas ganz Besonderes. Der Ertrag pro bewirtschafteter Fläche ist gegenüber anderen Lebensmitteln besonders hoch und sie benötigen keinen künstlichen Stickstoffdünger, da ihre Wurzeln über Knöllchenbakterien verfügen, die den Stickstoff aus der Luft binden. Ein Feld mit Hülsenfrüchten reichert den Boden sogar mit Stickstoff an, sodass im nächsten Jahr darauf Getreide wachsen kann. Die alten Ureinwohner Südamerikas waren noch geschickter. Sie bauten Hülsenfrüchte und Mais gemeinsam an. So bekam der Mais seinen Stickstoff und diente gleichzeitig den Hülsenfrüchten als Rankhilfe. Würde der Mensch Hülsenfrüchte weniger verfüttern und stattdessen selbst mehr davon essen, wäre er gesünder und das Nahrungsangebot in der Welt überreichlich. Das „Fleisch der Armen" könnte auf diese Weise zu einem wertvollen Stück Lebenskraft für alle werden.

Anmerkungen

Ballaststoffe, Saponine und Sterine

In Hülsenfrüchten handelt es sich überwiegend um lösliche Ballaststoffe, die wie die Saponine Gallensäuren (sie bestehen zu einem erheblichen Teil aus Cholesterin) im Darm binden und ihren Rückfluss ins Blut vermindern. Der Körper wird auf diese Weise gezwungen, das Blutcholesterin für die Neuproduktion von Gallensäuren anzuzapfen. Pflanzensterine hemmen zudem die Cholesterinresorption (Aufnahme vom Darm ins Blut) aus tierischen Lebensmitteln.

Phytinsäure, Hämagglutinine, Proteasehemmer

Diese sekundären Pflanzenstoffe werden durch Einweichen, Keimen und Kochen stark reduziert. Eine geringe Aufnahme wird heute als Vorteil angesehen, da Proteasehemmer und Phytinsäure über blutzuckerregulierende und krebsschützende Eigenschaften verfügen (vgl. Kapitel 3.5.1).

Blausäure

Die oft erwähnte Blausäure hat keine ernährungsphysiologischen Nachteile, da sie sich beim Kochen verflüchtigt und die bei uns verwendeten Sorten mit Ausnahme der Limabohne sehr geringe Konzentrationen aufweisen.

Tabelle 27: Mineralstoffe in Hülsenfrüchten/100 g, Richtwerte DGE 2000, gedeckter Tagesbedarf in %[1] (Abkürzungsverzeichnis s. Seite 381)

		mg	mg	mg	mg	mg	mg	mg	mg	mg	mg
	Mineralstoffe	**Na**	**Cl**	**K**	**Mg**		**Ca**	**Mn**	**Fe**		**Cu**
					♂	♀			♂	♀	
	Tagesbedarf	550	830	2000	350	300	1000	3,5	10	15	1,25
100 g	Erbse	5	7	47	34	40	5	34	50	33	58
100 g	Kichererbse	5	10	38	36	42	13	77	61	41	36
100 g	Limabohne	2	–	88	59	68	9	51	63	42	64
100 g	Linse	1	10	42	37	43	7	43	80	53	59
100 g	Mungobohne	1	–	52	47	55	11	34	65	43	67
100 g	Sojabohne	1	1	90	63	73	20	77	66	44	96
100 g	Bohnensamen	1	5	67	40	47	12	46	62	41	51

Tabelle 28: Vitamine in Hülsenfrüchten/100 g, Richtwerte DGE 2000, gedeckter Tagesbedarf in %[1] (Abkürzungsverzeichnis s. Seite 381)

		mg	mg	mg	mg	µg	µg	mg	mg	mg	mg
	Vitamine	**A**		**E**		**K**		**B_1**		**B_2**	
		♂	♀	♂	♀	♂	♀	♂	♀	♂	♀
	Tagesbedarf	1	0,8	14	12	70	60	1,2	1	1,4	1,2
100 g	Erbse	1	2	–	–	114	133	64	77	20	23
100 g	Kichererbse	3	4	–	–	379	442	43	51	10	11
100 g	Limabohne	–	–	–	–	9	10	42	50	14	16
100 g	Linse	2	2	–	–	179	208	40	48	19	22
100 g	Mungobohne	–	–	–	–	243	283	47	57	21	25
100 g	Sojabohne	7	8	11	13	57	67	83	100	33	38
100 g	Bohnensamen	7	8	2	2	–	–	42	50	13	15

● hoher Gehalt ● mittlerer Gehalt

[1] Berechnung der Werte nach Souci, Lebensmitteltabelle für die Praxis, 2004

	Mineralstoffe	Zn mg ♂	Zn mg ♀	Ni µg	Cr µg	P mg	I µg	Se µg	F mg ♂	F mg ♀
	Tagesbedarf	10	7	27,5	65	700	200	50	3,8	3,1
100 g	Erbse	33	47	345	6	54	7	6	1	1
100 g	Kichererbse	24	34	582	8	47	–	18	–	–
100 g	Limabohne	30	43	–	–	51	–	2	–	–
100 g	Linse	38	54	1109	8	59	–	20	1	1
100 g	Mungobohne	21	30	–	–	54	–	26	–	–
100 g	Sojabohne	42	60	1745	9	79	3	38	–	–
100 g	Bohnensamen	26	37	673	31	61	1	28	3	3

	Vitamine	B_3/Nic mg ♂	B_3/Nic mg ♀	B_5/PAN mg	B_6 mg ♂	B_6 mg ♀	Biotin µg	Fol µg	C mg
	Tagesbedarf	16	13	6	1,5	1,2	45	400	100
100 g	Erbse	18	22	33	8	10	42	38	2
100 g	Kichererbse	10	12	22	37	46	–	85	5
100 g	Limabohne	12	15	22	31	39	–	90	1
100 g	Linse	16	19	27	38	48	–	43	7
100 g	Mungobohne	14	17	28	27	34	–	123	15
100 g	Sojabohne	16	20	32	67	83	133	60	–
100 g	Bohnensamen	13	15	15	27	34	–	46	3

● hoher Gehalt ● mittlerer Gehalt

3.5.5 Fette – richtig dosiert lebensnotwendig

Fett ist mit 930 kcal/100 g gegenüber den Kohlenhydraten und Eiweiß mit jeweils 430 kcal/100 g der energiereichste Nährstoff. Tatsächlich liegen wir im Durchschnitt mit 100 g Fett/Tag deutlich über den Empfehlungen der Deutschen Gesellschaft für Ernährung (DGE). Es gibt jedoch erhebliche individuelle Unterschiede. Während sich bei einem Teil der Bevölkerung die „Low-Fett"-Philosophie tendenziell zu einer Fett-Mangel-Ernährung entwickelt hat, praktiziert die Mehrzahl der Bundesbürger eine „Hyper-High-Fett"-Ernährung. Fettmengen zwischen 100 g und 200 g pro Tag begegnen mir in Auswertungen von Ernährungsprotokollen häufig.

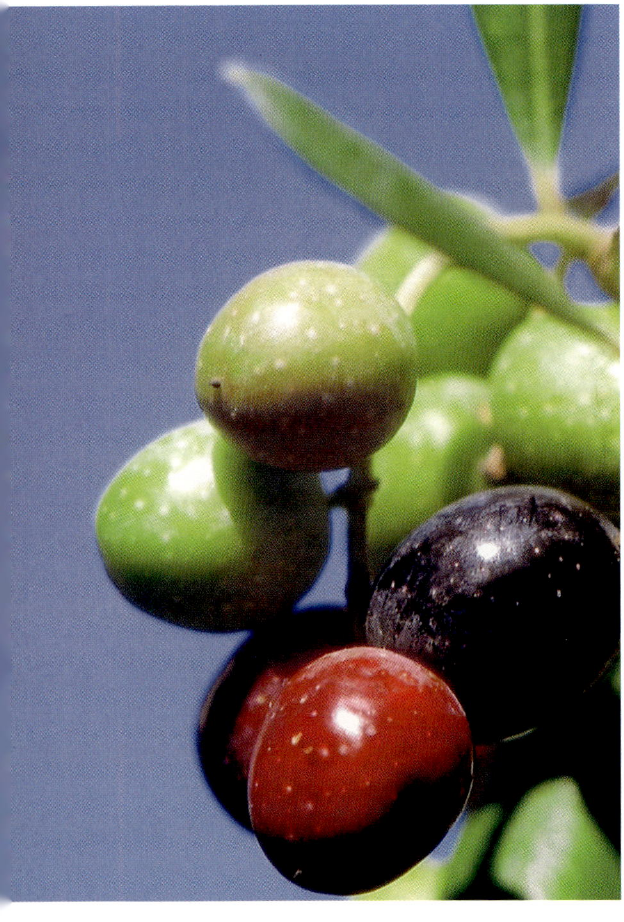

Nach den Empfehlungen der Deutschen Gesellschaft für Ernährung sollten max. 30 % der Gesamtenergiezufuhr über Fette aufgenommen werden. Das entspricht bei einer 1,70 m großen Person mit einem Energiebedarf von gut 2000 kcal 60–70 g Fett/Tag. Zum Abnehmen reichen 30–40 g, denn Fette sind geballte Energie. Insbesondere bei unserer heutigen technisierten Lebensweise, die mit wenig Bewegung und Einsatz von Körperkraft verbunden ist, benötigen wir eine relativ geringe Fettmenge. Umso wichtiger ist aber eine gute Qualität der Fette, die der Körper für Folgendes braucht:

- Bausubstanz für unsere Körperzellen
- Ausgangssubstanz für die Produktion von Gewebshormonen
- Träger fettlöslicher Vitamine (A, D, E, K) und Fettbegleitstoffe
- Träger von Geschmacks- und Aromastoffen
- Lieferant sogenannter essenzieller Fettsäuren, die der Körper nicht selbst herstellen kann

Fette sorgen dafür, dass die fettlöslichen Bestandteile unserer Nahrung vom Körper aufgenommen werden können. Selbst beim Abnehmen sind Fette hilfreich. So verlängern sie die Aufenthaltsdauer des Speisebreis im Magen und verbessern das Sättigungsgefühl aufgrund ihres verzögernden Einflusses bei der Aufnahme von Kohlenhydraten ins Blut. Zu hohe Fettmengen liegen dagegen nicht nur lange, sondern auch schwer im Magen. Sie fördern ein unangenehmes Völlegefühl und machen uns durch die Überforderung des Stoffwechsels träge und müde.

Gesunde Zellen mit hochwertigen Fettsäuren

Fett ist nicht gleich Fett. Ein zu hoher Fettverbrauch sollte nicht darüber hinwegtäuschen, dass Teile der Bevölkerung einen Mangel im Überfluss erleben. Wir nehmen viele Fettsäuren auf, die unseren Körper belasten und auch krank machen können. Andererseits mangelt es an bestimmten Fettsäuren (Alpha-Linolensäure) und Fettbegleitstoffen (z. B. Vitamin E,

Phenole), die lebensnotwendige Funktionen erfüllen. Fettsäuren entscheiden darüber, ob ein Fett bei Zimmertemperatur fest oder flüssig ist. Wenn Forscher Zellmembranen unter die Lupe nehmen, wissen sie, was die untersuchte Person gerne isst. Wer viel Fleisch, Wurst und Käse zu sich nimmt, lagert vermehrt gesättigte Fette in den Zellmembranen ein. Dann sind die Zellhüllen zu fest, wenig durchlässig und unelastisch. Blutplättchen, Blutkörperchen und die Zellen der Blutgefäße sind davon gleichermaßen betroffen. So können die genannten Blutbestandteile leichter an den Blutgefäßen anhaften, sich zusammenballen, Gerinnsel bilden oder arteriosklerotische Prozesse fördern. Genau die gegenteiligen Effekte haben Fischfette und bestimmte pflanzliche Öle. Sie sind flüssig, Fischfette sogar noch bei –50 °C. Sie ermöglichen Fischen in den eiskalten Gewässern des Polarmeeres den für jegliches Leben notwendigen Stoffaustausch. Flüssige Fette machen die Zellmembranen (Zellhüllen) durchlässig für den Einstrom von Nähr- und Vitalstoffen, erhöhen deren Insulinempfindlichkeit und bringen die Verbrennung in Schwung.

Herz-Kreislauf-Krankheiten bzw. Herzinfarkte treten bei Kretern und Japanern selten und bei Eskimos so gut wie überhaupt nicht auf. Ihre Blutzellen sind so flexibel und beweglich, dass sie sich kaum zusammenballen. Das wird dann deutlich, wenn sich Eskimos verletzen. Sie bluten nämlich extrem lange. Insofern ist die Wirkung von Fischöl den Blutverdünnern Aspirin oder Marcumar ähnlich. Dünnes Blut alleine ist jedoch keine Garantie für ein langes Leben. Das Durchschnittsalter von Eskimos ist niedrig, während das von Japanern und Kretern extrem hoch ist. Der Grund dafür ist, dass die Kreter neben Fisch viel Gemüse, Obst, Nüsse und vorwiegend naturbelassenes Olivenöl verspeisen. Ja, sie tunken sogar gerne ihr Brot in Soßen aus Olivenöl und schützen damit ihre Gefäße. Denn Olivenöl macht nicht nur die Zellmembranen flexibel, sondern senkt das schädliche LDL-Cholesterin, während das „gute" HDL eher eine ansteigende Tendenz zeigt. Interessant dabei ist, dass Kreter über 40 % ihrer Energieaufnahme über Fette aufnehmen. Trotzdem sind Herz-Kreislauf-Krankheiten seltener als in allen anderen europäischen Ländern. Die Japaner erreichen dagegen mit einer traditionell fettarmen Kost das weltweit höchste Durchschnittsalter. Auch sie essen viel Gemüse, Salate, Sojaprodukte, Fisch und beim Öl vorwiegend Raps- und Sojaöl.

Gesund sein kann man also mit viel Fett genauso wie mit wenig Fett. Das Verhältnis der verschiedenen Fettsäuren muss jedoch den Funktionen im Körper angepasst sein. Beim Motoröl ist es ähnlich. Hier legen viele großen Wert auf ein Leichtlauföl mit einer optimalen Viskosität. Ein Mehrbereichsöl ist heute absoluter Standard, um auf alle Witterungsverhältnisse vorbereitet zu sein. Dafür legt „Man/n" gerne 7 bis 10 Euro pro Liter auf die Theke. Es geht schließlich um die Lebensdauer des Automotors. Beim Lebensmitteleinkauf geht die gleiche Person in den Supermarkt und kauft ein raffiniertes Speiseöl ohne jeglichen Eigengeschmack und Ernährungswert für einen Euro. Da diese Fette nichts als Energie liefern, die Sie aber meist nicht brauchen, werden damit bevorzugt Hüftpolster angelegt, die Ihre Gesundheit gefährden. Bei Ihnen geht es nicht darum, die Fette zu verbannen, sondern den Spieß umzudrehen: Mit wenig Fett den Körper trotzdem mit der optimalen Mischung von Fettsäuren zu versorgen.

Auf das richtige Fettsäureverhältnis kommt es an

Fette werden in gesättigte, einfach ungesättigte und mehrfach ungesättigte untergliedert. Die Deutsche Gesellschaft für Ernährung empfiehlt ein Verhältnis von 1:2:1 (gesättigt:einfach ungesättigt:mehrfach ungesättigt). Die mehrfach ungesättigten Fettsäuren setzen sich aus Omega-6- und Omega-3-Fettsäuren zusammen und sollen in einem Verhältnis von 5:1 (Omega-6:Omega-3) aufgenommen werden. Tatsächlich liegen wir heute bei einem Verhältnis von durchschnittlich 10–15:1. Entwicklungsgeschichtlich wurden über Jahrtausende weitaus mehr Omega-3-Fettsäuren verspeist, die sich in Nüssen, Samen und Wildpflanzen, aber auch in wesentlich größerem Umfang im Fleisch befanden, denn die wild lebenden Tiere fraßen Omega-3-haltige Pflanzen. Durch ein Zuwenig an Omega-3-Fettsäuren bzw. ein Zuviel an Omega-6-Fettsäuren kommt es zur Bildung von Gewebshormonen, die das Auftreten von einer Vielzahl von Zivilisationskrankheiten fördern. Dabei handelt es sich v. a. um Hormone mit blutgerinnungs- und entzündungsfördernden sowie blutfett- und blutdruckerhöhenden Eigenschaften. Stellen Sie sich z. B. vor, Sie stehen einer aggressiven Person gegenüber, von der Sie Handgreiflichkeiten erwarten. Bevor die Person zuschlagen kann, werden aus Omega-6-Fettsäuren blutdrucksteigernde Gewebshormone produziert. Die Blutgefäße ziehen sich zusammen. Sie sind auf einmal hellwach. So können Sie zur rechten Zeit flüchten oder sich wehren. Ist die Gefahr vorüber, produziert der Körper aus den Omega-3-Fettsäuren Gewebshormone, die das Gefäßsystem entspannen. Der gleiche Ablauf findet statt, wenn uns ein Grippevirus befällt. Dann werden aus den Omega-6-Fettsäuren entzündungsfördernde Stoffe gebildet, die eine Armee von Immunzellen aktivieren. Sind die Er-

Tabelle 29: So unterschiedlich können Fette sein

Sorte pro 100 g	ges. FS in g	einf. unges. FS in g	Ω6 FS in g	Ω3 FS in g	Verhältnis Ω6/Ω3 FS	Verhältnis ges./unges. FS	Verhältnis nach DGE-Richtlinien 1:2:1	Vitamin E in mg
Leinöl	10	18	14	54	1/4	1/8,6	1/1,8/6,8	5,8
Rapsöl	6	53	22	9	2,4/1	1/14	1/8,8/5,3	23
Walnussöl	9	18	55	13	4,3/1	1/9,4	1/2/7,4	3,3
Sojaöl	14	19	53	8	7/1	1/5,7	1/1,4/4,3	17
Weizenkeimöl	17	14	56	8	7/1	1/ 4,5	1,3/1/4,7	174
Avocado	2	15	2	0,2	10/1	1/8,5	1/7,9/1	1,3
Olivenöl	14	69	8	1	10/1	1/5,8	1,5/7,5/1	12
Erdnussöl	13	54	22	0,7	33/1	1/6	1/4/1,7	10
Sesamöl	12	40	43	1	45/1	1/6,7	1/3,3/3,5	3,5
Maiskeimöl	13	26	55	1	59/1	1/6,3	1/2/4,3	34
Kürbiskernöl	17	27	49	0,5	103/1	1/ 4,5	1/1,6/2,9	–
Sonnenblumenöl	11	20	63	0,5	126/1	1/7,9	1/2/6	63
Traubenkernöl	9	16	66	0,5	137/1	1/9,2	1/1,8/7,4	32
Safloröl (Distel)	9	10	75	0,5	160/1	1/10	1/1,2/8,7	44
Kokosfett	11	7	1,7	–	–	1,3/1	6,5/4/1	2,1
Palmkernfett	11	14	2,4	–	–	1/1,6	4,4/5,8/1	–
Butter	31	19	1,3	0,4	3/1	1,5/1	18/11/1	2
Rindertalg	33	37	2,5	0,4	6/1	1/1,2	11/13/1	1,3
Schweineschmalz	37	41	9	1	9/1	1/1,4	3,7/4/1	1,6
Gänseschmalz	27	55	9	1,2	8/1	1/2,4	2,6/5,4/1	3,6

ges. = gesättigt   einf. unges. = einfach ungesättigt
FS = Fettsäure   Ω3 FS = Omega-3-Fettsäure   Ω6 FS = Omega-6-Fettsäure

Berechnung der Werte nach Souci, Lebensmitteltabelle für die Praxis, 2004

reger beseitigt, kommen die Omega-3-Fettsäuren an die Reihe. Aus ihnen entstehen entzündungshemmende Stoffe, die den Immunzellen den Befehl zum Rückzug geben. All das sind lebensnotwendige Prozesse. Sie können sich nun gut vorstellen, was so alles passieren kann, wenn bei der Produktion dieser Botenstoffe ein Ungleichgewicht auftritt. Dieses Risiko wird mit der bei uns üblichen Ernährung durch eine zu hohe Aufnahme von Omega-6-Fettsäuren gefördert. Vor allem die ausschließlich in tierischen Lebensmitteln enthaltene Arachidonsäure reichert sich bei einer zu hohen Verzehrsmenge in den Zellen an. Dadurch können Entzündungs- und Immunprozesse in Gang gesetzt werden, obwohl überhaupt keine Infektion besteht. Die übereifrige Armee schießt quasi auf die eigenen Leute. Allergische, rheumatische und gegen körpereigenes Gewebe gerichtete Reaktionen (Autoimmunprozesse) finden in diesen Zusammenhängen eine mögliche Erklärung. Sie sind ein wesentlicher Grund für die empfohlene Zurückhaltung bei linolsäurereichen Fetten, zumal die Linolsäure im Körper in Arachidonsäure umgewandelt wird.

Nach neueren Studienergebnissen (Nurses Health Studie, Health-Professional-Studie, Harvard-University) spricht vieles für eine stärkere Berücksichtigung der Omega-3-Fettsäuren und einfach ungesättigten Fettsäuren (Tab. 29 und 30). Wir sollten jedoch nach dem „Linolsäure-Rausch“ der letzten Jahre nun nicht in einen „Omega-3-Rausch“ fallen und Fischölkapseln zu unserer Zwischenmahlzeit machen. Eine dahin gehende Interpretation der Ergebnisse ist wahrscheinlich genauso mit Risiken behaftet wie die bis vor kurzem noch angepriesene vermehrte Linolsäureaufnahme zur Senkung des Cholesterinspiegels. Gehen Sie auf Nummer sicher. Bringen Sie Ihren Stoffwechsel bzw. Ihre Gewebshormone auf Vordermann, indem Sie im Rahmen einer vollwertigen Ernährung auf die empfohlene Auswahl der Fette besonderen Wert legen.

Tabelle 29 zeigt Ihnen das Fettsäuremuster einiger wichtiger Fette. Bei einem Bedarf von 70 g Fett wären also 17,5 g gesättigte Fettsäuren, 35 g einfach ungesättigte Fettsäuren und 17,5 g mehrfach ungesättigte Fettsäuren empfehlenswert, wovon 3–4 g auf die Omega-3-Fettsäuren entfallen sollten.

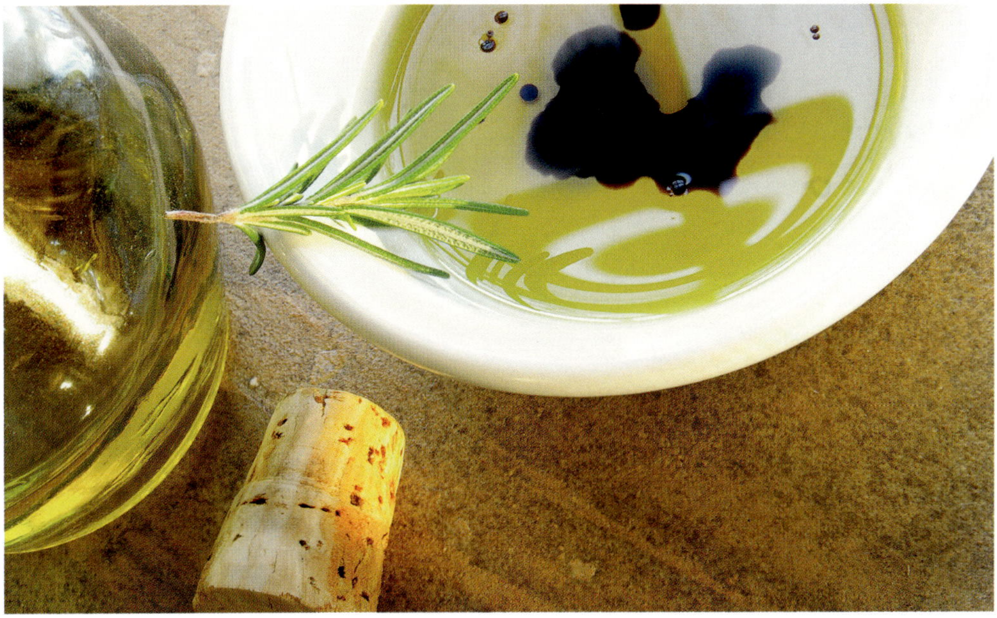

Tabelle 30: Die richtige Mischung macht's

Fettsäuren	Lebensmittel	Wirkungen
Fettzufuhr (v. a. versteckte Fette) ↓	Fleisch, Wurst, Käse, Schmand, Sahne, Butter, Kuchen, Gebäck, Kartoffelerzeugnisse, Süßigkeiten	erschweren eine Gewichtsabnahme
gesättigte Fettsäuren[1] ↓↓		oxidationsunempfindlich, fördern in zu großen Mengen Fettstoffwechselstörungen, Krebs, Herz-Kreislauf-Krankheiten
einfach ungesättigte Fettsäuren ↑↑ Ölsäure	Oliven-, Raps-, Erdnussöl, Nüsse, Avocado Margarine aus Olivenöl, Rapsöl	wenig oxidationsempfindlich, blutfettsenkend, senken Herzinfarkt- und Krebsrisiko
Omega-3-Fettsäuren ↑ Alpha-Linolensäure[2] EPA, DHA	**gutes Verhältnis von Omega 6 zu Omega 3** Lein-, Raps-, Hanf-, Walnuss-, Weizenkeim-, Sojaöl, Blattgemüse, Wildpflanzen, Leinsamen, Omega-3-Margarine ausschließlich im Fisch	sehr oxidationsempfindlich (auf genügend Antioxidanzien achten!), entzündungs-, gerinnungshemmend, blutdruck-, blutfettsenkend Verbessern Herzrhythmusstörungen und Fließeigenschaften des Blutes, senken Herzinfarktrisiko
Omega-6-Fettsäuren ↓ Linolsäure[3] Arachidonsäure	**schlechtes Verhältnis von Omega 6 zu Omega 3** Distel-, Sonnenblumen-, Kürbiskern-, Maiskeimöl ausschließlich in tierischen Lebensmitteln	oxidationsempfindlich entzündungsfördernd (beachte Rheuma, Allergien, etc.), blutverdickend
Gehärtete Fette[4] ↓↓ Transfettsäuren	viele Margarinesorten und Fertigprodukte, Plätzchen, Kuchen, Gebäck Cracker, Süßigkeiten, Nusscremes, frittierte Produkte	fördern Herz-Kreislaufkrankheiten, Diabetes, Fettstoffwechselstörungen

1 Sie sind vorwiegend in tierischen Lebensmitteln enthalten, die über 40 % der täglichen Fettaufnahme für sich verbuchen.

2 Die in Pflanzen enthaltene Alpha-Linolensäure kann in die im Fisch enthaltenen Fette umgewandelt werden. Deshalb ist es für Vegetarier wichtig, genügend Alpha-Linolensäure aufzunehmen. Sie wird zu 10–15 % in EPA und etwa zu 5 % in DHA umgewandelt (vgl. Kapitel 3.5.8).

3 Linolsäure und Alpha-Linolensäure sind lebensnotwendige Fettsäuren, die der Körper nicht selbst produzieren kann. Trotzdem nehmen wir heute im Verhältnis zu Alpha-Linolensäure zuviel Linolsäure auf, die dann die Umwandlung von Alpha-Linolensäure zu EPA und DHA deutlich vermindert.

4 Bei der Fetthärtung wird bei hohem Druck und hoher Temperatur die Fettsäurestruktur verändert, sodass aus einem Teil der ungesättigten Fettsäuren von pflanzlichen Ölen gesättigte Fettsäuren werden. Dadurch werden die Öle fest und streichfähig. Andererseits werden die meisten Fettbegleitstoffe ebenso wie die Alpha-Linolensäure zerstört. Zudem kommt es durch die abnormen Druckverhältnisse beim Härten zu Veränderungen in der räumlichen Struktur von Fettsäuren und es bilden sich die sogenannten Transfettsäuren. In den weltweit größten Studien (Nurses Health Studie, Health-Professional-Studie; Harvard-University) an über 150.000 Menschen erhöhten Transfettsäuren und eine zu hohe Aufnahme von gesättigten Fettsäuren das Risiko für Herz-Kreislauf-Erkrankungen und Diabetes erheblich, während ein höherer Anteil an Alpha-Linolensäure gegenteilige Effekte mit sich brachte.

Tabelle 31: Versteckte Fette in Lebensmitteln in g/100 g Lebensmittel

0–1 g	Kartoffeln, alle Gemüse und Obstsorten mit Ausnahme von Avocado (24 g), magerer Seefisch wie Seelachs, Schellfisch, Kabeljau, Speisequark mager, Buttermilch, Hühnerbrust ohne Haut
1–3 g	Getreide wie Weizen, Roggen, Gerste, Reis; Hülsenfrüchte wie Linsen, Erbsen, Bohnen, Scholle; körniger Frischkäse 20 %; Kalbs-, Schweineschnitzel, Schweinefilet
3–4 g	Vollmilch, Dickmilch, Vollmilchjoghurt, Kefir, Mais, Hirse, Lammfilet, gekochter Schweineschinken
4–5 g	Rinderfilet, Geflügelwurst mager, Schweineleber, Rinderlende
5–8 g	Fischstäbchen gebraten, Speisequark 20 %, Hafer, Rinderkeule, Puten-, Hähnchenschnitzel, Corned beef, Kotelett, Kasseler
8–9 g	Pizza
9–10 g	Schweinezunge
11–15 g	Hühnerei, Camembert 30 %, Quark 40 %, Eiscreme, Pommes, Makrele, Lachs, Hühnerkeule mit Haut, Eisbein, Bierschinken, Kamm, Weihnachtsstollen
15–20 g	Saure Sahne, Hering, Rührkuchen
20–25 g	Camembert 45 %, Bratwurst, Schweinemett, Schweinebauch, Kartoffelpuffer, Marzipan
25–30 g	Wiener Würstchen, Bockwurst, Leberkäse, Fleischwurst vom Schwein, Gelbwurst, Knackwurst, Leberwurst, Blutwurst, Camembert 50 %, Sahnetorte, Blätterteiggebäck, Milchschnitte, Schlagsahne, Schokolade
30–35 g	geräucherter Schinken, Mortadella, Salami, Cervelatwurst, Camembert 60 %, Pralinen, Nuss-Nougat-Creme, Leinsamen
35–40 g	Crème fraîche, Kartoffelchips, Mettwurst, Kokosraspel
40–45 g	Mohnsamen
45–50 g	geröstete Erdnüsse
50–55 g	Mandeln, Sonnenblumenkerne, Sesamsamen
60–65 g	Schweinespeck durchwachsen, Haselnuss, Walnuss
80–85 g	Butter, Margarine, Mayonnaise

Versteckte Fette – auf den Hüften sichtbar!

Mit etwa 75 % machen versteckte Fette den Löwenanteil bei der täglichen Fettaufnahme aus (Tab. 31). Noch deutlicher werden die massiven Unterschiede im Fettgehalt, wenn man die einzelnen Lebensmittel genauer unter die Lupe nimmt bzw. fettarme und fettreiche Lebensmittel einander gegenüber stellt (Tab. 32). Hierbei handelt es sich um Durchschnittsangaben, die bei industriell gefertigten Produkten (z. B. Wurstwaren, Kuchen, Gebäck) ebenso wie bei Fertiggerichten, Salatmischungen (z. B. Kartoffelsalat, Fleischsalat) und selbst zubereiteten Spezialitäten erheblich variieren können. Viele Produkte sind vorfrittiert (z. B. Backofenpommes, Röstis) bzw. paniert (z. B. Fischstäbchen, Fleischwaren) und der Fettanteil kann je nach Zubereitungstechnik durch Vollsaugen der Panade weiter ansteigen.

Tabelle 32: Weniger versteckte Fette – eine Frage der Lebensmittelauswahl

Menge	Fettreiche Lebensmittel	Fett	Menge	Fettarme Lebensmittel	Fett
200 g	Schmand	50 g	150 g	Naturjoghurt 3,5 %	5,3 g
250 g	Schlagsahne	80 g	0,5 l	Buttermilch	2,5 g
30 g	Frischkäse 60 %	9,5 g	30 g	Edamer	7 g
250 g	Speisequark 40 %	28,5 g	250 g	Speisequark, mager	0,75 g
150 g	Schweinehackfleisch	53 g	125 g	Lende	5,6 g
30 g	Blutwurst	9 g	30 g	Corned beef	6,5 g
30 g	Salami	10 g	30 g	Geflügelwurst, mager	4,8 g
125 g	Schweinekamm	17,3 g	125 g	Rinderfilet	5 g
100 g	Wiener Würstchen	26,4 g	100 g	Linsen	1,5 g
200 g	Fischstäbchen, gebraten	38 g	200 g	Seelachsfilet	1,6 g
200 g	Pommes frites	29 g	200 g	Pellkartoffeln	0,2 g
50 g	Erdnüsse	24 g	150 g	Banane	+
30 g	Milchschnitte	8 g	1	Mango	+
100 g	Milchschokolade	31,5 g		Vollkornbrötchen mit 30 g Nusscreme (siehe Rezept)	10 g
100 g	Blätterteigstückchen	30 g	100 g	Dinkel-Pfirsich-Kuchen (siehe Rezept)	3,5 g
100 g	Sahnetorte	30 g	100 g	Vollkornbrötchen mit Tomatenpastete (siehe Rezept)	1,3 g

Berechnung der Werte nach Souci, Lebensmitteltabelle für die Praxis, 2004, GU Nährwerttabelle 2004/2005, eigene Rezepte

Fest steht: Fette sind ebenso wie Zucker billige Nährstoffe, die bei der industriellen Be- und Verarbeitung von Lebensmitteln gerne zugesetzt werden. Mit Fett anstelle von Muskelfleisch sinken z. B. die Herstellungskosten von Wurst. Grundsätzlich ist eine Kontrolle über die tägliche Fettaufnahme kaum möglich, wenn industriell gefertigte Lebensmittel und Gerichte, Fast food oder Kantinenessen den Speiseplan bestimmen. So können durch eine mengenmäßig gar nicht so üppige Ernährung Fettmengen erreicht werden, die weit über den Empfehlungen liegen (siehe Tab. 33). Tabellen 34 und 35 zeigen Ihnen, wie effektiv man versteckten Fetten, wo immer sie sein mögen, zu Leibe rücken kann.

Tabelle 33: Versteckte Fette – mehr als man denkt

Mahlzeit	Lebensmittel	Aufstrich-fett in g	Zubereitungs-fett in g	Verstecktes Fett in g	kcal[1]
Frühstück	2 Scheiben Vollkornbrot 50 g Käse	10 (Butter)		 15	75 140
Zwischenmahlz.	150 g Blätterteigstückchen			38	353
Mittagessen	200 g Gemüse 200 g Pommes frites 200 g Fischstäbchen		10 (Butter) 15 (Öl)	 29 14	75 270 270
Zwischenmahlz.	150 g Sahnetorte			38	353
Abendessen	2 Scheiben Vollkornbrot 50 g Salami 50 g Blutwurst	10 (Butter)		 17 15	75 158 140
Spätmahlzeit	50 g Schokolade			15	140
Gesamt		**20**	**25**	**181**	**2049**

Tabelle 34: Es geht auch mit weniger Fett

Mahlzeit	Lebensmittel	Aufstrich-fett in g	Zubereitungs-fett in g	Verstecktes Fett in g	kcal[1]
Frühstück	2 Scheiben Vollkornbrot, 50 g Magerquark 100 g Pflaumenmus			1	9
Zwischenmahlz.	150 g Naturjoghurt 3,5 % 300 g Obst, 30 g Haferflocken			5 3	47 28
Mittagessen	300 g Gemüse 200 g Pellkartoffeln 200 g Seelachsfilet *Soße:* 250 g Gemüse, 150 g Milch 3,5 % 30 g Schmand		 10 (Öl)	 1 2 0,5 5,5 7	 9 112 5 51 65
Zwischenmahlz.	300 g gemischter Salat		10 (Öl)		90
Abendessen	2 Scheiben Vollkornbrot, 100 g Tomatenpastete			 1,5	 14
Spätmahlzeit	200 g Weintrauben			0,5	5
Gesamt			**20**	**27**	**435**

[1] Kalorienangaben beziehen sich nur auf den Fettgehalt

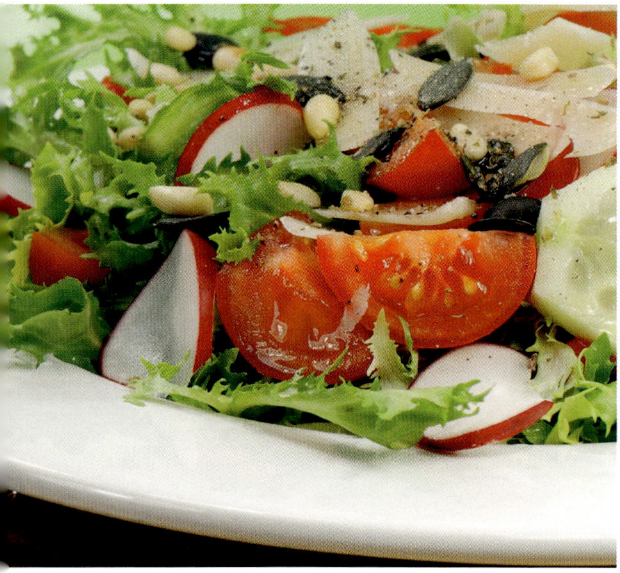

Fettarme Küche will gelernt sein!

Mit einer bewussten Lebensmittelzubereitung bekommen Sie schnell das richtige Fingerspitzengefühl für die verwendeten Mengen von Nüssen, Samen, Ölen, frisch geriebenem Käse, Sahne oder Schmand. Mit einem Esslöffel Öl oder Schmand im Salat haben Sie eine genaue Mengenangabe. Wie schnell wird der Salat aber zu einer richtig üppigen Mahlzeit, wenn beim Hantieren mit der Ölflasche das nötige Augenmaß fehlt oder aus Gewohnheit der Becher Crème fraîche oder Schmand auf einmal aufgebraucht wird. 50 g mehr Öl im Salat oder in der Pfanne sind eben auch 450 kcal mehr. Und eine mit Vollkornmehl oder -grieß abgebundene Milchsoße ist auf Dauer bestimmt gesünder als die klassische Mehlschwitze, bei der schnell mal 40 g (300 kcal) Butter verschwun-

Tabelle 35: Vergleichen Sie selbst!

Fettreicher Tag			**Fettarmer Tag**		
Lebensmittel	**Menge**	**Fett/g**	**Lebensmittel**	**Menge**	**Fett/g**
Brot	1 Scheibe	1	Haferflocken	50 g	3,5
Butter	5 g	4	Obst (außer Avocado)	100 g	–
Marmelade	1 TL	–	Naturjoghurt	100 g	3,5
Croissant	1	12			
Pizza mit Tomaten, Käse und Salami	300 g	42	Spinat	400 g	1
			Vollkornnudeln	150 g	2
			Milch 3,5 %	200 ml	7
			Buchweizenmehl	50 g	1
Sahnejoghurt	150 g	15	Apfel	1	–
Plunderhörnchen	1	18	Dinkel-Apfelkuchen[1]	1 Stück	6
Brötchen	1	–	Vollkornbrot	50 g	1
Salami	50 g	25	Lauchcremesuppe mit Buchweizen-Klößchen[1]	1 Teller	2
Brot	1 Scheibe	–			
Fleischkäse	50 g	12			
Magnum	1	17	Honigmelone	$^1/_2$	–
Gesamt		**146**			**27**

[1] siehe Rezepte

den sind. Gerade diese Gewohnheiten sind eine Ursache für ein Zuviel an versteckten Fetten – und zwar nicht nur im Essen! Lösen Sie sich einfach von der Vorstellung, dass alles cremig, sahnig und süß schmecken muss! Dies sind eingeprägte Geschmacksvorlieben, die Sie jederzeit verändern können. Immerhin wird nahezu die Hälfte der in der EG verkauften Sahne in Deutschland verbraucht. Nehmen Sie sich in diesem Fall die Südländer zum Vorbild, die Sie sicher mit einem Olivenöl-Dressing eher verführen können als mit einer sahnigen Salat- oder Gemüsesoße. Auch bei den klassischen Kuchen- und Plätzchenrezepten (z. B. Spritzgebäck) kann im Fett- (z. B. durch Zusatz von Quark oder Milch) und Zuckeranteil richtig abgespeckt werden. Es sind eben die vielen kleinen Schritte, die Sie im Sinne der unbestreitbaren Tatsache, dass Kleinvieh auch Mist macht, auf die Erfolgsspur bringen (siehe Tipps).

Tipps zum vollwertigen Fettabsaugen

Eine Brotmahlzeit/Tag sollte reichen – bei Hunger auf Wurst das Bratenfleisch, die Lende oder das Geflügel (z. B. Entenbrust) dünn aufschneiden, mit etwas Senf bestreichen und die damit belegte Stulle mit Gemüsestreifen garnieren. Das Gleiche gilt für Käse. So schmeckt die Brotzeit auch ohne Butter oder Margarine saftig.

Hochwertige, kaltgepresste Öle oder Nüsse, Samen und Avocadomus bei Salaten, Brotaufstrichen und Gemüsegerichten als Gewürz verwenden und nach dem Garprozess zugeben. Frisch geschroteter Leinsamen schmeckt besser als Leinöl und ist aufgrund seines hohen Gehalts an Omega-3-Fettsäuren ein ideales Lebensmittel zur Verbesserung Ihres Fettsäuremusters.

Als Liebhaber von Sahne-, Schmand- oder Mayonnaisesoßen diese zumindest teilweise mit Naturjoghurt, Dickmilch oder Milch verdünnen. Probieren Sie für Salate neben Öl-Essig-Soßen auch Fuchtsoßen (z. B. Orangen-Nuss-Soße, Avocadosoße, Himbeersoße) oder Gemüsesoßen (z. B. Tomaten-, Paprika- oder Kürbissoße).

Fettreiches Fleisch und fettreiche Fleischprodukte wie z. B. Bratwurst und Frikadellen im heißen Topf- oder Pfannenboden ohne Fettzugabe braten. Fette Bratensoßen und Fleischbrühen abkühlen lassen und Fett abschöpfen. Zum starken Anbraten eignen sich reines Butterfett, Kokosfett oder spezielle hitzestabile Öle (High-oleic-Öle), die einen besonders hohen Anteil an einfach ungesättigten Fettsäuren haben. Die fettfreie Zubereitung von Fleisch im Römertopf ist empfehlenswerter als Braten.

Auf Butter müssen Sie in einer pflanzlich orientierten Ernährung nicht verzichten. In Maßen eingesetzt ist sie ein gut verträgliches und aufgrund ihres sehr umfangreichen Fettsäuremusters (über 200 kurz- und mittelkettige Fettsäuren) ein wertvolles Fett. Bei Fettstoffwechselstörungen empfehle ich die angesprochenen Margarine- und Ölsorten (Tab. 30) gegenüber Butter zu bevorzugen. Auf der Margarinepackung sollte vermerkt sein, dass weder gehärtete noch umgeesterte Fette enthalten sind.

Merke:
Zuviel falsches Fett macht seinem Ruf als Dick- und Krankmacher alle Ehre. Rund drei Tonnen Fett verspeisen wir in unserem Leben. Die richtige Balance der Fettsäuren ist entscheidend, wenn Sie Ihre Lebensdauer und -qualität positiv beeinflussen wollen.

3.5.6 Nüsse und Samen – Turbokraftpakete oder Dickmacher?

Schon die Fragestellung ist eine harte Nuss, die ich aber im Folgenden knacken möchte. Zu Nüssen zählen kernhaltige Früchte, die von einer harten Schale umgeben sind. Die wichtigsten sind Haselnüsse, Mandeln, Walnüsse, Erdnüsse, Cashewnüsse, Kokosnüsse, Macadamianüsse, Paranüsse, Pekannüsse, Pistazien und Maronen. Samen befinden sich dagegen im Blüteninneren der Pflanzen. Hierzu zählen Pinienkerne, Sesamsamen, Sonnenblumenkerne, Kürbiskerne, Mohnsamen und Leinsamen. Nüsse und Samen dürften zu den ältesten Nahrungspflanzen gehören, denn sie dienten bereits Jägern und Sammlern als wichtige Nahrungsquelle. Für Übergewichtige sind sie dagegen Reizworte, bei denen Gedanken an viele Kalorien und Fette aufkommen. Beim Blick auf die Nährstofftabelle wundert dies niemanden, denn Nüsse und Samen liegen in ihrem Fettgehalt zwischen 40 und 70 %. Bei den Kalorien schlagen sie mit 450-650 kcal/100 g mächtig zu. Daraus den Schluss zu ziehen, dass sie zum Abnehmen völlig ungeeignet sind, ist jedoch falsch.

Nussfette (Tab. 36) bestehen zu einem sehr hohen Prozentsatz aus einfach und mehrfach ungesättigten Fettsäuren (Ausnahme ist die Kokosnuss, siehe Anmerkungen S. 122). Sie werden leichter verbrannt als die von Fleisch,

Tabelle 36: So gesund kann Fett sein!

Nusssorte	Gesättigte Fettsäuren	Einfach ungesätt. Fettsäuren	Mehrfach ungesättigte Fettsäuren	
	Palmitinsäure/ Stearinsäure (g)	Ölsäure (g)	Linolsäure (g)	Linolensäure (g)
Cashewnuss	7,3	24,4	7,2	0,2
Erdnuss	6,4	22,1	13,9	0,53
Haselnuss	3,9	45,8	8,5	0,11
Kokosnuss	26,5	2,1	0,68	–
Macadamianuss	22,2	40,8	1,74	–
Mandel	4,02	32,6	12,6	0,26
Paranuss	15,3	19,6	28,1	–
Pekanuss	5,65	44,9	15,8	0,79
Pistazie	5,82	34,2	7,41	0,2
Walnuss	5,72	10,8	34,2	7,49

Berechnung der Werte nach Souci, Lebensmitteltabelle für die Praxis, 2004

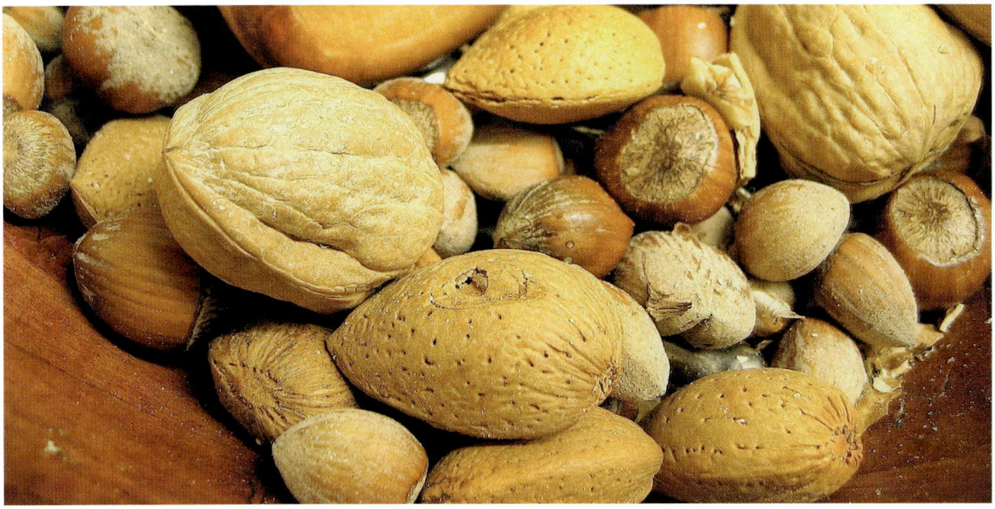

Milchprodukten oder Eiern. Gesundheitsbewusste Menschen essen meist sogar ziemlich viele Nüsse und bleiben damit körperlich und geistig in Topform. Ich selbst streue ins Müsli, in Salate oder in den Gemüseeintopf fast immer ein paar Nüsse oder Samen. Die Gerichte bekommen damit das gewisse Etwas und der Sättigungseffekt hält viel länger an. Außerdem sind die Kerne eine gute Kauschulung. Machen Sie den Leinsamentest: Wenn die Samen unten so raus kommen wie oben aufgenommen, dann wissen Sie zumindest, worauf Sie demnächst mehr achten sollten. Essen Sie Nüsse und Samen anstatt Fleisch, Wurst und Käse, aber nicht zusätzlich. Ansonsten können sie schnell zur Kalorienfalle werden. Das trifft natürlich auf die Packung Erdnüsse zum liebgewonnenen Bierchen am Abend genauso zu.

Nüsse und Samen – eine Wohltat für Nerven- und Herz-Kreislauf-System

Sie sind wie die Hülsenfrüchte mit einem Anteil von 15–35 % eine hervorragende Eiweißquelle und ideal zur Aufwertung einer pflanzlich orientierten Kost. Einige Sorten enthalten harnsäurebildende Purine (Sonnenblumenkerne, Erdnüsse, Leinsamen), meist aber weniger als Fleisch oder Fisch. In den in der Ernährungspyramide empfohlenen Mengen haben sie keinen negativen Einfluss auf unseren Säure-Basen-Haushalt. Das Eiweiß ist in Kombinationen mit Getreide, Hülsenfrüchten oder Milch qualitativ mit dem von Fleisch vergleichbar. Im Müsli bilden Nüsse, Samen, Getreide, Joghurt und Obst ein Vitalstoffteam, gegen das ein Marmeladenbrötchen oder die Wurstsemmel wie müde Amateure aussehen. Nüsse und Samen liefern bis auf Vitamin C und Carotinoide nahezu alles, was wir für körperliche und geistige Leistungen brauchen. Viele Sportler haben ganz gerne ein Päckchen Nüsse als Energiereserve dabei. Und Studenten belohnen sich für die erhofften geistigen Meisterleistungen in Prüfungen vorsorglich mit knackigen Nuss-Frucht-Mischungen (Studentenfutter). Nicht umsonst, denn unsere Grundfunktionen (siehe Kapitel 3.2) profitieren von den üppig vorkommenden Vitaminen und Mineralien (Tab. 37 und 38) sowie den ungesättigten Fettsäuren. Letztere sind für unseren Herzmuskel eine ideale Energiequelle, die noch dazu den Cholesterinspiegel senken und arteriosklerotischen Veränderungen der Gefäße trotz des hohen Fettgehalts vorbeugen (v. a. Mandeln, Walnüsse, Sonnenblumenkerne, Leinsamen). Leinsamen und Walnüsse bzw. daraus hergestellte Öle (ebenso Rapsöl) sind hier besonders wirksam, denn in ihnen kommt in beachtenswerten Mengen die Omega-3-Fettsäure Alpha-Linolensäure vor. Sie hat in Kombination mit Linol- und Ölsäure einen positiven Einfluss auf unseren Fettstoffwechsel (vgl. Kapitel 3.5.5). Zudem wirkt sie Entzündungsprozessen im Körper entgegen, weshalb sie bei rheumatischen Krankheiten diätetisch von Nutzen ist. In den neusten Empfehlungen der Weltgesundheitsorganisation werden in kleinen Mengen Nüsse und Samen zum Schutz des Herz-Kreislauf-Systems ausdrücklich empfohlen. Untersuchungen an 25.000 Siebenten-Tag-Adventisten haben gezeigt, dass diejenigen, die sich fünfmal in der Woche Nüsse gönnten, ein um 50 % niedrigeres Herzinfarktrisiko gegenüber denjenigen hatten, die weniger als einmal in der Woche den Nussknacker gebrauchten.

Nüsse und Samen – Allrounder für unseren Körper

Bei den Kohlenhydraten liegen Nüsse und Samen meist zwischen 4–13 %. Ausnahmen sind Maronen (Kapitel 3.4.3) mit 41 % und Cashewnüsse mit 30 %. Der Ballaststoffgehalt liegt meist zwischen 6 und 14 %, bei Leinsamen sogar bei fast 40 %. Die Ballaststoffe von Leinsamen bilden beim Kochen heilsame Schleimstoffe, die bei Magen-Darmstörungen wie Magenübersäuerung, Entzündungszuständen, Stuhlträgheit und Durchfall sehr nützlich sein können. Des Weiteren wirken Nüsse und Samen kräftigend, hautfreundlich (Niacin in Erdnüssen), knochenaufbauend (günstiges Kalzium-Phosphor-Magnesium-Verhältnis), blut-

Tabelle 37: Mineralstoffe in Nüssen und Samen/100 g, Richtwerte DGE 2000, gedeckter Tagesbedarf in %[1]

	Mineralstoffe	mg Na	mg Cl	mg K	mg Mg ♂	mg Mg ♀	mg Ca	mg Mn	mg Fe ♂	mg Fe ♀	mg Cu
	Tagesbedarf	550	830	2000	350	300	1000	3,5	10	15	1,25
100 g	Cashewnuss	3	2	28	76	88	3	24	28	19	296
100 g	Erdnuss	2	1	33	46	53	4	46	18	12	61
100 g	Haselnuss	–	1	39	44	52	23	163	38	25	104
100 g	Kokosnuss	6	14	19	11	13	2	37	23	15	292
100 g	Kürbiskerne	3	–	41	115	134	4	–	125	83	–
100 g	Leinsamen	11	–	36	–	–	20	74	82	55	96
100 g	Macadamianuss	–	–	13	–	–	5	–	2	1	–
100 g	Mandel	–	5	42	49	57	25	54	41	27	68
100 g	Mohn	4	–	35	96	112	-	–	95	63	80
100 g	Paranuss	–	–	32	46	53	13	17	34	23	104
100 g	Pekannuss	1	–	30	40	47	8	100	24	16	–
100 g	Pistazie	–	–	51	46	53	14	–	73	49	–
100 g	Sesam	8	–	23	99	115	79	–	100	67	–
100 g	Sonnenbl.kerne	–	–	36	120	140	10	80	63	42	136
100 g	Walnuss	–	3	27	37	43	9	57	25	17	70

● hoher Gehalt ● mittlerer Gehalt

[1] Berechnung der Werte nach Souci, Lebensmitteltabelle für die Praxis, 2004

bildend (B_6, Eisen, Kupfer, Folsäure) und blutdrucksenkend. Sehr empfehlenswert sind sie in Phasen mit hohem Nährstoffbedarf (Rekonvaleszenz, Schwangerschaft, Stillzeit, Wachstumsphase), bei Muskelschwäche sowie bei körperlich-geistiger Erschöpfung.

Zusammenfassend betrachtet haben Nüsse und Samen eine Vielzahl positiver Wirkungen auf unsere Gesundheit und werten fast jedes Gericht sowohl geschmacklich als auch ernährungsphysiologisch auf. Wenn Ihnen die kleinen Energiespender mit dem weichen Kern im Umgang mit Stress und emotionaler Anspannung zu einer harten Schale verhelfen, dann fällt Ihnen auch das Abnehmen leichter. Die Antwort auf die oben gestellte Frage ist eindeutig: Nüsse und Samen liefern vitalstoffreiche Energie, die Sie in übermäßigen Mengen aus der Form, aber in der richtigen Dosierung in Form bringen.

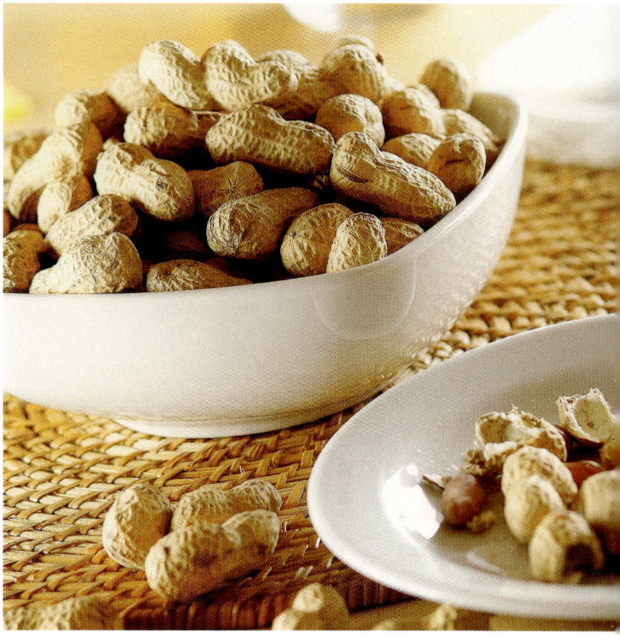

	Mineralstoffe	mg **Zn** ♂	mg **Zn** ♀	µg **Ni**	µg **Cr**	mg **P**	mg **J**	µg **Se**	mg **F** ♂	mg **F** ♀
	Tagesbedarf	10	7	27,5	65	700	200	50	3,8	3,1
100 g	Cashewnuss	21	30	1818	–	54	5	–	4	5
100 g	Erdnuss	28	40	727	12	49	7	12	3	4
100 g	Haselnuss	19	27	436	18	48	1	10	–	1
100 g	Kokosnuss	8	11	–	–	14	1	2	–	–
100 g	Kürbiskerne	75	107	–	–	119	–	–	–	–
100 g	Leinsamen	55	79	691	9	94	–	–	–	–
100 g	Macadamianuss	–	–	–	–	29	–	–	–	–
100 g	Mandel	22	31	473	9	65	1	8	2	3
100 g	Mohn	81	116	473	18	122	–	–	–	–
100 g	Paranuss	40	57	–	154	96	–	210	–	–
100 g	Pekannuss	–	–	5455	–	41	–	6	–	–
100 g	Pistazie	14	20	291	–	71	–	12	–	–
100 g	Sesam	–	–	–	–	86	–	–	–	–
100 g	Sonnenbl.kerne	56	80	1127	–	89	–	–	–	–
100 g	Walnuss	27	39	473	–	59	2	12	18	22

● hoher Gehalt ● mittlerer Gehalt

Tabelle 38: Vitamine in Nüssen und Samen/100 g,
Richtwerte DGE 2000, gedeckter Tagesbedarf in %[1]

Vitamine	mg A ♂	mg A ♀	mg E ♂	mg E ♀	µg K ♂	µg K ♀	mg B_1 ♂	mg B_1 ♀	mg B_2 ♂	mg B_2 ♀
Tagesbedarf	1	0,8	14	12	70	60	1,2	1	1,4	1,2
100 g Cashewnuss	1	1	6	7	36	42	53	63	19	22
100 g Erdnuss	–	–	79	92	–	–	75	90	11	13
100 g Haselnuss	1	1	179	208	13	15	33	39	15	18
100 g Kokosnuss	–	–	5	6	–	–	5	6	1	1
100 g Kürbiskerne	4	5	29	33	–	–	18	22	23	27
100 g Leinsamen	–	–	–	–	7	8	14	17	11	13
100 g Macadamianuss	–	–	–	–	–	–	23	28	9	10
100 g Mandel	2	3	179	208	–	–	18	22	44	52
100 g Mohn	–	–	–	–	–	–	72	86	12	14
100 g Paranuss	–	–	54	63	–	–	83	100	3	3
100 g Pekannuss	1	2	22	26	14	17	72	86	9	11
100 g Pistazie	3	3	37	43	86	100	58	69	14	17
100 g Sesam	–	–	–	–	3	3	66	79	18	21
100 g Sonnenbl.kerne	–	–	–	–	–	–	158	190	10	12
100 g Walnuss	1	1	43	50	3	3	28	34	9	10

● hoher Gehalt ● mittlerer Gehalt

[1] Berechnung der Werte nach Souci, Lebensmitteltabelle für die Praxis, 2004

Anmerkungen

Ankeimen und Rösten: Nüsse und Samen eignen sich hervorragend zum Ankeimen. Dabei verbessert sich wie auch beim Einweichen die Verträglichkeit und es entstehen zusätzliche Vitalstoffe. Das Rösten von Nüssen erhöht ebenfalls die Verträglichkeit, ist aber mit Vitalstoffverlusten verbunden. Aus gerösteten Nüssen lassen sich sehr schmackhafte Nussmuse (z. B. Mandelmus, siehe Rezept) herstellen, die eine empfehlenswerte Alternative zu den handelsüblichen Nusscremes darstellen. Gleichzeitig sind sie eine Abwechslung zu Margarine oder Butter (z. B. Erdnuss- oder Sesammus).

Kokosnüsse: Sie enthalten vorwiegend gesättigte Fettsäuren. Wegen der zu erwartenden Cholesterinerhöhung wurde Kokosfett vielfach abgelehnt. Aber auch bei den gesättigten Fettsäuren gibt es Unterschiede. Kokosfett enthält ähnlich wie Butter vorwiegend kurzkettige und mittelkettige gesättigte Fettsäuren, die nicht wie die langkettigen gesättigten Fettsäuren tierischer Fette (z. B. Schweine-, Rinderfett) den Cholesterinspiegel erhöhen. Das Fett von Kokosnüssen ist wie Erdnussöl sehr hitzestabil und daher zum Braten geeignet.

Allergien: Allergien auf Nusseiweiß sind häufig. Hier hilft nur das Weglassen der entsprechenden Sorten. Bei Kuhmilchunverträglichkeit ist Mandelmilch sehr empfehlenswert. Sie enthält viele ungesättigte Fettsäuren, allerdings wenig Kalzium. Die Mandel selbst gehört dagegen zu den kalziumreichsten Nussarten, was der Körper aufgrund der alkalischen Wirkung

	Vitamine	mg	mg	mg	mg	mg	µg	µg	mg
		B_3/Nic		B_5/PAN	B_6		Biotin	Fol	C
		♂	♀		♂	♀			
	Tagesbedarf	16	13	6	1,5	1,2	45	400	100
100 g	Cashewnuss	13	15	20	–	–	–	–	–
100 g	Erdnuss	94	115	45	29	37	78	43	–
100 g	Haselnuss	9	11	20	21	26	–	18	3
100 g	Kokosnuss	2	3	3	4	5	–	8	2
100 g	Kürbiskerne	49	60	–	60	75	–	15	2
100 g	Leinsamen	9	11	–	–	–	–	–	–
100 g	Macadamianuss	9	12	–	–	–	–	–	–
100 g	Mandel	26	32	10	10	13	22	11	3
100 g	Mohn	6	8	–	29	37	–	–	–
100 g	Paranuss	1	2	4	7	9	–	10	1
100 g	Pekannuss	13	15	–	–	–	–	–	2
100 g	Pistazie	9	12	–	–	–	–	15	7
100 g	Sesam	28	35	–	53	66	–	–	–
100 g	Sonnenbl.kerne	26	32	–	40	50	–	–	–
100 g	Walnuss	6	8	14	58	73	41	19	3

● hoher Gehalt ● mittlerer Gehalt

von Mandeln gut verwerten kann. Das Magnesium in Mandeln und anderen Nüssen und Samen festigt die Knochen und ist wichtig für die Nährstoffversorgung des Gelenkknorpels.
Blutdruck: Nüsse und Samen haben durch ihr günstiges Natrium-Kalium-Verhältnis eine blutdrucksenkende Wirkung. Genießen Sie deshalb Nüsse möglichst ungesalzen.
Schimmelpilze: Bei Nüssen und Samen ist nur einwandfrei gelagerte, nicht begaste (bei Bionüssen verboten) und möglichst frische Ware empfehlenswert. Ansonsten können sich Schimmelpilze ausbreiten, die Aflatoxine bilden. Sie schädigen die Leber und das Nervensystem und gehören zu den am stärksten krebserregenden Stoffen in Lebensmitteln. In Untersuchungen wurden wiederholt Überschreitungen der Grenzwerte festgestellt. Ein Problem ist, dass man einen Befall mit aflatoxinbildenden Schimmelpilzen mit dem Auge nicht erkennen kann. Angeschimmelte Ware gehört auf jeden Fall in den Mülleimer. Verwenden Sie biologische Ware, bei der in den Erzeugerländern strengere Qualitätskontrollen bezüglich Anbau, Trocknung und Lagerung üblich sind. Kaufen Sie die Nüsse am besten mit der Schale, davon isst man meist weniger und sie werden nicht so schnell ranzig.
Schwermetalle: Nüsse und Samen können Schwermetalle einlagern, deshalb sollten die Anbaugebiete auf keinen Fall mit Klärschlamm gedüngt werden (im biologischen Anbau verboten). Leinsamen, Sonnenblumenkerne, Sesam, Mohn und Erdnüsse reichern Cadmium besonders gerne an.

3.5.7 Fleisch – eine Frage der Lebenseinstellung

In geringen Mengen liefert Fleisch hochwertiges und gut verdauliches Eiweiß und einige lebenswichtige Vitalstoffe. Deshalb genießt es in vielen Kulturen ein hohes Ansehen, doch der Mythos Fleisch bröckelt. Vor allem immer mehr junge Menschen entscheiden sich aus gesundheitlichen, aber auch aus ethischen Gründen für ein Leben ohne Fleisch oder beziehen es nur noch gelegentlich in ihre Ernährung ein. Umfragen zufolge bevorzugen ca. 15 % der Frauen und 10 % der Männer in Deutschland eine vegetarische Ernährung. Andere wiederum würden gerne den Anteil vegetarischer Gerichte steigern, was jedoch häufig daran scheitert, dass geeignete Alternativen zu wenig bekannt sind bzw. diese in der Familie auf Ablehnung stoßen. So gehört Fleisch für den überwiegenden Teil der Bevölkerung nach wie vor zu einem gesunden und schmackhaften Essen. Nicht wenige befürchten sogar Mangelerscheinungen, wenn Fleisch überwiegend durch pflanzliche Lebensmittel ersetzt wird. Es stellt sich daher die Frage, ob bzw. in welchen Mengen Fleisch für eine gesunde Ernährung empfehlenswert ist.

In vergleichenden Untersuchungen (deutsche Vegetarierstudien, Vollwertkoststudie), in denen der Gesundheitsstatus von Vegetariern mit dem von Mischköstlern verglichen wurde, zeigten die Blutwerte (z. B. Cholesterin, Blutdruck, Harnsäure, Blutzucker) von Vegetariern eindeutig vorteilhaftere Werte. Im Deutschen Krebsforschungszentrum wird seit 1978 die Zahl der auftretenden Todesfälle von 1900 Vegetariern überprüft. Statt der statistisch erwarteten 100 Todesfälle starben nach 21-jähriger Beobachtungszeit nur 59. Nach Aussagen des Krebsforschungszentrums geht mit einer vegetarischen oder einer vegetarisch orientierten Ernährung ein drastisch reduziertes Sterblichkeitsrisiko einher. Bestätigt werden diese Ergebnisse durch amerikanische Untersuchungen, wonach bei Bevölkerungsgruppen mit vorwiegend vegetarischer Lebensweise (Mormonen, Adventisten des siebenten Tages) Zivilisationskrankheiten weitaus seltener auftreten als bei der übrigen Bevölkerung, weshalb Mormonen im Durchschnitt zwölf Jahre länger leben. Eine der umfangreichsten Studien zum Einfluss der Ernährung auf die Entstehung von Krankheiten wurde in China in Zusammenarbeit mit der Cornell Universität (USA) durchgeführt. Hierbei wurden die Ernährungsgewohnheiten von 6500 Chinesen genauestens überprüft und ausgewertet. Im Vergleich zu den Amerikanern nehmen Chinesen durchschnittlich zwei Drittel weniger Fett, ein Drittel weniger Protein, die doppelte Menge Stärke, die dreifache Menge an Ballaststoffen und ca. die Hälfte an Kalzium auf, da Chinesen selten auf Milchprodukte, Fleisch und Wurstwaren zurückgreifen. Lediglich 7 % der Proteinaufnahme sind tierischen Ursprungs, bei den Amerikanern sind es 70 %. Die Cholesterinwerte von Chinesen liegen zwischen 90 und 170 mg %, d. h. die höchsten Werte entsprechen den niedrigsten in Amerika (160–280 mg %). Aus den Ergebnissen geht eindeutig hervor, dass der hohe Anteil pflanzlicher Lebensmittel mit den dadurch einhergehenden Veränderungen in der Nährstoffrelation die Chinesen vor Zivilisationskrankheiten wie Darmkrebs, Osteoporose, Diabetes, Herzerkrankungen etc. schützt. Noch dazu traten auch in China diese Erkankungen in industrialisierten Regionen mit westlich orientiertem Lebensstil wesentlich häufiger auf als in ländlichen Regionen mit traditionellen Ernährungsgewohnheiten. Interessante Ergebnisse erbrachte die Studie bezüglich des Einflusses der Ernährung auf die Gewichtsentwicklung. Während Chinesen unter Berücksichtigung ihrer Größe im Durchschnitt 20 % mehr Kalorien als Amerikaner zu sich nahmen, lag ihr Gewicht um 25 % niedriger – ein Beleg dafür, dass eine stärke-ballaststoffreiche Kost das Gewicht vernünftig regelt.

Ein gelegentlicher Verzehr von Fleisch hatte sowohl in den genannten als auch in anderen Studien keine gesundheitlichen Nachteile. Die weltweit wichtigsten Ernährungsgesellschaften haben diese und andere Ergebnisse bereits in ihren Empfehlungen zum Ausdruck gebracht, indem sie einen maßvollen Umgang mit Fleisch (1–2 Fleischportionen pro Woche) und insbesondere mit Wurstwaren empfehlen. Die mit ca. 70.000 Mitgliedern größte amerikanische Organisation von Ernährungsexperten (American Dietetic Association, ADA) bezieht in einem Positionspapier zur gesundheitlichen Bedeutung einer vegetarischen Ernährung folgendermaßen Stellung: „Gut geplante vegane und andere Arten der vegetarischen Ernährungsweise sind für alle Phasen des Lebenszyklus geeignet, einschließlich Schwangerschaft, Stillzeit, früher und späterer Kindheit und Pubertät. Vegetarische Ernährungsweisen bieten eine Reihe von Ernährungsvorteilen, einschließlich niedriger Werte an gesättigten Fettsäuren, Cholesterin und tierischem Eiweiß und höhere Niveaus an Kohlenhydraten, Ballaststoffen, Magnesium, Kalium, Folsäure und Antioxidanzien wie Vitamin C und E und Phytochemikalien. Berichten zufolge weisen Vegetarier einen niedrigeren BMI auf als Nicht-Vegetarier sowie niedrige Todesraten hinsichtlich ischämischer Herzerkrankungen. Vegetarier haben auch niedrigere Werte für Blutcholesterin, niedrigeren Blutdruck, seltener Diabetes Typ 2 und Prostata- und Darmkrebs". Insbesondere Darmkrebs tritt in Deutschland mit jährlich ca. 60.000 Neuerkrankungen und 30.000 Todesfällen sehr häufig auf. Obgleich die Ursachen vielschichtig sind, zeigt die größte europäische Studie (EPIC), dass ein häufiger Verzehr von Fleisch, wie z. B. Würstchen oder Schinken, das Risiko für Magen- und Darmkrebs steigert. Mit einem Fleischkonsum von über 300 g täglich liegt in Neuseeland das Erkrankungsrisiko für Darmkrebs mit über 40 Fällen pro 100.000 Einwohnern (Deutschland: 25,5 Fälle/100.000) erheblich über dem schon sehr hohen Niveau von Ländern mit über 160 g Fleisch pro Tag (z. B. Deutschland, England, Dänemark, Amerika, Kanada). Regelmäßigem Fischkonsum, gesäuerten Milchprodukten und vor allem einem hohen Anteil pflanzlicher Lebensmittel kommt dagegen eine Schutzfunktion zu. Fleisch als Symbol für Lebenskraft ist insofern ein nicht ganz ungefährlicher Irrglaube.

Die tägliche Fleischportion – ein Problem der modernen Industriegesellschaft

Bis in die 1950er Jahre war Fleisch ein Luxusartikel, den man sich, wenn überhaupt, nur an besonderen Tagen gönnen konnte. Mittlerweile sind tierische Lebensmittel zu relativ billigen Massenartikeln geworden, die viele täglich in ihre Ernährung einbeziehen. In der Geschichte der Menschheit hat es das noch nie zuvor gegeben. Das sollten auch diejenigen berücksichtigen, die von „Steinzeitdiät" sprechen und eine fleischreiche Ernährung glorifizieren. Im Gegensatz zu uns, mussten die Menschen zur Zeit der Jäger und Sammler für ihren Lebensunterhalt bzw. ihr Fleisch noch richtig schwitzen, denn mit den primitiven Mitteln war die Jagd schwierig und wurde auch nur ab und zu mit Jagdglück belohnt. Die Tiere zur Steinzeit lebten wild, sie hatten einen extrem geringen Fettgehalt (ca. 5 % statt heute 30 %) und, durch ihre natürliche Ernährung bedingt, ein günstiges Fettsäuremuster. Darüber hinaus ernährten sich die Menschen in der Steinzeit gegenüber heute mit einer unglaublichen Vielfalt an Wildpflanzen, Wurzeln, Knollen, Samen und Früchten, die einen hohen Gehalt an Vitalstoffen, Ballaststoffen und Antioxidanzien aufwiesen, was in Kombination mit ihrem Bewegungsverhalten eine Ablagerung von Cholesterin in den Gefäßwänden verhinderte.

Tierisches Eiweiß mit Augenmaß

Viele Diäten (Hollywood-, Max-Planck-, Markert-Diät) propagieren einen hohen Konsum von Fleisch, Fisch, Eiern und Milchprodukten. Dabei beträgt die Eiweißaufnahme anstelle der von der Deutschen Gesellschaft für Ernährung empfohlenen 15 % 40–60 % der Energieaufnahme. Die Kohlenhydrate liegen dagegen weit unter den Empfehlungen. Um Diäten vermarkten zu können, werden Namen von anerkannten Institutionen (Max-Planck-Institut, Mayo-Klinik) benutzt. Beide haben nach eigenen Aussagen überhaupt nichts mit diesen Diäten zu tun und halten sie auch nicht für empfehlenswert. Fehlen dem Körper die Kohlenhydrate, wird er gezwungen, aus körpereigenem Eiweiß Glukose zu produzieren, wodurch es zu Eiweißabbau und Wasserverlusten (vgl. Kapitel 1.4) kommt, die im Wesentlichen die „Gewichtserfolge“ bedingen.

Unabhängig von diesen Diäten denken viele Menschen, dass sie ihre Eiweißaufnahme durch tierische Lebensmittel verbessern. Die Angst vor einem Eiweißmangel ist aber unbegründet. Wir haben heute vielmehr das Problem einer zu eiweißreichen Kost. Die deutsche Gesellschaft für Ernährung empfiehlt eine Eiweißaufnahme von 0,8 g Eiweiß pro kg Körpergewicht und Tag, also etwa 56 g bei einer Person von 70 kg. Diese Menge wird durch eine ovo-lakto-vegetarische Ernährung leicht erreicht, während bei einer veganen Ernährung auf eine geeignete Kombination pflanzlicher Lebensmittel besonders zu achten ist. Tatsächlich liegen wir in der Eiweißaufnahme durchschnittlich zwischen 1,2 und 1,3 g Eiweiß pro kg Körpergewicht, was sogar für einen Kraftsportler ausreichen würde, da der durch das Training bedingte zusätzliche Eiweißbedarf minimal ist. Dieser erhöht sich bei einem überdurchschnittlichen Muskelzuwachs von 3 kg/Jahr täglich um ca. 24 mg Eiweiß pro kg Körpergewicht. Folglich wäre der zusätzliche Eiweißbedarf von 12 g/Woche bereits mit 50–60 g Fleisch oder Linsen gedeckt. Das heißt, dass im Grunde unsere normale Ernährung eine eiweißreiche Diät bzw. in vielen Fällen eine regelrechte Eiweißmast darstellt.

Eiweißpulver sind sowohl bei Sportlern als auch bei Übergewichtigen nicht empfehlenswert und, wie überhöhter Fleischkonsum, mit einer Zunahme von Eiweißabbauprodukten (Harnstoff, Harnsäure, Kreatinin, Ammoniak) verbunden. Sie stellen eine zusätzliche Belastung für Nieren und Darm dar und fördern eine Übersäuerung von Blut, Gewebe und Urin. Dadurch wird die Ausscheidung von Harnsäure über die Niere erschwert. Steigen die Harnsäurewerte im Blut über 6,5 mg%, nimmt das Risi-

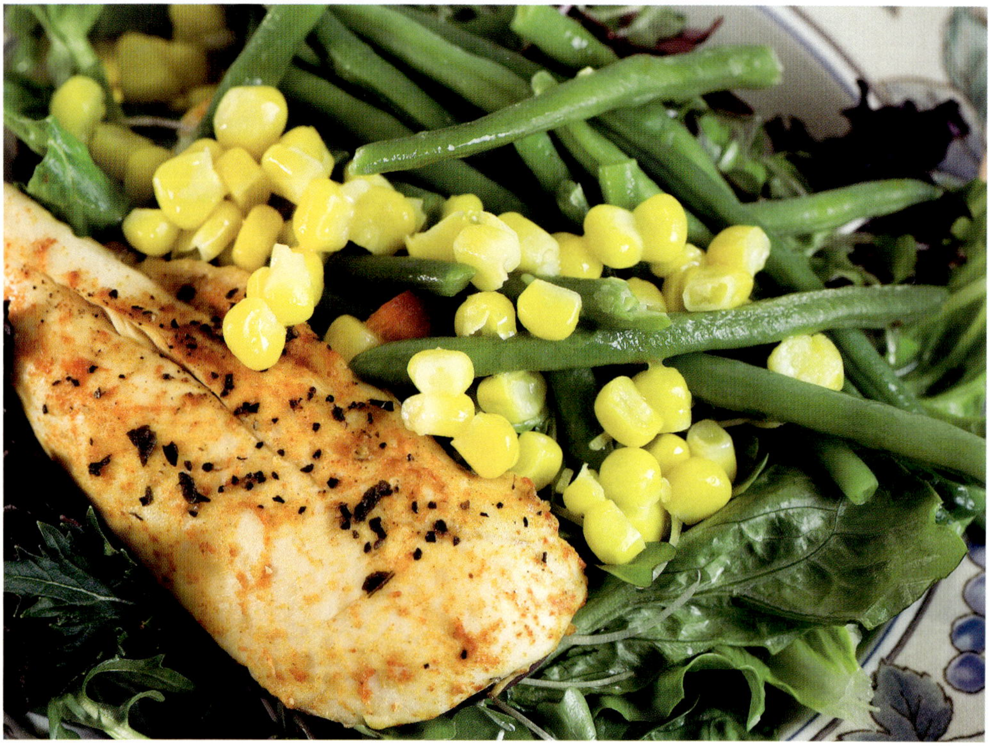

ko für Ablagerungen in den Gelenken (Gicht) und die Bildung von Nierensteinen zu. Zudem tritt vermehrt Osteoporose auf, da durch die den Säure-Basen-Haushalt belastenden Eiweißabbauprodukte das Kalzium aus den Knochen zu deren Neutralisierung herangezogen wird. Ammoniak stellt vor allem ein Risiko im Hinblick auf die Entwicklung von Tumoren im Darm dar, da es das Wachstum von entarteten Zellen, die unter einer fett- und cholesterinreichen Ernährung vermehrt anfallen, beschleunigt. So stimuliert eine fettreiche Ernährung die Ausschüttung von Gallensäuren. Gleichzeitig verändert eine fleischreiche Kost die Zusammensetzung der Darmflora. Es treten vermehrt anaerobe Gattungen (z. B. Clostridien) auf, die die Gallensäuren zu Substanzen abbauen, die die Krebsentstehung im Dickdarm fördern.

Erhöhtes Krebsrisiko: Aus diesen Gründen spielt eine verminderte Aufnahme von tierischen Fetten bei gleichzeitiger Veränderung des Fettsäuremusters (vgl. Kapitel 3.5.5) eine wichtige Rolle in der Krebsvorsorge. Zudem kommt es durch einen sparsamen Umgang mit Fleisch- und Wurstwaren zu einer verringerten Aufnahme von krebsfördernden Stoffen, die beim starken Erhitzen von Fleisch entstehen (Amine, Benzpyrene) oder, wie die Pökelsalze, bei der Verarbeitung zugegeben werden. Diese wirken zwar nicht direkt krebserzeugend, sie können aber zu krebserregenden Nitrosaminen reagieren. Untersuchungen des Nationalen Krebsinstituts der Vereinigten Staaten ergaben v. a. einen Zusammenhang zwischen Pökelsalzen und Magen- sowie Speiseröhrenkrebs. Deshalb ist es ratsam, stark gepökelte Fleisch- und Wurstwaren, wie z. B. Schinken oder Bauchspeck, in der Verzehrsmenge zu reduzieren und diese mit Vitamin-C-reichen Lebensmitteln zu kombinieren (z. B. rohe Paprika). Vitamin C, aber auch einige sekundäre Pflanzenstoffe, hemmen die Bildung von Nitrosaminen. Ebenso kann die Aminbildung unterdrückt werden, wenn beim Kochen von Fleisch schwefelhaltige Gemüsesorten wie z. B. Lauch, Knoblauch oder Zwiebeln zugegeben werden. Eine Hühnersuppe mit viel Gemüse ist mit Sicherheit gesünder als Grillwürstchen, gebratene Rippchen, frittierte Ente oder geräucherte Wurst mit Pommes frites oder Bratkartoffeln.

Erhöhte Aufnahme von versteckten Fetten, gesättigten Fettsäuren und Cholesterin

Ein Kernproblem tierisch eiweißreicher Kost ist neben der hohen Energiezufuhr (vgl. Kapitel 3.5.5) die damit verbundene Aufnahme von gesättigten Fetten und Cholesterin. Cholesterin ist ein Begleitstoff tierischer Lebensmittel. Auch im mageren Fleisch kann es in beträchtlichen Konzentrationen (50–100 mg/100 g) enthalten sein. Die Kombination von Cholesterin mit gesättigten Fettsäuren lässt neben dem genannten erhöhten Darmkrebsrisiko die Gefahr von Ablagerungen in den Gefäßen umso mehr wachsen, je reichhaltiger die gesättigten Fettsäuren vorliegen. Das mag auch daran liegen, dass gesättigte Fette die körpereigene Produktion von Cholesterin anregen und eine tierisch eiweißreiche Ernährung mit einer zu geringen Aufnahme von Antioxidanzien verbunden ist. Zudem fehlen in tierischen Lebensmitteln die für eine ordnungsgemäße Funktion des Fettstoffwechsels notwendigen Kohlenhydrate. Das spiegelt sich in dem Satz „Fette verbrennen nur im Feuer der Kohlenhydrate“ wider. Aus diesen Gründen ist es auch für Fleischliebhaber ratsam, Gemüse, Obst, Getreide und Kartoffeln anstelle von Fleisch mengenmäßig in den Vordergrund zu stellen. Diese Lebensmittel können die nachteilige Wirkung von Fleisch- und Wurstwaren weitgehend ausgleichen, wenn qualitative Aspekte berücksichtigt werden. Die Problematik der Fettsäurestruktur zeigt die Notwendigkeit einer artgerechten Tierhaltung und -fütterung. Werden z. B. Schweine entsprechend ihrer wildlebenden Artgenossen ernährt, können sie durchaus über 50 % ihres Fettanteils als einfach ungesättigte Fettsäuren und 10–15 % als mehrfach ungesättigte Fettsäuren enthalten. Geflügelfleisch schneidet bei den mehrfach ungesättigten Fettsäuren mit einem Anteil von 20–25 % noch günstiger ab.

Erhöhte Aufnahme von Arachidonsäure

Durch eine langfristig zu hohe Aufnahme von Arachidonsäure können entzündliche und rheumatische Prozesse in den Gelenken ausgelöst bzw. gefördert werden (vgl. Kapitel 3.5.5).

Überschwemmung des Körpers mit Histaminen

Histamine gehören zu den biogenen Aminen, die im Stoffwechsel aus Aminosäuren hergestellt werden. In erhöhten Konzentrationen fallen sie durch den mikrobiellen Abbau bei der Lagerung, Reifung und Verarbeitung vor allem von tierischen Lebensmitteln an. Histaminreiche Lebensmittel sind Rohwürste (z. B. Salami, roher Schinken, Speck), gepökelte und geräucherte Wurstwaren (z. B. Fleischwurst, gekochter Schinken), Fleisch- und Fischkonserven und lange gereifte Käsesorten (z. B. Parmesan, Gorgonzola). Frisches Fleisch, fangfrischer Fisch und Frischkäse enthalten dagegen wenig Histamin. Höhere Histamingehalte finden sich auch in alkoholischen Getränken (z. B. Rotwein, Sekt, Weizenbier), einigen Gemüsesorten (z. B. Tomaten, Spinat, Pilze), insbesondere in dem ansonsten sehr empfehlenswerten milchsaueren Gemüse (z. B. Sauerkraut) und in Essigsud eingelegtem Gemüse (z. B. Essiggurken), in Ketchup, in Gemüsebrühen und Gewürzen auf Hefeextraktbasis. Histaminreiche Lebensmittel können bei empfindlichen Personen bzw. bei Histaminintoleranz, von der nach Schätzungen 1–5 % der Bevölkerung betroffen sind, unter anderem Allergien, Hautausschlag, Nesselsucht, Asthma, Migräneanfälle, Durchfall, Blähungen, Übelkeit und Herz-Kreislauf-Beschwerden verursachen. Betroffene sollten auf einen möglichst frischen Verzehr sowohl tierischer als auch pflanzlicher Lebensmittel achten. Ein Aufwärmen der Speisen sollte ebenfalls vermieden werden. Bei Verdacht auf Histaminintoleranz können Sie durch eine histaminarme Ernährung überprüfen, ob sich die angesprochenen Beschwerden verbessern.

Hoher Fleischkonsum – Luxus auf Kosten von Mensch und Natur

Fleisch – überschätzt in der Vitalstoffdichte: Sekundäre Pflanzenstoffe und Ballaststoffe fehlen im Fleisch völlig, während einige Vitamine und Mineralien wohl vorhanden, aber knapp bemessen sind. Zur Versorgung mit Eisen, Zink, Selen und B_{12} kann Fleisch einen wichtigen Beitrag leisten, weshalb ein regelmäßiger Konsum häufig empfohlen wird. Viele pflanzliche Lebensmittel enthalten jedoch mehr Eisen und Zink als Fleisch (vgl. Kapitel 3.5.4 und Nährwerttabellen). Fraglich ist, ob die viel zitierte bessere Bioverfügbarkeit von Eisen aus Fleisch wirklich so vorteilhaft ist. Neuere Untersuchungen der Harvard University haben gezeigt, dass das im Fleisch an Hämoglobin gebundene Eisen mit steigender Aufnahme das Risiko eines Herzinfarktes erhöht. Auch bei der Entstehung von Darmkrebs wird vor allem rotes Fleisch (Rind-, Lamm- und Schweinefleisch) als ein begünstigender Faktor betrachtet. So fördert eine eisenreiche Ernährung dessen Speicherung im Körper, wobei Eisenüberschuss über die Bildung von freien Radikalen oxidativen Stress verursacht (vgl. Kapitel 3.5.1). Als wichtiger Nährstoff für Viren und Bakterien kann zu viel Eisen die Infektanfälligkeit steigern. Forscher gehen sogar davon aus, dass der Körper bei Infektionen den Eisenspiegel im Blut durch Speicherung herunterregelt, um es den Eindringlingen zu entziehen. Studien in Polynesien, Neuguinea und Westafrika zufolge kam es bei Kleinkindern gehäuft zu schweren Infektionen, wenn ihnen Eisenpräparate gegeben wurden. Selen schützt dagegen vor freien Radikalen und einer Entartung von Zellen, verbessert immunologische Abwehrmechanismen und neutralisiert toxische Schwermetalle. Umso wichtiger ist eine gute Versorgung mit Selen, die aufgrund selenarmer Böden in Deutschland nur mit einer bewusst ausgewählten Ernährung zu erreichen ist. Allerdings können einige pflanzliche Lebensmittel (z. B. Paranüsse) in ihrem Selengehalt durchaus mit Fleisch mithalten oder liegen höher, wenn man Innereien außer Acht lässt. Lediglich Fisch hebt sich im Selengehalt eindeutig von pflanzlichen Lebensmitteln ab (vgl. Nährwerttabellen). Vitamin B_{12} ist nur in tierischen Lebensmitteln enthalten. Eine ovo-lakto-vegetabile Ernährung stellt eine ausreichende Versorgung sicher, während es bei Veganern langfristig zu Mangelerscheinungen kommen kann. Sie können über fermentierte Sojaprodukte (z. B. Sojasoße, Miso, Tempeh), Bierhefe, bestimmte Algensorten und fermentiertes Gemüse (z. B. Sauerkraut) ihre B_{12}-Aufnahme verbessern. Inwieweit sich hiermit eine ausreichende Bedarfsdeckung erreichen lässt, ist umstritten. Es muss berücksichtigt werden, dass der B_{12}-Bedarf sehr niedrig ist und der Körper dieses Vitamin ausgezeichnet recyceln kann. Zudem wird durch die eigene Darmflora Vitamin B_{12} produziert.

Klasse statt Masse in der Fleischproduktion

Viele Menschen sehen bei der Entscheidung für eine vegetarische Ernährung nicht nur die gesundheitlichen Aspekte, sondern lehnen das Töten von Tieren aus ethischen Gründen ab. Diese Sichtweise ist mit Blick auf die vielfältigen Probleme, die mit der modernen Massenproduktion von Fleisch und Fleischerzeugnissen einhergehen, nachvollziehbar – sowohl für die Tiere selbst (nicht artgerechte Haltungs- und Fütterungsbedingungen, Stress) als auch für die Menschen (Einsatz von Medikamenten, Welthungerproblematik durch Veredlungsverluste bei der Fleischerzeugung, Tierseuchen wie BSE, Schweine- und Geflügelpest, Belastungen mit Salmonellen und anderen Krankheitserregern, „Gammelfleisch") und ihre Umwelt (Rodung von Waldflächen zur Futtermittelproduktion in Entwicklungsländern, Gülleproblematik).

Etwa die Hälfte der Futtermittelimporte stammt derzeit aus Entwicklungsländern, also aus Regionen, die selbst vielerorts mit Unterernährung zu kämpfen haben. Um 10 g tierisches Eiweiß zu erzeugen, müssen durchschnittlich 60–100 g pflanzliches Eiweiß eingesetzt werden. Ebenso verbrauchen die Tiere für ihren eigenen Stoffwechsel etwa 60–90 % der Energie, die in pflanzlichen Lebensmitteln steckt. Diese Verluste werden als Veredlungsverluste bezeichnet. Ein niedrigerer Fleischkonsum in Industrieländern würde demzufolge eine ausreichende Energie- und Eiweißaufnahme für die Menschen in Entwicklungsländern erleichtern. Mit einer weiter wachsenden Weltbevölkerung sind derartige Schritte sogar unumgänglich. In Deutschland werden zurzeit ca. 62 kg Fleisch pro Kopf und Jahr verzehrt, in China sind es 10 kg. Mit knapp 10 % der Weltackerfläche ernährt China aber über 20 % der Menschheit. Insofern stellt sich auch für uns die Frage, ob es legitim ist, Futtermittel aus Entwicklungsländern zu importieren, um den in Industrieländern überhöhten Fleischbedarf mit enormen Belastungen für unser Gesundheitswesen zu ermöglichen.

Weniger Tierarzneimittel durch artgerechte Haltung

Die moderne Massenproduktion von Fleisch zieht einen nie dagewesenen Einsatz von Tierarzneimitteln nach sich, da die Tiere durch die unnatürlichen Lebensbedingungen krankheitsanfällig werden. Außerdem dienen viele Medikamente, wie z. B. Hormone und Antibiotika, nicht der Gesundheit der Tiere, sondern dem Ziel eines schnelleren und fettärmeren Fleischansatzes.

Zu dieser Produktionsweise gibt es genügend Alternativen. So gibt es immer mehr Betriebe, die nach ökologischen Gesichtspunkten wirtschaften und den Tieren eine weitgehend natürliche Lebensweise ermöglichen. Dabei profitieren die Tiere, genauso wie der Mensch, von einer gesunden Ernährung und einem natürlichen Bewegungsverhalten. Auch setzen immer mehr Betriebe Schaf-, Ziegen- oder Kuhherden in ländlichen Gebieten, Mittelgebirgen oder in Bergregionen gezielt zur Erhaltung der Kulturlandschaft ein.

Wer Fleisch mag, der sollte es wieder zu dem machen, was es immer war – nämlich ein Luxusartikel für besondere Tage. Wer weniger Fleisch isst, kann sich ökologisch produziertes

Fleisch leisten. Im Hinblick auf den Durchschnittskonsum von Fleisch- und Wurstwaren wäre für Personen mit Übergewicht das Prinzip FdH in diesem Fall ein vernünftiger Schritt. Dabei gilt: Lieber mal ein Stückchen hochwertiges Fleisch anstelle von Wurst. Diese Veränderungen können Sie Ihrem Ziel ein gutes Stück näherbringen. Wenn große Fleisch- und Wurststücke gegen üppige Gemüse- und Salatportionen ausgetauscht werden, gewinnen Sie ein Stück Lebenskraft.

„Nichts wird die Chancen für ein Überleben auf der Erde so steigern wie der Schritt zu einer vegetarischen Ernährung."
Albert Einstein

3.5.8 Lieber mal Seefisch anstelle von Fleisch

Fisch genießt aufgrund seiner gesundheitlichen Vorzüge ein hohes Ansehen. Gut 14 kg verspeisen die Deutschen pro Kopf und Jahr, was sicherlich nicht zu viel ist, wenn man den Verzehr mit Ländern wie Frankreich (29 kg/Kopf/Jahr), Spanien (41 kg/Kopf/Jahr), Norwegen (50 kg/Kopf/Jahr) oder Portugal (58 kg/Kopf/Jahr) vergleicht. Sein Prestigewert ergibt sich aber auch daraus, dass er von Jahr zu Jahr aufgrund von Überfischung knapper und teurer wird. Folglich wird ein immer höherer Anteil der beliebten Fischspezialitäten (z. B. Lachs, Kaviar, Garnelen) aus speziellen Zuchtbetrieben angeboten. Allerdings spricht sich langsam herum, dass die Massenproduktion von Fisch, wie auch bei Fleisch, mit Medikamentenrückständen verbunden sein kann. Qualitativ kann Fisch aus Zuchtfarmen nicht mit Fisch mithalten, der in seinem natürlichen Lebensraum aufwächst. Die Lebensbedingungen von Meeresfischen sind ja gerade einer der wesentlichen Vorteile gegenüber der Erzeugung von Fleisch. Diesen Vorteil sollten wir hegen und pflegen, vor allem indem Schadstoffeinleitungen in die verschiedenen Gewässer sowie die Fangquoten und -methoden strengeren gesetzlichen Regelungen und Kontrollen unterworfen werden. Nach den jährlich erscheinenden Zustandsberichten von Greenpeace und der Welternährungsorganisation FAO sind die üblichen Fangmethoden mit katastrophalen Auswirkungen auf das Ökosystem Meer verbunden. So sind die meisten kommerziell genutzten Fischarten vom Aussterben bedroht.

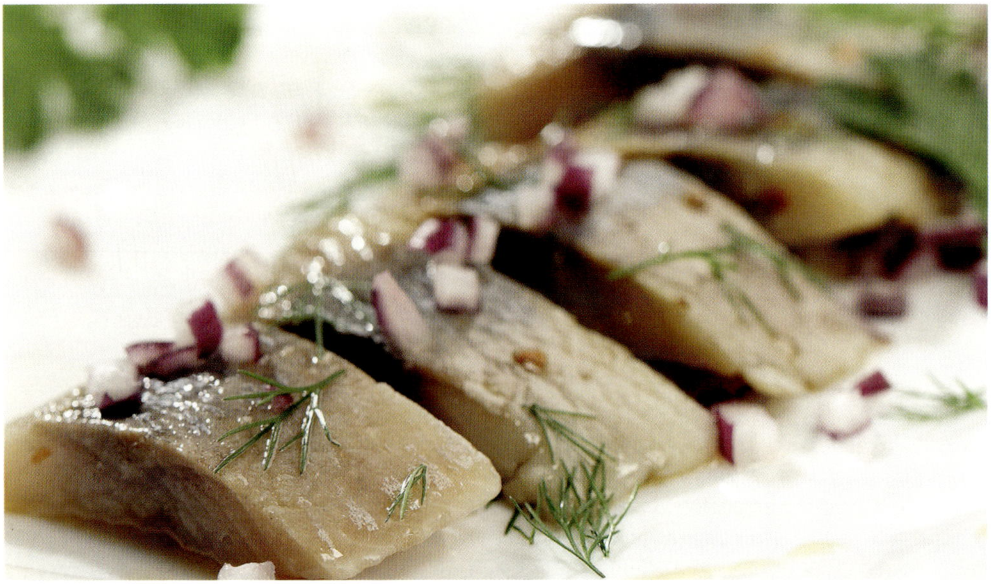

Müllkippe Meer – schadstoffbelastete Fische

Seit Jahrzehnten sind Flüsse und Meere weltweit die Müllkippe der Industrie. Das spiegelt sich in der Qualität der Fische wider. Fische und Meeresfrüchte, die besonders küstennah leben, sind aufgrund ihrer Schadstoffkonzentrationen nicht empfehlenswert. Meeresfrüchte wie z. B. Miesmuscheln filtern die Industriegifte wie Schwermetalle, Pestizide und organische Chlorverbindungen regelrecht aus dem Wasser und reichern sie in ihrem Gewebe an. Hohe Quecksilberkonzentrationen stellen unter anderem ein hohes Risiko für Herz-Kreislauf- und Krebserkrankungen dar. Ebenso nehmen Fische in den Gewässern befindliche Viren, Bakterien und Parasiten auf, was beim Verzehr gefährliche Infektionen verursachen kann. Gerade im Fisch können sich Keime optimal ausbreiten, weshalb er direkt nach dem Fang ausgenommen und absolut frisch eingekauft bzw. zubereitet werden sollte. Dabei ist zu bedenken, dass Eiweiß-Zersetzungsprozesse im Fisch sehr schnell ablaufen und dabei die Konzentration von biogenen Aminen wie z. B. Histamin (Kapitel 3.5.7) ansteigt. Achten Sie beim Einkauf auf das Fanggebiet (muss bei Frischfisch deklariert sein) bzw. die Gewässergüte. Aufgrund zu hoher Dioxinwerte wurde 2004 z. B. von Dänemark ein Verbot für Wildlachs und Hering aus der Ostsee angeordnet. Allgemein sind Hochseefische weniger schadstoffbelastet als küstennah lebende, vor allem die fettarmen Sorten (Tab. 39). Planktonfressende Fische schneiden wiederum besser ab als Raubfische (Hai, Thunfisch, Heilbutt), die am Ende der Nahrungskette stehen.

Fisch und Algen – optimieren Sie Ihre Jodversorgung

Fisch ist durchaus mit einer ganzen Reihe von vorwiegend hausgemachten Problemen behaftet. Trotzdem gibt es gute Gründe für seinen Verzehr. Allgemein bekannt ist, dass in Deutschland die meisten Menschen zu wenig Jod aufnehmen. Fische sind neben Algen eine der wenigen natürlichen Jodquellen, über die wir verfügen. Vegetarier können ihre Jodversorgung sicherstellen, indem sie im Mörser zerstoßene, getrocknete Algen Gewürzmischungen zugeben bzw. verschiedene Speisen direkt damit würzen. Die jeweiligen Jodkonzentrationen sollten genau beachtet werden, da Algen zum Teil extrem viel Jod enthalten und eine zu hohe Jodaufnahme keineswegs weniger problematisch ist als eine zu niedrige. Richtig dosiert kann Jod dazu beitragen, der in Deutschland häufigen Vergrößerung der Schilddrüse (Kropf) vorzubeugen. Ebenso fällt die Fettverbrennung mit einer guten Jodversorgung leichter, denn Jod wird für die Produktion des Schilddrüsenhormons Thyroxin benötigt. Mit zu wenig Thyroxin kommt der ganze Stoffwechsel nicht auf Touren. Ihre Leistungsfähigkeit plätschert dahin und der Energieumsatz ist niedrig.

Fischfette – besser als die im Fleisch

Gleichermaßen günstig wirkt sich der geringe Energiegehalt von magerem Fisch auf die Gewichtsentwicklung aus. Meeresfische wie z. B. Kabeljau und Seelachs enthalten nur 1–2 % Fett. Allerdings ist auch im Fisch Cholesterin zum Teil in hoher Konzentration enthalten. Vorteile bietet die Fettsäurestruktur, weshalb fettreiche Hochseefische wie z. B. Hering, Makrele oder Sardelle die Nährstoffzusammensetzung bereichern können. 30–40 % ihres Fettanteils bestehen aus Omega-3-Fettsäuren (Tab. 33), die in den im Fisch enthaltenen Konzentrationen über vielfältige positive Wirkungen auf wichtige Blutparameter verfügen (Kapitel 3.5.5). Darüber freuen sich unsere Blutgefäße mit einer deutlichen Abnahme des Arterioskleroserisikos. Die Senkung des Cholesterinspiegels durch Fischfette ist aber umstritten. Trotz der wertvollen Omega-3-Fettsäuren sind sie im Hinblick auf den Schutz unserer Gefäße grundsätzlich nicht wertvoller als pflanzliche Öle. Mit Olivenöl konnten z. B. in einer Untersuchung an der Universität Leipzig ähnlich positive Effekte erzielt werden. Bei Olivenöl zeigte sich sogar eine Erhöhung des gefäßschützenden HDL-Cholesterins, während die Fischfette das gefäßbelastende LDL ansteigen ließen.

Tabelle 39: Fische im Vergleich

Fischart	kcal/ 100 g	Fettgehalt g/100 g	Ω-3-Fett-säuren[1] in mg	Cholesterin in mg	Jod in µg
Aal	281	24,5	1485	165	4
Brasse	116	5,5	1415	40	–
Forelle	102	2,7	655	55	3
Hecht	82	0,9	285	65	–
Karpfen	115	4,8	450	75	2
Lachs	202	13,6	2965	45	35
Wels	163	11,3	715	150	–
Zander	83	0,7	203	60	–
Bückling	224	15,5	2135	90	70
Heilbutt	96	1,7	535	25	50
Hering	233	17,8	2780	75	40
Kabeljau	76	0,6	269	35	170
Seelachs	81	0,9	445	40	200
Makrele	182	11,9	2000	75	50
Rotbarsch	105	3,6	465	30	100
Sardelle	101	2,3	530	–	–
Sardine	118	4,5	1435	–	30
Schellfisch	77	0,6	219	35	245
Thunfisch	226	15,5	3685	70	50
Garnele	87	1,4	373	135	130
Miesmuschel	68	2	260	125	105
Tintenfisch	73	0,9	–	275	–

Berechnung der Werte nach Souci, Lebensmitteltabelle für die Praxis, 2004

[1] Eicosapentaensäure (EPA), Docosahexaensäure (DHA), Linolensäure

Tipps

Meiden Sie in Salz eingelegte Fische und Fischsoßen. Sie sind sehr salzreich und können Nitrosamine sowie Geschmacksverstärker beinhalten. Fettreiche Fische enthalten gegenüber fettarmen mehr fettlösliche Vitamine (A, D, E). Im Fleisch sind diese nur in Innereien in größeren Mengen enthalten. Fisch ist eine gute Selenquelle, was die schädliche Wirkung von Quecksilber teilweise neutralisieren kann.

Eine Alternative zu Meeresfisch stellen z. B. Lachs, Forellen oder Karpfen aus speziellen Öko-Aquakulturen dar. Bei diesen Zuchtbetrieben sind Futtermittel und Besatzdichte in Qualitätsrichtlinien festgelegt.

Frischen Fisch maximal zwei Tage im Kühlschrank aufbewahren, ansonsten den Fisch einfrieren bzw. im eingefrorenen Zustand kaufen. Bei Rohverzehr (z. B. Sushi) besonders auf die Frische bzw. längere Gefrierzeiten achten, da im Fischfleisch Reste von Fadenwürmerlarven enthalten sein können, die sich vor allem im Magen-Darm-Trakt und Bauchlappen der Fische befinden und mit der Nahrung aufgenommen werden. Beim Erhitzen, Einfrieren und Räuchern sterben die Larven ab.

Frischen Fisch erkennt man an einer glänzenden Haut, hellroten Kiemen und an klaren, nach außen gewölbten Augen. Verfärben sie sich milchig-trüb ist der Fisch schon älter, was ebenfalls durch einen stärkeren Fischgeruch auffällt. Frischer Fisch stinkt nicht.

Achten Sie beim Einkauf von Meeresfisch auf das Öko-Label „MSC" (Marine Stewardship Council). Wichtige Ziele der MSC-Richtlinien sind die Erholung überfischter Bestände, die Umsetzung umweltschonender Fangmethoden sowie die Vermeidung von Beifang. Von der Naturschutzorganisation WWF gibt es hierzu einen speziellen Fischführer.

Fisch scheint für unser Herz-Kreislauf-System dann vorteilhaft zu sein, wenn er anstelle von Fleisch und Wurst gegessen wird. Eiweiß kommt mit 15–20 % in ähnlichen Konzentrationen wie im Fleisch vor. Es ist ebenfalls sehr hochwertig und noch besser verdaulich als Fleischeiweiß. Zu viel des Guten ist aber auch bei Fischeiweiß keineswegs empfehlenswert, da beim Abbau besonders viel Harnsäure anfällt. Aus einer fleischreichen Ernährung eine fleisch- und fischreiche Ernährung zu machen ist kein Gewinn für die Gesundheit. Beim Vergleich von Fisch mit Gemüse oder Obst im Hinblick auf Inhaltsstoffe mit gesundheitsfördernden Wirkungen sind letztere eindeutig die bessere Wahl. Eine Fischmahlzeit in der Woche als Ergänzung zu Gemüse, Getreide, Kartoffeln, Hülsenfrüchten und Obst ist dagegen kein schlechter Fang. Wer Fisch mag, sollte vor allem die kalziumreichen Gemüsesorten mit an Land ziehen, denn Fisch hat, wie auch Fleisch, ein schlechtes Kalzium-Phosphat-Verhältnis.

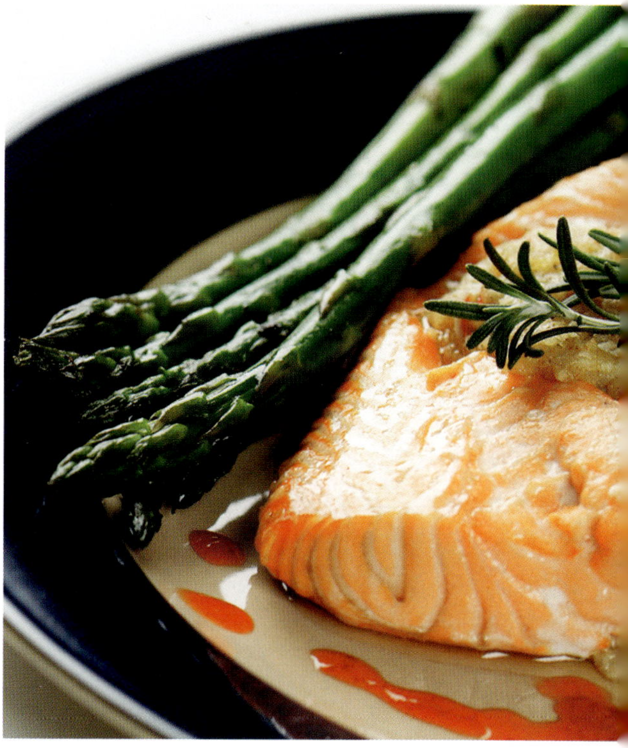

3.5.9 Milch und Milchprodukte – vom Lebenselixier zum Dickmacher

Kein Land der Welt bietet seiner Bevölkerung mehr Auswahl an Milch- und Milchprodukten als Deutschland. Die Absatzzahlen sind in den letzten Jahren kontinuierlich angestiegen. Aussagen der Milchindustrie wie „Die Milch macht's" ziehen in den großen Molkereien satte Gewinne nach sich, während die Kleinen im knallharten „Feilschen" der Discounter um jeden Cent nicht mithalten können. 30–35 Cent bekommen die Bauern noch für ihre Milch, kaum genug, um die Tiere vernünftig zu füttern. Die schönen idyllischen Bilder von Kühen auf saftigen Almwiesen, die von ihrem Halter mit Namen angesprochen werden, sind Legende bzw. auf einige Individualisten beschränkt, die dem Zeitgeist Paroli bieten. Es gibt sie aber, ebenso wie Molkereien und hofeigene Käsereien, die die Veredelung von Milch als eine Kunst begreifen und durchaus Kunden finden, die für gute Produkte gute Preise zu zahlen bereit sind. Allgemein werden den weißen „Fitmachern" kräftigende, knochenaufbauende und gesundheitsfördernde Eigenschaften zugesprochen, während bekannte Kritiker wie der Unternehmer und Veganer Helmut Wandmaker behaupten, Milch sei nur für das Kalb und sie führe zu Verschleimung.

Tatsächlich ist die Milch das einzige Lebensmittel, das von der Natur dazu bestimmt ist, dem Leben der Säugetiere ohne weitere Nahrung optimale Entwicklungsmöglichkeiten zu bieten. Deshalb wird Milchersatznahrung auch so aufbereitet, dass sie in ihrer Zusammensetzung der Muttermilch möglichst nahekommen. Kuhmilch beinhaltet z. B. gegenüber Muttermilch etwa die dreifache Menge an Eiweiß und Kalzium, vorwiegend gesättigte Fettsäuren (Muttermilch relativ viel ungesättigte) und interessanterweise einen wesentlich geringeren Cholesteringehalt.

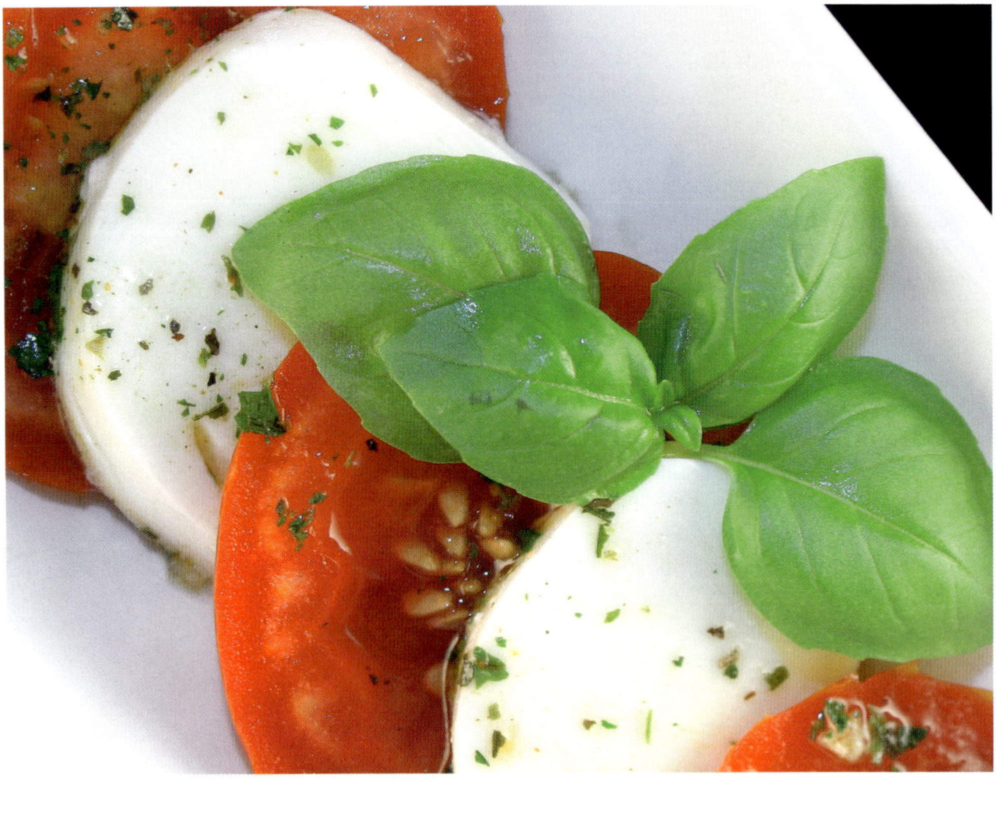

Milch – nicht selten Auslöser für Allergien und Unverträglichkeiten

Mit der Reifung des Verdauungssystems einschließlich der Verdauungsdrüsen ist für Kleinkinder tierische Milch besser verträglich. Ein relativ hoher Prozentsatz von Kindern reagiert jedoch allergisch auf bestimmte Eiweiße in Kuhmilch, während Ziegen- oder Schafmilch in etwa 50 % dieser Fälle besser oder gut vertragen wird. Wer sich unsicher ist, kann durch spezielle Blutanalysen Unverträglichkeiten auf die unterschiedlichen Eiweiße in Milch bestimmen lassen. Allergische Reaktionen können sich wie auch bei Eiern im Hautbild (Hautausschläge, Ekzeme), im Atmungssystem (Asthma) und im Verdauungssystem (Durchfall, Erbrechen, Aufstoßen) bemerkbar machen. Darüber hinaus sind die Probleme im Verdauungstrakt in vielen Fällen auf eine Unverträglichkeit auf Milchzucker (Laktose) zurückzuführen. Treten entsprechende Symptome auf, dann sollten nur noch bestimmte Milch- und Milchprodukte wie milchzuckerfreie Milch (Minus L), gereifter Käse (die meisten Sorten enthalten weniger als 0,1 g Laktose/100 g) und bei leichteren Verlaufsformen eventuell geringe Mengen Joghurt verzehrt werden. Ansonsten sind alle aus Milch bzw. Trockenmilch oder Milchpulver hergestellten Produkte einschließlich Schlagsahne zu meiden. Dies gilt vor allem für Quark (alle Fettgehaltsstufen), Dick- und Buttermilch, Koch-, Schmelz-, Hütten- und Schichtkäse. Gute Alternativen sind Sojamilch und -produkte (Sojajoghurt, Tofu, Sojasahne), Mandelmilch und die verschiedenen Getreidemilchsorten (Reismilch, Hafermilch), die sich allesamt sowohl bei Milchzuckerunverträglichkeit als auch bei Milchallergien ebenso bewährt haben wie regelmäßige Karenzzeiten in Form einer Fastentherapie.

Kuhmilch – auch für den Menschen?

Der überwiegende Teil von Kindern, Jugendlichen und Erwachsenen in Mitteleuropa verträgt Milch und Milchprodukte in Maßen jedoch gut und möchte auf diese Produkte auch nicht verzichten. Insofern sind die wandmaker'schen Thesen über Milch kontraproduktiv. Was den einen verschleimt, wirkt bei dem anderen aufbauend! In der Geschichte der Ernährung wurden schon immer Lebensmittel zweckentfremdet bzw. zum eigenen Vorteil genutzt. Menschen mit Bezug zu ihrem Körper lassen rein gefühlsmäßig Produkte weg, die sie nicht vertragen. Individuelle Beschwerden oder Abneigungen sollten aber niemals zu Aussagen führen, die anderen den Genuss am Essen nehmen. Osteuropäer führen ihre gute Gesundheit gerade auf den hohen Konsum an gesäuerten Milchprodukten zurück, während Asiaten Milch- und Milchprodukte generell schlecht vertragen und diese in der Regel ablehnen. Auch Nüsse führen häufig zu allergischen Reaktionen und der in Früchten enthaltene Fruchtzucker kann dem Milchzucker vergleichbare Intoleranzen auslösen. Trotzdem sind Nüsse und Obst unbestritten wertvolle Lebensmittel. Tatsächlich werden Milch und Milchprodukte aber nicht in Maßen, sondern in Massen verzehrt. Dabei handelt es sich immer häufiger um Pseudomilchprodukte, bei denen das Wort Milch als Marketinginstrument missbraucht wird. Viele dieser Produkte gehören nicht in die Milchtheke, sondern ins Regal für Süßigkeiten oder Aromastoffe (Früchtejoghurt oder -quark, Trinkjoghurt, Fruchtzwerge, Milchreis, Milchschnitte etc.).

Stabile Knochen – nicht nur eine Frage von Kalzium

Eine gute Kalziumversorgung ist keine alleinige Garantie für ein stabiles Knochensystem. Ansonsten dürfte Osteoporose in Ländern mit hohem Konsum an Milchprodukten nicht derart verbreitet sein. Die WHO bezeichnet das hohe Auftreten von Oberschenkelhalsbrüchen in den meisten Industrieländern als „Kalzium-Paradox", zumal Asiaten weitaus weniger Probleme als Europäer und Amerikaner mit Osteoporose haben. Diese Zusammenhänge veranlasste eine Experten-Kommission der WHO, die Empfehlungen für Kalzium insbesondere in Ländern mit hohem Osteoporoserisiko auf 400–500 mg täglich für Erwachsene zu reduzieren. Die Deutsche Gesellschaft für Ernährung empfiehlt dagegen 1000–1200 mg. Ein Kernproblem in Industrieländern scheint die hohe Eiweißaufnahme (siehe Kapitel 3.5.7) zu sein, die eine Übersäuerung des Körpers begünstigt und den Kalziumbedarf sowie die -ausscheidung über den Urin steigert. Somit erscheint es auch nicht sinnvoll, die Aufnahme besonders kalziumreicher Lebensmittel, wie z. B. Käse, weiter zu steigern, da dieser dem Körper gleichzeitig sehr viel Eiweiß und Energie liefert. Die Kalziumeinlagerung in die Knochen ist neben der zugeführten Kalziummenge von einer Vielzahl von Faktoren abhängig. So ist regelmäßige Bewegung unerlässlich, es muss genügend Vitamin D vorliegen und auch Mineralien wie Phosphor, Magnesium oder Fluor spielen eine wichtige Rolle.

Kinder und Jugendliche können sicherlich am meisten von den Inhaltsstoffen der Milch bzw. ihrer Verarbeitungserzeugnisse profitieren, vorausgesetzt, es handelt sich um hochwertige Produkte. Sie befinden sich im Wachstum und benötigen neben genügend Eiweiß eine vitamin- und mineralstoffreiche Ernährung, unter anderem zum Aufbau eines stabilen Knochensystems. Da Kinder und Jugendliche im Allgemeinen eher zur Spezies Gemüsemuffel gehören und Eltern den Broccoli, Lauch, Spinat oder Grünkohl gut püriert in der Tomatensoße für die Nudeln verstecken müssen, spielen Milchprodukte eine wichtige Rolle bei der bedarfsdeckenden Kalziumzufuhr. Untersuchungen zeigen bei Jugendlichen mit regelmäßigem Verzehr von Milchprodukten eine wesentlich höhere Knochendichte gegenüber Jugendlichen, die wenig Milchprodukte zu sich nehmen. Aus einer hohen Kalziumeinlagerung in die Knochen ziehen sie als Erwachsene ihr ganzes Leben Nutzen.

Höchstleistung kostet Qualität

Damit Milch und Milchprodukte wirklich das halten, was sie versprechen, ist auch hier die Tierhaltung ein entscheidendes Kriterium. Die meisten Kühe verbringen ein tristes Leben im Stall und werden auf Höchstleistungen gezüchtet. Während vor 100 Jahren eine Kuh ca. 2000 l Milch/Jahr produzierte, sind es heute bis zu 10.000 Liter. Dadurch werden die Tiere empfindlich und benötigen mehr Tierarzneimittel. Milch von Kühen aus biologischer Haltung, die über genügend Auslauf verfügen und mehr frisches Gras fressen, enthält mehr ungesättigte Fettsäuren (Ölsäure). Darunter befindet sich auch eine speziell im Magen von Rindern produzierte Fettsäure (konjugierte Linolsäure), die krebshemmend wirken soll. Das ist wichtig, denn es gibt eine Vielzahl von Untersuchungen, nach denen eine hohe Aufnahme von Milchfett (z. B. 2–3 Gläser Milch/Tag) das Auftreten verschiedener Krebserkrankungen förderte (v. a. Krebs an Prostata, Eierstöcken, Lymphknoten). Gleichzeitig nehmen mit einem „sonnigen Kuhleben" auf saftigen Wiesen die Gehalte an Vitamin D und A in der Milch zu, was gut für die Knochen bzw. unsere Schleimhäute ist.

Milch und Milchprodukte – gezielt und dosiert auswählen

Insgesamt enthält Milch ein reichhaltiges Spektrum an Vitaminen und Mineralstoffen. Neben Kalzium ist in besonders hohen Konzentrationen Vitamin B_2 enthalten, das den Energiestoffwechsel der Zellen aktiviert und uns Lebensenergie, Tatkraft und ein gesundes Hautbild ermöglicht. Wer viel Stress hat, für den ist eine gute Vitamin-B_2-Versorgung besonders wichtig. Damit die lichtempfindlichen B-Vitamine erhalten bleiben, sollten Sie Milch und Milchprodukte in dunklen Gläsern bzw. lichtgeschützten Behältnissen kaufen und diese zur Aufbewahrung in den Kühlschrank stellen. Gute Quellen für Vitamin B_2 sind ebenso die meisten Gemüsesorten, Vollkornprodukte sowie Samen und Nüsse.

Das Eiweiß der Milch ist gut verdaulich und von ähnlich hoher biologischer Wertigkeit wie das von Eiern. Harnsäurebildende Purine sind nicht vorhanden. Ein Knackpunkt bei Milch und vor allem bei den fettreichen Milchprodukten (Käse, Sahne, Butter, Schmand, Crème fraîche) ist der schon bei Fleisch angesprochene hohe Gehalt an gesättigten Fettsäuren in Kombination mit Cholesterin. Bei Erkrankungen des Herz-Kreislauf-Systems bzw. entsprechenden Risikofaktoren (hoher Cholesterinspiegel, hoher Blutdruck) sind sie mit Vorsicht zu genießen. Fettarme Milch und gesäuerte Milchprodukte wie Joghurt sind vorteilhaft. Es wird sogar diskutiert, ob gesäuerte Milchprodukte eine Absenkung des Cholesterinspiegels fördern.

Durchschnittlich werden heute 350 g Milch und Milchprodukte pro Tag gegessen. Bei Männern liefern sie im Durchschnitt 23 % der Gesamtfettaufnahme. Frauen liegen mit 27 % sogar noch höher. Somit haben sie sich bei der Fettaufnahme zum Spitzenreiter gemausert, was alles andere als gesund ist und eine erfolgreiche Gewichtsabnahme verhindert. Vor allem die oben dargestellten fettreichen Produkte sollten in der gesunden Küche quasi als Gewürze eingesetzt werden (siehe Tipps). Das Gleiche gilt für Milch. Sie ist ein inhaltsstoffreiches Lebensmittel, das sich für Soßen sowie Kartoffel- und Gemüsegerichte im Austausch gegen Sahne oder Schmand ausgezeichnet eignet. Dagegen ist sie kein Durstlöscher, schon gar nicht für Erwachsene mit Gewichtsproblemen.

Gesäuerte Milchprodukte – Bakterien und Hefen veredeln die Milch

Gesäuerte Milchprodukte haben in vielen Ländern eine lange Tradition und gelten seit jeher als gesund. Im Gegensatz zu reichlichem Milchgenuss wirken sie krebsschützend und allgemein stimulierend auf die Abwehrkräfte. Dies gilt besonders für Naturjoghurt, Kefir, Dickmilch und Buttermilch. Beim Säuern bauen verschiedene Stämme von Milchsäurebakterien oder Hefepilzen (Kefir) den Milchzucker teilweise ab, wobei Milchsäure entsteht. Die Milchsäure bringt das Kasein der Milch zum Gerinnen und verleiht den Produkten eine sämige Konsistenz und einen erfrischenden Geschmack. Gesäuerte Milchprodukte sollten nicht wärmebehandelt sein, damit die in großer Anzahl enthaltenen Milchsäurebakterien nicht absterben und unseren Körper „lebhaft" beim Aufbau einer gesunden Darmflora unterstützen können. Zudem erhöht Milchsäure die Aufnahme von Eisen aus pflanzlichen Lebensmitteln.

Eine hohe Dichte an bestimmten gesundheitsfördernden Milchsäurebakterien (Lactobacillus acidophilus, Bifidobacterium bifidus) haben sogenannte probiotische Joghurts. Sie tragen, wie auch herkömmliche Joghurts, zu einer stabilen Darmflora bei, schützen vor Infektionen (z. B. mit Salmonellen) und hemmen die Bakterien in ihrem Wachstum, die an Entzündungsprozessen im Magen-Darm-Trakt beteiligt sind. Ob sie in diesen Wirkungen dem herkömmlichen Naturjoghurt überlegen sind,

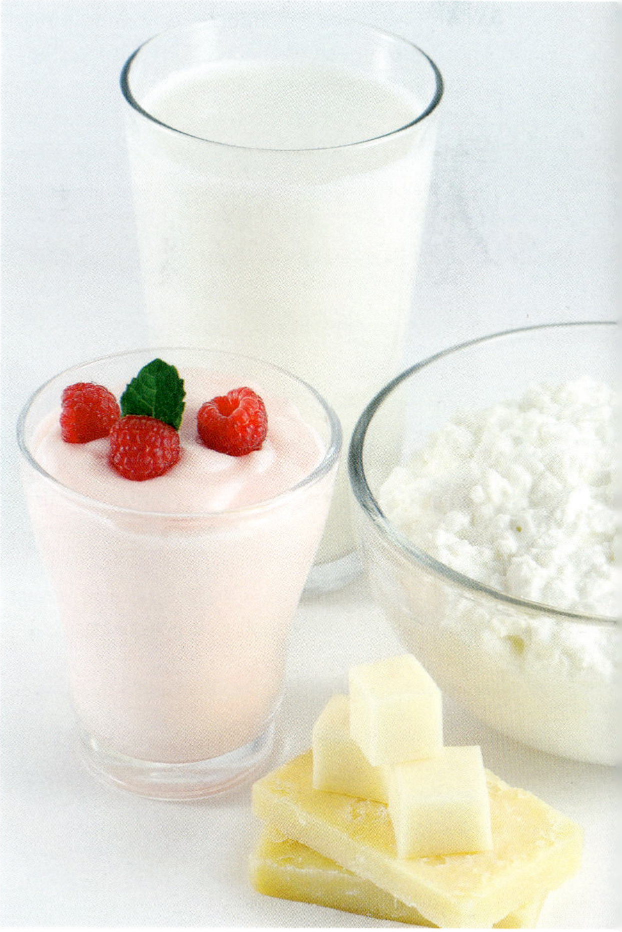

ist gegenwärtig mit keiner einzigen nicht interessengebundenen Langzeitstudie belegbar, weshalb die meisten Aussagen zu diesem Thema als fantasievolle Werbung zu verstehen sind. Auf jeden Fall kommen die Argumente rund um die Gesundheit bei Verbrauchern gut an, weshalb immer mehr Hersteller probiotische Milchprodukte (Joghurt, Käse, Quark) und mittlerweile sogar Wurst, Müslis und Babymilchnahrung anbieten. Über die tatsächliche Keimzahl, die nach Angaben des Bundesinstituts für Risikobewertung bei mindestens 10^6 pro Gramm Lebensmittel liegen müsste, um von einer Wirksamkeit ausgehen zu können, erfährt der Verbraucher in der Regel nichts. Einige Hersteller machen zudem keine Angabe bei der Wahl der zugesetzten Bakterienstämme oder deklarieren diese einer Untersuchung der Universität Gent zufolge nicht richtig. Während probiotische Medikamente hinsichtlich Zahl und Art der enthaltenen Bakterien genau definiert sein müssen, gelten diese bei Lebensmitteln als nicht kennzeichnungspflichtige technische Hilfsmittel.

Buttermilch – das Lightprodukt bei der Butterherstellung

Beim kräftigen Schlagen von Milchfett (Rahm) ballen sich die Fettkügelchen zur Butter zusammen, wobei als Nebenprodukt die Buttermilch anfällt. Heute wird jedoch meist entrahmte oder teilentrahmte Milch benutzt, die unter Zusatz von Milchsäurebakterien gesäuert wird. Reine Buttermilch darf keine Zusätze wie z. B. Milchpulver enthalten. Buttermilchzubereitungen sind dagegen häufig mit Zucker, Fruchtaromen, Milchpulver und Vitaminzusätzen angereichert. Ganz gleich, ob Joghurt, Quark oder Buttermilch – wer sich diese Produkte mit Fruchtgeschmack auf der Zunge zergehen lassen möchte, der sollte frische Früchte klein geschnitten oder püriert zugeben. Die Devise lautet: Früchte statt Fruchtaroma!

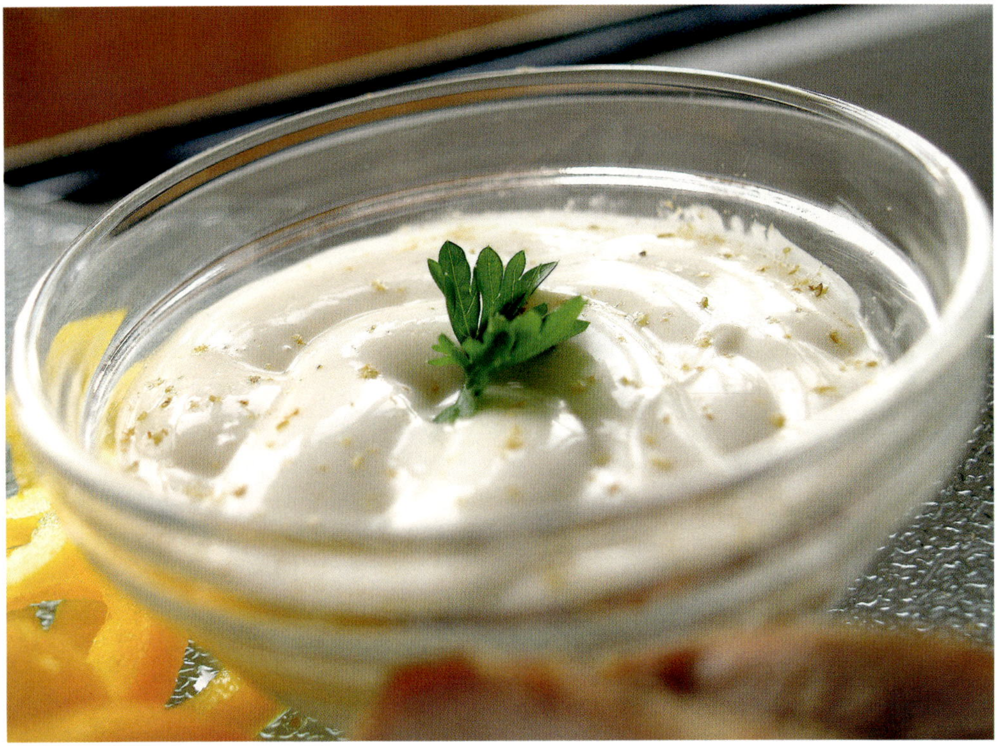

Schmand, Saure Sahne, Crème fraîche

Sie werden ebenfalls unter Zugabe von Milchsäurebakterien hergestellt. Hier wird jedoch nicht die Milch gesäuert, sondern die Sahne. Daraus ergibt sich der hohe Fettgehalt dieser Produkte, der einen sparsamen Gebrauch empfehlenswert macht (siehe Rezepte).

Frischkäse und Magerquark – besser als Hartkäse

Frischkäse wird meist durch den Zusatz von Milchsäurebakterien oder Enzymen hergestellt. Der Vorgang ist praktisch der gleiche wie bei der Herstellung von Joghurt. Das Kasein gerinnt durch die Milchsäure und vom Käsebruch setzt sich die Molke ab. Dann lässt man die Molke ohne Pressdruck abtropfen, und es entsteht Quark. Hierbei kommt es zu einem Verlust an Molkeeiweiß, Vitaminen und Mineralstoffen. Je höher der verbleibende Molkeanteil im Quark oder Frischkäse, desto leichter ist der Käse. Zur weiteren Käseherstellung wird der Käse gepresst, gesalzen, und es werden je nach Käsesorte ganz unterschiedliche Reifungskulturen zugegeben. Sie entwickeln durch den Abbau von Fettsäuren eine Vielzahl von Aromen und den typischen, sortenspezifischen Käsegeschmack, der Käseliebhaber oft zu üppigen Portionen verführt. Dabei ist purer Genuss als Grund für einen übervollen Magen nach einer exquisiten Käseplatte zumindest nachvollziehbar. Große Mengen Käse verschwinden mit Pizzen, Quiches, Aufläufen, Raclettes etc. jedoch oft im Magen ohne allzu viel Genuss. Bei diesen Speisen könnte eine fein dosierte hochwertige Qualität geschmacklich ansprechender, besser verträglich und bezüglich des Gewichts sehr vorteilhaft sein (siehe Tipps). Kleinere Käseportionen beugen zudem einer hohen Aufnahme von biogenen Aminen (Histamin, Tyramin, Kadaverin) und Ammoniak vor. Auf diese Stoffe, die während des Reifungsprozesses durch Eiweißzersetzungsprozesse entstehen, können empfindliche Personen mit Allergien, Bluthochdruck, Migräne etc. reagieren. Bei Frischkäse oder Quark kommt es nicht zur Aminbildung. Sie enthalten viel weniger Fett und Salz, das gereiftem Käse zur Konservierung oft in Form von Nitratsalzen zugegeben wird. Auch die Rinde wird zur Vermeidung von unerwünschten Keimbesiedlungen nicht selten mit Antibiotika (Natamycin) behandelt, was in Deutschland deklariert sein muss. Bei der Herstellung von Biokäse dürfen keine Antibiotika, Nitratsalze oder gentechnisch erzeugte Labenzyme (Chymosin) zugesetzt werden und die in Schmelzkäse problematischen Polyphosphate werden durch unbedenkliche Natrium-Citrate ersetzt. Rohmilchkäse darf auf max. 40 °C erhitzt werden, während für die normale Käseherstellung meist pasteurisierte Milch benutzt wird.

Molke statt Milch

Molke, die bei der Käseherstellung anfällt, ist praktisch frei von Milchfett, Cholesterin und Kasein, das bei der Käseherstellung ausflockt. Stattdessen ist das wertvollere, auch in Muttermilch überwiegend vorkommende Molkeprotein neben den Mineralien von Milch zum großen Teil noch enthalten. Mit Molke können Sie die wertvollen Inhaltsstoffe der Milch quasi fettfrei genießen. Noch gesünder sind Kombinationen mit Obst (Molke-Frucht-Shake). Davon können auch Sportler bzw. Personen, die aktiver werden möchten, profitieren. Molke enthält die Mineralstoffe, die bei körperlicher Anstrengung mit dem Schweiß verloren gehen. Ideal sind Molkekuren zum Abnehmen und Entschlacken. Mit solchen Kuren können Sie nicht nur Fett verlieren, sondern gleichzeitig etwas für Ihre Haut tun. Die Molkeproteine enthalten reichlich schwefelhaltige Aminosäuren, die in Milch Mangelware sind. Sie transportieren den für eine schöne Haut unerlässlichen Schwefel zu den Hautzellen. Dort angekommen verhindert er ein Austrocknen der Haut und schützt vor Strahlenschäden (UV-Licht). Molke ist besonders für Personen geeignet, die unter trägem Stuhlgang leiden.

Tipps

Frischkäse selbst herstellen: Frischkäse lässt sich ganz einfach selbst zubereiten. Nehmen Sie fünf Liter pasteurisierte Frischmilch oder unerhitzte Vorzugsmilch und beimpfen Sie diese mit 150 g Naturjoghurt. Lassen Sie die Milch zwei bis drei Tage bei Zimmertemperatur säuern. Anschließend wird sie zur Ausfällung des Kaseins auf 40 bis max. 60 °C erwärmt. Lassen Sie das Ganze etwas abkühlen. Gießen Sie die Milch in eine Schüssel, die Sie zuvor mit einem Baumwoll-Leinen-Tuch bedeckt haben. Dann hängen Sie das Tuch auf und lassen die Molke über Nacht abtropfen. Am nächsten Tag den Käse mit Kräutersalz, frischen Kräutern, Peperoni, evtl. Knoblauch und fein geraffelten Möhren abschmecken. In einem Glas abgefüllt hält sich der Käse über eine Woche. Probieren Sie den Käse mit verschiedenen Gewürzen und Gemüsesorten. Mit viel Gemüse und Kräutern ist der Käse besonders schmackhaft und leicht. Aber auch ungewürzt oder mit Obstaufstrich schmeckt Frischkäse köstlich. Die oben angegebene Milchmenge ergibt je nach Molkeanteil etwa 500 g Frischkäse.

Frischmilch ist besser als H-Milch: Im unerhitzten Zustand bleiben die Inhaltsstoffe der Milch (z. B. Vitamine, Protein, Enzyme) unverändert erhalten. Wer Milch bzw. daraus hergestellte Milchprodukte unerhitzt zu sich nimmt, sollte auf Vorzugsmilch zurückgreifen, die nur Höfe abgeben dürfen, die hygienisch besonders kontrolliert werden. Ansonsten ist pasteurisierte Milch empfehlenswert, die lediglich ca. 40 Sekunden auf gut 70 °C erhitzt wird.
Bei H-Milch, die ca. 5 Sekunden auf mindestens 135 °C erhitzt wird, kommt es gegenüber der Pasteurisierung neben geschmacklichen Einbußen zu einem etwa doppelt so hohen Verlust an B-Vitaminen (z. B. B_2, B_{12}), während der Gehalt an Mineralien durch die Erhitzung nicht beeinflusst wird.

Weniger kann mehr sein: Probieren Sie statt Pizza einen Gemüsekuchen, bei dem auf ein Backblech 40–50 g frisch geriebener Käse (z. B. Pecorino) vor dem Servieren über den Kuchen gestreut wird (siehe Rezept Seite 320). Gleichfalls können Sie bei Aufläufen, Nudelpfannen, Eintopfgerichten und Gemüsefrikadellen den Käseanteil erheblich reduzieren, wenn Sie den Käse erst kurz vor dem Verzehr über die Gerichte streuen. Beim Überbacken zieht sich Käse zusammen, weshalb meist üppige Mengen zugegeben werden, die schwer im Magen und auf den Hüften liegen.

Versteckte Zusätze in Milchprodukten: Achten Sie bei Milchprodukten auf den Zusatz von Milchpulver, Aromastoffen, Farbstoffen oder Konservierungsstoffen. Letztere sind im Joghurt oder Quark nicht erlaubt, das gilt jedoch nicht für die zugesetzten Frucht- oder Nusszubereitungen.

Fett in der Trockenmasse – was heißt das? Die Fettangabe auf dem Käse bezieht sich auf den Fettgehalt in der Trockenmasse (Fett i. Tr.). Aufgrund des Wassergehalts von Käse liegt der tatsächliche oder absolute Fettgehalt niedriger. Manche Käseproduzenten geben zusätzlich den absoluten Fettgehalt an. Wenn nicht, dann können Sie den ungefähren Fettgehalt bestimmen, indem Sie die Fettgehaltsangabe (Fett i. Tr.) mit 0,3 (bei Frischkäse), mit 0,5 (bei Weichkäse), mit 0,6 (bei Schnittkäse) und mit 0,7 (bei Hartkäse) multiplizieren.
Ein Gouda von 45 % Fett i. Tr. enthält also (45-mal 0,6 = 27) ungefähr 27 g Fett.
Ein Speisequark von 40 % Fett i. Tr. enthält 12 g Fett (40-mal 0,3) pro 100 g.

3.5.10 Der gesunde Kompromiss für Mensch und Huhn – zwei bis drei Eier pro Woche

Eier sind seit Urzeiten ein Sinnbild für Fruchtbarkeit und die Quelle neuen Lebens. Bis heute hat sich z. B. das Osterei als Symbol der Auferstehung gehalten. In der Tat beinhalten Eier eine Vielzahl lebensnotwendiger Stoffe. Sie dienen während der Brutzeit dem sich zum Küken entwickelnden Embryo als ausschließliche Nahrungsquelle. Schon in einem mittelgroßen Ei von 60 g stecken 94 kcal, ca. 8 g Eiweiß, 7 g Fett und fast alle Vitamine und Mineralien. Das Eiweiß des Hühnereis ist für sich allein betrachtet das mit der höchsten biologischen Wertigkeit und im weich gekochten Zustand gut verdaulich. Eier enthalten keine harnsäuresteigernden Purine und auch beim Fett überwiegen die ungesättigten Fettsäuren gegenüber den gesättigten.

Cholesterin – ein Schönheitsfehler?

Eier gehören zu den cholesterinreichsten Lebensmitteln. Beispielsweise liefert ein Ei fast den gesamten Tagesbedarf an Cholesterin. So kommt mit einem Speiseplan, der neben einem Frühstücksei noch Wurst, Käse und Kuchen enthält schnell der Cholesterinbedarf einer Woche zusammen. Hühnerembryos brauchen viel Cholesterin für die Entwicklung ihres Nervensystems. Wir Menschen können es jedoch selbst produzieren und sind nicht auf die Zufuhr über die Nahrung angewiesen. Inwieweit uns die Frühstückseier bzw. die in vielen Lebensmitteln in versteckter Form enthaltenen Eier schaden, ist noch nicht vollständig geklärt. Einerseits zeigen neuere Untersuchungen, dass ihre cholesterinerhöhende Wirkung bisher überschätzt wurde. Andererseits waren diese Studien meist auf sehr kurze Zeiträume begrenzt. Über die langfristigen Folgen einer hohen Cholesterinaufnahme sagen sie meines Erachtens wenig aus. Der Körper kann über einen gewissen Zeitraum eine erhöhte Cholesterinaufnahme durch eine verminderte körpereigene Produktion ausgleichen. Allerdings kann sich dieser Mechanismus bei langfristiger Überforderung je nach genetischer Anlage erschöpfen. Immer wieder höre ich in der Beratung: „Mein Cholesterinspiegel war doch immer ganz normal". Mit 40, 50 oder 60 ist er es aber auf einmal nicht mehr. Fest steht, mit Cholesterin bzw. Eiern sollte man es nicht übertreiben, denn Eier fördern – einmal abgesehen von der möglichen langfristigen Cholesterinerhöhung – die Oxidation des LDL-Cholesterins im Blut. Insofern ist das arteriosklerotische Risiko, das von Eiern ausgeht, nicht zu unterschätzen. Hinzu kommt, dass Eier zu den Lebensmitteln gehören, auf die sehr häufig allergische Reaktionen auftreten (v. a. auf Ovomucoid im Eiklar). Diese können sich in ähnlicher Weise wie bei Milchprodukten äußern (Kapitel 3.5.9).

Salmonellen – ein unterschätztes Risiko

Im Durchschnitt werden pro Jahr in Deutschland etwa 80–90.000 Salmonelleninfektionen registriert. Die tatsächlichen Infektionen werden allerdings 10-mal so hoch eingeschätzt, da die Betroffenen nur bei schwerem Verlauf zum Arzt oder ins Krankenhaus gehen. Selbst wenn nur ein paar Keime im Ei oder in anderen Lebensmitteln enthalten sind, so können sich diese bei Zimmertemperatur innerhalb von wenigen Stunden zu über 100.000 Keimen entwickeln, womit das Infektionsrisiko stark ansteigt. In einer Untersuchung des Bundesgesundheitsamtes konnte festgestellt werden, dass Salmonellen in Eiern für über 60 % aller Fälle von Lebensmittelvergiftungen verantwortlich zu machen sind. Nach Expertenangaben ist eines von 500 Eiern mit Salmonellen infiziert. Noch höher ist die Belastung mit Salmonellen bei Geflügel. Hier konnte etwa bei der Hälfte der kontrollierten Produkte Salmonellen nachgewiesen werden. Die Tiere werden meist durch verseuchtes Futter infiziert. Die Salmonellen breiten sich dann im Darm der Tiere aus. So können die Eier durch den eigenen Kot mit Salmonellen belastet werden, da bei Geflügel die Eier über den Darmausgang abgelegt werden. Aufgrund der hohen Infektionsgefahr sollte bei Geflügel, Eiern, Hackfleisch, frischen Bratwürstchen oder eihaltigen Produkten auf besondere Hygiene, absolute Frische sowie auf ausreichende Garzeiten geachtet werden. Besondere Vorsicht ist bei Produkten mit rohem Ei (Tiramisu, Soßen, Pudding mit Eischnee, Torten, Mayonnaise, Speiseeis) geboten. Verwenden Sie für derartige Gerichte max. fünf Tage alte Eier.

Gesundheitsvorsorge beginnt beim Einkauf

Bei Geflügel sollten Sie ganz besonders auf die Tierhaltung und -fütterung achten. In der Hähnchenmast bleiben dem auf schnelles Wachstum gezüchteten „Turbohuhn" nur noch gut 30 Tage, um sein Schlachtgewicht zu erreichen. Dadurch werden die Tiere krankheitsanfällig, weshalb es in der Massenproduktion in der Regel nicht ohne Arzneimittel, z. B. gegen häufig auftretende Kokzidiosen (Darmerkrankung), geht. Allerdings hat sich in den letzten Jahren infolge einer Flut von Negativ-Schlagzeiten die Rückstandssituation verbessert. Wiesenhof verzichtet seit 1998 auf antibiotische Leistungsförderer. Ab Januar 2006 sind der vorbeugende Einsatz von Antibiotika und seine Verwendung als Masthilfsmittel innerhalb der EU generell verboten. Die Fütterung von Fisch- oder Tiermehl wurde bereits 2004 verboten. Ebenso konnte eine EU-weite Kennzeichnungspflicht für Eier durchgesetzt werden. Aus dem Stempelaufdruck auf der Verpackung bzw. dem Ei geht hervor, ob es sich um Käfighaltung (3), Bodenhaltung (2), Freilandhaltung (1) oder ökologische Haltung (0) handelt. Des Weiteren müssen das Herkunftsland und die Betriebsnummer angegeben sein. Zweifelsohne sind die Haltungs- und Fütterungsbedingungen, der Einsatz von Medikamenten und die hygienischen Vorschriften beim Schlachten in EU- Ländern strenger geregelt als in südamerikanischen (z. B. Brasilien) oder asiatischen Ländern. Das Fehlen von Mindeststandards ermöglicht diesen Ländern, den europäischen Markt mit Billiggeflügel zu überschwemmen, auf das vor allem die Hersteller von Fertiggerichten und Fast-Food-Ketten zurückgreifen. In diesem Fall schadet der deutsche Gesetzgeber den heimischen Produzenten sogar noch, indem er zulässt, dass Importware als deutsches Erzeugnis deklariert sein darf, sobald das Fleisch in irgendeiner Form be- und verarbeitet wird. Das heißt, dass ein Hühnchenfertiggericht mit brasilianischem Geflügel ein deutsches „Qualitätsprodukt" darstellt. Neben diesen Gesetzeslücken lässt die Besatzdichte der Hühner auch hierzulande immer noch viel zu wünschen übrig. In der Hähnchenmast (intensive Bodenhaltung) werden in Deutschland als Höchstgrenze 20–25 Hühner (max. 35 kg Lebendgewicht) toleriert, und ein Huhn in einer Legebatterie wird auf der Fläche von einem DIN-A4-Blatt mithilfe von Kunstlicht zu einer regelrechten Eierfabrik (ca. 300 Eier/Jahr) umfunktioniert. Die Käfighaltung vermindere das gegenseitige Ansteckungsrisiko und ermögliche einen geringeren Medikamenteneinsatz heißt es von Seiten der Produzenten. Missachtet wird, dass bei dieser Haltung die Tiere die für ihre Gesundheit wichtigen Bedürfnisse wie Scharren, Sandbaden, Laufen oder das Picken nach Insekten und Würmern nicht ausleben können. Das Infektionsrisiko bei Bodenhaltung ist deshalb hoch, weil die Tiere auf viel zu engem Raum zusammen leben. Zwar wünscht sich der Verbraucher Eier von glücklichen Hühnern, gekauft werden aber meist die billigsten. Mit einem 10-Cent-Ei, gelegt von einem wohlernährten Huhn mit prächtigem Federkleid, das einen Quadratmeter sein Eigen nennen kann, wäre innerhalb kürzester Zeit jeder Bauer pleite! Notwendig ist ein den Wünschen entsprechendes Kaufverhalten, was bei den empfehlenswerten zwei bis drei Eiern pro Woche die Haushaltskasse sicherlich nicht überstrapaziert.

Früher konnte man Eier von „glücklichen Hühnern" an der Farbe des Eidotters erkennen. Heute funktioniert das nicht mehr, da die Tiere Farbstoffe unter das Futter gemischt bekommen. Zu empfehlen sind Eier aus biologischer Tierhaltung. Die besonders strengen ökologischen Anbauverbände (vgl. Kapitel 3.4) schreiben vor, dass pro Hektar Fläche max. 100 Hühner gehalten werden dürfen, während in industriellen Großbetrieben meist 20.000 bis 30.000 Tiere auf engstem Raum zusammengepfercht sind. In Demeter-, Bioland- oder Naturlandbetrieben werden die Tiere mit natürlichem Futter (Getreide, Gemüse) aus biologischem Anbau ohne jegliche Farbzusätze ernährt. Tierarzneimittel, ob nun prophylaktisch oder mit dem Ziel eines schnelleren Fleischansatzes verabreicht, sind in ökologisch wirtschaftenden Betrieben von jeher verboten. Von gesunden Eiern können wir durchaus im Hinblick auf unsere Nährstoffbilanz profitieren (Tabelle 40 und 41). Zudem stellen Eier in vielen Gerichten eine geschmackliche und küchentechnische Bereicherung dar, indem sie den Teig von Kuchen, Gebäck oder Soufflés lockern, Gemüsefrikadellen oder Auflaufgerichte abbinden und Fette in Soßen emulgieren. Im Vergleich mit einem Schokoriegel liefern Eier bei etwa gleicher Kalorienzahl eine breite Palette an lebenswichtigen Stoffen. Trotz all dieser Vorteile sollten wir nicht vergessen, dass ein Hühnerei optimal auf die Bedürfnisse des Hühnerembryos zugeschnitten ist. Ein sparsamer Gebrauch ist für Mensch und Huhn gleichermaßen nützlich.

Tipps

- Eiersatzprodukte auf pflanzlicher Basis (z. B. aus Soja, Maiskeimöl und Maisstärke) sind im Naturkostladen oder im Reformhaus erhältlich.
- In der Zutatenliste können sich Bestandteile des Eis hinter Begriffen wie Emulgator, Lezithin, Stabilisator, tierisches Eiweiß etc. verstecken.
- Achten Sie v. a. auf eifreie Nudeln. Bei Nudeln sind Eier nicht notwendig. Bei Kuchen auf Teige zurückgreifen, die wenige oder keine Eier benötigen (Hefeteig, Quark-Öl-Teig, Strudelteig). Statt Eierpfannkuchen dünne crêpeähnliche Teige ausprobieren.
- Gemüsefrikadellen können statt mit Eiern mit Pellkartoffeln, Semmelbröseln oder Quark abgebunden werden.
- Bewahren Sie Eier grundsätzlich im Kühlschrank auf. Sie sollten so frisch wie möglich innerhalb der Mindesthaltbarkeitsfrist aufgebraucht werden. Verwenden Sie keine mit Fäkalien verschmutzten oder beschädigten Eier.
- Bei Eiern ohne Legedatum können Sie frische von alten mit der Wasserprobe unterscheiden. Bei alten Eiern wird die Luftkammer immer größer und sie steigen im Wasser nach oben.

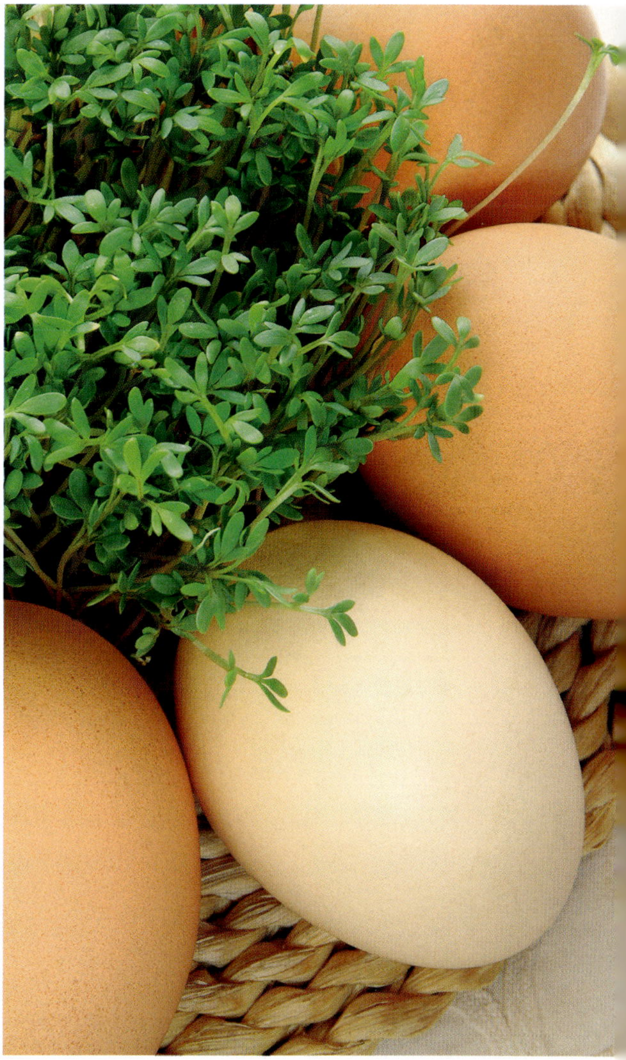

Tabelle 40: Mineralstoffe im tierischen Lebensmitteln, Richtwerte DGE 2000, gedeckter Tagesbedarf in %[1] (Abkürzungsverzeichnis s. Seite 381)

	Mineralstoffe	mg **Na**	mg **Cl**	mg **K**	mg **Mg** ♂	mg **Mg** ♀	mg **Ca**	mg **Mn**	mg **Fe** ♂	mg **Fe** ♀	mg **Cu**
	Tagesbedarf	550	830	2000	350	300	1000	3,5	10	15	1,25
100 g	Lammfleisch	12	–	15	6	7	–	–	16	11	14
100 g	Rinderfilet	7	–	17	6	7	–	–	23	15	6
100 g	Schweinekotelett	12	–	16	7	8	1	2	18	12	–
100 g	Ziegenfleisch	–	–	–	–	–	1	–	20	13	–
100 g	Ente	7	–	14	6	7	1	1	25	17	19
100 g	Huhn	12	–	13	–	–	1	–	11	7	–
100 g	Truthahn	12	–	16	9	10	3	1	15	10	9
100 g	Hase	8	–	14	7	8	1	1	28	19	17
100 g	Rehrücken	15	5	17	–	–	3	–	30	20	–
100 g	Wildschwein	17	–	18	6	7	1	1	18	12	9
100 g	Leber	14	8	18	7	8	1	9	180	120	104
100 g	Hering	21	17	18	9	10	4	2	11	7	10
100 g	Kabeljau	13	19	18	7	8	3	–	3	2	4
100 g	Makrele	15	17	20	9	10	1	1	12	8	9
100 g	Forelle	12	–	21	7	8	1	–	4	3	12
100 g	Lachs (Salm)	11	–	17	7	8	2	–	6	4	10
100 g	Seelachs	15	36	19	–	–	1	–	10	7	–
100 g	Schellfisch	21	–	15	7	8	2	1	6	4	3
100 g	Vollmilch	8	12	7	3	4	12	–	1	–	1
100 g	Ziegenmilch	7	17	9	3	4	13	–	–	–	1
100 g	Joghurt 3,5 %	9	12	8	3	4	12	–	–	–	1
100 g	Emmentaler 45 %	50	51	5	10	12	103	1	3	2	120
100 g	Ziegenkäse 45 %	145	145	12	7	8	43	1	4	3	16
100 g	Parmesan	128	115	7	11	13	118	–	10	7	29
100 g	Quark 20 %	6	16	4	3	4	9	2	4	2	1
100 g	Butter	1	3	1	1	1	1	1	1	1	1
100 g	Schlagsahne	6	8	6	3	3	8	–	–	–	–
1	Ei (50 g)	13	11	4	2	2	3	1	10	7	3

● hoher Gehalt ● mittlerer Gehalt

[1] Berechnung der Werte nach Souci, Lebensmitteltabelle für die Praxis, 2004

	Mineralstoffe	mg Zn ♂	mg Zn ♀	µg Ni	µg Cr	mg P	µg I	µg Se	mg F ♂	mg F ♀
	Tagesbedarf	10	7	27,5	65	700	200	50	3,8	3,1
100 g	Lammfleisch	29	41	11	–	–	–	8	–	–
100 g	Rinderfilet	44	63	–	–	24	–	–	3	3
100 g	Schweinekotelett	14	20	7	15	21	–	–	1	2
100 g	Ziegenfleisch	–	–	–	–	–	–	–	–	–
100 g	Ente	18	26	–	–	28	–	–	–	–
100 g	Huhn	–	–	–	–	30	–	12	–	–
100 g	Truthahn	21	30	–	–	34	–	–	–	–
100 g	Hase	22	31	–	–	30	–	34	–	–
100 g	Rehrücken	–	–	–	–	31	–	–	–	–
100 g	Wildschwein	23	33	36	–	24	–	–	–	–
100 g	Leber	65	93	25	6	58	7	110	8	9
100 g	Hering	6	8	25	3	36	20	90	–	–
100 g	Kabeljau	4	6	15	2	28	85	60	3	4
100 g	Makrele	5	7	4	2	35	25	80	1	1
100 g	Forelle	5	7	7	3	35	2	50	1	1
100 g	Lachs (Salm)	5	7	7	–	36	18	60	1	1
100 g	Seelachs	–	–	–	–	43	100	60	–	–
100 g	Schellfisch	3	4	–	–	25	123	60	1	1
100 g	Vollmilch	4	5	4	3	13	2	–	–	1
100 g	Ziegenmilch	3	4	25	8	16	2	1	–	–
100 g	Joghurt 3,5 %	5	6	3	6	13	2	4	–	–
100 g	Emmentaler 45 %	46	66	73	8	89	–	22	2	2
100 g	Ziegenkäse 45 %	30	43	–	–	57	–	–	–	–
100 g	Parmesan	30	43	–	–	106	–	–	–	–
100 g	Quark 20 %	5	7	4	2	24	2	10	1	1
100 g	Butter	2	3	7	9	3	2	2	2	2
100 g	Schlagsahne	3	4	–	–	9	1	2	–	–
1	Ei (50 g)	7	9	16	2	15	3	10	1	2

● hoher Gehalt ● mittlerer Gehalt

Tabelle 41: Vitamine in tierischen Lebensmitteln, Richtwerte DGE 2000, gedeckter Tagesbedarf in %[1] (Abkürzungsverzeichnis s. Seite 381)

Vitamine		mg A ♂	mg A ♀	mg E ♂	mg E ♀	µg K ♂	µg K ♀	mg B_1 ♂	mg B_1 ♀	mg B_2 ♂	mg B_2 ♀
	Tagesbedarf	1	0,8	14	12	70	60	1,2	1	1,4	1,2
100 g	Lammfleisch	–	–	–	–	–	–	13	15	26	31
100 g	Rinderfilet	–	–	–	–	–	–	8	10	9	11
100 g	Schweinekotelett	1	1	–	–	–	–	68	82	14	17
100 g	Ziegenfleisch	4	4	–	–	–	–	13	15	20	23
100 g	Ente	–	–	–	–	–	–	25	30	14	25
100 g	Huhn	–	–	2	2	–	–	6	7	6	8
100 g	Truthahn	–	–	–	–	–	–	4	5	6	7
100 g	Hase	–	–	–	–	–	–	8	9	4	5
100 g	Rehrücken	–	–	5	6	–	–	–	–	18	21
100 g	Wildschwein	–	–	–	–	–	–	–	–	–	–
100 g	Leber	4	4	4	5	79	92	26	31	229	267
100 g	Hering	4	5	11	13	–	–	3	4	16	18
100 g	Kabeljau	1	1	7	8	–	–	5	6	3	4
100 g	Makrele	10	13	9	11	7	8	11	13	26	30
100 g	Forelle	3	4	12	14	–	–	7	9	5	6
100 g	Lachs (Salm)	4	5	16	18	–	–	14	17	12	14
100 g	Seelachs	1	1	–	–	–	–	8	9	25	29
100 g	Schellfisch	2	2	3	3	–	–	4	5	12	14
100 g	Vollmilch	3	4	1	1	–	1	3	4	13	15
100 g	Ziegenmilch	8	9	1	1	–	–	4	5	11	12
100 g	Joghurt 3,5 %	3	4	1	1	–	1	3	4	13	15
100 g	Emmentaler 45 %	29	36	4	4	4	5	4	5	21	25
100 g	Ziegenkäse 45 %	25	31	4	5	–	–	4	5	36	42
100 g	Parmesan	36	45	5	6	–	–	2	2	44	52
100 g	Quark 20 %	5	6	1	1	–	–	3	4	19	23
100 g	Butter	66	82	14	17	10	12	–	1	1	2
100 g	Schlagsahne	34	43	5	6	–	–	2	3	11	12
100 g	Ei (50 g)	14	17	7	8	6	8	–	–	15	17

● hoher Gehalt ● mittlerer Gehalt

[1] Berechnung der Werte nach Souci, Lebensmitteltabelle für die Praxis, 2004

	Vitamine	mg B_3/Nic ♂	mg ♀	mg B_5/ PAN	mg B_6 ♂	mg ♀	µg Biotin	µg Fol	mg C	µg B_{12}	µg D
	Tagesbedarf	16	13	6	1,5	1,2	45	400	100	3	5
100 g	Lammfleisch	39	48	8	9	11	–	–	–	100	–
100 g	Rinderfilet	29	35	17	33	42	11	3	–	67	–
100 g	Schweinekotelett	27	33	9	37	46	13	1	–	–	–
100 g	Ziegenfleisch	31	38	–	20	25	–	–	–	–	–
100 g	Ente	22	27	–	–	–	–	–	–	–	–
100 g	Huhn	69	85	14	35	44	–	2	–	13	–
100 g	Truthahn	69	85	10	31	38	–	2	–	33	–
100 g	Hase	51	62	13	20	25	s	1	–	33	–
100 g	Rehrücken	–	–	–	–	–	–	–	–	–	–
100 g	Wildschwein	–	–	–	–	–	–	–	–	–	–
100 g	Leber	100	123	113	39	49	56	34	25	1333	s
100 g	Hering	24	29	16	30	38	11	1	–	300	600
100 g	Kabeljau	14	18	4	13	17	4	2	–	33	20
100 g	Makrele	47	58	8	42	53	9	–	–	300	80
100 g	Forelle	21	26	28	35	43	11	2	–	–	–
100 g	Lachs (Salm)	47	58	17	65	82	16	1	1	100	320
100 g	Seelachs	25	31	–	–	–	–	–	–	133	–
100 g	Schellfisch	19	24	4	–	–	7	2	–	33	–
100 g	Vollmilch	1	1	6	2	3	9	1	2	14	2
100 g	Ziegenmilch	2	2	5	2	2	9	–	2	2	5
100 g	Joghurt 3,5 %	1	1	6	3	4	9	3	1	14	1
100 g	Emmentaler 45 %	1	1	7	7	9	7	2	1	100	20
100 g	Ziegenkäse 45 %	22	27	20	13	17	–	2	–	100	20
100 g	Parmesan	1	1	9	6	8	7	5	–	67	13
100 g	Quark 20 %	1	1	11	6	8	13	4	1	27	2
100 g	Butter	–	–	1	–	–	s	s	–	S	20
100 g	Schlagsahne	1	1	5	2	3	7	1	1	13	20
100 g	Ei (50 g)	–	–	13	3	3	28	8	–	33	30

● hoher Gehalt ● mittlerer Gehalt

3.5.11 Intelligenter Umgang mit Süßem

Zucker, Zuckeralkohole, Süßstoffe – wir werden immer süßer!

Ob Groß oder Klein, der Appetit auf Süßes hält nach wie vor an. Im Durchschnitt mutet der Bundesbürger seinem Körper 40 kg Zucker/Jahr zu, was einer täglichen Aufnahme von ca. 115 g entspricht. Das ist eindeutig zu viel, wenn ein schlanker, gesunder und dynamischer Körper gewünscht wird, denn die vielen kleinen „Köstlichkeiten" zwischendurch verdrängen die für unsere Gesundheit so wichtigen vitalstoffreichen Grundnahrungsmittel vom Speiseplan. Dabei muss berücksichtigt werden, dass die individuellen Unterschiede extrem sind. Vor allem Kinder nehmen viel zu viel Zucker auf und gewöhnen sich von klein auf an den süßen Geschmack. 5- bis 14-Jährige geben bereits über 500 Millionen Euro pro Jahr für Süßigkeiten aus. Aber auch Erwachsene schenken Werbesprüchen wie „Zucker ist Nervennahrung" Glauben. Sind die Nerven angespannt oder lässt die Konzentration im Büro nach, hoffen viele auf den schnellen Energieschub aus der Tüte Gummibärchen, der Limonade oder der Schokolade.

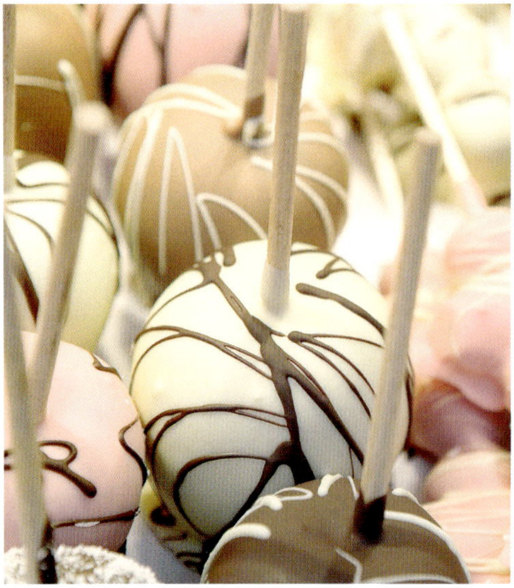

Kohlenhydrate ja – aber die richtigen

Kohlenhydrate werden in kurz- und langkettige unterschieden. Das können Sie sich wie eine Perlenkette vorstellen. Traubenzucker (Glukose), Fruchtzucker (Fruktose) und Schleimzucker (Galaktose) bestehen aus einer einzigen Perle, also einem einzigen Zuckerbaustein. Fruchtzucker wird in isolierter Form nicht aus Früchten hergestellt, sondern durch Umwandlung von Traubenzucker oder die Spaltung von Haushaltszucker. Trotz einiger Vorteile (siehe S. 175) gilt für isolierten Fruchtzucker das gleiche Sparsamkeitsprinzip wie für alle anderen Zuckerarten, denn im Übermaß belastet auch er den Cholesterin- und Triglyceridspiegel. Zucker im gesetzlichen Sinne ist Haushaltszucker (Saccharose). Er wird aus Zuckerrüben oder Zuckerrohr isoliert, ist wie Milchzucker (Laktose) und Malzzucker (Maltose) ein Zweifachzucker und setzt sich zusammen aus je einem Molekül Traubenzucker und Fruchtzucker. Werden diese Einzelbestandteile des Zuckers den Lebensmitteln zugesetzt, so ist zwar das Gleiche drin, aber die Bezeichnung „zuckerfrei" oder „ohne Zuckerzusatz" wäre kein Verstoß gegen das Lebensmittelgesetz. Gerne verwenden die Hersteller auch Zucker wie Dextrose, Dextrin oder Maltodextrin, bei denen es sich um Bruchstücke von Stärke handelt. Stärke (z. B. Getreide- oder Kartoffelstärke) wiederum ist nichts anderes als Traubenzucker, nur sind hier Tausende von Traubenzuckerbausteinen wie eine endlose Perlenkette miteinander verbunden. In Form von Weißmehl oder isolierter Kartoffelstärke werden die Stärkeketten von unserem Verdauungssystem schnell aufgespalten und treiben den Blutzuckerspiegel aufgrund des reinen Traubenzuckers zumindest genauso schnell in die Höhe wie isolierter Haushaltszucker.

Vollkornprodukte schneiden dagegen besser ab. Im vollen Korn liegt die Getreidestärke fein verpackt mit Ballaststoffen vor, die die Aufnahme des Traubenzuckers verzögern und ein gleichmäßigeres Blutzuckerprofil ermöglichen. Insofern ist der in Vollkorngetreide enthaltene Traubenzucker im Vergleich zu isoliertem Traubenzucker oder Haushaltszucker die weitaus bessere Nervennahrung, zumal Keimling und Randschichten eine Vielzahl von Vitalstoffen (z. B. Vitamin-B-Komplex, Cholin, Lezithin) beinhalten, die wirklich etwas für unsere Nerven tun. Gerade bei einem angespannten Nervenkostüm oder in Stresssituationen ist es besonders wichtig, dass ein langsamer, aber kontinuierlicher Einstrom von Glukose ins Blut gewährleistet ist. Stress frisst förmlich den Blutzucker weg, sodass es schnell zu Unterzuckerungen und Heißhunger kommt. Während das Gehirn normalerweise 5–7 g Glukose in der Stunde verbrennt, braucht es in extremen Stresssituationen die bis zu 10-fache Menge. Besonders Frauen greifen dann gerne zu Süßem, denn bei ihnen fallen die gespeicherten Zuckermengen noch dürftiger aus als bei Männern.

Wer zuckerfreie Lebensmittel haben möchte, sollte die Namen kennen, die sich bei genauerem Blick auf die Zutatenliste als Zucker offenbaren (Tab. 42). Je weiter oben ein Zucker aufgeführt ist, desto mehr ist enthalten. Einige Hersteller benutzen deshalb verschiedene Zuckerarten, um sie in der Zutatenliste weiter unten angeben zu können. Ein bisschen Maltodextrin, Dextrose, Glukosesirup, Isoglukose oder künstliche Süßstoffe, und schon werden zuckerfreie, aber zuckersüße Getränke bzw. „Lebensmittel" zur Zuckerfalle. Insbesondere die Süßstoffe verfügen über eine enorme Süßkraft, die unsere Geschmacksnerven noch unempfindlicher für den süßen Geschmack macht.

Tabelle 42: Zucker hat viele Namen

Zuckerart	Was steckt dahinter?/Herstellung	Süßkraft[1]	Diabetes geeignet
Glukose	Traubenzucker, aus Mais- oder Kartoffelstärke	0,7	nein
Fruktose	Fruchtzucker, Umwandlung von Glukose oder Spaltung von Saccharose	1,2	ja
Galaktose	Schleimzucker, Bestandteil des Milchzuckers	–	ja
Saccharose	Haushaltszucker, besteht aus Glukose und Fruktose	1	nein
Maltose	Malzzucker, besteht aus zwei Molekülen Traubenzucker	0,4	nein
Laktose	Milchzucker, besteht aus Traubenzucker und Schleimzucker	0,3	ja
Dextrin, Dextrose, Maltodextrin	reine Traubenzuckerketten (Spaltung von Stärke)	–	nein
Isolierte Stärke	vorwiegend aus Kartoffeln, Weizen oder Mais	–	nein
Isoglukose	Maiszucker, aus Mais	1,2	nein
Glukosesirup	ein flüssiger Stärkesirup	0,7	nein
Sorbit, Mannit, Xylit, Isomalt, Maltit, Lactit	Zuckeraustauschstoffe teilweise auch natürlich in Pflanzen vorhanden	0,6/0,6/1 0,5/0,9/–	ja
Saccharin, Cyclamat, Aspartam, Acesulfam, Thaumatin	chemische Süssstoffe	300/30 200/200 2500	ja

[1] Süßkraft im Verhältnis zu Saccharose. Angaben zur Süßkraft nach Großklaus 1992, Turnit und Lobitz 1997, zitiert nach Vollwerternährung 2004

Wie wir uns das Leben versüßen!

Allgemein unterschätzt wird der in verarbeiteten Lebensmitteln tatsächlich enthaltene Zucker (Tab. 43). Er summiert sich sowohl bei Kindern als auch bei Erwachsenen schnell zu einer Menge, die weit über der durchschnittlichen Aufnahme liegt (Tab. 44). Vor allem mit Limonaden (Cola, Fanta), Fruchtsaft, Milchmix- und Kakaogetränken oder Instanttees, aber auch mit reinen Fruchtsäften werden zum Teil große Mengen Zucker aufgenommen. Reine Fruchtsäfte sollten zumindest mit der dreifachen Wassermenge verdünnt und nicht im Übermaß getrunken werden. Den Säften fehlen die im Obst enthaltenen Ballaststoffe, die die Zuckeraufnahme verzögern. Neben Getränken treiben Süßigkeiten, Kuchen, Gebäck, Milchprodukte, Müslimischungen, Cornflakes, Konfitüre, Nussaufstriche, Obstkonserven, etc. den Zuckerkonsum in die Höhe. Konfitüren, Marmeladen und Gelees enthalten im Durchschnitt um die 60 % Zucker und Nussaufstriche ca. 50 %. Hinzu kommen bei den Nussaufstrichen 35–40 % ungesundes Fett (gehärtetes Palmkernfett), 10–13 % Nüsse, etwas Kakao und Aromastoffe. Folglich würde die Bezeichnung Fett-Zucker-Creme dem Charakter dieser Aufstriche gerechter werden. Ähnlich sieht es bei Fruchtzwergen und Milchschnitten aus, die demzufolge für Kinder ungeeignet sind. In 500 g Erdbeerjoghurt befinden sich durchschnittlich 70–80 g Zucker, während man bei Früchten auf Spurensuche gehen muss.

Tabelle 43: Die süße Leidenschaft

Lebensmittel	Würfelzucker	Zuckermenge in g
400 g Nutella	67	201
250 g Gummibärchen	63	189
250 g Konfitüre	58	174
62 g Mars (1 Riegel)	14	42
150 g Fruchtjoghurt	6	18
100 g Schokomüsli	7	21
100 g Müsliriegel	10	30
1 Liter Cola/Fanta	37/40	111/120
1 Liter Apfel-/Traubensaft	37/55	111/165
100 g Tee (Instantpulver)	23	96
20 g Cappuccinopulver	5	15
100 g Tomatenketchup	8	24
100 g Sahneeis	4	12
100 g Schokolade	13	39
100 g Marmorkuchen	8	24

1 Würfelzucker entspricht 3 g Zucker

Quelle: Bundeslebensmittelschlüssel und Herstellerangaben

Was bewirken die süßen Verführer?

Für unsere körperliche und seelische Gesundheit ist die fein abgestimmte Regulierung unseres Blutzuckerspiegels enorm wichtig. Ein Übermaß an Zucker erzeugt aber genau an dieser Stelle ein den ganzen Körper belastendes Durcheinander. Zunächst einmal kommt es zu einem schnellen Blutzuckeranstieg. Je nachdem, wie viel Zucker im Blut ankommt, reagiert der Körper mit einer entsprechenden Insulinausschüttung. Insulin hat die Aufgabe, den Zucker in die Zellen zu transportieren. Ein starker Blutzuckeranstieg hat eine heftige Insulinreaktion zur Folge, sodass der Blutzucker schnell wieder abfällt. Man spricht dann von einer reaktiven Unterzuckerung (Blutzuckerschaukel), bei der der Blutzucker von Werten über dem Normalbereich von 130 auf 60–70 abrutschen kann. Vor allem die Gehirn- und Nervenzellen sind auf eine kontinuierliche Glukoseaufnahme angewiesen. Deshalb reagiert der Körper auf leichte Unterzuckerungen bzw. einen schnellen Blutzuckerabfall mit Heißhunger nach Süßem. Bei empfindlichen Personen können sich zudem eine erhöhte Reizbarkeit, innere Unruhe und Nervosität bis hin zu depressiven Verstimmungen bemerkbar machen. Wer gerne nascht, heizt den beschriebenen Teufelskreis (Abb. 20) immer wieder von

Tabelle 44: Schneller als man denkt!

Mahlzeit	Lebensmittel	Zuckergehalt in g
Frühstück	1 Brötchen mit 30 g Marmelade 100 g Schokomüsli 1 Tasse (200 ml) Cappuccino (30 g Pulver)	21 20 22,5
Vormittag	2 Gläser Apfelsaft pur (300 ml)	33
Mittag	150 g Fruchtjoghurt 100 g Marmorkuchen 200 ml Cappuccino	18 24 22,5
Nachmittag	100 g Gummibärchen	76
Abendessen	Brot mit Käse, 150 g Banane 50 g Schokolade	24 20
Gesamt		**281**

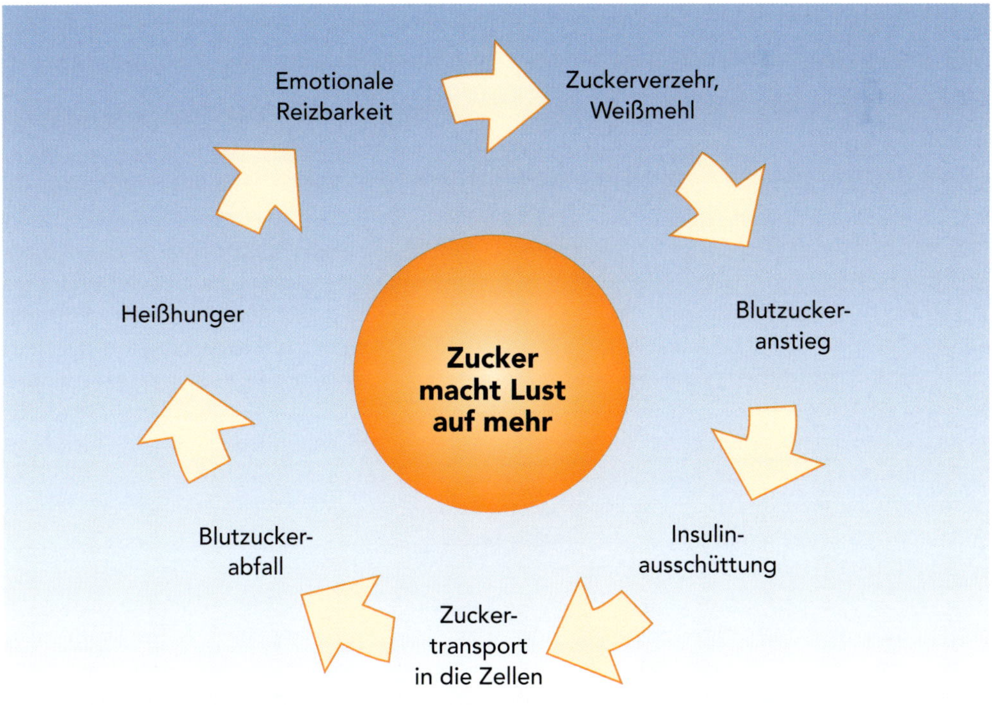

Abb. 20: Zucker macht Lust auf mehr

neuem an. Schluss ist meist erst dann, wenn die Schokolade oder die Tüte Gummibärchen im Bauch verschwunden sind.

Süße haben es später schwer!

Normalerweise steigen abends der Glukagon- und Wachstumshormonspiegel immer mehr an, während der Insulinspiegel auf Sparflamme herunter geregelt wird. So kann der Körper seinen Energiebedarf in der Nacht überwiegend aus den im Fettgewebe gespeicherten Fettsäuren decken. Auch nachts braucht der Körper Energie und zwar besonders viel, wenn der Grundumsatz durch regelmäßiges körperliches Training am Abend noch die ganze Nacht erhöht ist. Wer dagegen insbesondere in den Abendstunden noch zu Süßem oder Kombinationen aus Süßem und Fettem greift, fördert die Fettspeicherung. Der Zucker liefert die benötigte Energie, erhöht den Insulinspiegel und sorgt dafür, dass die Fette von z. B. Wurstbrot und Schokolade optimal im Fettgewebe gespeichert werden. Viele bevorzugen deshalb fettfreie Süßigkeiten wie etwa Gummibärchen. Aber auch Zucker, den der Körper zur Energiegewinnung nicht benötigt, wird in der Leber, wenn auch mit Energieverlusten, in Neutralfette (Triglyceride) umgebaut, die letztendlich im Fettgewebe landen. Die Fettzellen stellen sich auf die ständige Flut von Triglyceriden so ein, dass in den Blutgefäßen, die die Fettzellen umgeben, die Produktion von fettspeichernden Enzymen auf Hochtouren läuft. Sie können den Zucker unter der Obhut von Insulin aber auch direkt aufnehmen und in Fett umwandeln. Ziel unseres Körpers ist es immer, möglichst viel Energie zu speichern. Wenn die Aufnahmekapazität der Fettzellen erreicht ist, bilden sich bei anhaltender „Zuckermast" aus Vorstufen von Fettzellen (Präadipozyten) massenweise neue Fettzellen. Fettgewebe ist kein passives Gewebe, sondern es findet ein ständiger Auf- und Abbau von Fettsäuren statt. Körperlich aktive Kinder und Jugendliche können die Fettsäuren verbrennen, sodass sie nicht zwingend übergewichtig werden. Sie sind aber dann, wenn die Bewegungsfreude mit zunehmendem Alter nachlässt, aufgrund der größeren Zahl von Fettzellen für eine Gewichtszunahme prädestiniert. Insofern machen zu viele süße Geschenke von Oma und Opa das Leben im Endeffekt nicht angenehmer, sondern zu einem späteren Kampf mit den Pfunden. Dann beginnt die Zeit der künstlichen Süßstoffe, die den süßen Geschmack ohne Reue versprechen.

Machen Süßstoffe schlank?

In Untersuchungen, bei denen Zucker gegen kalorienfreie Süßstoffe ausgetauscht wurde, kam es zu keinerlei Vorteilen im Hinblick auf die Gewichtsentwicklung. Vielfach zeigte sich sogar eine Tendenz zu einem höheren Gewicht. Seit Jahren wird diskutiert, ob künstliche Süßstoffe durch die enorme Süßkraft reflektorisch Heißhunger auslösen können. Es wird angenommen, dass die Bauchspeicheldrüse über Geschmacksrezeptoren eine hohe Zuckeraufnahme mitgeteilt bekommt, auf die sie mit einer erhöhten Insulinproduktion reagiert. Da tatsächlich kein Zucker im Blut ankommt, falle der Blutzuckerspiegel durch die Insulinwirkung ab, was Heißhunger auslösen könne.

Neuere Untersuchungen konnten diese Annahme nicht bestätigen, wobei es im Reaktionsmuster von der Art des Süßstoffes abhängige individuelle Unterschiede geben könnte. In der Schweinemast ist Saccharin etwa als Appetitstimulans zugelassen. Auch in der Praxis erlebe ich häufig Patienten, bei denen der Heißhunger allein durch Weglassen von Süßstoffen abnimmt. Probieren Sie es aus. Begleitend werden Sie feststellen, dass Ihre Geschmacksnerven wieder empfindlicher für die natürliche Süße in Lebensmitteln werden, was die Umstellung auf eine vollwertige Ernährung erleichtert.

Gesundheitlich bietet der Verzicht auf Süßstoffe nur Vorteile. Aspartam kann bei empfindlichen Personen z. B. Kopfschmerzen und Reizungen des Nervensystems auslösen. Um möglichen krebsfördernden oder schleimhautreizenden Wirkungen einzelner Süßstoffe vorzubeugen, sollten zumindest die von der

Europäischen Union festgelegten Höchstmengen (ADI-Werte) nicht überschritten werden.

Trotz aller Risiken blüht das Geschäft mit den leichten Limonaden, Nachspeisen und Süßigkeiten. Besser als Süßstoffe sind die Zuckeralkohole. Sie sind zwar nicht kalorienfrei, haben aber eine geringere Süßkraft als Zucker, wirken nicht kariogen, belasten den Blutzuckerspiegel nicht und sind von Natur aus in Pflanzen oder Obst (Xylit, Sorbit) enthalten. In größeren Mengen (über 25 g) können sie Blähungen und Durchfall auslösen.

Vollwertig süßen mit Augenmaß

Zweifelsohne hat uns die Natur für unsere kleine Lebensreise eine Vorliebe für den süßen Geschmack mit auf den Weg gegeben. Somit geht es auch bei Süßem nicht um Verzicht, sondern um Alternativen, sowohl bei der Zubereitung (Tab. 39) als auch bei der Wahl des geeigneten Süßungsmittels. Im Gegensatz zu Zucker haben ungeschwefelte und nicht mit Konservierungsstoffen behandelte Trockenfrüchte, kalt geschleuderter Honig, Ahornsirup (Grad A), Vollrohrzucker sowie Agaven-, Apfel- oder Birnendicksaft eine charakteristische Geschmacksnote und eine Vielzahl an wertvollen Stoffen. Ideal zum Süßen ist frisches Obst (z. B. Bananenmus). Probieren Sie einen Obstkuchen aus Hefeteig mit wenig Honig, den Stollen mit Trockenfrüchten oder den süßen Salat mit Bananen-Joghurt-Soße. Schoko-Nuss-Aufstriche können in 1–2 Minuten mit etwas Honig oder in Kombination mit Fruchtmus (z. B. Nusscreme mit Mango- oder Pflaumenmus) zubereitet werden. Selbst gemachte Quarkspeisen, Fruchtschnitten, Rote Grützen, Obstsalate, süßliche Aufläufe, Pfannkuchen oder Waffeln bieten mehr Geschmacksvielfalt als verzuckerte und aromatisierte Puddings aus dem Supermarkt (siehe Rezepte). Aber auch bei Honig und Co. ist weniger mehr. Süßungsmittel sind Gewürze. Wenn der höhere Preis der Alternativen zum Zucker zu einem dosierten Verbrauch führt, dann sind sie in der Küche eine Bereicherung und ihr Geld wert.

Honig – das älteste und natürlichste Süßungsmittel!

Seine kraftspendende, belebende und heilungsfördernde Wirkung machten sich bereits Ärzte wie Hippokrates und Paracelsus zu Nutze. Nach den Erfahrungen von Hippokrates entfaltete Honig in richtiger Dosierung und Anwendung gesundheitsfördernde Eigenschaften bei Herz-, Kreislauf-, Magen-, Leber- und Darmbeschwerden. Zudem war Honig ein beliebtes Mittel bei Wunden und Infekten. Es handelt sich also um ein breit gefächertes Anwendungsgebiet, das die Volksheilkunde noch heute in höchstem Maße schätzt. Mittlerweile sind im Honig ca. 180 Substanzen analysiert worden, die im Haushaltszucker völlig fehlen. Insofern kann Honig aufgrund seines ähnlich hohen Gehalts an Trauben- und Fruchtzucker nicht mit Haushaltszucker gleichgesetzt werden. Die wertgebenden Stoffe im Honig sind die Mikronährstoffe. Die Bienen stellen den Honig aus dem Blütennektar her und reichern ihn dabei mit eigenen Sekreten an. Er enthält Aromastoffe, Vitamine, Mineralien, Enzyme, Säuren und antibiotisch wirksame Stoffe. Sie sind an der Regulierung von Stoffwechselvorgängen beteiligt, unterstützen den Körper in seiner Abwehrbereitschaft, wirken verdauungsfördernd und bestimmen in charakteristischer Weise die Geschmacksnote eines Honigs. Um die Qualität von kaltgeschleudertem Honig zu erhalten, sollte er möglichst nicht erhitzt werden.

Trockenfrüchte – reich an Antioxidanzien!

Schon sehr früh lernten die Urvölker, mithilfe der Sonnenwärme Lebensmittel haltbar zu machen. Getrocknete Früchte hatten in der damaligen Ernährung einen hohen Stellenwert. Noch im alten Rom waren Trockenfrüchte so wertvoll, dass man gegen zwei Schüsseln Rosinen einen Sklaven eintauschen konnte. Durch den Wasserentzug wird das Wachstum von Schimmelpilzen und Fäulnisbakterien verhindert und es kommt zur Konzentration verschiedener Inhaltsstoffe des Obstes. Die wichtigsten neben dem Zuckergehalt von 40–65 % sind verdau-

Tabelle 45: Alternativen statt Verbote

Lebensmittel	Alternativen
Marmelade, Nutella, Eis	Fruchtaufstriche, Obstscheiben, Quark mit Früchten, Nusscreme, Eis aus Früchten
Zucker, Süßstoffe	Bananen, Trockenobst, Honig, Apfel-, Birnen-, Agavendicksaft, Ahornsirup, Vollrohrzucker, Steviakraut
Limonaden, Eistee, Fruchtsaft-, Milchmixgetränke, Kaffee	Fruchtsaftschorlen, Leitungswasser, Mineralwasser, Kräutertee, Gemüsesaft, Getreidekaffee, Vital-Drinks
Süßigkeiten, Cornflakes, Gebäck, Pudding	Obst, Obstaufläufe, Obstsalate, Müsli, Apfelchips, Popkorn, Waffeln, Pfannkuchen mit Fruchtfüllung, Quarkspeise
Sahnetorten, Blätterteig, Mürbeteig, Plätzchen	Obstkuchen (Biskuit-, Hefe-, Strudelteig, Quark-Öl-Teig), Vollkornstollen, Muffins, Vollkornplätzchen

ungsfördernde Ballaststoffe, Säuren, Mineralstoffe und Vitamine. Trockenfrüchte schmecken in Müsli, Gebäck und Süßspeisen sehr aromatisch. Sie eignen sich hervorragend zum Abbinden von unerhitzten Früchten als Fruchtmus, das köstlich anstelle von Konfitüre schmeckt und dem Müsli, der Quarkspeise, dem Joghurt, der Füllung von Pfannkuchen oder Torten einen fruchtigen Geschmack verleiht.

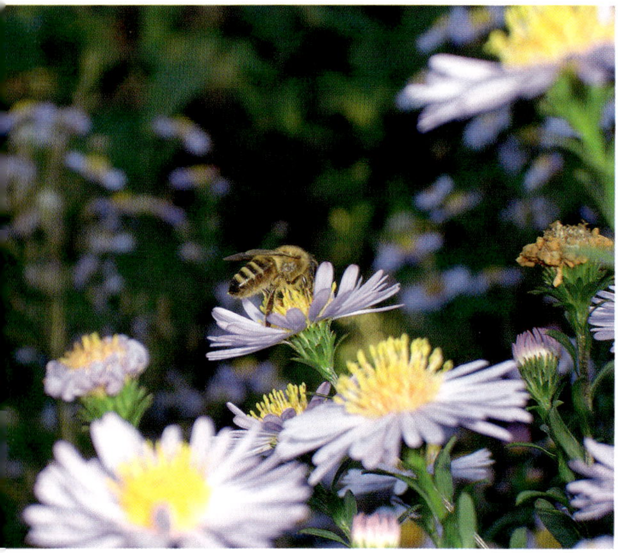

Fruchtdicksäfte – die fruchtige Süße

Fruchtdicksäfte werden vorwiegend aus Apfel- und Birnensaft oder aus Fruchtmischungen wie z. B. Apfel-Kirsche oder Apfel-Holunder hergestellt. Neben ihrem fruchtig-aromatischen Geschmack sind die „süßen Delikatessen" eine ausgezeichnete Mineralstoffquelle. Ihren charakteristischen Geschmack verdanken die Dicksäfte dem Fruchtsäuregehalt. Die Herstellung von Dicksäften verläuft ähnlich der des Ahornsirups durch Wasserentzug. In speziellen Verdampfungsgeräten werden die Säfte im Vakuum über mehrere Stunden schonend erhitzt (40–60 °C), wodurch der Zuckergehalt auf ca. 80 % steigt.

Ahornsirup – der süße Saft aus dem Ahornbaum

Er wurde wegen seines hohen Preises sowie seines mild-aromatischen Geschmacks oft als Kaviar unter den Süßungsmitteln bezeichnet. Es handelt sich um den eingedickten Saft des Ahornbaumes, der im Prinzip noch nach einer von den Indianern übernommenen, aber perfektionierten Methode vorwiegend in Kanada gewonnen wird. Der Preis von Ahornsirup ist dadurch bedingt, dass die Gewinnung des Rohsaftes nur von mindestens 40 Jahre alten Bäu-

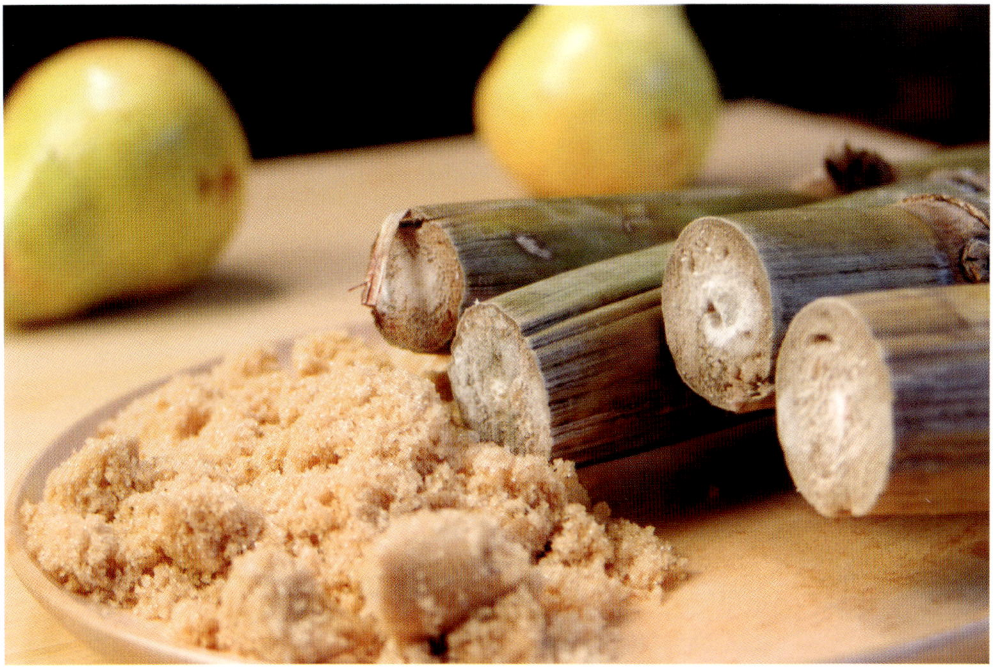

men zwischen Ende Februar und Anfang April möglich ist. Zu Beginn der Ernteperiode werden die besten Qualitäten erreicht. Charakteristisch für diesen Sirup sind seine helle Farbe und sein angenehm milder Geschmack. Auch hier lohnt sich ein Blick aufs Etikett, denn das gute Tröpfchen trägt die Bezeichnung Grad A. Neben dem Zuckeranteil von ca. 63 % enthält Ahornsirup einige wertvolle Mineralien, Vitamine und Aromastoffe, die wie beim Honig in Spuren vorkommen. Sein karamellartiger Geschmack macht ihn beliebt in kanadischen Spezialitäten wie z. B. Bohneneintopf, Apfelbrotpudding oder Buchweizenpfannkuchen. Bewahren Sie Ahornsirup aus Haltbarkeitsgründen im Kühlschrank auf oder frieren Sie ihn portionsweise ein.

Agavendicksaft

Er hat einen milden Geschmack und wird von den Blüten verschiedener Agavenarten hergestellt. Für Diabetiker ist besonders der Saft der blauen Agave empfehlenswert, da der Fruchtzuckeranteil erheblich über dem der wilden Agave liegt.

Vollrohrzucker

Während im Rahmen der Gesundheitswelle zuerst der braune Zucker gewinnbringend propagiert wurde, sind es nun Rohrohrzucker und Vollrohrzucker. Brauner Zucker ist nur nicht gebleicht und nicht wertvoller als weißer Zucker. Rohrohrzucker kann je nach Melasseanteil mehr als 1 % Mineralien enthalten. Der Zuckerrohrsaft wird genauso wie bei Vollrohrzucker durch Kochen zu einem Sirup eingedickt, weshalb die Bezeichnung roh nicht zutrifft. Das wertvollste Produkt von Zuckerrohr und -rüben ist Vollrohrzucker bzw. Vollrübenzucker mit einem Mineralstoffanteil von 1,5–2,5 %. Hier wird der süße Saft nach dem Eindicken getrocknet und gemahlen.

„Glykämischer Index" und „Glykämische Last" als Orientierungshilfe gut – als Diätkonzept zu einseitig

Der Fettabbau ist selbst bei Reduktionskost gering, wenn qualitative Aspekte von Kohlenhydraten unberücksichtigt bleiben bzw. die verzehrten Lebensmittel einen hohen Insulinspiegel nach sich ziehen. Ziel der Ernährungsumstellung muss es deshalb sein, die benötigten Kohlenhydrate dem Körper in einer Form anzubieten, in der sie langsam ins Blut übergehen. Aufgrund der unterschiedlichen Blutzuckerwirksamkeit von Lebensmitteln ist in den letzten Jahren eine Vielzahl von „Glyx-Diäten" in Mode gekommen, die sich bei der Lebensmittelauswahl am sogenannten Glykämischen Index (GI) orientieren, der ursprünglich für Diabetiker entwickelt wurde. Dieser Wert wird ermittelt, indem bei einer Testperson durch fortlaufende Blutzuckermessungen der Blutzuckerverlauf von Glukose (Traubenzucker) und einem Testlebensmittel jeweils nach einer Aufnahme von 50 g Kohlenhydraten bestimmt wird. Die dabei ermittelten Flächen unter den Blutzuckerkurven werden ins Verhältnis gesetzt und der so ermittelte GI-Wert in Prozent angegeben (Abb. 21). Die Fläche unter der Blutzuckerkurve von Traubenzucker dient als Referenzwert und entspricht 100 %. Weiße Bohnen haben einen GI von 30 %. Folglich fällt der Blutzuckeranstieg nach dem Verzehr von Bohnen um 70 % niedriger aus als bei Traubenzucker. Naturreis mit einem GI von 50 belastet den Blutzuckerspiegel halb so stark wie Traubenzucker.

In vielen Diätkonzepten, die nach dem GI aufgebaut sind, wurden aufgrund ihres relativ hohen Wertes einige Obst- und Gemüsesorten (siehe S. 177) als nicht empfehlens-

$$\text{Glykämischer Index (GI) in \%}^{1} = \frac{\text{Fläche des getesteten Lebensmittels x 100}}{\text{Fläche von Traubenzucker}}$$

[1] Werte zum GI können Sie der großen GU-Nährwerttabelle 2004/2005 entnehmen. Eine ausführliche Liste finden Sie unter www.wikipedia.org

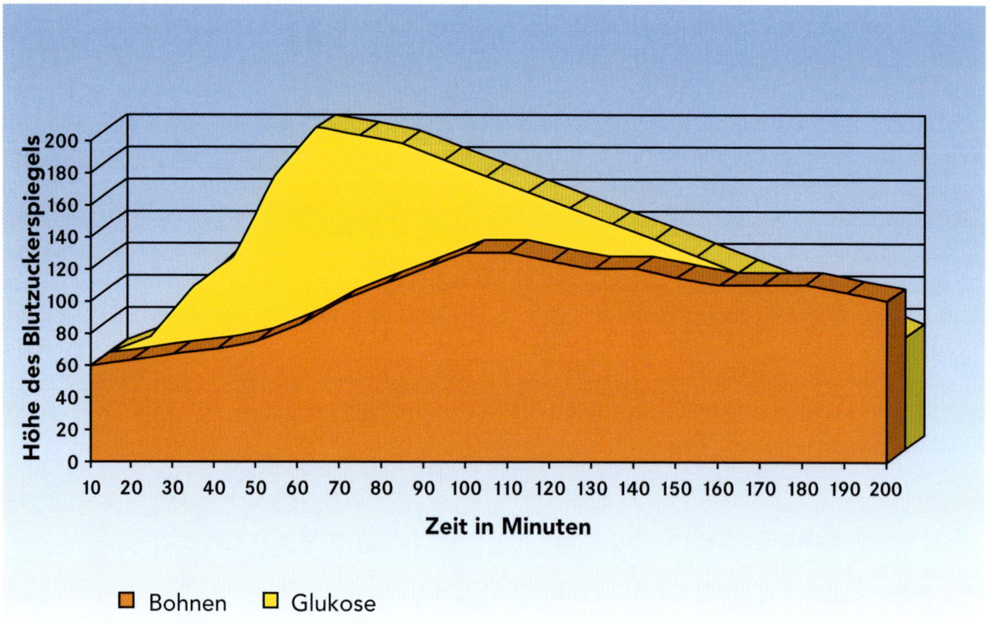

Abb. 21: Schematische Darstellung der Flächen unter der Blutzuckerkurve von Glukose im Vergleich zu Bohnensamen

wert eingestuft. Hier werden die Schwachstellen dieses Wertes deutlich: Traubenzucker besteht ausschließlich aus Kohlenhydraten. Es werden also 50 g Traubenzucker mit 800 g Möhren, 1 kg Melone oder 350 g Kartoffeln verglichen, denn erst diese Mengen enthalten gleichermaßen 50 g Kohlenhydrate. Einige neuere Diätkonzepte ergänzen deshalb den Glykämischen Index durch einen Wert, den man Glykämische Last (GL) bezeichnet. Dabei wird die Kohlenhydratmenge einer tatsächlich verzehrten Portion im Hinblick auf die Blutzuckerbelastung berücksichtigt. Folglich schneiden die erwähnten Lebensmittel viel besser ab.

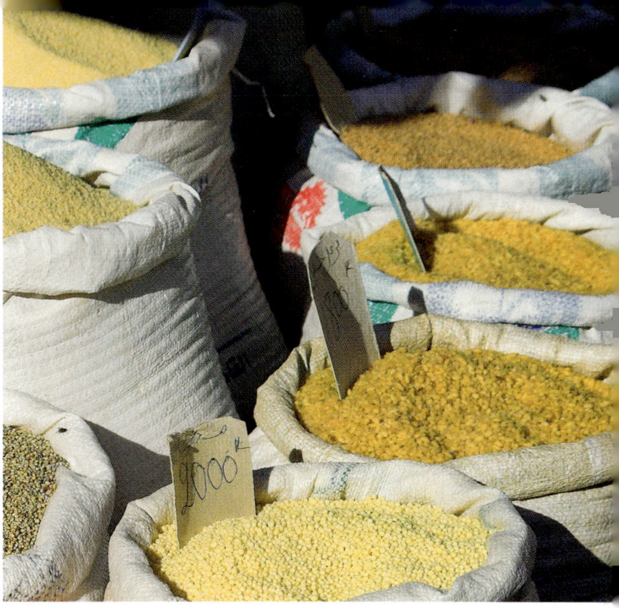

$$\text{Glykämische Last in \%} = \frac{\text{GI x Kohlenhydrate (in g) einer Portion}}{100}$$

Unter Berücksichtigung beider Werte sind folgende Lebensmittel empfehlenswert:

Hülsenfrüchte, Nüsse, Samen, Gemüse und Obst ohne Einschränkung

Der in Früchten enthaltene Fruchtzucker wird wie auch Milchzucker sehr langsam im Dünndarm aufgenommen. Der schnell ins Blut schießende Traubenzucker liegt bei Obst in der Regel in einem ausgewogenen Verhältnis zu Fruchtzucker und Ballaststoffen vor, was den Blutzuckeranstieg verzögert. Selbst Diabetiker können viele Obstsorten problemlos essen, da Fruchtzucker weitgehend insulinunabhängig verwertet wird. Auch Behauptungen, die Obst aufgrund des damit verbundenen Blutzucker- und Insulinanstiegs als Dickmacher deklarieren, sind nicht haltbar. Genau das Gegenteil ist der Fall. Noch langsamer als die Kohlenhydrate von Obst gehen die von Gemüse und Hülsenfrüchten ins Blut (vgl. Kap. 3.1.3).

Pellkartoffeln/Vollkorngetreide in den in der Pyramide dargestellten Mengen

- Pellkartoffeln in Kombination mit reichlich Gemüse, Salat, Hülsenfrüchten, Nüssen, Samen oder Milchprodukten haben einen wesentlich geringeren Blutzuckeranstieg zur Folge. Bratkartoffeln, Pommes frites, Kroketten, Chips oder isolierte Kartoffelstärke belasten den Blutzuckerspiegel stärker als Haushaltszucker. Kohlenhydrate, die schnell ins Blut gehen, sollten insbesondere in den Abendstunden, um einen schnellen Anstieg des Insulinspiegels zu verhindern, gemieden werden. So kann der Körper seinen nächtlichen Energiebedarf besser aus den Fettreserven mobilisieren.
- Vollkorngetreide mit niedrigem GI sind Quinoa, Amaranth, Roggen, Gerste und Wildreis (GI 20–40), im mittleren Bereich liegen Weizen, Naturreis, Hafer und Buchweizen (GI 40–60), höher liegen Hirse, Mais bzw. Polenta (GI um 70). Grob geschrotetes und unerhitztes Getreide (Frischkornmüsli)

geht am langsamsten ins Blut. Einige Weißmehlprodukte wie z. B. Hartweizennudeln, haben ebenfalls einen niedrigen GI. Hoch liegen dagegen stark verarbeitete Getreideprodukte wie z. B. Schnellkochreis, Reispudding mit weißem Reismehl, Cornflakes, Popcorn, Puffreis oder isolierte Maisstärke.

Das glykämische Resultat einer Mahlzeit ist entscheidend!

Untersuchungen zum GI zeigen bei Testpersonen sehr unterschiedliche Verläufe der Blutzuckerkurve. Längst nicht jeder reagiert mit dem gleichen Blutzuckeranstieg nach einem Brötchen, einer Banane oder dem Stückchen Torte. Selbst bei den gleichen Personen können die Werte von Tag zu Tag unterschiedlich ausfallen. Im täglichen Leben nehmen wir in der Regel nicht einzelne Lebensmittel zu uns, sondern Kombinationen aus verschiedenen, was die Wirkung auf den Blutzuckerspiegel erheblich verändert. Zucker wird bei sparsamem Gebrauch z. B. in einem Frischkornbrei mit Obst und Naturjoghurt ohne wesentliche Erhöhung des Blutzuckerspiegels toleriert. Ein Kartoffeleintopf mit Linsen, Möhren, Grünkohl und Mandeln, dazu eine kleine Salatportion mit Avocado-Joghurt-Soße als Vorspeise, hat im Vergleich zu Pellkartoffeln mit Möhren eine stark abgeschwächte Blutzuckerwirksamkeit. Insbesondere die gleichzeitige Aufnahme von Fetten und Ballaststoffen verzögert die Magenentleerung und damit die Aufnahme der Kohlenhydrate im Dünndarm. Die Grenzen des GI wurden spätestens nach einer Befragung von Experten deutlich. Sie sollten mit dem Wissen der GI-Werte einzelner Lebensmittel die Blutzuckerwirksamkeit daraus zusammengesetzter Mahlzeiten einschätzen. Die geschätzten Werte wichen von den tatsächlich gemessenen erheblich ab. Mit dem Verständnis um diese Zusammenhänge bieten der Glykämische Index bzw. die Glykämische Last bei der Zusammenstellung der Mahlzeiten bzw. der Auswahl kohlenhydrathaltiger Lebensmittel eine Orientierungshilfe sowie eine Erklärung für die widersprüchlichen Empfehlungen.

Nachdem jahrelang Fette die Übeltäter waren, sind es nun die Kohlenhydrate. Kohlenhydratarme Kostformen (Low-Carb-Diäten) finden im Diätdschungel immer mehr Aufmerksamkeit. Millionen von Menschen mästen sich nach der neu ins Leben gerufenen, aber immer noch extrem einseitigen Diät von Dr. Atkins oder finden Gefallen an den eiweißreichen Rezepten von Dr. Agatstons South Beach Diät (7 Millionen verkaufte Exemplare), der als Herzspezialist, im Gegensatz zu Atkins, zumindest bei der Fettauswahl auf Qualität achtet. Omega-3-Fettsäuren wirken z. B. der Insulinresistenz entgegen, während der Körper auf eine überhöhte Eiweißaufnahme ebenfalls mit einer gesteigerten Insulinproduktion reagieren kann. In seinen Rezepten sind die Fett- und Eiweißmengen zu Lasten der Kohlenhydrate viel zu hoch (vor allem in der ersten Phase seiner Diät). Durch diesen Mangel an Kohlenhydraten können, neben ernährungsphysiologischen Nachteilen, Veränderungen in der Produktion von Neurotransmittern auftreten. Sie destabilisieren insbesondere die Situation bei stressanfälligen und zu Depressionen neigenden Menschen. So enthalten kohlenhydratreiche Lebensmittel die Aminosäuren Tryptophan und Tyrosin, die die Produktion von stimmungsaufhellenden Neurotransmittern wie Serotonin, Dopamin und Noradrenalin anregen. In Großbritannien oder Kanada ist Trypotophan sogar als mildes Psychopharmakum zugelassen. In Untersuchungen an der Universität von Maastricht konnte gleichfalls mit kohlenhydratreichen Lebensmitteln die Stresstoleranz verbessert werden. Somit können kohlenhydratarme Kostformen besonders für übergewichtige Personen mit emotional geprägtem Essverhalten negative Effekte mit sich bringen. Ich möchte nicht ausschließen, dass eine qualitativ hochwertige Fett-Eiweiß-Diät mit geringem Kohlenhydratanteil gegenüber der in Industrieländern häufig anzutreffenden minderwertigen Fett-Eiweiß-Zucker-Kost (v. a. in Amerika) Vorteile mit sich bringen kann. Man kann aber nicht zwei Apfelsorten vergleichen, wenn der eine faul ist und der andere frisch. Anders sieht es aus,

Tipps

- Bevorzugen Sie stärke-ballaststoffreiche Lebensmittel mit niedrigem GI. Lebensmittel mit hohem GI bzw. GL bewirken Heißhunger, Konzentrationsschwäche, Müdigkeit und Nervosität. Übergewicht, Diabetes, Bluthochdruck, Fettstoffwechselstörungen und Herz-Kreislauf-Erkrankungen (Herzinfarkt und Schlaganfall) werden gefördert.

- Fettreiche Lebensmittel in Kombination mit Lebensmitteln mit hohem GI machen dick, denn das ausgeschüttete Insulin sorgt dafür, dass das Fett genau da landet, wo Sie es nicht mögen. Lebensmittelkombinationen, die die Magenverweildauer des Speisebreies verlängern, vermindern die Insulinausschüttung. Vorteilhaft ist ein hoher Ballaststoffgehalt und eine wohldosierte Fett- und Proteinaufnahme.

- Ein Lebensmittel mit hohen GI- und GL-Werten sollte mit Lebensmitteln mit niedrigen kombiniert werden. Vielfältig zusammengestellte vollwertige Haupt- und Zwischenmahlzeiten sind besser als einseitige Snacks und zugleich das beste Naturheilmittel gegen den süßen Appetit.

- Verändern Sie Schritt für Schritt eingefahrene Gewohnheiten, wie z. B. nach der Arbeit Kaffee mit Kuchen, Keksen oder Süßigkeiten. Wenn Sie gerne Kuchen essen, halten Sie sich dafür vorgesehene Tage frei (z. B. am Wochenende).

- Sollte die Lust auf „Süßes" trotz gesunder Ernährung maßlos sein, ergründen Sie mit professioneller Hilfe die tiefer liegenden, meist emotionalen Ursachen (vgl. Kapitel 2).

- Fasten und Bewegung sind ideal zum Abbau der Insulinresistenz. Sie fördern die Insulinempfindlichkeit der Zellen. Zudem bietet eine süßstoff- und zuckerfreie Zeit die Chance, dass Ihre Geschmacksnerven die natürliche Süße von Gemüse, Obst, Brot und Kartoffeln intensiver wahrnehmen. Nach dem Fasten sind Süßigkeiten nach den Aussagen vieler Patienten nicht mehr das, was sie vorher waren.

- Die Aufnahme von Chrom fördert ebenfalls die Empfindlichkeit der Zellen für Insulin. Chrom steckt z. B. in Vollkorngetreide, Broccoli, Pflaumen, Nüssen und Käse.

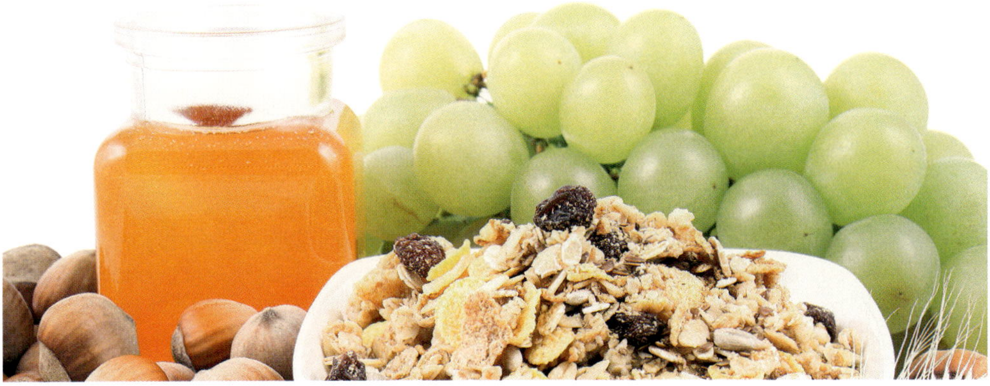

wenn die isolierten Kohlenhydrate (Zucker und Getreide- oder Kartoffelstärke) gegen kohlenhydratreiche Lebensmittel mit niedrigem GI bzw. GL im Rahmen einer vegetarisch orientierten Ernährung mit ausreichendem Fett- und Eiweißanteil ausgetauscht werden.

3.5.12 Trinken, Trinken, Trinken – aber das Richtige

Wasser – Quell des Lebens

Wasser ist die Grundlage allen Lebens. Es reguliert den Wärmehaushalt, hält Haut und Gefäße elastisch, regt den Stoffwechsel und die Hautausatmung an, fördert den Blutkreislauf und die Verdauungsfunktion, stärkt die Immunabwehr, dient den Gelenken als Gleitmittel und den Bandscheiben durch seine hydraulischen Eigenschaften als Stoßdämpfer.

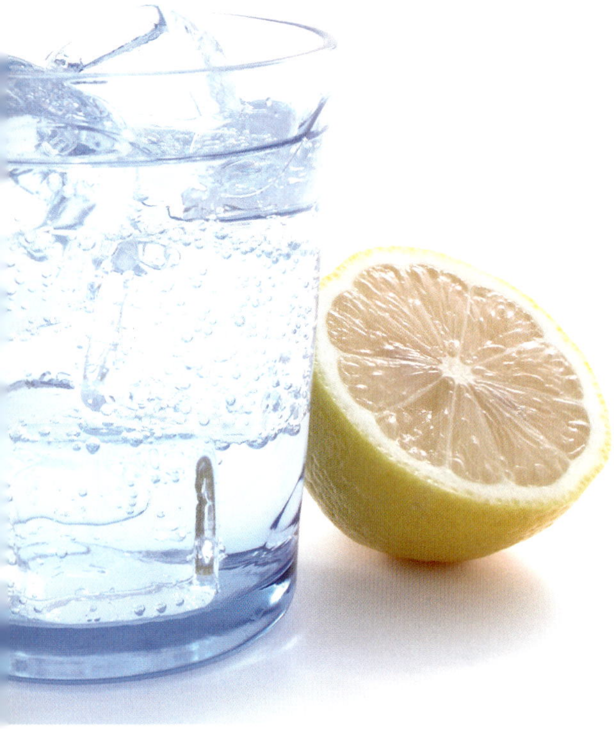

„Wer immer die Wirkungen des Wassers versteht und in seiner überaus mannigfaltigen Art anzuwenden weiß, besitzt ein Heilmittel, welches von keinem anderen Mittel übertroffen werden kann. Keines ist mannigfaltiger in der Wirkung."

Sebastian Kneipp

Unser Körper besteht zu 60 % aus Wasser. Sinkt der Wassergehalt im Körper, meldet sich das Durstzentrum im Gehirn und veranlasst uns zum Trinken. Durst signalisiert einen Mangel an Wasser. Eine unzureichende Wasseraufnahme erhöht die Konzentration an gelösten Teilchen in den Körperflüssigkeiten (z. B. Blut, Lymphe). Darauf reagiert das Gehirn mit der Ausschüttung des Antidiuretischen Hormons (ADH), das die Nieren dazu veranlasst, weniger Wasser auszuscheiden. Folglich steigt die Konzentration an ausscheidungspflichtigen Substanzen im Urin, was die Nieren belastet. Der Urin nimmt eine dunkle Farbe und einen unangenehmen Geruch an. Die Entstehung von Harngrieß und Nierensteinen wird gefördert. Zudem kann es zu Verdauungsstörungen kommen, da Wasser Lösungsmittel für die Verdauungsenzyme ist und es für die Produktion von Verdauungssäften reichlich benötigt wird. Unter normalen Voraussetzungen schwankt langfristig der Wasserbestand im Körper gerade mal um 100–200 ml. Schon geringe Abweichungen im Wasserhaushalt können zu Befindlichkeitsstörungen (trockene Schleimhäute, Muskelschwäche, Kreislaufstörungen, Schwindel, Krämpfe, Kopfschmerzen, Müdigkeit, Verstopfung, Schlafprobleme) führen und die körperliche und geistige Leistungsfähigkeit beeinträchtigen. Bereits bei einem Defizit von 2 % ist die Konzentrations- und Merkfähigkeit eingeschränkt. Besonders ältere Menschen leiden häufig an Gedächtnis- und Orientierungsproblemen, für die Flüssigkeitsmangel die Ursache ist.

Der Körper verliert pro Tag etwa 1,7–2,5 Liter Wasser über Lunge (400–600 ml), Haut (450–700 ml), Darm (150–200 ml) und Urin (700–1000 ml). Diese Verluste können bei hohen Temperaturen, schweißtreibender Arbeit oder sportlichen Betätigungen stark ansteigen und müssen unbedingt ausgeglichen werden. Zum Teil geschieht das über die Nahrung selbst (durchschnittlich 600–800 ml), und zwar umso besser, je höher der Obst- und Gemüseanteil liegt. Weiteres Wasser entsteht durch die Verbrennung der Nährstoffe als sogenanntes Oxidationswasser (ca. 300 ml). Um den Bedarf des Körpers ideal abzudecken, sollten zusätzlich 1,5–2,5 Liter hochwertige Getränke über den Tag verteilt vorwiegend zwischen den Mahlzeiten aufgenommen werden. Je weniger Sie essen, desto mehr Flüssigkeit müssen Sie Ihrem Körper zuführen. Schon Hufeland, der Leibarzt von Goethe, sagte: „Trinken Sie mehr Wasser. Es ist das beste Mittel zur Verlängerung des Lebens." Goethe selbst hielt ebenfalls viel vom Wasser: „Alles ist aus Wasser geboren, alles wird durch das Wasser erhalten." Neben Quell-, ungechlortem Leitungs- und Mineralwasser sind Tees (Kräuter- und Früchtetees, grüner Tee etc.) sowie in begrenzten Mengen verdünnte Obst- und Gemüsesäfte empfehlenswert. Gesüßte Getränke (vgl. Kapitel 3.5.11) sind zu meiden.

Normalerweise befindet sich etwa drei Fünftel des Körperwassers in den Zellen (intrazelluläres Wasser), der Rest in den verschiedenen Körperflüssigkeiten (Blut, Lymphe, Verdauungssäfte, Speichel etc.) und zwischen den Zellen (extrazelluläres Wasser). Die Zellen schwimmen praktisch in der extrazellulären Flüssigkeit, in der die Nähr- und Wirkstoffe gelöst sind. Damit diese in die Zellen gelangen bzw. die Stoffwechselendprodukte des Zellstoffwechsels abtransportiert werden können, muss ein ständiger Austausch zwischen extrazellulärer und intrazellulärer Flüssigkeit stattfinden. Er wird über unterschiedliche Mineralstoffkonzentrationen gesteuert. Eine hohe Kaliumaufnahme erleichtert dem Körper den Einstrom der extrazellulären Nährflüssigkeit in die Zellen. Salzreiche Kost bindet sie dagegen im extrazellulären Raum und entzieht den Zellen Wasser und Nährstoffe. Folglich erlahmt der Zellstoffwechsel – auch der in den Fettzellen, wodurch sich die Fettverbrennung insgesamt verschlechtert. Zudem ziehen sich die Gefäßwände durch eine übermäßige Salzaufnahme zusammen und der Transport der Nährstoffe vom Blut zu den Körperzellen bzw. ins Gewebe wird erschwert. Im Extremfall verdeutlicht uns das Trinken von Meerwasser die Wirkung von Salz, indem es die Zellen regelrecht austrocknet (vgl. Kap. 3.1.6).

Trinkwasser

Trinkwasser gehört trotz möglicher Belastungen (z. B. Pestizide, Nitrat, Chlor, Blei) zu den sichersten und am strengsten kontrollierten Lebensmitteln. Die Untersuchungsergebnisse können beim zuständigen Wasserwirtschaftsamt angefordert werden. Zur Entkeimung werden vor allem Oberflächengewässer und Uferfiltrate mit Chlor oder Ozon behandelt. Während die Ozonbehandlung kostenintensiver ist, können in chlorierten Wässern Reaktionsprodukte mit gesundheits- und geschmacksbeeinträchtigenden Wirkungen entstehen. Der Grenzwert für Chlor ist in Deutschland mit 50 mg/Liter jedoch relativ niedrig angesetzt. Für Nitrat liegt der zulässige Grenzwert bei 50 mg/Liter. Vereinzelt kommt es zu erhöhten Bleigehalten im Wasser, was auf die in älteren Gebäuden verwendeten Bleirohre zurückzuführen ist.

Mineralwasser

Glücklicherweise ist der Verbrauch von Mineralwasser in den letzten Jahren kontinuierlich gestiegen und liegt mittlerweile über 110 l pro Kopf und Jahr. Mineralwasser wird direkt am Ort der Quelle unverfälscht abgefüllt. Lediglich der Gehalt an Kohlensäure, Schwefel (Bezeichnung „entschwefelt"), Eisen („enteisent"), Arsen und Mangan darf verändert werden. Ansonsten muss ein vorgeschriebener Mindestgehalt an Mineralien enthalten sein. Die tatsächlichen Mengen können je nach Sorte jedoch erheblich variieren. Bei Mineralwasser sollten Sie sich die Etiketten genauer anschauen. Achten Sie insbesondere auf einen niedrigen Salz-, Nitrat-, Sulfat- und Kohlensäuregehalt. Personen mit Milchunverträglichkeit können ihre Kalziumaufnahme mit kalziumreichen Mineralwässern aufbessern. Sportler können zu magnesiumreichen Wässern greifen.

Tafelwasser
Tafelwasser entspricht nicht den Kriterien eines Mineralwassers. Es wird meist aus Leitungswasser oder Mischungen von Leitungswasser und Mineralwasser hergestellt. Im Gegensatz zu Mineralwasser dürfen Mineralien zugesetzt werden.

Heilwässer
Heilwässer unterliegen dem Arzneimittelgesetz. Eine therapeutische Wirksamkeit des Wassers muss nachgewiesen sein. Ihre medizinischen Eigenschaften kommen bei kurmäßiger Anwendung zum Tragen und beruhen auf bestimmten Mineralien, die in sehr hohen oder sehr niedrigen Konzentrationen enthalten sind. Als Durstlöscher sind Heilwässer ungeeignet.

Tipps

- Trinken Sie gleich nach dem Aufstehen 1–2 Gläser Leitungswasser.
- Trinken Sie reichlich Wasser zwischen den Mahlzeiten, das vertreibt den Hunger.
- Gewöhnen Sie sich regelmäßige Trinkpausen an. Machen Sie die Wasserflasche zu Ihrem ständigen Begleiter.
- Trinken Sie täglich eine abgemessene Flüssigkeitsmenge (z. B. zwei Flaschen Wasser), die Sie in Sicht- und Reichweite an einen geeigneten Platz (z. B. Büro) stellen.
- Überbrücken Sie Ihre Leistungstiefs im Büro mit ein bis zwei Gläsern Wasser und Dehnungsübungen anstelle von süßen Riegeln.
- Mischen Sie frisch gepressten Zitronensaft unter das Wasser, wenn Sie Wasser pur nicht mögen.
- Essen Sie zu Alkohol möglichst keine salzigen Knabberwaren (z. B. gesalzene Erdnüsse, Salzstangen), die die Trinkfreudigkeit stimulieren.
- Drücken Sie Ihre Haut mit zwei Fingern zu einer Hautfalte zusammen. Normalerweise muss sich die Haut beim Loslassen sofort wieder straffen. Trockene, schlaffe Haut findet man bei vielen älteren Menschen, die zu wenig trinken. Wasser ist wichtig für die Hautspannung.
- Stimulieren Sie mithilfe von Kältereizen (nur im warmen Zustand) den Energiestoffwechsel. Ideal sind kalte Duschen und Güsse nach einem warmen Bad sowie Wechselbäder. Darauf reagiert der Körper mit einer gesteigerten Wärmeproduktion, für die er Fette und Kohlenhydrate verbrennt. Sie wirken zudem vitalisierend und immunisierend.
- Gehen Sie einmal pro Woche am frühen Abend in die Sauna, um sich zu entspannen und den Körper zu entschlacken. Trinken Sie dabei reichlich Wasser und legen Sie sich danach ohne Abendessen möglichst vor 22 Uhr ins Bett (Dinner cancelling).
  Das regt die Fettverbrennung durch die Ausschüttung von Wachstumshormon an.
  Am nächsten Tag werden Sie über Ihre körperliche und geistige Frische staunen.

Kaffee – Genuss- oder Suchtmittel?

Kaffee ist mit einem Durchschnittskonsum von 160 Litern pro Kopf und Jahr in Deutschland das am meisten getrunkene Genussmittel. Die Beliebtheit von Kaffee resultiert aus seinem Geschmack und den mannigfaltigen Wirkungen, vor allem des Koffeins. Es stimuliert das Zentralnervensystem, wirkt stimmungsaufhellend, beschleunigt Herztätigkeit, Stoffwechsel und Atmung und aktiviert die Durchblutung des Gehirns. Diese Wirkungen prädestinieren den Kaffee als Aufputschmittel, um morgens „in die Gänge" zu kommen bzw. im Tagesverlauf die kleinen oder großen „Durchhänger" einigermaßen zu überstehen. Besonders beliebt ist Kaffee in den Nachmittagsstunden, wenn den Betroffenen infolge zu schwerer Mittagsmahlzeiten das Leistungs- und Konzentrationsvermögen fehlt (vgl. Kap. 3.6). So wird aus einer Tasse Kaffee am Nachmittag schnell eine ganze Kanne. Die erwünschten Wirkungen des Genussmittels gleiten dann in die unerwünschten eines Suchtmittels über. Sich mit Kaffee oder Koffeintabletten zu pushen, um Leistungen abzurufen, die den Körper überfordern, ist langfristig gefährlich. Obwohl Koffein keine echte Sucht bewirkt, reagieren Kaffeetrinker auf Kaffeeverzicht u. a. niedergeschlagen, depressiv, müde und resigniert. Körperlich können sich Symptome wie Herzrasen, Kopfdruck, Kopfschmerzen, Schwindel, innere Unruhe und Schlafstörungen bemerkbar machen. In diesen Fällen dient das Trinken von Kaffee primär nicht dem Genuss, sondern dem Wunsch nach einem verbesserten Wohlbefinden.

Wer es genau wissen möchte, sollte den Kaffee ein paar Tage weglassen bzw. seine gewohnte Tagesdosis genauer beobachten.

Eine vieldiskutierte Frage ist die, ab welcher Dosis die negativen Wirkungen von Kaffee überwiegen. Obwohl diese Frage immer nur individuell und unter Berücksichtigung psychosozialer Gesichtspunkte (z. B. Kaffeetrinken in Gesellschaft) beantwortet werden kann, denke ich, dass im Allgemeinen zwei bis drei Tassen Kaffee pro Tag bei guter Verträglichkeit kein gesundheitliches Problem darstellen. Größere Mengen können bei empfindlichen Personen Unruhe, Nervosität, Herzklopfen Schlafstörungen und Veränderungen in der Stuhlkonsistenz bewirken und durch Röst- und Gerbsäuren den Säure-Basen-Haushalt belasten. Trinken Sie den Kaffee zwischen den Mahlzeiten, um die Aufnahme von Kalzium oder Eisen aus den Lebensmitteln nicht zu behindern. Eine sehr schmackhafte und bekömmliche Variante ist Kaffee mit geschäumter Milch, die die Verweildauer des Kaffees im Magen verlängert. Dadurch gelangt das Koffein langsamer ins Blut, wirkt nicht so stark, dafür aber länger anhaltend. Für Herz und Kreislauf ist Filterkaffee gesünder als gebrühter Kaffee oder Espresso, da hierdurch der Gehalt an cholesterinerhöhenden Diterpenen (Cafestol und Kahweol) erheblich vermindert wird. In Finnland sinken z. B. die durchschnittlichen Cholesterinwerte, seit ein immer größer werden-

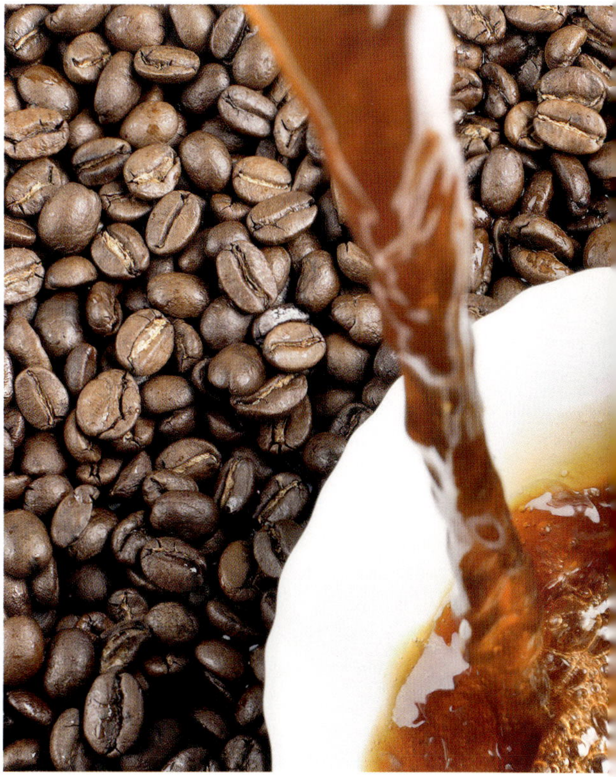

der Teil der Bevölkerung von überbrühtem auf gefilterten Kaffee umsteigt. Magenfreundlicher als Filterkaffee ist aber Espresso, denn durch die stärkere Röstung werden Gerbsäuren (u. a. Chlorogensäure), die die Produktion von Magensäure anregen und die Magenwände reizen, um bis zu 70 % abgebaut. Zudem gelangen durch die geringere Kontaktzeit mit dem Kaffeepulver weniger Gerbsäuren in den Kaffee. Weitgehend entfernt werden diese auch bei der Herstellung von Schonkaffee. Im Umgang mit Espresso können wir von den Südländern lernen, die ein kleines Tässchen wirklich genießen und dazu ein Glas Wasser trinken. Koffein hemmt nämlich die Bildung des antidiuretischen (Wasser zurückhaltenden) Hormons in der Hirnanhangsdrüse und fördert die Wasserausscheidung durch die Niere. Die sich daraus ergebenden Wasserverluste sind neueren Untersuchungen zu Folge (u. a. einer Studie der Universität Omaha, Nebraska) aber erheblich geringer als bisher angenommen. Somit kann Kaffee durchaus in der täglichen Flüssigkeitsbilanz einberechnet werden. Die Deutsche Gesellschaft für Ernährung hat ihre Empfehlungen bereits dahingehend verändert.

Schwangere und Stillende sollten den Konsum von Kaffee stark einschränken oder meiden. Das Gleiche trifft auf Personen mit Herzrhythmusstörungen, gestörtem Säure-Basen-Haushalt, Sodbrennen, empfindlichem Magen und Schleimhautentzündungen im Magen-Darm-Trakt zu. Letztere vertragen neben Espresso und Milchkaffee Getreidekaffee, schwarzen Tee sowie insbesondere grünen Tee besser. Getreidekaffee enthält zwar ähnlich wie Kaffee Röststoffe, dafür aber wesentlich weniger Gerbsäuren und kein Koffein. Frei von Röststoffen ist Tee. Das Thein (Koffein im Tee wird häufig als Thein bezeichnet) wird langsamer als das Koffein im Kaffee freigesetzt, sodass die anregenden Wirkungen gegenüber dem Koffein abgeschwächt sind, dafür aber ähnlich wie bei Milchkaffee länger anhalten. Ein französischer Schriftsteller formulierte seine Erfahrungen mit Kaffee bzw. Tee folgendermaßen: „Der Kaffee macht feurige Araber, der Tee zeremonielle Chinesen." Wer beim Einkauf von Kaffee neben gesundheitlichen Aspekten soziale und ökolologische Kriterien einbeziehen möchte, dem empfehle ich Produkte mit „Transfair-Siegel" (erhältlich in Eine-Welt-Läden, einigen Supermärkten und Bioläden). Ins Leben gerufen wurden fair gehandelte Produkte von der Welthungerhilfe, Unicef und Misereor mit dem Ziel, der Armut in Entwicklungsländern zu begegnen.

Kräutertee – Medizin mit Geschmack

Kräutertees stammen nicht wie Tee im engeren Sinne vom Teestrauch, sondern von Pflanzenteilen und getrockneten Früchten. Bereits in der Bibel steht: „Der Herr lässt die Arznei aus der Erde wachsen, und ein Vernünftiger verschmäht sie nicht." Seit einigen Jahren rückt die Pflanzenheilkunde, nachdem sie von der modernen Pharmazie weitgehend verdrängt worden war, verstärkt ins Bewusstsein der Menschen. Besonders beliebt sind Teezubereitungen bei Erkältungskrankheiten, Verdauungsstörungen, Nervosität, Schlafstörungen, Herz- und Kreislaufbeschwerden und Harnwegserkrankungen. Sebastian Kneipp sagte von sich, er habe „im Laufe seines Lebens mehr mit Kräutern als mit Wasser geheilt und dabei ganz beachtliche Erfolge erzielt". Bekannt sind die entzündungshemmende, entkrampfende und verdauungsfördernde Wirkung von Kamille, die schweißtreibende von Lindenblüten, die schleimlösende, auswurffördernde und antibiotische von Thymian, die blähungstreibende von Kümmel, Fenchel oder Anis, die beruhigende und einschlaffördernde von Hopfen, Melisse oder Baldrian, die entspannende, antidepressive von Johanniskraut, die herzstärkende von Weißdorn, die harntreibende, belebende und „entschlackende" von Brennnessel und die krampflösende, blähungshemmende und antiemetische (gegen Übelkeit) von Pfefferminze. All diese Tees gibt es in Apotheken in Arzneiqualität. Sie müssen einen bestimmten Wirkstoffgehalt aufweisen und sind insofern nicht mit den handelsüblichen Kräutertees vergleichbar. Billige Sorten enthalten oft nur Reste von dem, was bei der Aussiebung hochwertiger Tees übrig bleibt. Sie können den Beutel aufschneiden und prüfen, ob sich darin, wie es wünschenswert ist, größere Blattbestandteile finden. Als Alternative sind lose Tees empfehlenswert. Greifen Sie bei Früchtetees aus dem Beutel auf unverfälschte Sorten zurück, die ohne den Zusatz von Aromastoffen hergestellt werden. Tee sollte generell aus biologischem Anbau stammen.

Hochwertige Kräuter- und Früchtetees enthalten in größeren Mengen gesundheitsfördernde Inhaltsstoffe wie z. B. ätherische Öle, Vitamine und Mineralien. Hinzu kommt eine Vielzahl von Geschmacks- und Aromastoffen, die je nach Mischung ständig neue Geschmackseindrücke hinterlassen und damit die Trinkfreude erhöhen. In diesem Sinne lohnen sich neben ayurvedischen Tees, bei denen Kräuter und Gewürze miteinander kombiniert werden, Tees aus einheimischen Pflanzen. Diese bieten den Vorteil, dass Sie diese selbst anbauen oder in der Natur suchen können (Melisse, Thymian, Pfefferminze, Salbei, Brennnessel, Himbeeren und Brombeeren (Früchte und Blätter), Holunder-, Malven-, Weißdorn- oder Lindenblüten, etc.). Dazu die Blätter, Kräuter oder Blüten abzupfen, mit heißem, aber nicht kochendem Wasser übergießen und 2–3 Minuten ziehen lassen. Pflanzen mit ätherischen Ölen müssen besonders sorgfältig und schonend zubereitet werden. Eine echte Teespezialität sind Früchtetees aus getrockneten Äpfeln, Beerenfrüchten oder Hagebutten (ca. 5–10 Minuten ziehen lassen). Ebenso können Sie den Kräutertee mit frischen oder eingefrorenen Beerenfrüchten ziehen lassen und ihm damit eine intensive Geschmacksnote und Farbe verleihen. Solche Tees stellen auch für Kinderaugen einen Anreiz dar. Neben seinen gesundheitlichen und geschmacklichen Qualitäten hat Tee den Vorteil, dass er für viele fröstelnde Personen ein idealer Wärmespender ist.

Besonderheiten unter den Kräutertees sind Mate- und Roibuschtee. Letzterer besteht aus den fermentierten Blättern (vgl. grüner Tee) eines in Südafrika beheimateten Strauches, wo er von Volksmedizin und Ärzten zur Behandlung von Allergien (v. a. bei Nahrungsmittelallergien), Darmkrämpfen, Darmentzündungen, Verdauungsbeschwerden und Blutarmut (enthält viel Eisen) therapeutisch eingesetzt wird. Er verfügt über eine stark antioxidative Wirkung und wird ähnlich wie grüner Tee u. a. zur Krebsvorsorge empfohlen. Mate-Tee enthält im Gegensatz zu den anderen Kräutertees Koffein und wird aus den gerösteten Blättern der südamerikanischen Stechpalme hergestellt. Er wird in Südamerika ähnlich wie Kaffee als anregendes Genussmittel getrunken.

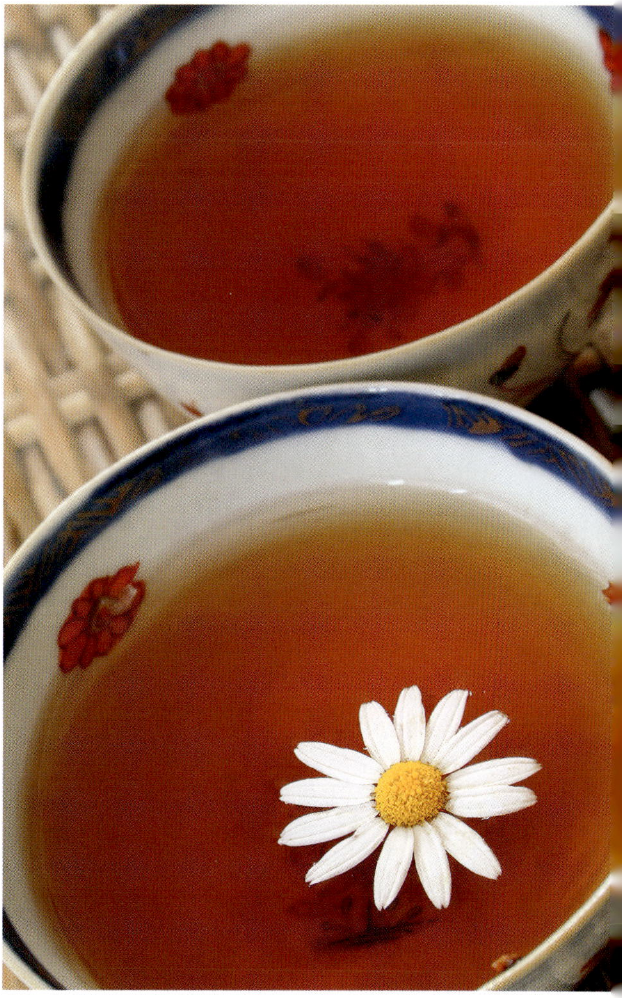

„Tee hat nicht die Arroganz des Weines, nicht das Selbstbewusstsein des Kaffees, nicht die kindliche Unschuld von Kakao. Im Geschmack des Tees liegt ein zarter Charme, der ihn unwiderstehlich macht und dazu verführt, ihn zu idealisieren."

Verfasser unbekannt

Grüner Tee – ein ausgezeichnetes Allheil-, Schlankheits- und Verjüngungsmittel

Grüner und schwarzer Tee werden aus den gleichen Teeblättern hergestellt. Der schwarze Tee erhält seine Farbe durch einen natürlichen Fermentationsprozess. Dabei handelt es sich um einen Gärungsprozess, der durch blatteigene Enzyme und den Luftsauerstoff ausgelöst wird. Beim grünen Tee werden die Enzyme durch Wärmeanwendung inaktiviert. Nach dem Erhitzen wird der grüne Tee gerollt und bei hochwertigen Sorten in der Sonne getrocknet. Schon vor ca. 5000 Jahren wurde grüner Tee in China als Heilmittel eingesetzt, erst viel später (etwa 600 n. Chr.) entwickelte er sich zu einem Getränk. Die Herstellung von schwarzem Tee begann wohl erst im 18. Jahrhundert.

Neuere Forschungsergebnisse bestätigen zum großen Teil die dem grünen Tee von alters her zugesprochenen gesundheitlichen Wirkungen. Als wichtigste Wirksubstanzen wurden verschiedene Flavonoide (Catechine bzw. Gerbstoffe, Gallussäurederivate), Flavonolglykoside, Saponine, Aromastoffe, Aminosäuren, ätherische Öle, Mineralien, Vitamine und Koffein identifiziert. Sie senken erhöhte Blutdruck-, Blutzucker- und Blutfettwerte, verbessern die Fließeigenschaften des Blutes und steigern die Elastizität der Arterien. Das Immunsystem wird gestärkt, was in Verbindung mit antiviralen, antibakteriellen und fungiziden Eigenschaften das Infektionsrisiko reduziert. Auf Magen und Darm wirkt grüner Tee beruhigend, verdauungsfördernd und – wie bei Arthritis – entzündungshemmend. Karies beugt er aufgrund des sehr hohen Anteils an Fluor effizient vor. Stoffwechselanregende, vitalisierende und leicht anregende Wirkungen verbessern in Situationen, die eine hohe Konzentrations- und Merkfähigkeit erfordern, die Leistungsfähigkeit und helfen bei Kopfschmerzen. Vorteile bietet er auch in der Gewichtsregulation. So haben Untersuchungen der Universität Genf ergeben, dass er die Fettverbrennung stimuliert. In der Heilfastentherapie aber auch in der Model-Szene hat er sich längst zu einem beliebten Getränk gemausert, zumal seine antioxidativen Eigenschaften den Alterungsprozess von Haut, Zellen und Geweben verlangsamen. Nach Prof. Okada (Universität Okayama) wirkt er etwa 20-mal stärker antioxidativ als Vitamin E. Hinzu kommen entwässernde, entgiftende, basische und die Harnsäureausscheidung fördernde Eigenschaften.

Eine optimale Prophylaxe, insbesondere von arteriosklerotischen Veränderungen des Herz-Kreislauf-Systems und den verschiedenen Krebserkrankungen, erreichen Sie durch den Genuss von 4–6 Tassen pro Tag. Dieser Zusammenhang wird daran deutlich, dass Chinesen und Japaner in Regionen mit traditionell hohem Konsum von grünem Tee über eine deutlich höhere Lebensdauer verfügen als in Regionen mit durchschnittlichem Verbrauch. Schon in den Jahren nach der Atombombenexplosion in Hiroshima ergaben japanische Untersuchungen, dass Liebhaber des grünen Tees die besseren Überlebenschancen hatten. Neben einer verminderten Resorptionsrate von radioaktiven Substanzen wird aktuellen Forschungen zufolge hierfür vor allem das Catechin EGCG (Epigallocatechingallat) verantwortlich gemacht. Es hemmt sowohl an isolierten Krebszellen als auch in Tierversuchen sehr effektiv die Neubildung von Blutgefäßen. Diese ist für Tumoren notwendig, damit sie sich mit den für die weitere Entwicklung notwendigen Nährstoffen versorgen können. Regelmäßiger Konsum von grünem Tee kann folglich Tumoren, ähnlich wie Kurkuma, Beerenfrüchte und Knoblauch, in einem für den Organismus ungefährlichen Stadium halten oder sogar sein Absterben verursachen. In der Therapie und Prävention von Krebserkrankungen sollte es deshalb vielmehr darum gehen, im Körper durch die Aufnahme krebshemmender Pflanzeninhaltsstoffe ein krebsfeindliches Milieu zu schaffen.

Hieraus erklärt sich der wesentliche Unterschied in der gesundheitlichen Bewertung von grünem und schwarzem Tee, bei dem durch den Fermentationsprozess die Catechine ihre krebshemmenden Eigenschaften weitgehend verlieren. Die verschiedenen grünen Teesorten zeigen allerdings sehr unterschiedliche Gehalte an Catechinen, wobei japanische Sorten in der Regel deutlich besser abschneiden als chinesische. Neben Sorte, Qualität und Frische (anhaltend hohe Temperaturen in der Thermoskanne beeinträchtigen z. B. die Wirkung von Catechinen) steigert eine Ziehdauer von 7–10 Minuten gegenüber von 2–3 Minuten die Konzentration von bitter schmeckenden, wertvollen Catechinen um ein Vielfaches. Kurz gezogener Tee beinhaltet vor allem das schnell lösliche Coffein und wirkt stärker anregend. Nimmt der Gehalt an Catechinen zu, setzt die anregende Wirkung des Tees langsamer ein, hält aber länger an als bei Kaffee. Durchschnittlich enthält Kaffee die zwei- bis dreifache Menge Koffein wie grüner oder schwarzer Tee (20–56 mg/Tasse). Achten Sie beim Einkauf auf Sorten aus kontrolliert biologischem Anbau.

„Tee weckt den guten Geist und die weisen Gedanken. Er erfrischt deinen Körper und beruhigt dein Gemüt. Bist du niedergeschlagen, wird Tee dich ermutigen."

Kaiser Tsching-Nung, 2737–2697 v. Chr.

Alkohol – ein Gläschen in Ehren

Alkohol beruhigt, löst Ängste, schafft in Gesellschaft eine entspannte, lustige und stimmungsvolle Atmosphäre. So schön das alles klingt, so schade ist es, wenn zum fröhlichen Beisammensein Drogen benötigt werden. Und Alkohol ist in Deutschland die Droge Nummer eins. In den Medien werden oft die positiven Seiten des Alkohols hervorgehoben. Gerne wird z. B. beim Trinken erwähnt, dass Alkohol gut für die Gefäße sei. Die in diesem Zusammenhang angesprochene tägliche Dosis von einem Glas Bier oder Wein wird dagegen ebenso wie das Risiko, das von regelmäßigem Alkoholkonsum ausgeht, nicht so ernst genommen. Deutlich wird das an einem durchschnittlichen Jahres-Pro-Kopf-Verbrauch von zehn Litern reinem Alkohol, womit die Deutschen international zu den Spitzenreitern gehören. Alleine an Bier werden durchschnittlich pro Kopf und Jahr 134 l konsumiert, wobei nicht jeder Bier trinkt. Zurzeit sind in Deutschland etwa 2,5 Millionen Menschen behandlungsbedürftig alkoholabhängig, weitere zwei Millionen befinden sich an der Schwelle zur Alkoholsucht. Darunter werden ca. 250.000 Kinder, Jugendliche und junge Erwachsene unter

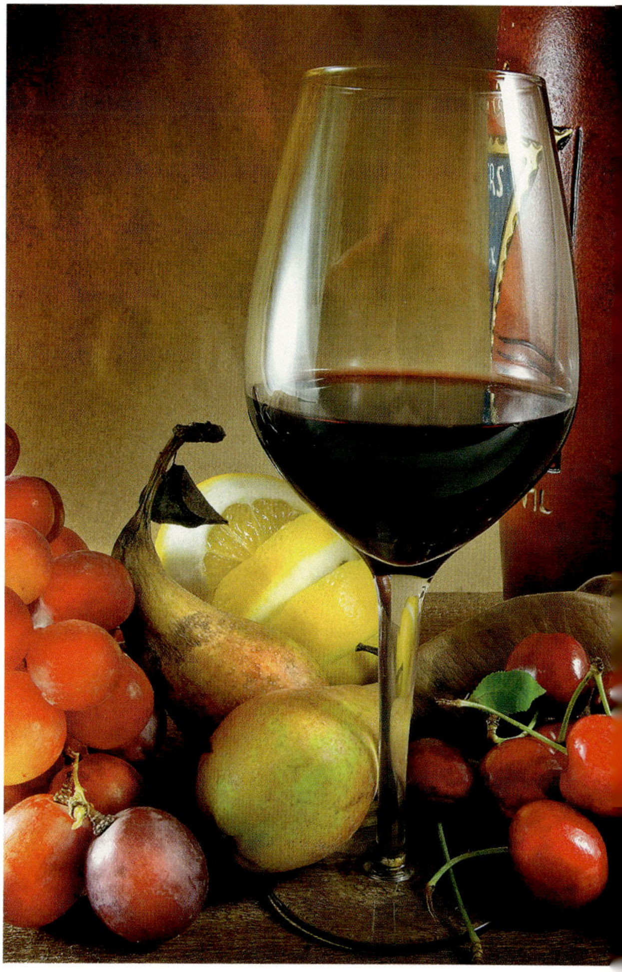

25 Jahren als stark alkoholgefährdet oder bereits abhängig eingestuft. Die bei Jugendlichen in Mode gekommenen Alcopops verschärfen dieses Problem. Jährlich entstehen durch Alkoholmissbrauch Kosten in Höhe von 15–40 Milliarden Euro. Diese Zahlen lassen die tatsächlichen gesundheitlichen, sozialen und gesellschaftlichen Auswirkungen von Alkohol nur vermuten. Demzufolge ist Alkohol für viele ein Krankmacher mit hohem Suchtpotential. Betroffene verharmlosen den eigenen Konsum oder meinen, diesen absolut kontrollieren zu können. Doch findet sich im Kühlschrank keine Flasche Bier, werden selbst zu später Stunde Fahrten zur nächsten Tankstelle zielstrebig in Kauf genommen. Wer sich in diesen Verhaltensweisen wiederfindet, sollte selbstkritisch den Umgang mit Alkohol überprüfen oder entsprechende Beratungsstellen in Anspruch nehmen.

Alkohol – ein Genussmittel für besondere Anlässe

Experten geben als Richtwert zur maximalen gesundheitlich verträglichen Alkoholmenge pro Tag für Männer 20 g Alkohol und für Frauen 10 g an. Pro Stunde und Kilogramm Körpergewicht baut die Leber ca. 0,1 g Alkohol ab. 1 Glas Bier (0,33 l) entspricht 13 g Alkohol, 1 Glas Wein (0,2 l) 16 g, 1 Glas Sherry (0,1 l) 16 g, 1 Glas Likör (20 ml) 5 g und 1 Glas Whisky (20 ml) 7 g Alkohol. Doch auch ein regelmäßiger moderater Gebrauch von Alkohol kann ebenso wie gelegentliche Alkoholexzesse am Wochenende einzelne Organe schädigen und das Risiko erhöhen, an Krebs zu erkranken. Alkohol und dessen Abbauprodukte stellen für die Gewebe ein Gift dar. Besonders betroffen sind Gehirnzellen, von denen nach jedem Alkoholexzess Millionen absterben. An den Schleimhautzellen von Mundhöhle, Speiseröhre, Magen und Dünndarm kommt es häufig zu Entzündungsprozessen. Ständig wiederholende Reize verschlechtern die Regenerationsfähigkeit der Schleimhaut, zumal Alkohol die Zellerneuerung hemmt. Daraus resultieren Störungen in der Aufnahme von Nähr- und Vitalstoffen. In Untersuchungen steigerte bereits die regelmäßige Aufnahme von 10 g Alkohol das Krebsrisiko von Mundhöhle, Rachen, Kehlkopf und Speiseröhre um jeweils 30 % und das der Leber um 20 %. Nach Alkoholaufnahme ist die Leber mit dem Abbau von Alkohol beschäftigt und kann den sonstigen Entgiftungsaufgaben nicht in der gewohnten Weise gerecht werden. Frauen haben schon bei einem Glas Bier täglich ein höheres Risiko für Fettleber und Leberzirrhose. Bei Männern besteht ab 60 g Alkohol/Tag ein sechsfach erhöhtes Risiko. Die Bauchspeicheldrüse reagiert auf relativ geringe Mengen (20 g Alkohol/Tag) empfindlich, weshalb z. B. bei vielen Trinkfreudigen Bauchspeicheldrüsenentzündungen und Diabetes auftreten.

Herzschutz – gesunder Lebensstil statt Alkohol

Untersuchungen zufolge scheint der wohl dosierte Umgang mit Alkohol das Schlaganfall- und besonders das Herzinfarktrisiko zu senken. Alkohol hemmt ähnlich wie Aspirin die Blutgerinnung und fördert einen Anstieg der gefäßschützenden HDL- bzw. eine Senkung der gefäßbelastenden LDL-Cholesterinwerte. Die im Rotwein enthaltenen Polyphenole wirken antioxidativ und schützen die Cholesterinpartikel vor Oxidation. Zudem erweitern sie die Blutgefäße und wirken somit der blutdrucksteigernden Wirkung von Alkohol entgegen. Diese Ergebnisse sollten aber nicht darüber hinwegtäuschen, dass Alkohol auch auf Herzmuskelzellen toxisch wirkt, weshalb regelmäßige Belastungen Herzschwäche und Herzrhythmusstörungen provozieren. Wer etwas für die Gesundheit seines Herz-Kreislauf-Systems tun möchte, sollte einen gesunden Lebensstil (gesunde Ernährung, Bewegung, Nichtrauchen, Stressvermeidung) favorisieren. Unter diesen Voraussetzungen war in der „Scottish Heart Study" ein gefäßschützender Effekt von Alkohol nicht mehr nachweisbar. Der gelegentliche Genuss von Alkohol gehört sicherlich für die meisten zum normalen gesellschaftlichen Leben. Aber das Gläschen für die Gesundheit oder zur Förderung der Verdauung sollten Sie sich sparen. Schwangere und Stillende sollen generell auf Alkohol verzichten.

Alkohol fördert Übergewicht

Alkohol regt den Appetit an und liefert mit 7 kcal/g neben Fett die meisten Kalorien. Hinzu kommen die Zucker-Kalorien von gesüßten alkoholischen Getränken (Liköre, Sekt, Alcopops) und andere Kohlenhydrate im Bier (Tab. 40). Da Alkohol nicht gespeichert werden kann, wird er gegenüber anderen Nährstoffen – insbesondere dem Fett – als Energielieferant bevorzugt. Die Fett-Kalorien der beliebten Knabberartikel zum Alkohol sind folglich Nahrung für das Fettgewebe. Genauso ist es mit deftigem Essen, das auf Festen oder Feiern – also in Situationen mit viel Alkohol – die Normalität ist. Leider eine Normalität, die Gewichtserfolge schnell zunichte machen kann. Nicht umsonst spricht man im Volksmund vom „Bierbauch". Tatsächlich werden die zusätzlichen Kalorien zum Bier bei Männern, hormonell bedingt, bevorzugt im Bauchfettgewebe abgespeichert. Übrigens eine Form der Fettsucht, die das Risiko für Herz-Kreislauf-Krankheiten in hohem Maße steigert. Es gibt aber auch den „intelligenten" Liebhaber des vergorenen Trauben- oder Gerstensaftes. Er lässt das Essen zum Alkohol ausfallen. Damit macht er vielleicht eine bessere Figur, riskiert aber einen Vitalstoffmangel. Denn Alkohol erhöht den Vitaminbedarf, liefert diese aber nicht in nennenswerten Mengen. Übersteigt die zugeführte Dosis den Energiebedarf, wird Alkohol von der Leber direkt in Fett umgewandelt und abgespeichert.

Tabelle 46: Alkohol-, Kohlenhydrat- und Energiegehalt verschiedener alkoholischer Getränke

Getränke	Menge (ml)	Alkohol (g)	Kohlenhydrate (g)	Energie (kcal)
Bier	300	12	9	125
Alkoholfreies Bier	300	0,6	17	84
Wein, trocken	300	29	2,4	204
Sekt, süß	300	27	33	330
Whisky 43 Vol.-%	30	10,5	–	71
Obstbranntwein 45 Vol.-%	30	10,5	–	75
Apfelwein	300	15	1,5–7,5	135
Alcopops	300	12	20	180

Quelle: Deutsche Gesellschaft für Ernährung, Mengenangaben modifiziert

3.6 Der richtige Rhythmus bei den Mahlzeiten

Wichtige Voraussetzung für einen von Lebenskraft und Wohlbefinden begleiteten Lebensweg ist ein auf die individuelle Arbeits- und Lebenssituation zugeschnittener Mahlzeitenrhythmus. Bei der Frage, wie viele Mahlzeiten es am Tag sein sollen, gehen die Meinungen weit auseinander. Die einen empfehlen nicht mehr als drei Mahlzeiten, während andere fünf oder gar sechs für sinnvoll halten. Meiner Meinung nach muss bei der Mahlzeitenhäufigkeit und -verteilung insbesondere der Typ, die körperliche Beanspruchung und die Zusammensetzung der Kost genauer berücksichtigt werden. Entsprechend sind für den einen drei Mahlzeiten ideal, der andere fühlt sich dagegen mit vier oder fünf besser.

Drei Mahlzeiten haben den Vorteil, dass die Nahrung vollständig verdaut ist, bis der Nachschub kommt, und der Darmtrakt somit gewisse Erholungsphasen erlebt. Viele, die drei oder auch nur zwei Mahlzeiten zu sich nehmen, essen aber auf Vorrat und entlasten ihr Verdauungssystem nicht, sondern belasten es. Besonders Übergewichtige beschreiben immer wieder, dass sie tagsüber, solange sie im Arbeitsstress stecken und abgelenkt sind, kaum etwas brauchen. Kommen sie am Abend erschöpft und ausgehungert nach Hause, wird all das nachgeholt, auf was den ganzen Tag über verzichtet wurde. Der Körper rächt sich für die Missachtung seiner Bedürfnisse mit Heißhunger. In dieser Situation die Motivation für die Zubereitung eines vollwertigen Gerichtes aufzubauen, dürfte den meisten schwer fallen. So wird in der Regel etwas auf die Schnelle gegessen, wodurch die körperliche Energie noch mehr in den Keller rutscht. In der Hoffnung auf einen neuen Energieschub greifen dann viele, je nach Typ, bei Süßem oder Salzigem zu. Die kleinen „Aufputschmittel" sind jedoch oft viel kalorienreicher als eine vollwertig zusammengestellte Mahlzeit und belasten noch dazu den gesamten Stoffwechsel. Wenige Mahlzeiten sind aufgrund dieser Zusammenhänge alles andere als eine Garantie für eine geringe Energieaufnahme. Des Öfteren nehmen Personen mit zwei Mahlzeiten sogar mehr Energie auf als andere mit fünf (vgl. Kapitel 1.5). Müdigkeit und Leistungsschwäche nach dem Essen sind Indikatoren für eine zu üppige oder falsch zusammengesetzte Kost. Im Optimalfall sollte nach dem Essen ein Aktivitätsplus, eine gesteigerte körperliche Fitness und für den Zeitraum von drei bis vier Stunden ein angenehmes Körper- und Sättigungsgefühl auftreten. Das setzt ein Gespür für das richtige Maß voraus, weshalb zu Beginn der Umstellung anstelle des Körpergewichtes die Lebensmittelmengen gewogen werden sollten. Versuchen Sie mithilfe der Lebensmittelwaage, des Ernährungsprotokolls (vgl. Kapitel 2.1) und der genauen Beobachtung Ihres Körpergefühls die ideale Menge sowie den idealen Rhythmus zu finden. Eine Orientierung bietet Ihnen die Abb. 22, in der es darum geht, die individuelle Leistungskurve durch eine optimierte Mahlzeitenverteilung zu verbessern.

Gesundes Frühstück statt üppiges und spätes Abendessen

Ein gesundes Frühstück ist der beste Start in den Tag. Stattdessen heißt es in der Ernährungsberatung häufig: „Morgens habe ich keinen Appetit." Vergessen wird dabei leicht die Mahlzeit spät am Abend, mit der der Verdauungstrakt bis in die Morgenstunden zu kämpfen hat. Viel besser wäre es, tendenziell nach 18 oder 19 Uhr nichts mehr zu essen. Ausnahmen sind Einladungen, Feiern oder das Essen in einem guten Restaurant. Für soziale Kontakte bietet Essen ein schönes Ambiente, was unsere Gesundheit und Lebensfreude ebenfalls in vollen Zügen stimuliert. Nur sollte das Gespräch und nicht das Essen im Vordergrund stehen. In diesem Zusammenhang denke ich immer an die Aussage des Wissenschaftsjournalisten Norbert Treutwein: „Menschen, die ihren Magen am Abend volladen, gleichen einem Lokomotivführer, der seine Lokomotive erst aufheizt und sie dann in den Schuppen stellt."

Tagsüber, wenn wir in den üblichen Belastungssituationen stecken, ist der Bedarf an Nähr- und Vitalstoffen erhöht. In den Abend- und Nachtstunden sollte der Körper von seinen gespeicherten Reserven leben. Zumindest die Hälfte des Tages sollte gefastet werden. Dann stellt sich der gesunde Appetit am Morgen schon ein, vor allem, wenn der Verdauungstrakt an eine gewisse Regelmäßigkeit gewöhnt wird. Nachts laufen viele vitalstoffzehrende Regenerationsprozesse im Organismus ab, weshalb er sich auf den Nachschub am Morgen freut. Um seine volle Leistungsfähigkeit meist zwischen 9.00 und 11.00 Uhr zu erreichen, ist als Start in den Tag Obstsalat, Müsli oder Brot mit Frucht- bzw. Gemüseaufstrich ideal. Wer früh frühstückt, kann zwischendurch mit frischem Obst dafür sorgen, dass der Magen am Mittag nicht übermäßig knurrt.

Mittagstief – ohne mich!

Von Natur aus ist es um Höchstleistungen zwischen 13.00 und 15.00 Uhr schlecht bestellt. Wir befinden uns in einem physiologischen Leistungstief. Wer es sich leisten kann, tut sich mit einer Ruhepause oder einem Spaziergang in dieser Zeit etwas Gutes. Schwere und üppige Mittagsmahlzeiten machen die Mittagszeit zu einem Kampf gegen den Schlaf. Dann steigt in den Büros der Kaffeekonsum, und man puscht den Körper zu Leistungen, die auf Dauer an die Substanz gehen. Effizienter können Sie dem Mittagstief mit einer vernünftigen Mahlzeitenplanung und einer leichten Vollwertkost begegnen. Berufstätige können ihre Mittagsmahlzeit am Vorabend vorbereiten oder die entsprechenden Zutaten mitnehmen, sofern eine Möglichkeit zur Zubereitung gegeben ist. Mit dem dazu notwendigen Engagement ist eine gesunde Ernährung auch im Berufsalltag umsetzbar (vgl. Kapitel 7.1 und 7.3). Zum richtigen Zeitpunkt gewählte, hochwertige Mahlzei-

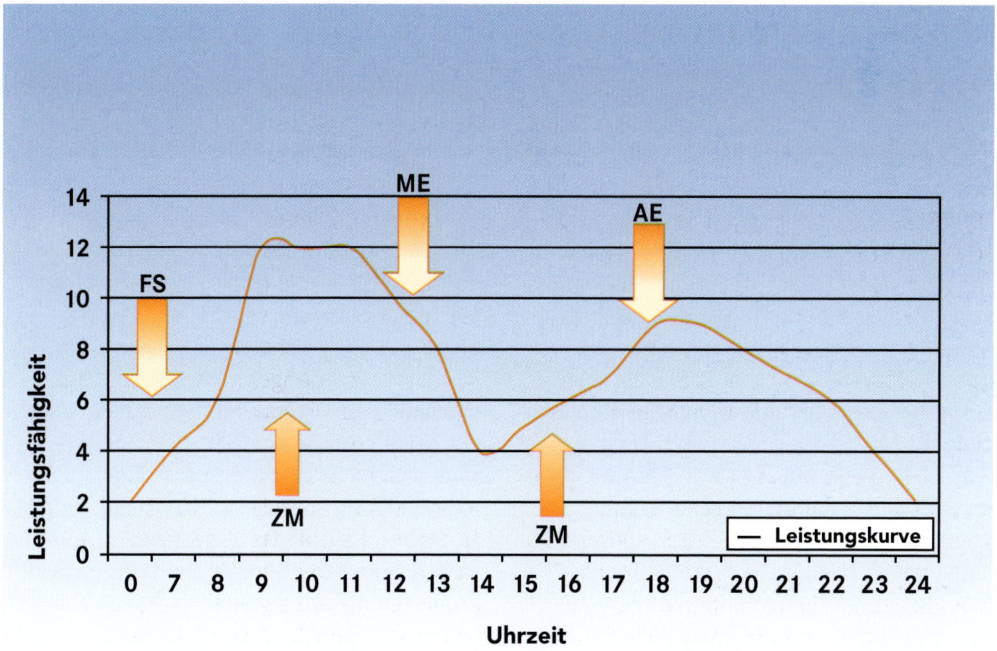

Abb. 22: Volle Kraft und Konzentration durch ausgewogene Mahlzeiten

Tipps: Fit in Beruf und Freizeit

- Eine Teeküche ist ausreichend, um sich an der Arbeit in wenigen Minuten einen knackigen Salatteller zuzubereiten, den Sie mit den restlichen Gemüsefrikadellen vom Abendessen, gekochtem oder angekeimtem Getreide oder Vollkornbrot kombinieren können. Die Zutaten für den Salat können Sie abends waschen und in einem Gefrierbeutel oder Tupperware mitnehmen. Die Soßen mischen Sie fertig an und füllen Sie in ein kleines Gläschen.
- Mithilfe einer kleinen Kochplatte lässt sich in zwei Minuten unter Zugabe von Wasser oder Tomatenpüree aus Linsen-, Kichererbsen-, Bohnen- oder Tomatenaufstrich eine wärmende und kräftigende Suppe zaubern. Auch hierzu passen Gemüsefrikadellen und daraus zubereitete vegetarische Hamburger ausgezeichnet.
- Gemüsekuchen und -strudel, Aufläufe und Eintopfgerichte sind im aufgewärmten oder kalten Zustand noch immer eine wertvolle Mahlzeit. Kochen Sie abends einfach die doppelte Menge und mischen Sie den Rest von der Gemüse-Reis-, der Gemüse-Nudel- oder der Gemüse-Kartoffel-Pfanne mit Joghurt- oder Gemüsesoßen zu einem Salat an.
- Für den Notfall sollte im Schreibtisch ein kleiner Obstkorb griffbereit stehen. Das Motto für den fitten Mitarbeiter: Obst statt süßer Riegel. Ideal ist auch der Rest vom Frühstücksmüsli, den Sie in ein Glas abfüllen und als Zwischenmahlzeit mit zur Arbeit nehmen können. Ebenso lässt sich ein leckeres Müsli mit Obst, Naturjoghurt, Haferflocken und Wasser im Handumdrehen anmischen.
- Auf Geschäftsreisen und Kongressen bietet Müsli oder Obst eine echte Alternative zum Imbiss an Raststätten bzw. dem angebotenen, meist deftigen Essen. Entlastungstage (vgl. Kapitel 5) in Form von Gemüsesäften oder sämigen Gemüsesuppen (in einer Thermoskanne mitnehmen) sind weitere gute Möglichkeiten, in punkto Fitness und Konzentrationsfähigkeit voll da zu sein. Wenn kein vernünftiges Angebot besteht, ist das bewusste Weglassen von Mahlzeiten oder die Beschränkung auf hochwertige kleine Gaumenfreuden besser als schweres Essen. Mit einem im Fasten trainierten Stoffwechsel können Sie viel leichter auf Ihre gespeicherten Reserven zurückgreifen, werden nicht von Heißhunger geplagt und brauchen somit den Ausfall einer Mahlzeit nicht durch späteres übermäßiges Essen nachholen.

ten und Pausen sind die wichtigste Voraussetzung für ein effektives Arbeiten. Sie bedeuten einen Zeitgewinn, sowohl während der Arbeit als auch in der Freizeit.

Zwischenmahlzeit am Nachmittag beugt Heißhunger am Abend vor

Die Zeitspanne vom Mittagessen bis zum Abendessen ist vor allem für diejenigen zu lang, die eine leichte Mittagsmahlzeit zu schätzen wissen. Deshalb ist es wichtig, sich mit geeigneten Zwischenmahlzeiten zu beschäftigen (siehe Tipps). Werden drei Gänge (Salat, Hauptspeise, Nachspeise) vom Mittag auf zwei Mahlzeiten verteilt, erhöht sich weder der Kaloriengehalt noch die Nahrungsmenge. Das Nährstoffangebot schwankt aber weniger zwischen zu viel und zu wenig. Ernährungsprotokolle zeigen häufig, dass diejenigen, die eine Zwischenmahlzeit am Nachmittag zu sich nehmen, sich abends bewusster ernähren. Empfehlungen, die Zwischenmahlzeiten aufgrund der damit

Tipps für gesunde Zwischenmahlzeiten

Natur pur für Knabberfreunde: Genießen Sie junge, frische und knackige Möhren, Gurken, Paprika, Kürbisse, Zucchini, Sellerie- und Kohlrabiknollen für den kleinen Hunger zwischendurch direkt aus der Hand. Als leichte Alternative zu Brot können Sie Gemüse in Scheiben oder Streifen schneiden, mit Brotaufstrichen bestreichen oder verschiedene Dips (Gemüse-, Avocado- und Quarkdip) dazu reichen. Aber auch auf Stulle und Brötchen sind diese Aufstriche leckere und leichte Alternativen. Eine weitere erfrischende Mahlzeit am Nachmittag sind Salate und frisches Obst.

Müsli – ideal als Frühstück und/oder Zwischenmahlzeit: Die idealen Zutaten für das Müsli sind Getreideflocken und -keimlinge, geschrotetes und über Nacht eingeweichtes Getreide, gekochtes Getreide, Obst, Samen, Nüsse, Trockenfrüchte, Joghurt- und Fruchtsoßen. Auch süße Brotaufstriche wie z. B. Erdbeer-, Pflaumen-, Mango- und Birnenmus sowie geröstete Samen- und Nussmischungen (Crunchies) geben dem Müsli eine besondere Geschmacksnote (siehe Müslirezepte).

verbundenen Insulinausschüttung ablehnen, sind unbegründet. Üppige Hauptmahlzeiten kitzeln viel größere Insulinmengen aus der Bauchspeicheldrüse, verhindern die Fettverbrennung bzw. fördern die Speicherung.

Gesundes Abendessen – ein Startschuss zu mehr Lebensqualität

Was bleibt an Lebensqualität, wenn nach einem langen Arbeitstag durch übermäßiges Essen im Nachhinein die körperliche Energie nur noch für den Blick in den Fernseher reicht? Durchschnittlich verbringen die Bundesbürger zehn Jahre ihrer Lebenszeit vor dem Fernseher, andererseits „fehlt" oft die Zeit für die Zubereitung eines gesunden Abendessens. Am häufigsten wird Brot mit Wurst oder Käse gegessen, weshalb eine Erweiterung des Repertoires mit leichten vegetarischen Brotaufstrichen, Gemüsesuppen mit -frikadellen, Aufläufen, Eintopfgerichten etc. sinnvoll wäre (siehe Teil 3). Diese Speisen sind gut verträglich, erzeugen ein lang anhaltendes Sättigungsgefühl und verhindern damit das nicht selten auftretende Verlangen nach Süßem oder Deftigem kurz vor dem Schlafengehen. Dem Appetit zu später Stunde können Sie zusätzlich vorbeugen, indem Sie sich bei der Abendmahlzeit ausreichend satt essen. Auch Rohkostsalate sind entgegen häufiger Empfehlungen in den Abendstunden nicht generell abzulehnen, da diese mit leichten Soßen in der Regel mit weniger Problemen im Magen-Darm-Trakt einhergehen als Wurst- und Käsebrote, Pizza, Bratwurst oder Nudeln mit Hackfleischsoße. Wer Salat oder Obst am Abend ablehnt, sollte zumindest bei den Alternativen genau hinschauen. Dabei möchte ich keineswegs abstreiten, dass insbesondere für ältere Menschen mit geschwächtem Verdauungssystem Gemüsesuppe, Pellkartoffeln mit Quark oder Reis mit Gemüse und gedünstetem Fisch besser bekömmlich sein können. Ein aufgeblähter Leib, eine breiige Stuhlkonsistenz bzw. eine säuerlich anmutende Duftnote nach Rohkost oder Obst deuten auf nächtliche „Gärungsprozesse" hin. Umgekehrt können sich „Fäulnisprozesse" durch sehr unangenehm riechende, ebenfalls breiige Stühle bemerkbar machen, wenn die Speisen mit Eiweiß überladen sind. Beobachten Sie die Reaktionen Ihres Körpers auf die verschiedenen Speisen. Wählen Sie ungeachtet der verschiedenen Ideologien das aus, womit sich Gaumen und Bauch wohl fühlen, sodass Sie einen aktiven Abend, einen entspannten Schlaf und einen vitalen nächsten Tag erleben.

3.7 Bewusstes Essen ist aktive Gesundheitspflege

Die Esskultur spielt in der Neuorientierung des Essverhaltens eine entscheidende Rolle (Tab. 47). Schon bei Maimonides, einem bedeutenden jüdischen Gelehrten des Mittelalters, heißt es: „Man ziehe seine Hände vom Essen, solange noch Appetit vorhanden ist." Ebenso wissen wir, dass „ein voller Bauch nicht gerne studiert". Gerade naturbelassene Lebensmittel wie z. B. Vollkornprodukte, Hülsenfrüchte oder Rohkost müssen gut gekaut werden und sind dann bekömmlich, wenn der Magen nicht überfüllt ist. Andernfalls kann es durch den Quelleffekt der Ballaststoffe, die das Nahrungsvolumen im Magen-Darm-Trakt erheblich vergrößern, zu Völlegefühl kommen, was dann zu der Einschätzung führt, diese Lebensmittel seien schlechter verträglich. Tatsächlich sättigen sie einfach nur viel besser als das Gewohnte. Aber auch unabhängig von der Lebensmittelauswahl gilt: Essen ohne Maß macht müde, träge und raubt Lebensqualität, wie Sie das nach Geburtstagsfeiern, dem „All-Inclusive-Urlaub" am Buffet oder dem in Mode gekommenen Brunchen erleben können. Wir tun uns schwer, uns den Verführungen unserer Zeit zu entziehen. Dies ist auch nicht wünschenswert. Wir können aber jederzeit entscheiden, wie viel wir essen oder trinken!

„Der Schöpfer nötigt den Menschen, zu essen, um zu leben. Er fordert ihn durch den Appetit dazu auf und belohnt ihn durch das Vergnügen, das er dabei empfindet. (...) Diejenigen, welche sich überessen oder betrinken, verstehen weder zu essen noch zu trinken."

Jean Anthèlme Brillat-Savarin

Nach dem Essen sollte man sich leicht, beschwingt und energiegeladen fühlen. Hören Sie dann auf, wenn Ihnen Ihr Körper ein leichtes Sättigungsgefühl signalisiert. Mit einem angenehm gefüllten Bauch fällt es Ihnen auch leichter, emotionale Einflüsse Ihres Essverhaltens zu verändern und die für Ihre persönliche Entwicklung notwendigen Schritte umzusetzen (vgl. Kapitel 2). Gelingen diese Veränderungen, gibt es keinen Grund, mehr zu essen, als Sie brauchen. Ihnen steht doch jederzeit ein reichhaltiges Angebot an Lebensmitteln zur Verfügung, auf das Sie zurückgreifen können, wenn der Magen knurrt. Solange Sie Lokale nach Portionsgrößen auswählen, werden Sie mit Konfektionsgrößen Probleme haben. Ein übervoll gedeckter Tisch entwertet das Essen. Er ist eine trügerische Normalität, mit der wir einen hohen Lebensstandard verbinden, aber gleichzeitig die nötige Achtsamkeit und Wertschätzung sowohl der Gesellschaft als auch dem Essen gegenüber verlieren. Müssen Sie den Computer auch beim Essen mit Daten füttern? Spielt das Fernsehen nicht auch so schon eine zu wichtige Rolle in Ihrem Leben? Gibt es keine sonstigen Freiräume zum Lesen der Zeitung? Müssen persönliche, zwischenmenschliche, politische oder betriebliche Probleme und Ärgernisse wirklich am Esstisch diskutiert werden?

„Es gibt Gemütsbewegungen, welche ein übermäßiges Austreten der Galle veranlassen; andere, welche die Nerven reizen und schädliche Zusammenziehungen in den Werkzeugen der Verdauung bewirken; es gibt endlich auch Gemütszustände, welche die Tätigkeit eben dieser Organe lähmen."

Freiherr von Rumohr

Dazu zählen nach Freiherr von Rumohr (1785–1843) Auffahren (jemanden beleidigen, verletzen, Vorwürfe machen), Zorn, Ärger (unterdrückter Zorn), Peinlichkeit (unausgesprochene Probleme in zwischenmenschlichen Beziehungen), Beschämung (z. B. Anspielungen auf ärgerliche Vorgänge, Laster, Schwächen), Unruhe (schwankende, abspringende Gespräche, Durcheinanderreden, Gespräche über Dinge, von denen keiner etwas Rechtes versteht), Anstrengung (abgehobene Gespräche), Schläfrigkeit (Reden ohne Inhalt im schleppenden Ton) und Betäubung (übersteigertes Lachen, laute Musik oder Gespräche). Beobachten Sie, wie sich die Gespräche am Esstisch auf Ihr Wohlbefinden und Essverhalten auswirken. Ist es nicht besser, das Essen bewusst in einer schönen Atmosphäre einzunehmen, es als etwas Besonderes zu betrachten, kleine, liebevoll angerichtete Portionen zu genießen und die Mahlzeiten zu einem Fest der Sinne zu machen? Natürlich stehen Sie unter Zeitdruck. Aber Sie können früher aufstehen, einiges vorbereiten, und wenn die Zeit zu knapp ist, mit dem Essen aufhören anstatt den Rest ohne jeglichen Genuss in Hetze hinunter zu schlingen. Packen Sie sich etwas ein (Glas, Tupperware), um es zu essen, wenn in Ruhe die Möglichkeit dazu besteht. Nach Mayr soll feste Nahrung so lange gekaut werden, bis sie getrunken werden kann. Bewusstes Essen beugt Magen-Darm-Problemen vor, sorgt dafür, dass die Verdauungssäfte in Schwung kommen und ermöglicht Ihnen Momente der Entspannung. Suchen Sie sich während der Mittagspause oder wenn Sie mit dem Auto unterwegs sind, ein gemütliches Plätzchen im Grünen. Schmücken Sie möglichst häufig den Tisch mit einer Kerze, einer schönen Decke und einem Blumenstrauß, unabhängig davon, ob Sie alleine oder im Kreis Ihrer Familie oder Freunde essen. Nutzen Sie den Esstisch als eine Oase für angenehme, herzliche und freudvolle Gespräche und Begegnungen, um anschließend mit frischer Lebenskraft und Lebenslust den Tag zu begehen. Beim Essen präsent zu sein, steigert den Genuss und ist für Leib und Seele ein großer Gewinn. Lassen Sie sich durch die Worte eines Zen-Meisters inspirieren, auch mit dem Essen bewusster umzugehen. Die Frage seines Schülers, wie er zur Erleuchtung gelangt sei, beantwortete er folgendermaßen: „Wenn ich liege, dann liege ich, und wenn ich sitze, dann sitze ich, und wenn ich stehe, dann stehe ich, und wenn ich gehe, dann gehe ich." Der Schüler meinte, dass er dies auch tue. Darauf antwortete der Meister. „Wenn du liegst, dann sitzt du schon fast, wenn du sitzt, dann stehst du schon und wenn du stehst, gehst du schon in Gedanken."

Tabelle 47: Übung macht den Meister

- **Essen in Ruhe und Muße**
  qualitativer statt quantitativer Genuss
- **Appetitliche Anrichtung der Speisen**
  „Das Auge isst mit"
- **Gutes Kauen fördert Bekömmlichkeit und Sättigungsgefühl**
  „Gut gekaut ist halb verdaut"
- **Orientierung am Hunger-Sättigungsmechanismus**
  „Der beste Arzt ist jederzeit des Menschen eigene Mäßigkeit"
- **Lust auf bestimmte Nahrungsmittel nicht verdrängen**
  Verbote fördern Heißhunger und Essstörungen

4 Essen und Trimmen – beides muss stimmen

Vollwertige Kostformen bieten die besten Voraussetzungen für eine sportliche Zukunft. Sie enthalten viele komplexe Kohlenhydrate, die die Leistungsfähigkeit erhöhen und längere Belastungszeiten ermöglichen. Untersuchungen zeigen, dass eine definierte Arbeitsleistung, z. B. am Ergometer, mit einer kohlenhydratreichen Ernährung etwa doppelt so lange durchgehalten werden kann wie mit einer eiweißreichen Kostform. Am schlechtesten schneiden fettreiche Kostformen ab, mit denen die Arbeitsleistung um bis zu 90 % abnehmen kann. Bei der Fettverbrennung geht es darum, unseren Stoffwechsel durch die Umstellung unserer Ernährungs- und Lebensweise zu aktivieren und den Energieverbrauch systematisch zu erhöhen. Entscheidend für die Effektivität der Fettverbrennung ist neben der Dauer der Belastung die individuell richtige Belastungsintensität. Ist sie zu hoch, beziehen die Muskelzellen ihre Energie vorwiegend aus Kohlenhydraten, da diese zu ihrer Verbrennung weniger Sauerstoff benötigen als Fette. Bei hohen Belastungen können die Muskelzellen die Kohlenhydrate sogar ohne Sauerstoff (anaerob) verbrennen. Auf diese Weise kann der Körper in Sekundenschnelle ein erstaunliches Energiepotential abrufen. Nachteil ist, dass dabei reichlich Milchsäure produziert wird, die den Muskel übersäuert, wodurch es zu einer schnellen Ermüdung kommt. Spätestens ab einem Laktatwert von etwa 4 mmol/Liter Blut geht in punkto Bewegung nichts mehr.

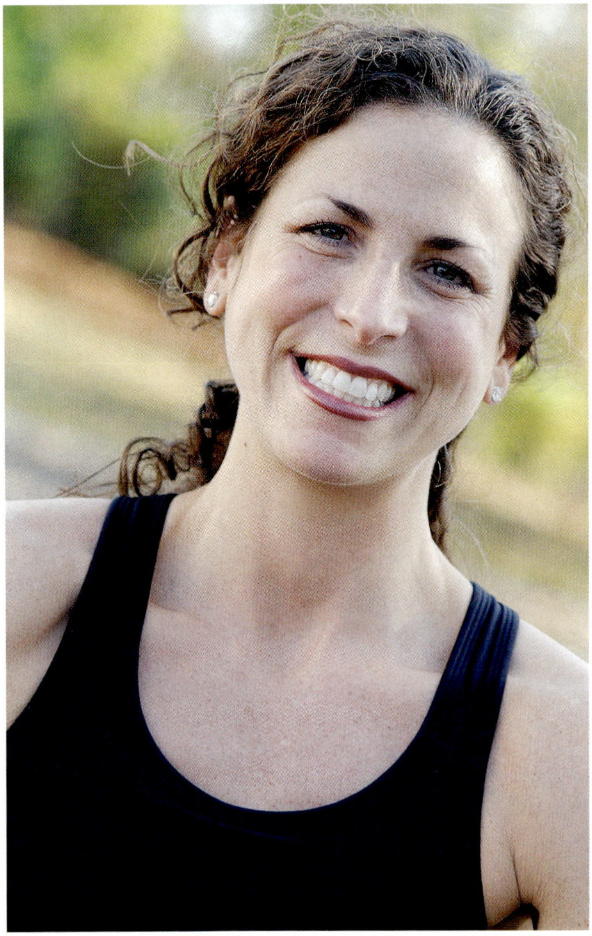

Falscher Ehrgeiz blockiert Fettverbrennung

Wenn Sie bei intensiven Belastungen schnell Energie brauchen, sind immer die Kohlenhydrate gefragt, aber nicht die Fette. Als Faustregel gilt:

Beim Training sollten Sie sich entspannt unterhalten können. Wenn Sie außer Atem kommen, belasten Sie sich zu stark. Angeregt wird die Fettverbrennung durch regelmäßiges Ausdauertraining, und zwar mit geringer körperlicher Intensität.

Überanstrengung im Training macht Ihre Hüften nicht schlanker und bringt für die Fettverbrennung wenig. Am Anfang sollte deshalb die Belastungsintensität mittels Messung der Herzfrequenz überprüft werden, da sich die meisten zu stark belasten. Spezielle Brustgurte arbeiten wie ein Drehzahlmesser und geben Ihnen auf einer Uhr den genauen Pulsschlag an. Bei Sportmedizinern, in physiotherapeutischen Einrichtungen oder in gesundheitsorientierten Fitnessstudios können Sie Ihren idealen Fettverbrennungspuls bestimmen lassen. Dieser sollte dem Trainingszustand fortlaufend angepasst werden. Liegt Ihre aktive Phase schon Monate oder gar Jahre zurück, dann muss zunächst die Grundlagenausdauer aufgebaut werden. Dazu gehen Sie nicht über 60–70 % der maximalen Herzfrequenz bei möglichst gleichmäßiger Belastung. Die maximale Herzfrequenz (Schläge/Minute) liegt bei 220 minus Lebensalter.

Personen mit spezifischen Krankheitsbildern wie z. B. Bluthochdruck, Diabetes, eingeschränkter Herzleistung oder kardiovaskulären Erkrankungen sollten ebenso wie ältere Menschen Umfang und Intensität der Belastung mit ihrem Arzt absprechen.

Damit sich Ihr Körper an die Bewegung gewöhnt, können Sie mit drei bis vier Trainingseinheiten von 30 Minuten pro Woche starten. Sie beginnen z. B. am Montag und gönnen sich nach einer Trainingseinheit immer einen Ruhetag zur Regeneration. Nach der Regenerationsphase reagiert der Körper mit einer gesteigerten Leistungsfähigkeit, die durch weitere Trainingsreize Schritt für Schritt verbessert werden kann. Oft reicht auch bei völlig Untrainierten schon nach einigen Wochen die Grundlagenausdauer aus, um die Trainingszeiten auf ca. eine Stunde zu erhöhen. Längere Trainingszeiten sind deshalb wichtig, weil mit zunehmender Belastungsdauer der Fettstoffwechsel immer besser in Schwung kommt. Insbesondere lernt der Stoffwechsel durch regelmäßiges Training, sowohl bei kürzeren Übungseinheiten als auch bei höheren Belastungsintensitäten, effektiver Fette zu verbrennen.

Durch das Training sollen Atmungs- und Herz-Kreislauf-System in die Lage versetzt werden, den Muskelzellen auch bei Belastungen mittlerer Intensität genügend Sauerstoff für die Verbrennung von Fetten zur Verfügung zu stellen. Mit zunehmender Fettverbrennung werden die begrenzten Kohlenhydratvorräte geschont, was längere Trainingszeiten ermöglicht und dem Heißhunger nach der Belastung vorbeugt.

Verfügen Sie bereits über eine gute Grundlagenausdauer, können Sie das Training mit höheren Belastungsintensitäten von 70–80 % der maximalen Herzfrequenz absolvieren. Spezielle Intervall-Trainingsmethoden haben sich für Ausdauer-Trainierte ebenfalls bewährt. Hierbei werden in das Training mit einer relativ niedrigen Belastung (ca. 70 % der max. Herzfrequenz) drei bis vier kurze Phasen (ca. 3–5 Minuten) mit höherer Belastung (80–85 % der max. Herzfrequenz) integriert. Auf derartige Reize reagiert der Körper mit einer verstärkten Produktion von fettverbrennenden Enzymen. Regelmäßiges Ausdauertraining stellt aber in allen Variationen einen wichtigen Impuls für die Verbesserung des Verhältnisses von fett- zu kohlenhydratverbrennenden Enzymen dar (vgl. Kapitel 1.4). Abnehmen ist somit direkt abhängig von der körperlichen Verfassung bzw. Fitness.

Mit Zunahme der Grundlagenausdauer kann die Belastungsintensität und die Belastungsdauer gesteigert werden. Aber „zu viel oder falsch betriebene Bewegung schadet dem Körper mehr als sie nützt", schreibt Kenneth Cooper, Begründer der Aerobic-Bewegung.

Der Körper passt sich an

Die anfängliche Mühe lohnt sich, denn nach einer gewissen Eingewöhnungsphase kommt es schnell zu einer Verbesserung Ihres Wohlbefindens, und Sie möchten das Training nicht mehr missen. Ihr Stoffwechsel verändert sich.

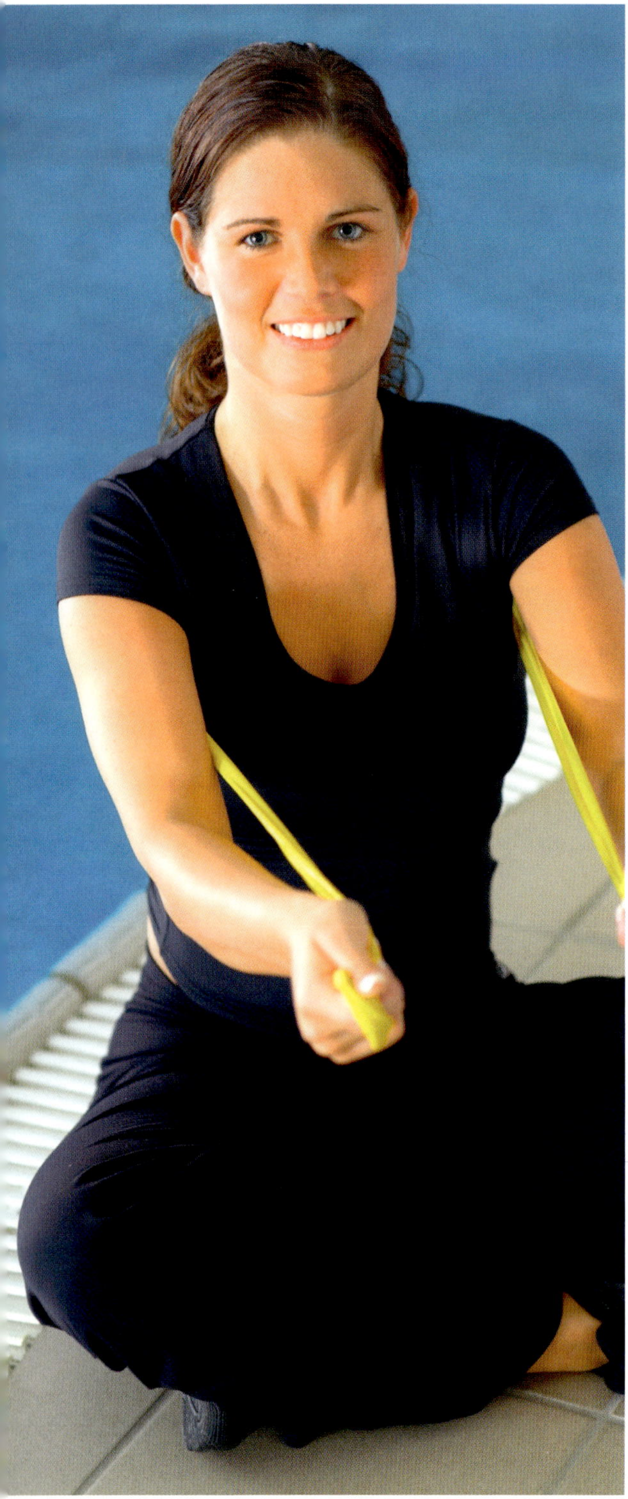

Die Muskelzellen verbrennen die zelleigenen, überschüssigen Fettdepots und werden zunehmend empfindlicher für die Wirkung von Insulin. Folglich muss die Bauchspeicheldrüse nicht mehr übermäßig viel Insulin produzieren, um Fette und Kohlenhydrate in die Muskelzellen einzuschleusen. Bewegung ist deshalb ein probates Heilmittel gegen zu hohe Blutzucker- und Blutfettwerte. Niedrige Insulin- bzw. durch die Bewegung steigende Wachstumshormon-, Glykogen-, Adrenalin- und Noradrenalinkonzentrationen ermöglichen den Muskelzellen wiederum, die Fett- und Kohlenhydratspeicher als Energiequelle anzuzapfen. Zudem vermehren sich die Kraftwerke der Zellen – die sogenannten Mitochondrien – um ein Vielfaches. Insgesamt führen die Veränderungen im Stoffwechsel dazu, dass dem Körper die Fettverbrennung mit jeder Trainingseinheit leichter fällt und der Energieumsatz steigt. Noch bis zu 24 Stunden nach dem Training ist dieser erhöht. Man spricht vom Nachbrenneffekt, der Ihre Fettpölsterchen auch noch auf dem Sofa schrumpfen lässt. Wo vorher schlaffes Gewebe war, bildet sich langsam und gleichmäßig straffes Muskelgewebe, welches mit jedem zusätzlichen Kilogramm den Energiebedarf um weitere 100 kcal anhebt. Muskeln entstehen durch Reize und ein starker Reiz stellt das Krafttraining dar, das sich zusätzlich zu den Ausdauersportarten bewährt hat. Zwar verbrennen Sie beim Krafttraining nicht viel Fett, aber eine größere Muskelmasse braucht mehr Fett, um gierigen Muskelzellen genügend Energie zu liefern. Und dann gibt es noch einen Nebeneffekt. Das Training wirkt wie eine Spritze mit Testosteron, einem Hormon, das Sie hellwach und dynamisch werden lässt. Also das Richtige, um Ihre Ziele zu erreichen.

Fette verbrennen effektiv nur in der Muskulatur. Ausdauer- und Krafttraining sowie eine gesunde, vitalstoffreiche Ernährung sind die Zündfunken für den Stoffwechsel, durch die Fett wirksam verbrannt wird.

Mit den richtigen Sportarten zum Erfolg

Während des Trainings sollten möglichst viele Muskelgruppen einbezogen werden. Dabei hat sich bei Übergewichtigen Nordic-Walking (Walking mit Stöcken) am besten bewährt, da es die Gelenkbelastung niedrig hält und die Bewegung in der Natur mit Gleichgesinnten von den meisten als sehr angenehm und entspannend empfunden wird. Schließen Sie sich Walking-Gruppen an oder werden Sie gemeinsam mit Bekannten aktiv. Auch andere Ausdauersportarten wie Schwimmen, Wandern, Skilanglauf, leichtes Radfahren, Ergometertraining, Inline-Skaten, Wassergymnastik oder Trampolinspringen sind ideal. Bei leichten bis mittleren Belastungsintensitäten werden bei diesen Sportarten zwischen 400 und 600 kcal pro Stunde verbrannt. Das sind bei 4 Trainingseinheiten pro Woche immerhin 1600–2400 kcal, was nach sportmedizinischen Erkenntnissen eine hervorragende Medizin für den meist gestörten Stoffwechsel von Übergewichtigen darstellt.

Wenn Sie den Appetit Ihrer Zellen auf Fette zusätzlich steigern möchten, nutzen Sie jede Bewegungsmöglichkeit in Ihrem Alltag. Vielleicht können Sie bestimmte Strecken zu Fuß oder mit dem Fahrrad zurücklegen. Benutzen Sie beim Einkaufsbummel statt Rolltreppen bzw. Fahrstuhl die Treppe. Unterhalten Sie sich mit Ihren Bekannten während eines Spaziergangs, steigen Sie ein oder zwei Bushaltestellen vor Ihrem Ziel aus, starten Sie den Tag mit ein paar Minuten Gymnastik, viele Büroarbeiten lassen sich im Stehen erledigen (z. B. Telefonieren, Lesen, Gespräche mit Kollegen), dehnen und strecken Sie Ihren Körper, auch die Anschaffung eines Hundes kann aus manchem Bewegungsmuffel einen Frischluftanhänger machen. Regelmäßige Bewegung gehört zum Leben dazu. Im Zeitalter der Motorisierung auf allen Ebenen tut jeder Schritt unserem Körper gut, und er bedankt sich dafür mit der Ausschüttung von Glückshormonen. Die Bewegung in der Natur führt uns ein Stückchen näher zu uns selbst, wir erleben den Körper intensiver und lernen seine Bedürfnisse kennen und respektieren. Dagegen läuft ohne Bewegung in unserem Stoffwechsel irgendwann nichts mehr so, wie wir es uns wünschen.

4.1 Bewegung – ein Segen für den ganzen Körper

„Es gibt kein Medikament und keine Maßnahme, die einen vergleichbaren Effekt hat wie das körperliche Training. Gäbe es ein solches Medikament mit solch hervorragenden Wirkungen und quasi ohne Nebenwirkungen, wäre jeder Arzt gehalten, es zu verschreiben."

Prof. Dr. Wildor Hollmann

Der durchschnittlich trainierte menschliche Körper besteht zu 45 % der Körpermasse aus Skelettmuskulatur. Hier sind die Männer mit durchschnittlich 30 kg gegenüber den Frauen mit 24 kg eindeutig im Vorteil, zumal Frauen nur 60–70 % der Muskelkraft des Mannes entwickeln. Ohne eine ausreichend ausgebildete Skelettmuskulatur wäre weder eine aktive Bewegung des Körpers noch eine aufrechte Körperhaltung möglich. Selbst der überwiegende Teil unserer Körperwärme entsteht in den Muskeln. Während bis zum dreißigsten Lebensjahr durch die hormonelle Regulation im Körper Muskulatur aufgebaut wird, kommt es danach zu einem kontinuierlichen Umbau von Muskel- zu Fettgewebe. Ohne regelmäßiges Muskeltraining verlieren wir nach Dr. Hans-Wilhelm Müller-Wohlfahrt auf diese Weise zwischen dem dreißigsten und siebzigsten Lebensjahr etwa 40 % unserer Muskelkraft: „Wer seinen Körper, seine Muskulatur durch Inaktivität unterfordert, der erschlafft." Muskelabbau kann aber auch noch sehr viel schneller gehen. Liegen wir z. B. aufgrund einer Krankheit im Bett und belasten bestimmte Muskeln überhaupt nicht mehr, so schrumpft ihre Masse innerhalb von einigen Monaten um ein Drittel. Schon nach 10 Tagen Bettruhe sind selbst bei fitten Sportlern erhebliche Leistungseinbußen des Atmungs- und Herz-Kreislauf-Systems sowie der muskulären Kraft feststellbar. Folglich liegt es zu einem wesentlichen Anteil an uns selbst, ob wir auch noch im Rentenalter aufrecht, schlank und vital durchs Leben gehen können. Unser Körpergewicht bzw. die Waage zeigt uns die schleichende Körperverfettung zunächst nicht an, da Muskelgewebe schwerer ist als Fettgewebe. Allerdings nimmt der Energiebedarf mit dem Verlust an Muskulatur ab und die Fettreserven bei gleichbleibender Ernährung von Jahr zu Jahr zu.

Gesundes Abnehmen heißt, das Verhältnis von Muskel- zu Fettgewebe zu verbessern. Muskulatur kann in jedem Alter aufgebaut werden. Regelmäßige Bewegung ist ein Jungbrunnen, der den Alterungsprozess zwar nicht stoppt, uns aber trotz eines hohen Alters jung erscheinen lässt.

Was rastet, das rostet

Nach einem langen Arbeitstag sind wir am Abend müde. Nach einer langen Woche brauchen wir das Wochenende zur Erholung, die oft sehr passiv ausfällt. Auf diese Weise geraten wir in die Fangarme der Trägheit. Das bedeutet: Je weniger wir uns bewegen, desto müder werden wir. Der Stoffwechsel erlahmt. Ein gefährlicher Kreislauf beginnt. Nimmt die Muskelmasse ab bzw. der Bauch zu, kommt es zu Haltungsschäden und Rückenbeschwerden, die Gelenke werden infolge von Muskelschwund stärker belastet und der Knorpel schlecht ernährt. Nur ein gut durchblutetes Gelenk liefert dem Knorpel die für seine Ernährung notwendigen Substanzen. Zudem wird durch Bewegungsreize die Produktion von Gelenkflüssigkeit angeregt, die den Knorpel mit einem Schmierfilm überzieht und ihn vor Stoßbelastungen schützt. Der Knorpel selbst wird passiv ernährt. Das heißt, durch Belastung wird Flüssigkeit wie aus einem Schwamm herausgepresst, bei Entlastung saugt er sich mit Flüssigkeit und Nährstoffen voll. Um den Abbau von Gelenkknorpel einzuschränken, werden z. B. nach Knochenbrüchen oder Sportverletzungen die betroffenen Gelenke möglichst schnell mobilisiert. Unser Bewegungsapparat nimmt es mit den Gesetzen der Natur genau. Sowohl Überforderung als auch Unterforderung provozieren Schäden insbesondere an Knochen, Gelenken, Knorpeln, Sehnen und Bändern. Eine gut ausgebildete Muskulatur entlastet und schützt dagegen diese empfindlichen Strukturen.

Balsam für Herz, Gefäße und Lunge

Ein bewegter Muskel braucht mehr Sauerstoff und Nährstoffe. Um diesen Mehrbedarf zu gewährleisten, erhöht sich während der Bewegung die Geschwindigkeit der Atmung (Atemfrequenz) und die eingeatmete Luftmenge (Atemkapazität). Sie kann durch eine Vergrößerung der inneren Lungenoberfläche um mehr als das Zehnfache ansteigen. Die Sauerstoff transportierenden roten Blutkörperchen nehmen in ihrer Anzahl rasch zu, im Muskelgewebe bilden sich vermehrt winzige Blutgefäße (Kapillaren) und das Herz wird leistungsfähiger. Ein trainiertes Herz wiegt etwa das 1,5-fache im Vergleich zu dem eines vorwiegend sitzenden Menschen; in Ruhe sind durchschnittlich 15 Schläge pro Minute weniger notwendig, um den Bedarf der Zellen mit Sauerstoff und Nährstoffen sicherzustellen. Das erspart dem Herzen über 20.000 Schläge pro Tag. Müller-Wohlfahrt vergleicht das ausdauertrainierte Sportlerherz mit einem starken Motor mit großem Hubraum. Das untrainierte Herz entspräche einem schwachen Motor mit kleinem Hubraum, der die gleiche PS-Zahl nur durch eine Erhöhung der Drehzahl ausgleichen könne. Der Fahrspaß im roten Bereich ist jedoch nicht von Dauer. Mit mehr Leistung und niedrigerer Drehzahl fahren Sie gesünder durch Ihr Leben. Das Sportlerherz pumpt unter Belastung statt 15 über 30 Liter Blut pro Minute in das Gefäßsystem. Folglich verbessert sich die gesamte Durchblutung, die Gefäße werden elastischer und die Blutdruckwerte sinken. Durch die verbesserte Fettverbrennung und das Bestreben des Körpers, die Fettspeicher in der Muskulatur nach der Bewegung aufzufüllen, nehmen die Blutfettwerte ab. Gleichermaßen verändert sich das Fettsäuremuster in den Membranen der Muskelzellen, was dem metabolischen Syndrom vorbeugt bzw. diesem therapeutisch entgegenwirkt.

„Doping" für gute Laune, Lebensfreude und für das Nervensystem

Durch Bewegung kommt alles in Fluss, die Ausscheidungsvorgänge im Körper werden angeregt, und indem das Belastende unseren Körper verlässt, bilden sich kleine Oasen, in denen positive Gedanken und Gefühle heranreifen. Nach der Bewegung sind wir optimistischer, ausgeglichener, befreiter und aktiver im Hinblick auf die Umsetzung unserer Ziele. Die Körperchemie verändert sich. Zum Beispiel werden Stresshormone durch moderate Bewegung effektiv abgebaut, während der Blutspiegel an Serotonin, Dopamin oder Noradrenalin steigt. Dadurch schweben wir ein bisschen durch den Tag, sehen nicht mehr alles so verbissen, öffnen den Blick für das Positive, Entscheidungen fallen leichter und aus Problemen werden Herausforderungen und Chancen.

Gehirnareale, die mit der beanspruchten Muskulatur in Verbindung stehen, werden besser durchblutet. Bewegung stellt in jedem Alter einen starken Anreiz zur Neubildung von Nervenzellen und deren Vernetzung durch Zellfortsätze dar. Offenbar dient auch der natürliche Bewegungsdrang von Kindern der optimalen Vernetzung von Nervenzellen, die ohne diese Verbindungen langfristig nicht lebensfähig sind. Insofern steigert Bewegung nicht nur das Denk- und Erinnerungsvermögen, sondern beugt auch altersbedingten Leistungseinbußen des Nervensystems vor. Nicht umsonst motivieren einige fortschrittliche Unternehmen ihre Führungskräfte zu einer aktiven Mittagspause (Krawattenwalk), die sich nicht selten als lohnenswerte Ideenschmiede entpuppt.

Aber auch die aktive Entspannung, z. B. in Form von Yoga, Qi Gong oder T´ai Chi verbessert die Arbeitsleistung. Probleme, über die stundenlang gegrübelt wurde, lösen sich. Bewegung, Entspannung oder beides lohnt sich

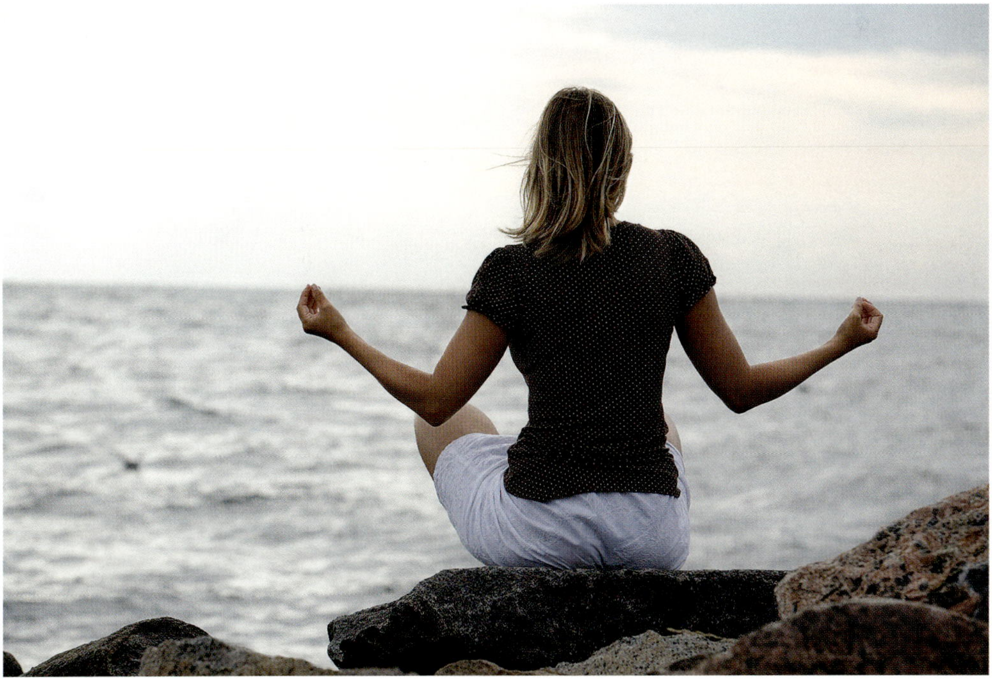

für ein effektives Zeitmanagement. Wir sind leistungs- und konzentrationsfähiger, emotional belastbarer und das Selbstwertgefühl steigt. Selbst der gesunde Schlaf fällt uns leichter, weil Verspannungen in der Muskulatur gelöst werden. Bewegung setzt wie auch Meditation und Fasten Stoffwechselprozesse in Gang, die unseren Geist beruhigen und unserer Lebensfreude und Kreativität Raum zur Entfaltung ermöglichen.

„Bewegung bringt Lebensfreude – denn wer sich bewegt, sagt Ja zu seinem Körper und handelt damit lebensbejahend. Bewegung hilft, Körper, Geist und Seele ins Gleichgewicht zu bringen."

Dr. med. Hans-Wilhelm Müller-Wohlfahrt

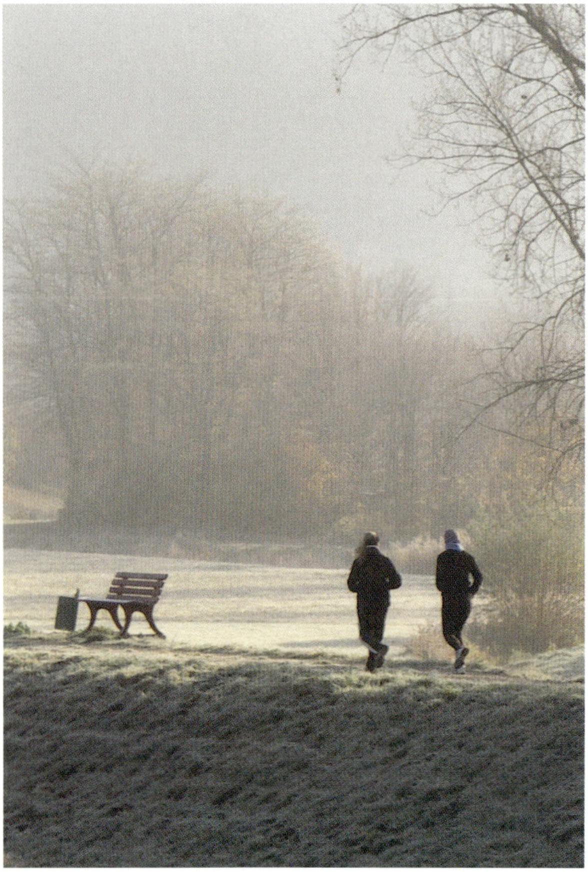

Immun gegen Stress und unerwünschte Eindringlinge

Forschungen in der sogenannten Psychoneuroimmunologie zeigen eindeutig, dass alles, was unserer Seele gut tut, auch für unser Immunsystem von Nutzen ist. Gefühle wie Ärger, Trauer, Frust, Stress, Verzweiflung etc. schwächen unser Immunsystem. Ist z. B. der Cortisolspiegel infolge von Stress ständig erhöht, haben es Grippe- oder Herpesviren leicht. Umgekehrt hilft uns Bewegung indirekt durch eine verbesserte Stimmungslage und direkt durch eine Aktivierung und Vermehrung der immunkompetenten Zellen im immerwährenden Kampf gegen Bakterien, Viren oder entartete Zellen. Aber auch für unser Immunsystem ist die richtige Dosis entscheidend. Übertriebener Ehrgeiz im Sport lässt die freien Radikale explosionsartig ansteigen und schwächt das Immunsystem, was häufige Infekte bei Leistungssportlern vor Augen führen. Genau der gegenteilige Effekt tritt ein, wenn wir im Sauerstoffüberschuss bzw. mit einer Intensität trainieren, bei der wir nicht außer Atem kommen. Hier läuft das Immunsystem zur Höchstform auf. Prof. Dr. Wildor Hollmann, der Präsident des deutschen Sportärztebundes, fasst die positiven Eigenschaften sportlicher Betätigung wie folgt zusammen: „Körperliches Training ist eine wissenschaftlich gesicherte Maßnahme, altersbedingten Leistungseinbußen von Herz, Kreislauf, Atmung, Stoffwechsel, Skelettmuskulatur und Nervensystem entgegenzuwirken."

Vor allem können wir durch ein bewegtes Leben einen großen Teil unserer Muskulatur ins Alter mitnehmen, was unsere Lebensqualität nachhaltig verbessert. Dagegen erschlaffen alle Systeme im menschlichen Organismus dann, wenn sie nicht gefordert werden. Ebenso ungünstig wie Unterforderung ist Überforderung. Das richtige Maß zu finden, darauf kommt es an!

5 Gesund und vital durch Fasten

Fasten beruht in vielen Religionen der Erde auf uralten Traditionen, wobei das religiöse Fasten vor allem der Selbsterkenntnis und der Entwicklung spiritueller Kräfte diente. Wir kennen das vorösterliche und vorweihnachtliche Fasten im Christentum, den Fastenmonat Ramadan im Islam, bei den Hindus das „Shiwa-Fasten“ und bei den Juden den Fastentag Jom Kippur (Tag der großen Vergebung). Moses fastete 40 Tage, um auf dem Berg Sinai die Gebote Gottes in Empfang zu nehmen, Buddha meditierte viele Wochen ohne Nahrung unter dem Baum Bodhi, um zur Erleuchtung zu gelangen, und Gandhi tat es in unnachahmlicher Weise für den Frieden und die Freiheit. Fasten führte aber nicht nur zu tieferen Einsichten, sondern kam auch dem Körper zugute. Seit Hippokrates gab es in jeder Epoche der Medizingeschichte bekannte Ärzte wie Galen (130–199 n. Chr.), Avicenna (980–1037), Paracelsus (1493–1541), Friedrich Hoffmann (1660–1742), Johannes Schroth (1798–1856), Henry Tanner, Edward Dewey (1840–1904), Siegfried Möller, Gustav Riedlin und Herbert Shelton, von denen das Fasten aufgrund ihrer jahrzehntelangen therapeutischen Erfahrungen empfohlen wurde. Ebenso spielte die Fastentherapie in der von Kneipp (1821–1897) begründeten Ordnungstherapie eine bedeutende Rolle. In neuerer Zeit sind vor allem Franz Xaver Mayr (1875–1965), Otto Buchinger (1878–1966), Erich von Weckbecker (1920–2005), Helmut Anemueller und Hellmut Lützner bekannt geworden, die zum Teil eigene Fastentherapien entwickelten. Sowohl von Weckbecker als auch Buchinger waren in jungen Jahren aufgrund schwerer Krankheiten nicht mehr in der Lage, ihrem Beruf als Arzt nachzugehen. Erst durch den eigenen Leidensweg kamen sie zum Fasten und konnten ihre volle Lebenskraft wiedergewinnen. Von diesen Erfahrungen sichtlich berührt, gründeten beide mit großem Engagement Kliniken, in denen bis zum heutigen Tag die naturgemäße Medizin mit aller notwendigen Konsequenz praktiziert wird. Seit 1986 besteht die Ärztegesellschaft für Heilfasten und Ernährung (ÄGHE), in der mit dem Fasten vertraute Ärzte und Ernährungswissenschaftler ihre Erfahrungen austauschen. Danach kann eine professionell angeleitete Heilfastentherapie aus heutiger Sicht als eine der effizientesten naturheilkundlichen Verfahren bezeichnet werden.

„Ich kann auf das Fasten ebenso wenig verzichten, wie auf meine Augen. Denn was die Augen für die äußere Welt sind, ist das Fasten für die innere Welt.“ Mahatma Gandhi

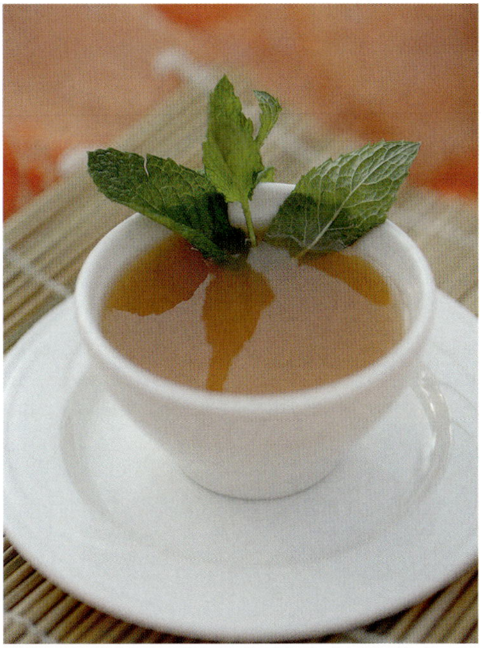

Ähnlich wie die Buchinger-Methode, beruht das Fasten nach von Weckbecker auf einem multidisziplinären, ordnungstherapeutischen Ansatz. Wichtig sind dabei die intensive ärztliche, ernährungs- und sportwissenschaftliche, psychische, seelsorgerische und physiotherapeutische Betreuung. Hinzu kommen begleitende Maßnahmen wie Darmbad, Massagen, Kneippanwendungen, Entspannungstraining und Meditation. Auch der Abstand vom häuslichen Umfeld ist therapeutisch gewünscht und bietet den unbeschreiblichen Luxus, Zeit für sich selbst zu haben. Zeit zum Nachdenken über Lebensinhalte, Lebensziele und Lebenssituationen.

„Das Gebet und die tätige Nächstenliebe sind die zwei Flügel des Fastens, ohne die es nicht abheben kann. (...) Fasten führt zu einer tiefen Verbundenheit mit sich selbst, mit den anderen Menschen und mit der Natur, deren Luft wir atmen, deren Wasser wir trinken, die uns ernährt, von der wir also leben. Aus dieser tiefen Verbundenheit mit allen und allem wächst die Bereitschaft, sich für Gerechtigkeit, Frieden und die Bewahrung der Schöpfung einzusetzen." Niklaus Brantschen

Vieles, was tief verborgen im Unterbewusstsein die Lebensfreude und -energie entzieht, kommt beim Fasten an die Oberfläche und kann in einem neu strukturierten Ordnungssystem ein Umfeld finden, das negatives Potential entschärft. Fasten ist eine Schule des Loslassens, der allzu bewegte Geist kommt zur Ruhe, wird klarer, etwa wie das aufgewühlte Wasser eines Baches, wenn der Sturm vorüber ist. Die intensive Begegnung mit sich selbst gibt Ihnen Gelassenheit, um sich auch im Sturm des Lebens besser auf die eigene Mitte und Lebensvision konzentrieren zu können. Durch Fasten lernen wir, uns auf das Wesentliche zu beschränken. Es führt uns vor Augen, dass wir gar nicht so viel brauchen zu unserem eigenen Glück.

Fasten – wertvoll für Körper und Seele

Gesundheit ist ein Prozess, der ständiger Aufmerksamkeit und Pflege bedarf. Fasten ist eine Körperpflege, die Krankheitsprozesse an der Wurzel packt und Gesundheitsprozesse u. a. durch seine normalisierende Wirkung auf den Stoffwechsel fördert. Gönnen Sie Ihrem Körper in einer Zeit des „Überflusses" eine Verschnaufpause, für die er sich mit einem tief greifenden körperlichen und seelischen Reinigungsprozess bedankt. Fasten belastet nicht den Stoffwechsel, sondern entlastet ihn.

„Die vornehmste und wirkungsvollste Art aber, euren inneren Arzt wirken zu lassen, besteht im Weglassen aller Nahrung und dem damit verbundenen Wachwerden wunderbarer Heilkräfte." Hippokrates

Fasten schafft eine Atmosphäre des inneren Wachstums, ein Gefühl der Selbstverantwortlichkeit und die Erkenntnis, dass Lösungen für unsere Probleme nur in uns selbst liegen können. Dem Fastenden fehlt die Möglichkeit, seine Gefühle durch Essen zu manipulieren oder sich von ihnen abzulenken. An die Stelle des körperlichen Hungers tritt ein Hunger auf geistige Nahrung (Bücher, Kunst, Musik, gute Gespräche). Eine Nahrung, die für uns genauso wichtig ist wie ein schön gedeckter Tisch. Übrigens lehrt uns das Fasten, letzteren überhaupt wieder zu genießen. So verspüren viele Menschen den inneren Wunsch, ihre Ernährung, aber auch ihr Leben als Ganzes neu zu ordnen, die Abläufe bewusster wahrzunehmen und ihnen einen Rhythmus zu geben.

„Auch du wirst während des Fastens Zeit haben, wahrzunehmen, was deine Seele nährt. So fällt der Verzicht auf Materielles leichter."
Dr. med. Otto Buchinger

Fasten – eine Operation ohne Messer

Wir brauchen mehr Vertrauen in die Natur des Menschen, dessen Körper in der Lage ist, bei einer Vielzahl von Beschwerden die für Regeneration und Heilung notwendigen inneren

Kräfte zu entfalten, wenn wir durch eine Fastentherapie und anschließende stoffwechselaktive Vollwertkost Heilhindernisse beseitigen. Durch Fasten verbessert sich die Funktion eines in der Regel durch Zivilisationskost belasteten Verdauungs- und Immunsystems. Für Allergiker bedeutet eine Fastenzeit eine weitgehend allergenfreie Zeit. Überreaktionen des Immunsystems werden durch einen Abbau allergieauslösender Entzündungsstoffe reduziert, die Immunkräfte dagegen aktiviert. Erhöhte Cholesterin-, Blutdruck- und Blutzuckerwerte zeigen eine Tendenz zur Normalisierung (vgl. Kap. 3), und die überflüssigen Polster werden durch eine Aktivierung des Fettstoffwechsels in Verbindung mit einem niedrigen Insulinspiegel bzw. einem Anstieg der Gegenspieler Glukagon und Wachstumshormon wirkungsvoll verbrannt. Die Fettreserven haben ja die Aufgabe, magere Zeiten zu überbrücken. Also ist es ein normaler biologischer Vorgang, dass der Körper während des Fastens die hormonellen Voraussetzungen für den Fettabbau schafft. Weitere wichtige Indikationen für eine Fastentherapie sind Ausschläge, allergische Ekzeme, Schuppenflechte, Heuschnupfen, Krankheiten der Atemwege, Migräne und Kopfschmerzen, Fibromyalgie, Gicht, Rheuma, Magen-Darm-Erkankungen, Fettleber, Entzündungen von Leber, Bauchspeicheldrüse und Gelenken und deren Abnutzung.

Nicht geeignet ist eine Fastentherapie für untererernährte, ausgezehrte Menschen, z. B. nach einem Krebsleiden, schweren Operationen oder bei Essstörungen und schweren Nierenfunktionsstörungen. Insbesondere beim Fasten aus medizinischen Gründen ist ein Klinikaufenthalt mit einer auf das Krankheitsbild zugeschnittenen begleitenden Therapie ratsam. Kommt ein klinischer Aufenthalt nicht in Frage, sollte aber auch beim ambulanten Fasten eine ärztliche Betreuung sichergestellt sein.

„Wer stark, gesund und jung bleiben will, sei mäßig, übe den Körper, atme reine Luft und heile sein Weh eher durch Fasten als durch Medikamente." Hippokrates

Dass Fasten die Organfunktionen verbessert, konnte Dr. med. Jürgen Rohde, ehemaliger Chefarzt eines Berliner Krankenhauses für Naturheilkunde, mit einem in der Altersforschung anerkannten Vitalitätstest zeigen. In einem persönlichen Gespräch bestätigte er mir, dass nach einem dreiwöchigen stationären Fasten ein Verjüngungseffekt eintritt, der einer Verminderung des Funktionsalters (z. B. Beweglichkeit, Leistungsfähigkeit von Organen) von bis zu sechs Jahren entspricht. Fasten ist eine instinktive, natürliche Handlung, um im Falle einer Erkrankung den Heilungsprozess optimal zu fördern. Auch viele Tiere fasten, wenn es ihnen schlecht geht. Fallen die energieaufwendigen Verdauungsprozesse weg, steht dem Körper die Energie für die Aktivierung von Selbstheilungskräften voll zur Verfügung. Fasten aktiviert den inneren Arzt und ist zugleich ein Jungbrunnen für Körper, Geist und Seele. Tiere, deren Kost rationiert wird, leben zum Beispiel zwei- bis dreimal so lange wie Tiere mit unbegrenztem Nahrungsangebot.

Berichte von Naturvölkern zeigen ähnliche Ergebnisse. Der schottische Arzt Sir Robert McCarrison lebte von 1904 bis 1911 vorwiegend bei den Hunzas in einem Hochtal im Zentralhimalaja. Medizinern waren sie durch ihr extrem hohes Durchschnittsalter und ihre außergewöhnliche Gesundheit bis ins hohe Greisenalter aufgefallen. Dr. McCarisson machte für dieses Phänomen die alljährlichen Fastenperioden sowie die kalorisch sehr niedrige, aber hochwertige Kost der Hunzas verantwortlich. Ihre Ernährung bestand vorwiegend aus Getreide (Breie und Fladen aus Gerste, Weizen, Hirse, in neuerer Zeit auch Buchweizen und Mais), Gemüse, Obst (frische und getrocknete Aprikosen, Trauben, Äpfel und Maulbeeren), Nüssen, Hanfsamen, Aprikosenkernöl und geringen Mengen gesäuerter Milchprodukte (Butter, Joghurt, Quark aus Ziegen- und Schafsmilch). Zu besonderen Festtagen wurden diese Lebensmittel durch etwas Ziegenfleisch ergänzt. Die Lebensmittel wurden auf den mit Gletscherwasser bewässerten mineralstoffreichen Böden des Hunza-Tals angebaut. Waren die Vorräte im Frühjahr aufgebraucht, folgten mehrwöchige Fastenperioden. Dieser Lebensstil machte das Hunza-Tal bei Menschen auf der Suche nach der ewigen Jugend als das Land der Hundertjährigen bekannt.

1927 wurde Dr. McCarrisson Direktor des Ernährungsforschungsinstituts von Indien. Tief beeindruckt von seinen Erfahrungen mit den Hunzas führte er in dieser Funktion mehrere Untersuchungen an jeweils etwa 1200 Ratten durch, um die Wirkung unterschiedlicher Kostformen zu beobachten. Er fütterte die Tiere mit der beschriebenen Hunza-Kost, mit indischer Kost (geschältem Reis, gekochtem Gemüse, Hülsenfrüchten, Fleisch und Ghee, einer Abwandlung von Butter) und mit der zu dieser Zeit üblichen englischen Kost (Weißbrot, Marmelade, Margarine, Kekse, Gemüse, Fleisch, Wurst, Käse, Süßigkeiten und als Trinkflüssigkeit gesüßten Schwarztee. Gemüse und Fleisch stammte vorwiegend aus Konserven). Mit der Hunza-Kost waren die Ratten kerngesund und erreichten ein hohes Alter. Bei den Tieren mit indischer Kost entwickelte sich eine Vielzahl von Erkrankungen, die genau protokolliert wurden. Erschreckend war der Gesundheitsstatus der Tiere mit englischer Kost. Krankheiten aller Art breiteten sich im besten Alter der Ratten seuchenartig aus, die Tiere wurden aggressiv und fielen sogar übereinander her. Prof. Dr. med. Werner Kollath machte in seinen jahrzehntelangen Untersuchungen an Ratten ähnliche Erfahrungen und folgert hieraus im Rahmen der Reformbewegung die Notwendigkeit einer vollwertigen Ernährung. Bereits im Lorscher Arzneibuch, dem wichtigen Textzeugen über die Heilkunst im frühen Mittelalter, ist zu lesen, dass Ernährung für unsere Gesundheit wesentlich ist: „Wer in dieser Weise auf sich achtet, braucht sonst kein Heilmittel."

Mit der Erschließung des Hunza-Tals durch den Bau einer Straße in den 1940er und 1950er Jahren ging es mit ihrer Gesundheit bergab. Lebensmitteltransporte machten die Fastenperioden „überflüssig" und unter dem Einfluss zunehmender Touristenströme spielte die Zivilisationskost auch bei den Hunzas eine immer größere Rolle. Wie in den Rattenversuchen von Dr. McCarrisson, nahmen parallel zu dieser Entwicklung die Zivilisationskrankheiten und Altersgebrechen bis in die heutige Zeit zu.

„Ein Viertel der Nahrung dient dem Menschen zum Sattwerden, mit den restlichen drei Vierteln versorgt man den Arzt." Volksmund

Bereiten Sie Ihren Körper auf das Fasten vor

Mit vollen Vitalstoffdepots fällt das Fasten leichter, weshalb einer vollwertigen Ernährung (vgl. Kapitel 3) im Hinblick auf eine erfolgreiche Fastenzeit ein hoher Stellenwert zukommt. Gewöhnen Sie es sich schon jetzt an, möglichst täglich einen Frischkostteller zu genießen, viel Wasser und Kräutertees zu trinken und den Konsum von Genussmitteln (z. B. Süßigkeiten, Kuchen) zu reduzieren. Kaffee sollte in den Tagen vor dem Fasten ganz weggelassen werden, da durch den Koffeinentzug in Verbindung mit der Umstellung auf innere Ernährung in den ersten Fastentagen verstärkt Kopfschmerzen auftreten können. Auch der Magen-Darm-Trakt sollte durch bewusst gewählte Portionsgrößen und leicht bekömmliche, vegetarische Kost immer mehr entlastet werden. Der letzte Tag, der sogenannte Entlastungstag, dient in besonderer Weise der körperlichen und mentalen Vorbereitung auf das Fasten. Hier haben sich im Sinne der aufgeführten Beispiele einfache, kalorienarme Gerichte aus Gemüse, Obst, Kartoffeln und Getreide bzw. Kombinationen daraus bewährt, die in der Nachfastenzeit speziell bei Gewichtsproblemen in Form von 1–2 Entlastungstagen pro Woche weiterhin einbezogen werden können. Das mit ihnen verbundene angenehme Körpergefühl hält die Motivation der Fasten- bzw. Abfastentage am Leben und verhindert Rückfälle in alte Ernährungsmuster. Zudem bewirken sie, dass der Körper nach dem Fasten weiterhin auf seine gespeicherten Reserven zurückgreift, sofern sie sich auch in den Tagen zuvor bzw. den darauf folgenden bewusst ernähren. Als Ausgleich für Völlerei, etwa nach dem

Motivationsschub durch Entlastungstage		
Mahlzeit	**Gemüse-Reis-Tag**	**kcal**
Frühstück	**390 g Obst-Reis-Salat** *Zutaten:* 90 g Natur-Rundkornreis (Rest für Mittag- und Abendessen) 270 ml Wasser 100 g Orange, würfeln 70 g Apfel, würfeln 50 g Bananen, mit der Gabel zu Mus drücken 50 g Naturjoghurt, Zimt *Zubereitung:* Den Reis im Wasser 30 Minuten köcheln und 10 Minuten bei abgeschalteter Herdplatte nachquellen lassen. 120 g Reis (gekocht) mit dem klein geschnittenen Obst und Joghurt vermischen. Den Obst-Reissalat mit Zimt abschmecken.	**282**
Mittagessen	**440 g Gemüse-Reis-Pfanne** *Zutaten:* 150 g Lauch, 150 g Möhren, jeweils in dünne Scheiben schneiden 150 g Blumenkohl, in kleine Röschen zerteilen 30 g reines Tomatenmark 50 g Avocado, mit der Gabel zu Mus drücken *Gewürze:* Gemüsebrühe, Kräutersalz, Peperoni, Koriander, Petersilie, Schnittlauch, Dill *Zubereitung:* Das Gemüse in 150 ml Wasser 7–8 Minuten köcheln, mit 120 g Reis, Tomatenmark und Avocadomus vermischen und mit den Gewürzen herzhaft abschmecken. 250 g von der Gemüse-Reis-Pfanne für das Abendessen beiseite stellen.	**229**
Abendessen	**590 g Gemüse-Reissuppe** *Zubereitung:* Den Gemüse-Reis (250 g) mit 250 ml Wasser und 30 g Avocado pürieren, den restlichen Reis (ca. 60 g gekocht) untermischen, erwärmen und mit den o.g. Gewürzen abschmecken.	**259**
Gesamt		**770**

Motivationsschub durch Entlastungstage

Mahlzeit	Obsttag: Saison Winter	kcal
Frühstück	**350 g Obst (z. B. Mango, Banane, Birne, Apfel, Ananas, Kiwi)**	225
Mittagessen	**530 g Obstmüsli** *Zutaten:* 30 g grobe Haferflocken 150 ml Orangensaft, möglichst frisch gepresst 200 g Mango, würfeln 100 g Kiwi, würfeln *Zubereitung:* Haferflocken, Orangensaft und Obst vermischen.	343
Nachmittags	**200 g schneller Apfelauflauf** *Zutaten (für ein Backblech):* 300 g dünner Mehl-Wasser-Teig (Pitta-Teig), gibt es in türkischen Geschäften 300 g Joghurt, 80 g Honig, 75 g Vollkorn-Dinkelgrieß 100 ml Mineralwasser, Zimt, Vanille 2 Eier, schaumig rühren 1 kg Äpfel, grob raffeln, mit Zitronensaft vermischen 1 EL Rapsöl *Zubereitung:* Joghurt, Honig, Grieß, Mineralwasser, Zimt und Vanille verrühren. Die geschlagene Eimasse untermischen. Ein Backblech mit 2 Schichten Pitta-Teig auslegen, dünn Soße und anschließend Äpfel darauf verteilen. Nun mehrere Male jeweils eine Teiglage, Soße und Äpfel darüberschichten. Den Apfelauflauf mit 2 Teiglagen abdecken. Die restliche Soße mit dem Öl vermischen und auf dem Teig verteilen. Den Auflauf im vorgeheizten Backofen auf der mittleren Schiene bei 170 °C ca. 50 Minuten goldgelb backen. Der Auflauf schmeckt sowohl warm als auch kalt. *Tipps:* Bereiten Sie den Auflauf in einer der gewünschten Größe entsprechenden Auflaufform zu, wenn Sie eine kleinere Menge benötigen. Probieren Sie den Auflauf anstelle von Äpfeln mit einer pikanten Joghurt-Quark (Frischkäse)-Ei-Creme.	282
Abendessen	**300 g gut ausgereifte Ananas**	165
Gesamt		**1015**

Motto „Heute zuschlagen und morgen entlasten", dienen sie keineswegs dem Ziel eines veränderten Ernährungsverhaltens.

Einlauf und Bittersalze – Darmreinigung gehört zum Fasten

Um Schleimhautreizungen vorzubeugen, bevorzugen wir in der Klinik die tägliche, gering dosierte Einnahme von Bittersalz (1 TL auf 250 ml Wasser) gegenüber einer einmalig hochdosierten. Dabei wird FX-Passagesalz meist besser vertragen als Glaubersalz. Die Wirkung der Bittersalze beruht auf ihrem Sulfat-Ion, das vom Darm nicht aufgenommen wird. Durch seine wasserbindende Wirkung bildet sich eine Wassersäule, die im Gegensatz zum Einlauf den gesamten Darm durchspült. Je nach Konzentration kann es bei den Bittersalzen mehrere Stunden dauern, bis es zu einer dünnflüssigen Darmentleerung kommt. Sie wird beschleunigt durch reichliches Trinken von Wasser. Um Störungen im Elektrolythaushalt vorzubeugen, empfehle ich insbesondere bei der Einnahme von Bittersalzen täglich wenigstens 1–2 Tassen mineralstoffreiche Gemüsebrühe. Wer eine Abneigung gegen die Bittersalze hat bzw. einen Einlauf zur Darmreinigung vorzieht, sollte diesen zumindest jeden zweiten Tag anwenden, wobei je nach Typ (Hitze- oder Kältetyp) eine Wassertemperatur zwischen 25 und 37 °C geeignet ist. Die meisten Irrigatorgefäße fassen etwa 1 Liter. Es empfiehlt sich, unter die Einlaufflüssigkeit etwa eine Tasse eines kräftigen Kräutertees (z. B. Kamille, Ringelblume) unterzumischen. Zusätzlich empfehlen kann ich die von Dr. von Weckbecker entwickelte Colontherapie, bei der der Darm nur mithilfe der Schwerkraft mit ca. 15 Litern Wasser gereinigt wird. Diese Therapie fördert das Wohlbefinden von Fastenpatienten und erzielt unter anderem gute Ergebnisse bei Migräne-, Rheuma- und Allergiepatienten.

Tipps:

- Erledigen Sie wichtige Termine, Arbeiten oder Verpflichtungen rechtzeitig, damit Ihr Kopf während des Fastens frei ist.
- Reservieren Sie die Fastenzeit für „Aktivitäten", die Ihnen Freude bereiten und die Ihrer Gesundheit zugute kommen (z. B. Sauna, Spaziergänge, Meditation, Gymnastik, Tanzen).
- Besorgen Sie sich für die ersten zwei bis drei Fastentage frisches Gemüse, um daraus die Gemüsebrühen (siehe Beispiele) zubereiten zu können, falls Sie zu Hause fasten.
- Denken Sie an ein reichhaltiges Sortiment hochwertiger Kräutertees, die sie Ihrem Körpergefühl entsprechend auswählen sollten (z. B. abends schlaffördernde, beruhigende Teezubereitungen mit Melisse, Hopfen oder Baldrian, vgl. Kapitel 3.4.12).
- Denken Sie an den Einkauf eines Irrigators (Gefäß mit Schlauch und Einführungsstück) und evtl. Bittersalzen. Auch eine Wärmflasche ist sehr nützlich, die zur Förderung der Entgiftungsfunktion der Leber auf den rechten Oberbauch unterhalb des Rippenbogens gelegt wird. Dazu umwickeln Sie die Wärmflasche mit einem feuchten Handtuch.

5.1 Fasten – Nahrung aus gespeicherten Reserven

Mit Fasten verbinden manche die Vorstellung von unangenehmen, strengen „Hungerkuren". Doch Fasten ist ein freiwilliger und bewusster Verzicht auf feste Nahrung für einen begrenzten Zeitraum, bei dem das Hungergefühl mit der Umstellung von äußerer auf innere Ernährung meist nach drei bis vier Tagen verschwunden ist. Die Gabe von Bittersalzen beschleunigt diesen Prozess, da es durch die Salze zu einer schnelleren Darmreinigung und Ruhigstellung des Darms kommt. Der Körper wird aus den gespeicherten Reserven bestens mit Energie versorgt. Beim Fastenwandern sind sogar viele erstaunt, mit welcher Leichtigkeit auch anstrengende Wege bewältigt werden können. Sind am Ende einer Fastenwoche 60–70 km geschafft, so ist das besonders für Übergewichtige eine Erfahrung, die die Beziehung zum eigenen Körper – in dem ja viel mehr steckt, als man dachte – außergewöhnlich positiv verändert. Durch den lang anhaltenden Belastungsreiz bei gleichzeitig niedriger Belastungsintensität bekommen die Muskeln „Heißhunger" auf ihre Fettreserven. Das Selbstwertgefühl wächst mit jedem Tag und aus dem Gefühl der Hilflosigkeit entwickelt sich die Zuversicht, aus eigener Kraft etwas verändern zu können.

Bekannt geworden sind die Fastenmärsche von Göteborg nach Stockholm (1954, 1964), bei denen innerhalb von 10 Tagen eine Strecke von 500 km zurückgelegt wurde und sich die durchaus nicht trainierten Teilnehmer bei ausschließlicher Zufuhr von Wasser bester Gesundheit erfreuten. Denken Sie auch hier an die Beispiele aus der Tierwelt. Zugvögel legen Tausende von Kilometern im Nonstop-Flug ohne jegliche Nahrungsaufnahme zurück. Lachse nehmen während ihres strapaziösen Weges flussaufwärts zu den Laichplätzen und der Laichzeit keinerlei Nahrung auf. Kaiserpinguine fasten auf dem langen Weg zu ihren Brutplätzen einschließlich der Zeit bis zur Eiablage und dem Schlüpfen des jungen Pinguins zwischen 65 (Weibchen) und 115 Tagen (Männchen) bei eisigen Temperaturen. Auch Menschen sind in der Lage, extrem lange Zeiten ohne feste Nahrung bei voller Leistungsfähigkeit zu überbrücken. Ansonsten wäre aus entwicklungsgeschichtlicher Sicht aufgrund des nicht immer vorhandenen Nahrungsangebotes ein Überleben in vielen Regionen der Erde nicht möglich gewesen.

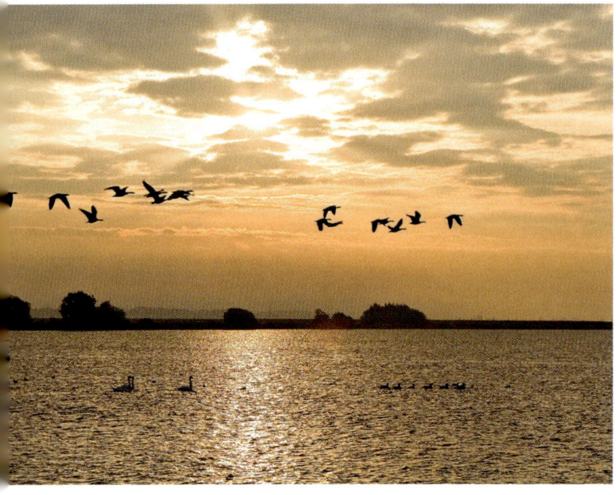

Sogar einer normal gewichtigen Person steht genügend Energie für ca. 40 Fastentage zur Verfügung, wobei ich nicht sagen möchte, dass man diese Zeit ausschöpfen sollte. Auch eine Fastenwoche kann ein sehr positives Erlebnis sein und hat sich bei vielen zu einem alljährlichen Ritual entwickelt. Der überwiegende Anteil von erfahrenen Fastern bevorzugt aber ein- bis zweimal im Jahr 10–14-tägiges Fasten. Hierbei werden die positiven Wirkungen des Fastens intensiver erlebt, da sich der Körper auf die veränderte Stoffwechsellage einstellen muss und folglich die ersten Tage in Abhängigkeit von der körperlichen und seelischen Verfassung am schwierigsten wahrgenommen werden. Abgesehen von kleinen Umstellungsproblemen sind länger anhaltende Beschwerden bzw. regelrechte „Fastenkrisen" meist durch eine nicht sachgerechte Fastenführung bedingt. Bei einigen Erkrankungen (z. B. Hauterkrankungen, Migräne, rheumatischen Gelenkerkrankungen) können im Zuge der aktivierten Ausscheidungs- und Entgiftungsprozesse Erstverschlimmerungen auftreten, die mit zunehmender Fastendauer abklingen. Im Nachhinein berichten viele Fastende über beachtliche Verbesserungen ihrer Beschwerden bis hin zur Beschwerdefreiheit. Erfahrene Fastentherapeuten sprechen deshalb lieber von „Heilkrisen", die eine besonders intensive Betreuung erfordern.

In den ersten 24 Stunden werden vor allem die gespeicherten Kohlenhydrate (Glykogen) zur Energiegewinnung genutzt, die jedoch sehr begrenzt sind (vgl. Kapitel 1.4). In den folgenden drei bis vier Tagen bezieht der Körper deshalb verstärkt die Eiweißreserven (ca. 100 g/Tag) ein, um daraus die von Gehirn- und Nervenzellen benötigten Kohlenhydrate aufzubauen. Probleme treten in dieser Phase auf, wenn der Neuaufbau von Kohlenhydraten nicht ausreicht. Zu dieser Situation kann es kommen, wenn der Körper als Folge einer inaktiven Lebensweise die Fette nicht effektiv mobilisieren kann und in der gewohnten, bequemen Art und Weise lieber Kohlenhydrate als Fette zur Energiegewinnung heranzieht. Die Aufnahme kleiner Kohlenhydratmengen in Form einer Dinkelsuppe, Semmel oder Honig (vgl. Fastenpläne) beugt Unterzuckerungsreaktionen vor, reduziert den Eiweißabbau und verbessert den Fettstoffwechsel. Dieser kommt durch die mit dem Fasten einhergehenden hormonellen und enzymatischen Anpassungsmechanismen von Tag zu Tag mehr in Fahrt. Bewegung unterstützt die gewünschten Stoffwechselreaktionen (vgl. Kapitel 4). Wie hervorragend unser Organismus auf Fasten eingestellt ist, wird daran deutlich, dass selbst Nervenzellen, die normalerweise nur Traubenzucker verbrennen, nach einigen Fastentagen die Stoffwechselendprodukte des Fettstoffwechsels, die Ketonkörper, zu ihrer Energiegewinnung gebrauchen. Dadurch wird der Stoffwechsel stabilisiert und der Eiweißbedarf reduziert. Der vielfach kritisierte Eiweißabbau kann durch eine gezielte Stoffwechselführung in Grenzen gehalten werden. Er ist aber nicht völlig unerwünscht, da durch die heute übliche hohe Eiweißaufnahme den Untersuchungen von Dr. med. Lothar Wendt zufolge überschüssige Eiweiße in den Zellzwischenräumen (Bindegewebe) sowie in den Kapilarwänden (Basalmembran) der Blutgefäße gespeichert werden und, wie bei einem verschmutzten Filter, den Stoffaustausch beeinträchtigen. Sie werden durch Fasten abgebaut, ebenso durch freie Radikale geschädigte Proteine und allergie- und entzündungsauslösende Antigen-Antikörper-Immunkomplexe. Krankhaftes wird also durch Gesundes ersetzt, was im Nachhinein an einer Erneuerung der im Körper vorhandenen Eiweißvorräte durch intakte Eiweißstrukturen deutlich wird. Darüber hinaus haben Forschungsarbeiten von Dr. Bierhaus ergeben, dass infolge von Bräunungsreaktionen (z. B. in der Brotkruste, bei Knäckebrot, Bratkartoffeln, Pommes oder Chips) Verbindungen von Eiweißen und Kohlenhydraten entstehen (AGEs – advanced glycation endproducts), die mit hoher Wahrscheinlichkeit arteriosklerotische Prozesse und Krebs fördern und den Alterungsprozess beschleunigen. Das in den letzten Jahren in die Diskussion geratene Acrylamid gehört z.B. zu diesen Verbindungen, aber auch in Bier und Cola light wurden „AGEs" in hohen Konzentrationen gefunden. Gegenstand momentaner Forschung ist die Frage, ob diese Stoffe durch Fasten ebenfalls abgebaut oder effektiver ausgeschieden werden. Wenn ja, läge hierin eine weitere Erklärung für die gesundheitsfördernden Effekte des Fastens.

Fastenmahlzeiten gehören dazu

Obwohl beim Fasten die Verdauungsvorgänge einschließlich der damit verbundenen Produktion von Verdauungssäften auf ein Minimum reduziert sind (z. B. Abschilferung von Darmzellen) und auch die Stoffwechselvorgänge in den Zellen auf Sparflamme laufen, benötigt der Körper ein Mindestmaß an Vitalstoffen. Deshalb sollten Sie die Fastenmahlzeiten auf keinen Fall ausfallen lassen. Während des Fastens können durchaus 300–400 kcal aufgenommen werden, ohne auf die erwünschten Fastenwirkungen verzichten zu müssen. Als Start in den Tag haben sich Obst- und Gemüsesäfte (möglichst frisch gepresst), Buttermilch oder naturreine Molke bewährt. Mittags und abends ist eine leicht sämige Gemüsebrühe ideal, die täglich frisch mit Gemüse und Kräutern in unterschiedlichen Geschmacksrichtungen zubereitet werden sollte (siehe Rezepte). Alternativ zur abendlichen Gemüsebrühe bietet sich Tee mit Honig oder eine dünne Dinkelbzw. Hafersuppe (siehe Rezepte) an, die einige auch morgens anstelle von Saft bevorzugen. Magen-Darm-Empfindliche vertragen das Fasten besser, wenn sie dreimal pro Tag jeweils ein Glas Reis-, Hafer-, Dinkel- oder Leinsamenschleim (siehe Rezepte) zu sich nehmen, was nicht gerade genussvoll, aber aus medizinischer Sicht zu empfehlen ist. Die Schleimstoffe (besonders von Leinsamen) schützen die empfindlichen Schleimhäute und können bei entzündlichen Magen- und Darmerkrankungen die Beschwerden lindern. Beim Mayr-Fasten wird zweimal pro Tag eine altbackene, in dünne Scheiben geschnittene Weißmehlsemmel gereicht, die intensiv gekaut und eingespeichelt werden muss, um sie dann mit Buttermilch oder Milch im Prinzip „trinken" zu können. Dazu wird zu jedem Bissen die Milch mit fast geschlossenen Lippen regelrecht aufgesogen, was Mayr, der seine Fastenkur als eine Kau- und Essschulung betrachtete, als „sippeln" bezeichnete. Unabhängig von einem bestimmten Fastenschema können Sie Ihre Fastenspeisen durchaus variabel gestalten (siehe Fastentipps), denn an einem ändert sich auch beim Fasten nichts: Die Speisen sollten möglichst viel Genuss bieten und mit einem positiven Gefühl ganz im Sinne von Mayr langsam eingenommen werden. Ein individuell bzw. auf das therapeutische Ziel abgestimmter Fastenplan steigert das Wohlbefinden, beugt einem Vitalstoffmangel vor, verbessert die Fettverbrennung und erhöht die Fastenbereitschaft.

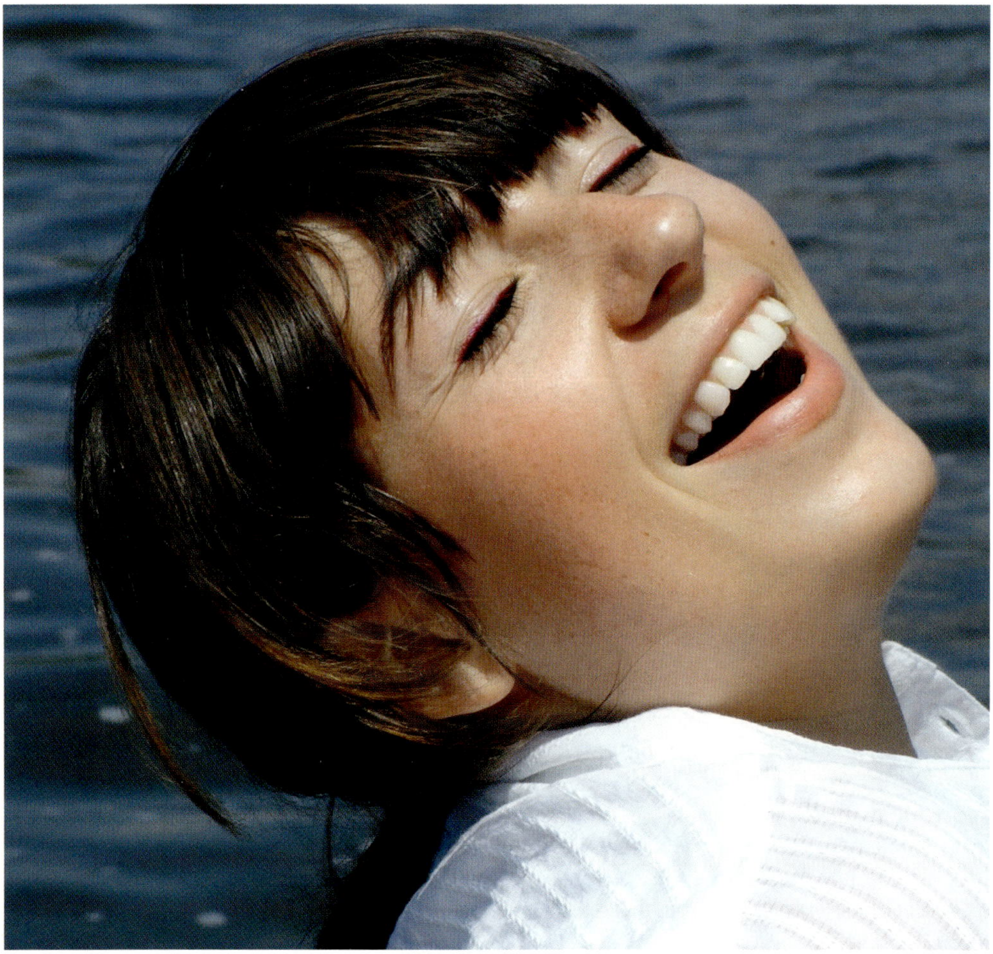

Trinken, Trinken, Trinken

Das Herzstück einer Fastentherapie einschließlich der Entlastungs- und Aufbautage ist eine reichliche Flüssigkeitszufuhr (mindestens 3 l/Tag). Empfehlenswert sind vor allem Kräutertees und Wasser. Dadurch werden die Stoffwechselendprodukte (z. B. Harnsäure, Kreatinin, Harnstoff), die ja auch während des Fastens entstehen, effektiv ausgeschieden und die Reinigungsprozesse von abgelagerten „Schlackenstoffen" sowie deren Verbrennung – einer Müllverbrennungsanlage gleich – optimal gefördert. Dr. von Weckbecker verglich das Fasten mit einem Frühjahrsputz. Befindet sich viel Wasser im Putzeimer, können die Schmutzpartikel gründlicher gelöst werden. Wird das Wasser gewechselt und noch mal nachgewischt, wird es mit jedem Male sauberer, sodass der Osterputz nach zwei bis drei Wochen ständigen „Spülens" perfekt ist. Mit jedem Fastentag reift das Bedürfnis, dieses Gefühl durch eine Veränderung des Lebensstils zu erhalten. Durch reichliches Trinken treten Fastenkrisen (z. B. Kopfschmerzen, Schwindel) weitaus seltener auf, da sich die gesamte Herz-Kreislauf-Funktion verbessert. Während der Aufbautage wird die Produktion von Verdauungssäften angeregt und die Haut strafft sich durch die vermehrte Innenspannung der Hautzellen. Eine Vielzahl von Models fastet z. B. vor wichtigen Fototerminen, wobei Trinken die innere Kosmetik des Fastens im äußeren Erscheinungsbild vollendet.

Fastentipps:

- Fügen Sie dem Wasser, insbesondere bei einem schlechten Geschmack im Mund, frisch gepressten Zitronensaft hinzu.
- Trinken Sie bei Kopfschmerzen, die infolge von Koffeinentzug auftreten, 2–3 Tassen grünen Tee.
- Treten Anzeichen einer Unterzuckerung (z.B. Schwindel, Müdigkeit) auf, so kann eine kleine Portion zusätzliche Dinkelsuppe helfen.
- Haben Sie das Bedürfnis etwas zu kauen, so tauschen Sie eine Brühe gegen eine altbackene, in Scheiben geschnittene Semmel (Mayr-Fasten) aus.
- Brauchen Sie morgens nach mehreren Tagen Möhrensaft etwas Erfrischendes, so trinken Sie je nach Verträglichkeit einen frisch gepressten Obstsaft (z. B. Apfel-, Orangen-, Zitronen- oder Grapefruitsaft), den Sie je nach Belieben mit Buttermilch, reiner Molke oder Wasser mischen können. Ebenso können Sie Erdbeeren, Mango, Banane etc. zusammen mit Buttermilch oder Molke pürieren.
- Begleitend können während der Fastentherapie in Absprache mit dem Arzt oder Fastentherapeut basenbildende Mineralien (Bullrich-Salz), einzelne Vitalstoffe (z. B. Magnesium, Kalium), homöopathische Herz-Kreislauf-Tropfen und bei Störungen der Darmflora „Symbio-Flor" oder „Kanne Brottrunk" eingenommen werden. Bei hohen Harnsäurewerten können harnsäureausscheidende Medikamente dringend erforderlich sein.
- Bei kalten Füßen machen Sie ein aufsteigendes, warmes Fußbad (15–20 Minuten) evtl. unter Zugabe von zerstoßenem Senfsamen. Dazu die Füße in eine Wanne mit 30 °C warmen Wasser eintauchen. Nun nach und nach warmes Wasser hinzugeben, sodass die Temperatur auf ca. 40 °C ansteigt. Anschließend die Füße mit kaltem Wasser abgießen.
- Halten Sie Ihre Erfahrungen in einem Fastentagebuch fest. Diese erleichtern Ihnen bei weiteren Fastenzeiten den Erfolg und sind zugleich eine wertvolle Motivationsquelle.

So könnten Ihre Fastenmahlzeiten aussehen:		
Mahlzeit	**Buchinger-Fasten**	**kcal**
Frühstück	**150–200 ml Gemüse- oder** **Obstsaft (Apfel)** *Alternativ:* 150 ml Hafer- oder Dinkelsuppe	**38–50** **57** **33**
Mittagessen	**400–470 ml Gemüsebrühe**	**ca. 50**
Abendessen	**Tee mit Honig (20 g)** *Alternativ:* 400–470 ml Gemüsebrühe oder 150 ml Hafer- oder Dinkelsuppe	**65** **ca. 50** **33**
	Mayr-Fasten	
Frühstück	**1 altbackenes Brötchen mit** **150 ml Buttermilch**	**137** **53**
Mittagessen	**1 altbackenes Brötchen mit** **150 ml Buttermilch**	**137** **53**
Abendessen	**reichlich Kräutertee oder Wasser**	
Montag	**Variabel**	
Frühstück	**150–200 ml Möhrensaft[1]** **mit 1 TL Weizenkeimöl**	**33–44** **36**
Mittagessen	**470 ml Tomatenbrühe mit Basilikum etc.**	**56**
Abendessen	**470 ml Tomatenbrühe**	**56**
Dienstag		
Frühstück	**150 ml Dinkelsuppe**	**33**
Mittagessen	**420 ml Fenchelbrühe mit Dill, Fenchelkraut,** **Schnittlauch etc.**	**40**
Abendessen	**420 ml Fenchelbrühe**	**40**

[1] möglichst frisch gepresst

Mahlzeit	Variabel (Fortsetzung)	kcal
Mittwoch		
Frühstück	150–200 ml Rote Bete-Apfel-Saft[1], Verhältnis 1:1	70–93
Mittagessen	400 ml Pastinakenbrühe mit Kresse	58
Abendessen	400 ml Pastinakenbrühe	58
Donnerstag		
Frühstück	1 altbackenes Brötchen mit 150 ml Buttermilch	190
Mittagessen	420 ml Möhrenbrühe mit Alfalfa-Sprossen etc.	43
Abendessen	Tee mit Honig (20 g)	65
Freitag		
Frühstück	150–200 ml Tomatensaft	26–34
Mittagessen	430 ml Kürbisbrühe mit Korianderkraut, Pfefferminze etc.	47
Abendessen	430 ml Kürbissuppe	47
Samstag		
Frühstück	150–200 ml Möhrensaft[1] mit 1 TL Weizenkeimöl	33–44 36
Mittagessen	1 altbackenes Brötchen mit 150 ml Buttermilch	190
Abendessen	450 ml Kartoffelsuppe mit Petersilie, Salbei etc.	70
Sonntag		
Frühstück	150–200 ml Gemüsesaft	38–50
Mittagessen	440 ml Zucchinibrühe mit Radieschensprossen etc.	42
Abendessen	Tee mit Honig (20 g)	65

[1] möglichst frisch gepresst

▶▶

Dinkelsuppe

25 g Dinkelmehl und 350 ml Wasser mit dem Schneebesen verquirlen. Die Dinkelsuppe unter ständigem Rühren aufkochen lassen, die Herdplatte abschalten und 10 Minuten nachquellen lassen.

Leinsamenschleim

50 g ungeschroteten Leinsamen in $^{1}/_{2}$ Liter Wasser (kalt angesetzt) ca. 30 Minuten gerade so köcheln, bis eine schleimige Konsistenz entsteht. Den Leinsamen absieben und den Schleim schluckweise mehrere Male am Tag trinken.
Der Leinsamen kann gegen Dinkel-, Hafer- oder Reismehl ausgetauscht werden.
Zur besseren geschmacklichen Akzeptanz können die Getreideschleime mit Kräutern gewürzt werden.

Gemüsebrühe

Grundansatz (ausreichend von Montag bis Donnerstag Mittag)
Für die Gemüsebrühe wird zuerst ein Grundansatz zubereitet. Dafür sind Gemüsesorten wie Sellerie, Möhren, Petersilienwurzel, Hokkaido-Kürbis (jeweils mit Schale), Lauch, Grünkohl (mit der Mittelrippe in schmale Streifen schneiden) Kohlrabi, Weißkraut, Blumenkohl, Broccoli, Fenchel, Wirsing, Rosenkohl und Brennnessel ideal. Das Gemüse grob raffeln oder klein schneiden, damit die Mineralien besser in das Kochwasser übergehen, und die Garzeit auf 45 Minuten begrenzt werden kann (siehe Beispiel).

Zutaten Grundansatz:
2,2 Liter Wasser
800 g Gemüse (Sellerie, Lauch, Grünkohl, Kürbis, Pastinaken), klein schneiden oder grob raffeln
2 EL getrockneten Liebstöckel bzw. frisches Kraut

Zubereitung:
Wasser, Gemüse und Liebstöckel ca. 45 Minuten köcheln. Dann das Gemüse mit dem Sieb abseihen, die restliche Flüssigkeit kräftig ausdrücken und das Gemüse wegwerfen. Den Grundansatz im Kühlschrank aufbewahren.

Täglich frische Gemüsebrühe:

- Benutzen Sie für die Gemüsebrühen nur leicht bekömmliche Gemüsesorten (z. B. Pastinaken, Möhren, Kürbis, Fenchel, Zucchini, Sellerie, Spargel, Spinat, Mangold, Brennnessel), da diese zur Anreicherung des mineralstoffreichen Grundansatzes mit Vitaminen möglichst kurz gegart werden sollen. Selbstverständlich können Sie auch einzelne Gemüsesorten mischen.
- Bereiten Sie die benötigten Pellkartoffeln für mehrere Tage zu.
- Schmecken Sie die Gemüsebrühe mit Gewürzen (frisch gemahlenen) und reichlich Kräutern (frisch und getrocknet) bzw. Sprossen (z. B. Kresse-, Alfalfa-, oder Radieschensprossen) ab.
- Probieren Sie die Gemüsebrühen ohne oder zumindest mit wenig Kräutersalz. Sie werden staunen, wie empfindlich Ihre Geschmacksnerven nach dem Fasten das Salz in Lebensmitteln wahrnehmen bzw. wie sparsam Sie es im Nachhinein verwenden können.

Montag: Tomatenbrühe

600 ml Grundansatz mit 225 g voll ausgereiften Tomaten (im Winter fertiges Tomatenpüree aus dem Glas), 75 g Pellkartoffel und 40 g ungewürztem Tomatenmark pürieren, mit Rosmarin, Oregano, Thymian, Paprika (edelsüß) und evtl. etwas Peperoni (fein gehackt) würzen, das Ganze erwärmen und vor dem Verzehr mit reichlich Basilikum (grob zerschneiden) und Schnittlauch (feine Röllchen) bestreuen.

Dienstag: Fenchelbrühe

600 g Grundansatz mit 200 g grob geraffeltem Fenchel (Möhre, Sellerie) 7–8 Minuten köcheln, mit 45 g Pellkartoffel pürieren und mit fein geschnittenem Fenchelkraut, Dill und Schnittlauch abschmecken.

Mittwoch: Pastinakenbrühe

600 g Grundansatz mit 200 g fein geraffelten Pastinaken 3–4 Minuten köcheln, pürieren und mit frischer Kresse abschmecken.

Donnerstag: Möhrenbrühe

300 g Grundansatz mit 100 g fein geraffelten Möhren 6-7 Minuten köcheln und mit 25 g Pellkartoffel pürieren. Die Möhrenbrühe mit Koriander, fein gehacktem Kerbel, Dill, Schnittlauch und Alfalfasprossen (Zubereitung vgl. Kapitel 7.1, Punkt 11) abschmecken.

Freitag: Kürbisbrühe

600 g Grundansatz mit 200 g fein geraffeltem Hokkaido-Kürbis (mit Schale) 5–6 Minuten köcheln, mit 60 g Pellkartoffel pürieren und mit fein geschnittenem Koriandergrün und Petersilie abschmecken.

Samstag: Kartoffelbrühe

350 g Grundansatz mit 100 g Pellkartoffeln pürieren, erwärmen und mit Majoran, Kümmel, Muskat, Pfeffer, Salbei, Petersilie und Schnittlauch und evtl. Hefeflocken abschmecken.

Sonntag: Zucchinibrühe

300 g Grundansatz mit 110 g roher Zucchini (würfeln) und 30 g Pellkartoffeln pürieren, 1–2 Minuten köcheln und mit Kräutern der Provence, Petersilie, Schnittlauch und Radieschensprossen (Zubereitung wie Alfalfa) abschmecken.

Gewohnheitsmuster werden unterbrochen

In der Regel erleben Übergewichtige eine Fastentherapie als eine Quelle des inneren Wachstums, in der sich die Beziehung zum eigenen Körper positiv entwickelt. Integrieren Sie je nach Gewichtsproblematik ein bis zwei Fastenperioden von mindestens zwei Wochen wie eine Inspektion beim Auto in Ihren Zeitplan. Innerhalb von 14 Tagen kommen Sie Ihrem Zielgewicht durchschnittlich vier bis sechs Kilogramm näher, was durch die vergleichsweise einfach zu erzielenden Erfolge sehr motivierend wirkt. Nach dem Fasten gelingt die Akzeptanz von Hunger und Sättigung viel leichter, man möchte sich nicht mehr so vollstopfen, und die Unterbrechung der eingefahrenen Gewohnheitsmuster bietet eine hervorragende Chance für einen kreativen Neubeginn. Die Geschmacksnerven sind sensibilisiert, mit Salz, Aromen und Geschmacksverstärkern überladene Fertiggerichte schmecken nicht mehr, stattdessen wird der Eigengeschmack von hochwertigen Lebensmitteln intensiver wahrgenommen. Einfache Speisen wie z. B. eine Kartoffelsuppe, ein Apfel oder Pellkartoffeln mit Spinat werden während des Abfastens zu einem Geschmackserlebnis und bieten gleichzeitig die Möglichkeit, sich einen geregelten Mahlzeitenrhythmus anzugewöhnen. Schon während des Fastens sollten die anschließenden Ziele in einem Fastentagebuch definiert und das notwendige „Know-how" zu deren Umsetzung im Anschluss an die Aufbautage in entsprechenden Seminaren zwecks gezielter Rückfallprophylaxe insbesondere bei Gewichtsproblemen erlernt werden. Fasten alleine ist wie ein Paddelboot ohne Ruder. In der Strömung des Alltags gerät es leicht in einen Strudel, der die Insassen in alte Gewohnheitsmuster zurückzieht. Lassen Sie sich nicht mehr zurückziehen. Denken Sie schon während des Fastens darüber nach, wie Sie im Kreis Ihrer

Familie, Freunde und Kollegen Ihre Ziele umsetzen können. Suchen Sie sich professionelle Hilfe, bevor das Boot zu kentern droht. Stabilisieren Sie Ihren Erfolg durch Aufbauseminare im Bereich Ernährung, Bewegung und Motivationstraining sowie durch weitere Fastenzeiten.

„Die Heilung ist, wie das ganze Leben, ein ständiger Prozess. Wenn man mit einer richtig durchgeführten, kombinierten Fastentherapie einen Heilungsprozess in Gang halten will, muss nach der Entlassung aus stationärer Überwachung und Leitung das ins Wachsen gekommene Gesundheitspflänzchen zu Hause weiter begossen und gepflegt und spätestens nach einem halben Jahr umgetopft, das heißt nochmals mit circa zwei Wochen durch erneutes Fasten aktiviert werden."

Dr. med. Erich von Weckbecker

5.2 Abfasten – ein wichtiger Teil der Fastentherapie

Bewusst erlebte Abfastentage sind der Schlüssel zu einer erfolgreichen Nachfastenzeit und gleichzeitig ein ideales Training für unser späteres Essverhalten. Die Energiegewinnung aus der Nahrung nimmt mit der Erweiterung des Speisenangebotes von Tag zu Tag zu und ist mit dem Wiederaufbau täglicher Stoffwechsel- und Verdauungsfunktionen verbunden (z. B. Produktion von ca. 9 Litern Verdauungssäften pro Tag). Der Körper braucht in den Abfastentagen kleine Mengen an hochwertigen Lebensmitteln, die Sie ganz langsam und genüsslich kauen sollten. Eine fettarme, ovo-lakto-vegetabile Ernährung ist ideal. Während zu Beginn gedünstetes Gemüse, Gemüsesuppen, Pellkartoffeln, gekochtes Getreide und Obst zu bevorzugen sind, können ab dem dritten Tag auch Salate (beginnend mit Blattsalaten) bzw. Rohkost verstärkt einbezogen werden. Die einzelnen Mahlzeiten sollten ein angenehmes Körpergefühl vermitteln, wobei Sie bei der Auswahl der Lebensmittel ein Stück weit Ihrer Intuition und Konstitution vertrauen sollten.

Vorsicht ist angesagt, wenn sich in den Abfastentagen als Belohnung für die Fastenzeit Appetit z. B. auf deftiges Essen, Kuchen, Süßigkeiten oder Genussmittel entwickelt. Schlemmen bzw. fettreiches Essen kann nach dem Fasten mit erheblichen gesundheitlichen Beeinträchtigungen, wie z. B. Blähungen, Völlegefühl, Darmkrämpfen, Schwindel und einer schnellen Gewichtszunahme verbunden sein. Nach dem Fasten liegt der Energiebedarf noch ein bis zwei Wochen unter dem normalen Niveau, was beim Kostaufbau berücksichtigt werden muss. Zudem fließen durch zu üppige Mahlzeiten erhebliche Blutmengen in den Bauchraum, wodurch Muskulatur und Kopf schlechter durchblutet bzw. mit Sauerstoff versorgt werden. Um die Vitalität der Fastenzeit zu behalten, ist ein langsamer Kostaufbau empfehlenswert, der sich an der Dauer der Fastenzeit orientieren muss. Bei einer Fastenwoche sollten mindestens zwei bis drei, bei zwei Wochen drei bis vier und bei drei Wochen vier bis fünf Abfastentage eingeplant werden, wobei es zu einer leichten Gewichtszunahme kommen kann, da sich der Dickdarm bis zum ersten Stuhlgang erst einmal mit unverdauten Nahrungsresten füllen muss. Das ist kein Grund sich Sorgen zu machen. Wenn Sie sich nach den Abfastentagen (siehe Beispiele) an den kalorienreduzierten Plänen (vgl. Kapitel 7.3) orientieren, verbrennt der Körper je nach Energiebedarf weiterhin Ihre Fettreserven bzw. es wird zumindest eine erneute Fettspeicherung verhindert.

„Jeder Dumme kann Fasten, aber nur ein Weiser kann das Fasten richtig abbrechen."

George Bernhard Shaw

Ein Fahrplan durch die ersten drei Abfastentage (Saison: Herbst/Winter)		
Mahlzeit	**1. Tag**	**kcal**
Frühstück	**340 g Obst-Dinkelbrei** *Zutaten:* 30 g Dinkel, fein gemahlenen, 150 ml Wasser 80 g Apfel, grob geraffelt 50 g Banane, mit der Gabel zu Mus drücken 30 g Naturjoghurt (alternativ: Sojajoghurt), Zitronensaft *Zubereitung:* Das Dinkelmehl mit dem Schneebesen in das Wasser einrühren, unter ständigem Rühren gerade so zum Köcheln bringen, die Herdplatte abschalten und 10 Minuten nachquellen lassen. Obst, Joghurt und Zitronensaft nach Geschmack untermischen. Den Dinkelbrei lauwarm an einem schön gedeckten Tisch mit Kerze und entspannender Musik in Ruhe genießen. Bei darmempfindlichen Personen die geraffelten Äpfel mit dem Dinkel zusammen aufkochen bzw. nachquellen lassen.	**206**
Mittagessen	**150 g Kartoffel-Möhrenbrei mit 200 g Spinatgemüse** *Zutaten Kartoffelbrei (die Hälfte für die Kartoffelsuppe am Abend verwenden):* 150 g Pellkartoffeln 150 g Möhren 100 ml heiße Milch (alternativ: Reismilch, Sojamilch) je nach gewünschter Konsistenz noch etwas Mineralwasser *Zubereitung:* Kartoffeln und Möhren in einem Topf mit Siebeinsatz gar dämpfen und unter Zugabe der Milch mit dem Handmixer cremig rühren. Den Kartoffel-Möhrenbrei mit etwas Kräutersalz, Koriander, Liebstöckel, Majoran, Kümmel, Petersilie und Schnittlauch abschmecken. *Spinatgemüse:* 200 g TK-Spinat zum Köcheln bringen, mit 5 g Buchweizenmehl abbinden, mit Kräutersalz, Muskat, Koriander und Garam masala abschmecken und zu dem Kartoffel-Möhrenbrei reichen.	**137**
Abendessen	**350 g Kartoffelsuppe** 200 g Kartoffel-Möhrenbrei mit 150 ml Wasser und 1 EL Hefeflocken zum Köcheln bringen und mit o. g. Gewürzen abschmecken.	**118**
Gesamt		**461**

Mahlzeit	2. Tag	kcal
Frühstück	**330 g Obst-Hirse-Müsli** *Zutaten:* 30 g Hirse, 110 ml Wasser 100 g Apfel, grob reiben 50 g Bananenmus 50 g Naturjoghurt Zitronensaft *Zubereitung:* Die Hirse im Wasser 10 Minuten köcheln und 5 Minuten nachquellen lassen. Obst und Joghurt untermischen und mit Zitronensaft abschmecken.	238
Mittagessen	**150 g Pellkartoffeln mit jeweils 150 g Kürbisgemüse und -soße** *Zutaten:* 250 g Pellkartoffeln (100 g für Kürbissuppe) 400 g Hokkaido-Kürbis, in dünne Streifen schneiden und in Scheiben raffeln (oder anderes gut verträgliches Gemüse der Saison, z. B. Broccoli, Zucchini, Spargel, Fenchel, Kohlrabi, Möhren, Mangold, Pastinaken) 15 ml Schlagsahne *Gewürze:* Koriander, Pfeffer, Prise Kardamom, Thymian, Kräutersalz, Ingwer, Peperoni, Schnittlauch, Petersilie *Zubereitung:* Den Kürbis in 100 ml Wasser 7–8 Minuten köcheln und mit den Gewürzen und der Sahne abschmecken. 150 g Pellkartoffeln in kleine Stücke schneiden und dazu 150 g Kürbisgemüse reichen. Den Rest vom Kürbisgemüse mit 100 g Pellkartoffeln und 270 ml Wasser zu einer Soße pürieren, würzen und davon 150 g über die Pellkartoffeln geben. Das Ganze mit Schnittlauch und Petersilie garnieren.	223
Abendessen	**ca. 500 ml Kürbissuppe mit 50 g Vollkornbrot** *Zubereitung:* Die Kürbissoße erwärmen, frisch gehacktes Koriandergrün untermischen und mit dem Brot servieren.	202
Gesamt		**663**

Mahlzeit	3. Tag	kcal
Frühstück	**380 g Obst-Quinoa-Müsli** *Zutaten:* 90 g Quinoa, 300 ml Wasser (Rest für Mittag- und Abendessen); 50 g Naturjoghurt, 100 g Orangen, würfeln. 50 g Bananenmus; 70 g Apfel, grob geraffelt *Zubereitung:* Quinoa im Wasser 10 Minuten köcheln und 5 Minuten nachquellen lassen. 110 g vom Quinoa mit dem Obst und Naturjoghurt vermischen.	**259**
Mittagessen	**200 g Feldsalat mit Orangen-Mandel-Soße** **200 g Gemüse-Quinoa-Pfanne** *Zutaten Gemüse:* 100 g Möhren in Streifen schneiden und in dünne Scheiben raffeln; 100 g Pastinaken (alternativ: Fenchel, Sellerie), in ca. 4 mm dicke Stäbchen schneiden, 80 g TK-Erbsen *Gewürze:* Harissa (alternativ: Peperoni), Koriander, Prise Kardamom, Pfeffer, Kräutersalz, Gemüsebrühe, Petersilie, Schnittlauch *Zubereitung:* Möhren, Pastinaken und Erbsen in 80 ml Wasser 6–7 Minuten köcheln. 120 g Quinoa (gekocht) mit dem Gemüse vermischen, abschmecken und 200 g zum Mittagessen reichen. *Zutaten Salat:* 30 g Feldsalat, 30 g Champignons, in Scheiben schneiden; 130 g Orange, 10 g Mandeln, zusammen zu einer Soße pürieren *Zubereitung:* Den Feldsalat auf einem Teller dekorativ neben oder um das Gemüse legen. Die Orangensauce darübergeben und die Champignons darüberstreuen.	**123** **127**
Abendessen	**ca. 460 ml Gemüsesuppe mit 100 g Quinoa-Frikadellen** *Zubereitung Gemüsesuppe:* Den Rest von der Quinoa-Gemüse-Pfanne mit ca. 250 ml Wasser und 10 g Schlagsahne (alternativ: Sojasahne) pürieren, erwärmen und mit den o. g. Gewürzen abschmecken. *Zutaten für 5 Frikadellen:* 120 g Quinoa (gekocht); 40 g Semmelbrösel, 50 g Quark; 20 g Möhren, 20 g Pastinaken, fein raffeln *Zubereitung:* Quinoa, Semmelbrösel, Quark und Gemüse vermischen, die Masse mit den o. g. Gewürzen abschmecken und zu kleinen Frikadellen formen. Die Frikadellen in 1 EL Olivenöl bei mittlerer Hitze langsam goldgelb ausbraten und zwei Stück (100 g) zu der Gemüsesuppe reichen. Die restlichen Frikadellen für den nächsten Tag verwenden.	**310**
Gesamt		**819**

Probleme im Darm – eine Folge falschen Kostaufbaus

Durchschnittlich dauert es drei bis fünf Tage, bis der erste Stuhlgang einsetzt. Zu Darmträgheit neigenden Personen ist bis dahin die weitere Einnahme von Bittersalz (1 TL/250 ml Wasser) oder die Verwendung von Flohsamen zu empfehlen. Aber auch Fruchtsäuren (z. B. in Apfel, Birne, Pflaume), Milchsäure (z. B. in Joghurt, Buttermilch, Molke, milchsaurem Gemüse wie Sauerkraut) und die reichliche Verwendung von Kräutern und Gewürzen (vgl. Kapitel 7.2) fördern durch eine verstärkte Produktion von Verdauungssäften die Stuhlentleerung. Allgemein verdauungsfördernd wirken Rohkost, Gemüse, Müsli, Vollkornbrot, eingeweichte Trockenfrüchte (Pflaumen, Feigen, Aprikosen) und geschroteter Leinsamen. Des Weiteren kommt es beim Abfasten häufiger zu unangenehmen Blähungen, die in der Regel durch zu früh aufgenommene Rohkost, schwer Verdauliches sowie kaltes, schnelles, fettiges und reichliches Essen bedingt sind. Kräutertees (Kümmel, Fenchel, Anis), viel Bewegung, Darmmassagen, Einläufe, Klistiere, kalte Leibauflagen bei Wärmeüberschuss bzw. feuchtwarme für fröstelnde Personen lindern diese Beschwerden.

Alkohol

Wie beim Fasten ist während der Abfastenphase die Toleranz für Alkohol herabgesetzt und die Leber auf besondere Pflege angewiesen. Ein möglichst geringer Konsum von alkoholischen Getränken ist auch im Anschluss an die Abfastentage ratsam und sinnvoll, da Alkohol eine energetische Überernährung fördert (vgl. Kapitel 3.5.12).

Kaffee, Schwarztee und Grüner Tee

Kaffee (vgl. Kapitel 3.5.12) ist während des Fastens ebenso wie in den Abfastentagen nicht empfehlenswert. Er kann ebenso wie schwarzer und grüner Tee die Ursache von Einschlafproblemen sein, da das Nervensystem sensibler auf Koffein und Thein reagiert. Zudem regt Kaffee die Produktion von Magensäften an, was während des Fastens Reizungen der Schleimhaut verursachen kann. Bei niedrigem Blutdruck, Müdigkeit, Kopfleere und Kopfschmerzen (Koffeinentzug) kann die anregende Wirkung von schwarzem und vor allem grünem Tee aber auch erwünscht sein und für manche Fastende ein regelrechtes Therapeutikum. Grüner Tee hat zudem eine Vielzahl von positiven Wirkungen auf unseren Stoffwechsel (vgl. Kapitel 3.5.12).

Teilfasten mit Gemüse, Salaten und Obst

Viele Personen, die eine Fastenzeit noch nie am eigenen Körper erlebt haben, verbinden damit die Angst, dass eine solche Zeit körperliche Schwäche und einen ständigen Kampf gegen den Hunger bedeutet. Obwohl diese Erwartungen in der Regel nicht zutreffen bzw. häufig sogar genau das Gegenteil erlebt wird (vgl. Kapitel 5.1), führen diese Bedenken zu einer ablehnenden Haltung. Leichter können sich viele eine Teilfastenzeit mit Gemüse, Salaten und Obst vorstellen, wobei es ebenfalls zu sehr positiven gesundheitlichen Effekten und Gewichtsverläufen kommt. Beim Teilfasten kann die Ernährung ähnlich zusammengestellt werden wie während der Entlastungs- oder Abfastentage (siehe Beispielpläne). Jedoch erleben wir oft, dass Patienten mit leichter Vollwertkost durch die Gespräche mit Fastern neugierig werden und es selbst probieren möchten.

Klinisches Fasten bietet eindeutige Vorteile

Hierzu zählen vor allem das für ein erfolgreiches Fasten notwendige Therapie- und Rahmenprogramm, die Führung des Patienten durch die Entlastungs-, Fasten- und Abfastentage und ein Ambiente, in dem sich die Fastenden wohl und gut betreut fühlen. Methodische Fehler (z. B. Hungergefühle durch unzureichende oder keine Darmreinigung, Schwindelgefühle durch Unterzuckerung, ungeeignete oder keine Fastenmahlzeiten) werden auf diese Weise vermieden. Durch Laboruntersuchungen werden Stoffwechselprobleme (z. B. erhöhte Harnsäurewerte) und Mangelzustände

(z. B. Magnesium, Kalium, Natrium) erkannt und entsprechend behandelt.

Im häuslichen Umfeld sind die meisten abgelenkt, können sich nicht richtig auf das Fasten einlassen, und die für den Erfolg wichtige Auseinandersetzung mit sich selbst unterbleibt. Klinisches Fasten hat eine räumliche Trennung zum Partner und anderen Bezugspersonen zur Folge, was bei Gewichtsproblemen meist von Vorteil ist. Wenn Sie zu Hause fasten möchten, sollten Sie dies zumindest in einer Gruppe unter qualifizierter Anleitung tun, denn der gegenseitige Austausch ist wichtig und steigert in schwierigen Phasen die Motivation. Den idealen Einstieg ins Fasten finden Sie an einem Ort der Ruhe, an dem innere Einkehr (Selbstbeobachtung), Besinnung und Befreiung von der allgemeinen Reizüberflutung, Alltagshektik und zwanghaftem Essverhalten stattfinden können. Nehmen Sie sich insbesondere dann Urlaub, wenn Sie bei der Arbeit unter Zeitdruck stehen. Das Fasten im beruflichen Alltag erfordert mehr Disziplin, innere Sicherheit und Erfahrung. Vieles braucht mehr Zeit, der Kreislauf ist zu bestimmten Zeiten je nach körperlicher Fitness nicht so stabil wie sonst und die Reaktions- und Konzentrationsfähigkeit kann herabgesetzt sein (z. B. beim Autofahren).

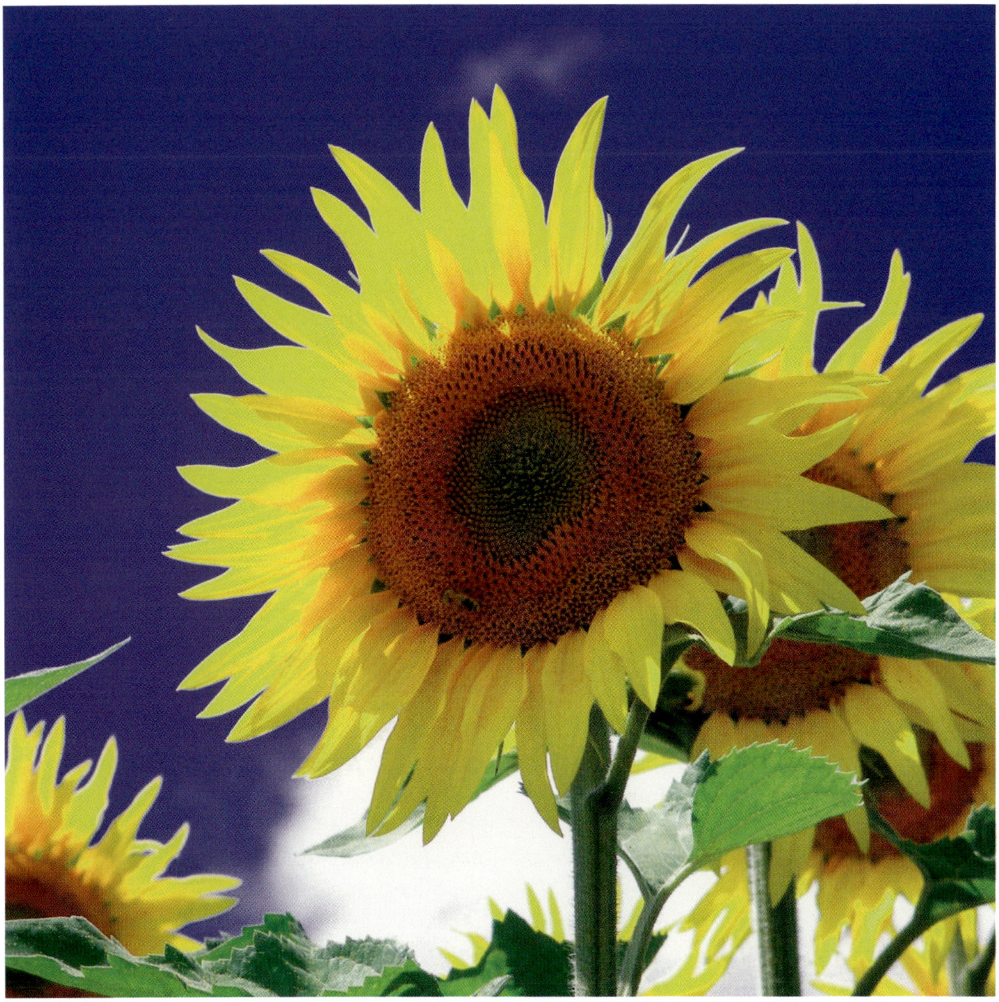

Ausblick

Wenn Sie nach dem Fasten an den Ernährungs- und Lebensgewohnheiten nichts verändern, ist ein Jojo-Effekt, wie bereits beschrieben, vorprogrammiert. Weiter zu essen wie bisher, nur eben etwas weniger – das ist ungefähr so, als würden Sie ständig das Wasser vom Boden aufwischen, weil der Wasserhahn tropft. Erfolgversprechender ist es, den Wasserhahn zuzudrehen, also die Ursache zu beseitigen. Gerade das unterscheidet Heilfasten im Sinne eines tief greifenden Bewusstseinswandels von einer Diät und ermöglicht langfristige Gewichtserfolge. Nur wer dazu bereit ist, sollte fasten! Auf körperlicher Ebene drückt sich die geistige Einstellung, mit der man fastet, in einer veränderten hormonellen Regulierung aus. Zwanghaftes Fasten, z. B. mit der Einstellung, „ich muss unbedingt ein paar Pfunde abspecken," bedeutet auf emotionaler Ebene Alarmstufe 1, Verzicht, es werden Stresshormone ausgeschüttet, der Erfolg hält nicht lange an und das Ganze entspricht wohl eher einer „Hungerkur".

„Wer etwa nur deshalb fastet, um nachher um so mehr in Speise und Trank sich wieder gütlich zu tun, und wer demzufolge auch schon während des Fastens sich in Gedanken diesen Schwelgereien hingibt, der hat den Zweck und den Sinn des Fastens nicht verstanden, der wird niemals sich vollkommene Gesundheit erringen können."

Dr. Siegfried Möller, „Das Fasten als Heil- und Verjüngungsmittel", 1918

Im Gegensatz hierzu begegne ich täglich Menschen, denen es ein inneres Bedürfnis ist zu fasten, die sich schon Monate zuvor auf ihre Fastenzeit freuen und die das Fasten immer wieder von Neuem als Ladestation für verbrauchte Lebensenergien erleben. Bei ihnen sind es die Glückshormone, die normalerweise beim Fasten zunehmen und die regelrecht euphorische Zustände auslösen können. Mit den Veränderungen im Stoffwechsel weicht die Last des Alltags der Leichtigkeit und heilsamen inneren Ruhe des Fastens. In dem Bewusstsein, ich tue etwas, fällt es Übergewichtigen leichter, sich anzunehmen. Diese Stimmungslage fördert eine intensive Begegnung mit sich selbst, bei der durchaus auch tief im Unterbewusstsein verborgene Probleme erkannt und bei gutem Fastenverlauf entrümpelt werden. Es finden Prozesse der Selbsterkenntnis und -besinnung statt, die das Bedürfnis wecken, sein Leben neu zu ordnen und mit den eigenen Gefühlen, Gedanken, Bedürfnissen, den Mitmenschen sowie dem Essen und Trinken aufmerksamer umzugehen. So gesehen ist Fasten eine Keimzelle für die in jedem von uns schlummernde Lebensfreude, eine schöpferische Pause bzw. ein „Ermutigungstraining zu einem liebevollen Umgang mit sich selbst". Wer fastet, macht den Nährboden fruchtbar, auf dem ein gesunder Lebensstil gedeihen kann.

„Nur wenn Sie Ihre eigene Person fürsorglich und beschützend annehmen, werden Sie eine positive Ausstrahlung auf andere ausüben und Lebensfreude ernten. So wie gesunde Ernährung und Ausdauer-Bewegungs-Training nicht bei einmaligem Einsatz zum Erfolg führen, ist für die Pflege des positiven Denkens die tägliche neue Entscheidung und Übung erforderlich. Die Mühe lohnt sich! In dem Bewusstsein „Ich gebe mein Bestes, mehr kann keiner", werden übermäßige Sorge und Hektik Sie verlassen, und Sie können sich froh, ruhig und konzentriert Ihren Aufgaben widmen."

Dres. Eva und Norbert Lischka

Aus diesen Einsichten heraus ist das Buch „Lebenslust durch Fasten" entstanden, das ich Ihnen zur Erweiterung dieses Kapitels empfehlen möchte und in dem die Autoren ihre über 20-jährige Erfahrung mit Fastenpatienten eindrucksvoll darstellen (vgl. Literaturliste).

6 Schlussbetrachtung

Trotz aller Informationen über Ernährung, ständig neuen Diäten und Diätprodukten sind Gewichtsprobleme ein zentrales Problem, sowohl für den Einzelnen als auch für die Gesellschaft. Wie alles im Leben, unterliegen sie dem Gesetz von Ursache und Wirkung. Die Ursachen sind unzweifelhaft unsere Lebensbedingungen. Wir essen mehr als wir verbrennen können. Folglich sollten wir bei der Bewegung aufs Gaspedal treten und beim Essen die Bremse betätigen bzw. den Einkaufswagen genauer steuern.

FDH und Bewegung versuchen viele in Diätgruppen und Fitnessstudios umzusetzen. Trotzdem sind die langfristigen Erfolge mehr als dürftig. Warum? Die Konzepte holen die Menschen nicht da ab, wo sie stehen. Sie beruhen überwiegend auf Willenskraft, Ehrgeiz, Gruppenzwang und Durchhalteparolen, Lightprodukten und Pillen. Veränderungen müssen Spaß machen, gleichzeitig müssen sie sich aus einem tieferen geistigen Ansatz heraus entwickeln.

Dieser Notwendigkeit werde ich mir in meiner therapeutischen Arbeit immer wieder bewusst, denn die tieferen Ursachen unseres Essverhaltens haben viel mit unserem emotionalen Erleben zu tun. Die einen sind unerfüllt, einsam, gekränkt oder erkennen in ihrem Tun keinen Sinn. Andere leben in einem Rausch von übersteigertem Ehrgeiz. In ihrem Erfolgs- und Besitzstreben fühlen sie sich so lange sicher, bis unerwartete Ereignisse, wie z. B. schwere Erkrankungen, die eigene Verletzlichkeit aufzeigen. Nehmen wir diese Erfahrungen als eine Form der körperlichen Intelligenz wahr, gewinnen wir tiefere Einblicke in unsere Persönlichkeit und können bewusst entscheiden, ob wir daran etwas ändern möchten.

„Ohne die feinfühlige Aufmerksamkeit unserem Körper gegenüber verstricken wir uns vielleicht so sehr in die Geschäftigkeit des Alltags, dass wir das Gefühl für richtige Ernährung, für notwendige Bewegung und die Freude an unserer körperlichen Existenz verlieren." Jack Kornfield

Häufig geht es um ein Verhalten, das innere Leere und Unzufriedenheit bewirkt. Wesentliche Ursachen dafür sind die unzureichende Achtsamkeit gegenüber den eigenen Bedürfnissen und denen unserer Mitmenschen. Der moderne Lebensstil mit seiner Alltagshektik ist zu einem Brutkessel für Konkurrenzkampf, Misstrauen, Ängste, Neid, Wut, Hass, Begierde und Eifersucht geworden. Niemand kann mit diesen Gefühlen glücklich sein. Aus ihnen resultieren eine übersteigerte Nahrungsaufnahme, Süchte jeglicher Art, Selbstentfremdung und ein Fehlverhalten, was menschliches Leid verursacht. Deshalb ist es naheliegend, diese die persönliche Entwicklung blockierenden Gefühle zu ergründen und den menschlichen Qualitäten der Liebe, des Mitgefühls und der Wertschätzung Vorrang zu geben. Der Weg der Liebe macht uns zufrieden und führt uns zu uns selbst. Ein Mensch, der seine innere Mitte gefunden hat, ist auch immer eine Bereicherung für seine Mitmenschen. In unserem täglichen Handeln sollten wir daran denken, dass wir uns nur gut fühlen können, wenn wir durch unser Wirken in unserem Umfeld ein harmonisches Miteinander fördern und bei unseren persönlichen Interessen nicht die Bedürfnisse und Gefühle der anderen aus dem Auge verlieren.

„In diesem Leben können wir keine großen Dinge tun. Wir können nur kleine Dinge mit großer Liebe tun." Mutter Theresa

Durch eine selbstkritische Reflexion werden Sie viel über Ihre Gedanken, Gefühle und Reaktionen erfahren. Sie werden die Beziehungen zu anderen Menschen überdenken, neu ordnen und bewusster damit umgehen. Eine Kommunikation auf gleicher Augenhöhe, die dem Gesprächspartner das Gefühl der Ebenbürtigkeit gibt, beflügelt das tägliche Miteinander. Beenden Sie den Kampf mit den Pfunden, indem Sie Ihre ureigensten Bedürfnisse ergründen, achtsamer damit umgehen und die Liebe zu sich selbst und anderen pflegen. Es ist nicht das Perfekte, das Sie anstreben sollten, sondern das Gefühl, sich durch sinnvolles Handeln entsprechend den persönlichen Zielen weiterzuentwickeln. Hier erlebe ich eine kombinierte Heilfastentherapie als Königsweg einer naturgemäßen Medizin, da gesundheitsorientierte Verhaltensänderungen auf körperlicher und auf geistig-seelischer Ebene stattfinden.

„Wir haben ein wunderbares menschliches Gehirn und ein wunderbares menschliches Herz. Wenn wir diese beiden verbinden, können wir, glaube ich, jedes Problem lösen. Ich denke, wir brauchen nur ein bisschen mehr Geduld und Entschlossenheit." Dalai Lama

Mit diesem Bewusstsein können Sie mit den einzelnen Bausteinen von Körper, Geist und Seele ein Lebenshaus bauen, in dem Sie glücklich leben können. Es wird Ihnen die Kraft geben, Ihre Ziele mit Begeisterung und Kreativität umzusetzen. Ich wünsche mir, dass Ihnen meine Ausführungen die dazu notwendigen Impulse gegeben haben. Professionell angeleitetes Heilfasten sorgt in Ihrem Lebenshaus für ein gutes Fundament. Die Ernährung und Bewegung sind die tragenden Wände. Wer sie herausreißt, riskiert einen Einsturz. Die Lebensfreude gibt dem Haus Farbe und Harmonie. Ohne sie kommt das Leben einem Rohbau gleich. Bauen Sie Ihr Lebenshaus weise. Treffen Sie Entscheidungen mit Ihrem Herzen, Ihrer Intuition. Überall wo wir mit unserem Herzen denken, werden wir innerlich ruhig, gelassen, dankbar und setzen unsere Intelligenz zum Wohle aller Menschen ein.

Teil 2 Praktische Umsetzung der Empfehlungen

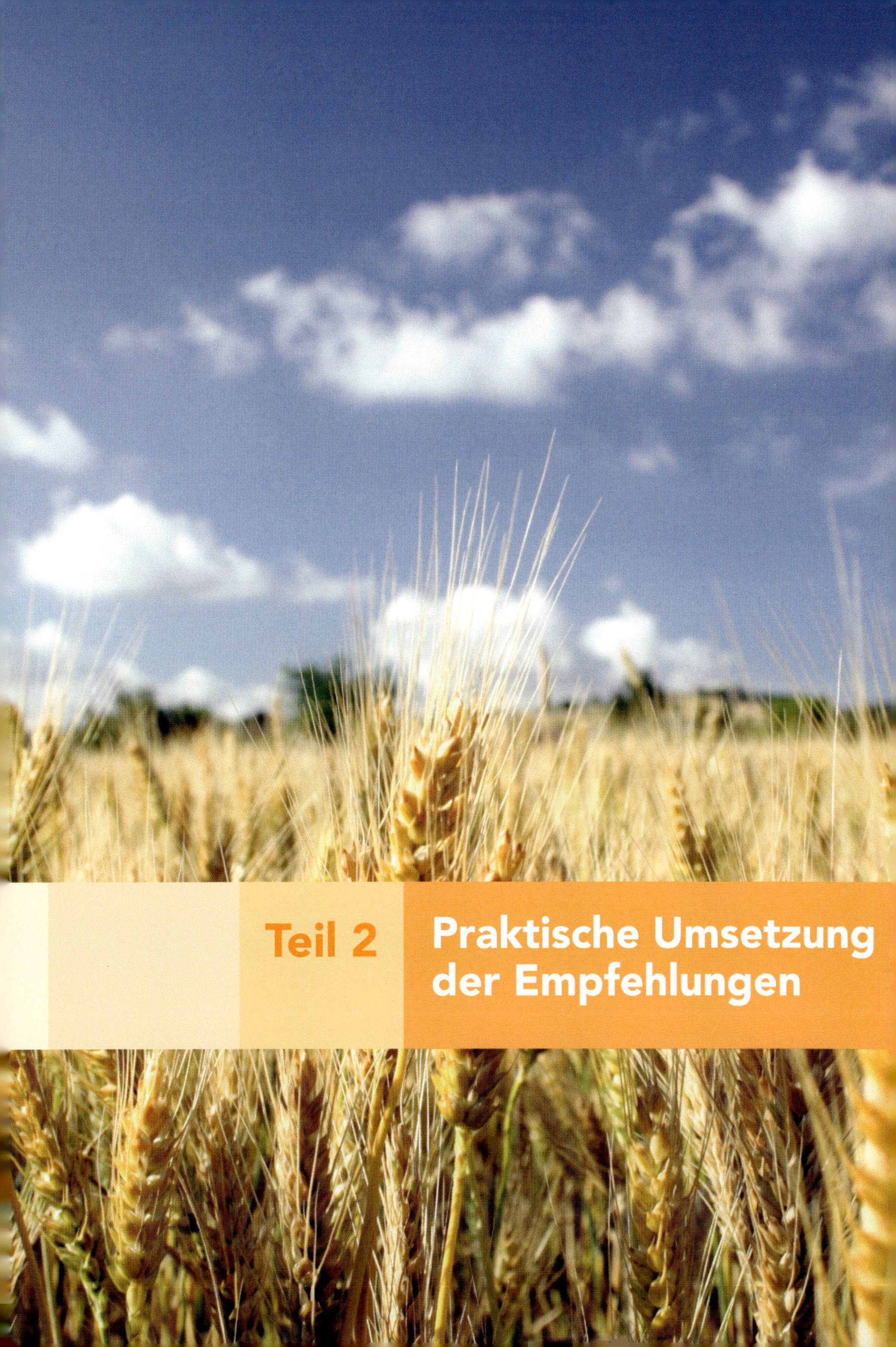

7 Stoffwechselaktive Vollwertkost – die Kunst der vitalstoffschonenden, geschmacksintensiven Zubereitung

„Es ist nicht genug zu wissen,
man muss auch anwenden,
es ist nicht genug zu wollen,
man muss es auch tun".

Goethe

Die besten Lebensmittel können mehr oder weniger zu leeren Energielieferanten werden, wenn die gesunden Stoffe den langen Weg vom Anbau über Ernte, Transport, Lagerung, Einkauf, Haltbarmachung und Zubereitung nicht überstehen. Insbesondere sollten die Zeiten zwischen Ernte und Zubereitung möglichst knapp bemessen sein. Welke Salate und Gemüse haben bezüglich Vitalstoffen und Geschmack nicht viel zu bieten und können gegenüber direkt nach der Ernte Eingefrorenem schlechter abschneiden. Kaufen Sie lieber kleinere Mengen z. B. am Wochenmarkt, um diese möglichst zeitnah zubereiten zu können. Aber auch die Zubereitung selbst kann bei einer unsachgerechten Behandlung der Lebens-

Tipps zur gesunden Küche

- Schützen Sie Lebensmittel wie z. B. Säfte, kaltgepresste Öle oder Milch vor grellem Licht bzw. kaufen Sie diese in lichtgeschützten Verpackungen (z. B. dunklen Flaschen).
- Waschen Sie Gemüse gründlich, aber so kurz wie möglich vor dem Zerkleinern. Ansonsten nehmen die Auslaugverluste durch die vergrößerte Angriffsfläche zu. Lassen Sie Gemüse und Kartoffeln nicht im Wasser liegen.
- Verzehren Sie Gemüse und Obst möglichst mit Schale (z. B. Äpfel, Möhren, Gurken, Tomaten), denn in bzw. dicht unter der Schale befinden sich viele wertvolle Stoffe. Gründliches Abreiben oder Abbürsten (Gemüsebürste) ist ausreichend, sofern die Produkte ungespritzt bzw. unbehandelt sind. Eine kräftige Farbe und ein intensiver Geschmack sind Indikatoren für einen hohen Gehalt an sekundären Pflanzenstoffen.
- Schälen und zerkleinern Sie Gemüse, Salate oder Obst soweit möglich erst kurz vor dem Kochen bzw. Verzehr, sonst werden wichtige Stoffe durch den Sauerstoff der Luft zerstört. Wie schnell Produkte oxidieren, die nicht mehr durch die Schale geschützt sind, sehen Sie an der bräunlichen Farbe eines aufgeschnittenen Apfels. Wenn Sie Lebensmittel aufbewahren wollen, können Sie diese vor Sauerstoff z. B. durch Joghurt oder Zitronensaft schützen.
- Verwenden Sie Gemüse immer möglichst frisch und bewahren Sie es nicht länger als drei bis vier Tage im Gemüsefach des Kühlschranks auf. Das Welken von Gemüse oder Salaten können Sie erheblich verzögern, wenn Sie es z. B. in einem Gefrierbeutel luftdicht verschließen.
- Beim Warmhalten werden meist mehr Vitamine zerstört als beim eigentlichen Kochen. Besser ist es, wenn Sie die Lebensmittel nach der Zubereitung abkühlen lassen und bei Bedarf aufwärmen oder als Salat (bei Zimmertemperatur) verspeisen.

mittel mit erheblichen Vitalstoffverlusten verbunden sein. Groteskerweise sind die wichtigsten Vitalstoffräuber unserer Lebensmittel Wasser, Licht, Sauerstoff und Wärme, also gerade die Elemente, die für uns Menschen lebensnotwendig sind. Die Vitamine C, B_1, B_6 und Folsäure sind wie die meisten sekundären Pflanzenstoffe hitzeempfindlich. Durch Sauerstoff werden die Vitamine A, C, E, B_1 und Folsäure abgebaut. Beim Wässern oder Kochen gehen Mineralien, Vitamine und sogar Eiweiße ins Wasser über, da die meisten dieser lebenswichtigen Stoffe wasserlöslich sind. Ebenso sollten Sie die Lebensmittel vor grellem Tageslicht schützen, denn dadurch werden die Vitamine A, B_1, B_2, B_6, B_{12} und Folsäure reduziert. Die Kunst der gesunden Küche ist es nun, diese wertmindernden Einflüsse mit einigen kleinen, aber wirkungsvollen Tipps die Schranken zu weisen.

Sie können also eine ganze Menge tun, um Ihre Gesundheit mit Messer und Gabel zu stärken. Im Volksmund heißt es: „Essen hält Leib und Seele zusammen". In diesem Sinne ergänzt sich die gesunde und schmackhafte Küche in idealer Weise, denn wo Vitalstoffe enthalten sind, befinden sich gleichzeitig Geschmacks- und Aromastoffe. Ziel der stoffwechselaktiven Vollwertkost ist es, durch eine abwechslungsreiche, saisongerechte Auswahl hochwertiger, frischer Lebensmittel, die fantasievoll miteinander kombiniert und schonend zubereitet werden, Genuss, Wohlbefinden, körperliche sowie geistige Fitness miteinander zu verbinden und damit den oft jahrzehntelangen Kampf gegen die Pfunde zu beenden.

Um diesem Anspruch gerecht zu werden, habe ich bei der Rezeptherstellung auf eine günstige Nähr- und Wirkstoffrelation sowie eine sinnvolle Kombination der einzelnen Lebensmittel Wert gelegt. Der Fettgehalt ist insgesamt sehr niedrig, bei der Fettauswahl habe ich auf höchstmögliche Qualität geachtet. Dagegen sind die Rezepte reich an komplexen Kohlenhydraten, Ballaststoffen, Vitaminen, Mineralstoffen, Spurenelementen sowie weiteren gesundheitsfördernden Lebensmittelinhaltsstoffen. Um Ihnen die Umstellungsphase Ihrer Ernährung zu erleichtern, habe ich einen mit möglichst wenig Zeitaufwand bzw. auch für Berufstätige umsetzbaren, kalorienreduzierten Monatsplan entwickelt (vgl. Kap. 7.3).

Dabei ist zu berücksichtigen, dass eine Ernährung nach Plan alle beschriebenen Nachteile einer klassischen Diät mit sich bringen kann. Betrachten Sie die Pläne als Vorschläge, die Sie nur dann umsetzen, wenn Ihre Motivation von einem positiven Gefühl ausgeht. Die einzelnen Mahlzeiten der Tagespläne können Sie beliebig austauschen. Ebenso geht es nicht darum, die Rezepte mit akribischer Genauigkeit nachzukochen. Vielmehr sollen sie die eigene Kreativität im Umgang mit Lebensmitteln anregen, Ihnen zu einer gewissen Routine im Umgang mit Vollwertkost verhelfen sowie die Lust auf gesunde Gerichte wecken.

7.1 Hinweise zur Umsetzung der Ernährungspläne und Rezepte – „Learning by Doing"

1. Mit der richtigen gerätetechnischen Ausstattung (vor allem eine leistungsstarke Kompaktmaschine mit Rohkostraffel, Getreidemühle, Rühr- und Knetschüssel), einem Pürierstab, einem professionellen Gemüsemesser und einer genauen elektronischen Küchenwaage lässt sich der Zubereitungsaufwand erheblich reduzieren bzw. das Ergebnis verbessern. Für Gemüsefrikadellen, Pfannkuchen, einige Brotaufstriche oder die fettarme Zubereitung von gedünstetem Gemüse ist eine hochwertige, beschichtete Pfanne empfehlenswert. Die Rohkostraffel sollte mindestens 3 Trommeln beinhalten, mit denen das Gemüse fein, grob und in Scheiben (vgl. Rezepte) geraffelt werden kann.

2. Bevor Sie mit dem Kochen beginnen, lesen Sie sich das Rezept in Ruhe durch. Zur schnelleren Übersicht ist unter den Zutaten

die Vorbereitung der einzelnen Lebensmittel genau angegeben, wobei nährstoffschonendes Säubern vorausgesetzt ist. Legen Sie sich, bevor Sie mit dem Kochen beginnen, möglichst alle Zutaten zurecht oder bereiten Sie diese entsprechend den Angaben vor. Insbesondere sollten die Gewürze, Gewürzmischungen (vgl. Punkt 4.) und Kräuter rechtzeitig (z. B. während Getreide köchelt) bereitgestellt, gehackt oder geschnitten werden. Auf diese Weise können Sie sich in einer entspannten Atmosphäre auf die Zubereitung der Gerichte konzentrieren, da die Garzeiten zum Teil sehr kurz sind und es speziell bei Gemüse schnell zu geschmacklichen, ernährungsphysiologischen und sensorischen Beeinträchtigungen kommt. Die Mengenangaben von Gemüse und Obst beziehen sich immer auf die essfertige Menge, d. h. Verluste durch Schälen, Entkernen, Entfernen von Stielansätzen etc. müssen berücksichtigt werden. Flüssigkeitsangaben in Milliliter oder Liter können auf der Waage mit den anderen Zutaten in Gramm abgewogen werden. Je nach Verfügbarkeit können die Gemüsezutaten beliebig ausgetauscht, ergänzt oder auf weniger Sorten beschränkt werden. Steht genügend Zeit zur Verfügung, empfiehlt sich insbesondere die Zubereitung von Blattsalaten direkt vor dem Verzehr.

3. Garen Sie Gemüse in wenig Wasser (Topfboden gerade mit Wasser bedecken) so kurz wie möglich mit geschlossenem Deckel. Die in den Rezepten angegebenen Garzeiten beziehen sich auf den Zeitpunkt, ab dem das Gemüse zu köcheln beginnt, die Aufwärmphase muss also zusätzlich berücksichtigt werden. Wählen Sie eine Gartemperatur, bei der im Idealfall aus dem Topf kein Dampf austritt. Der Dampf soll sich am Deckelboden absetzen und zurück in das Gargut tropfen. Der Topf sollte während der Garzeit nicht geöffnet werden (auch wenn es zu Beginn schwer fällt), da ansonsten der Dampf entweicht und sich die Garzeit unnötig verlängert. Die meisten Gemüsesorten brauchen 5–8 Minuten Garzeit (ohne Aufwärmphase). Sie sollten neben ihrem sortenspezifischen Geschmack noch einen gewissen Biss haben. Je nachdem wie klein Sie das Gemüse schneiden, können Sie unterschiedliche Garzeiten verschiedener Gemüsesorten ausgleichen.

4. Bereiten Sie häufig genutzte Gewürzmischungen, wie z. B. Asia (siehe Kap. 7.2), für mindestens eine Woche zu. Das spart viel Zeit beim Kochen, denn eine größere Menge lässt sich mit wesentlich weniger Aufwand zubereiten als kleine Mengen für einzelne Gerichte. Das Gleiche gilt für geröstete Nüsse und Samen, die Sie gut in einem Glas aufbewahren können.

5. Die Rezepte sind zur besseren Umsetzung in dem 4-Wochen-Plan überwiegend für zwei Personen berechnet, wobei die Portionsgrößen teilweise recht üppig sind und je nach individuellem Bedarf häufig auch für drei Personen bzw. eine zusätzliche Zwischenmahlzeit ausreichen. Die unter Zutaten zugrunde gelegten Mengenangaben pro Person beziehen sich auf das fertige Produkt, d. h. der beim Kochen entstehende Flüssigkeitsverlust ist ungefähr berücksichtigt. Vier-Personen-Haushalte können die Mengenangaben in den Rezepten verdoppeln, Singles dagegen halbieren oder den Rest entsprechend der Konzeption in dem 4-Wochen-Plan als weitere Haupt- oder Zwischenmahlzeit verwenden, was insbesondere eine Umsetzung im Berufsleben ermöglicht. Die Zubereitung der Brotaufstriche bietet sich am Wochenende an, da diese in einem Glas abgefüllt im Kühlschrank vier bis fünf Tage haltbar sind.

6. Im 4-Wochen-Plan sind Zwischenmahlzeiten berücksichtigt, um dem häufig anzutreffenden Heißhunger zum Mittag- oder Abendessen vorzubeugen bzw. eine gleichmäßigere Verteilung der Nahrungsaufnah-

me über den Tag zu erreichen. Wer mit drei Mahlzeiten gut zurechtkommt bzw. -kommen muss, kann die Zwischenmahlzeit (Obst, Müsli, Salat, Suppe, etc.) als Vor- oder Nachspeise zum Hauptgericht (evtl. kleinere Portionen) einbeziehen.

7. Vieles kann am Abend in Ruhe vorbereitet werden, um den Tag stressfrei beginnen bzw. beenden zu können (z. B. Säubern von Obst und Gemüse; benötigte Zutaten bereitstellen). Stellen Sie für das Frühstücksmüsli schnell garendes Getreide (Hirse, Buchweizen, Quinoa) mit der richtigen Wassermenge auf den Herd, um es am Morgen, solange Sie sich waschen, gar köcheln zu können (vgl. Tabelle 42). Getreidesorten mit längeren Garzeiten (Reis, Hafer, Gerste, Dinkel, Grünkern) können bereits am Abend für das Frühstück und das folgende Abendessen gegart werden, um daraus evtl. mit gedünstetem Gemüse in kurzer Zeit das wohlverdiente Abendmahl zubereiten zu können. Bei den verschiedenen Getreidesorten oder Nudeln handelt es sich, wenn nicht ausdrücklich auf eine niedrige Mehltype hingewiesen wird, um Vollkornprodukte. Bei Milch und Naturjoghurt handelt es sich, sofern keine pflanzlichen Alternativen genannt sind, um tierische Produkte (je nach Geschmack von Kuh, Ziege oder Schaf) mit natürlichem Fettgehalt.

Tabelle 48: Wassermengen und Garzeiten von Getreide

Getreidesorte (100 g)	Wassermenge (ml)	Garzeit in Minuten[1]	Nachquellzeit[2]
Hafer	200	20	10
Dinkel, Grünkern	250	25	10
Weizen	250	30	10
Roggen	250	30	10
Gerste	250	25	10
Naturreis	300	25	10
Buchweizen	350	10	5
Hirse	350	10	5
Maisgrieß	300	5	10
Quinoa	350	10	5
Amaranth	350	10	5

[1]gerechnet ab dem Zeitpunkt, wenn das Getreide zu köcheln beginnt

[2]bei abgeschalteter Herdplatte mit Deckel

Kurz bevor das Getreide zu köcheln beginnt (am Topf horchen) die Herdplatte zurückschalten und ohne den Deckel zu öffnen die angegebene Garzeit köcheln bzw. nachquellen lassen. Dabei sollte im Optimalfall kein Dampf aus dem Topf entweichen.

8. Kochen Sie von den Grundnahrungsmitteln (Getreide, Gemüse, Kartoffeln, Nudeln, Hülsenfrüchten) eine größere Menge, um bei den folgenden Mahlzeiten etwas Genussvolles daraus zu machen. So lässt sich mit dem Rest an Pellkartoffeln in Minutenschnelle ein Kichererbsen- oder Tomaten-Paprika-Brotaufstrich zu Gemüsefrikadellen abbinden, die Sämigkeit einer Gemüsesuppe oder -soße verbessern und mit gekochtem oder rohem Gemüse ein Kartoffelsalat bzw. eine Kartoffel-Gemüse-Pfanne zubereiten.

9. Beziehen Sie Gerichte mit gleichen Grundnahrungsmitteln (Tagesbedarf an Reis in einem Arbeitsgang zubereiten), aber unterschiedlicher Geschmacksprägung verstärkt ein (z. B. Obst-Reis-Müsli zum Frühstück, Gemüse-Reis-Pfanne zu Mittag, Obst-Reis-Quark-Speise als Zwischenmahlzeit, Gemüsesuppe mit Reiseinlage oder Reisfrikadellen am Abend).

10. Im Handumdrehen können Sie eine leichte Soße herstellen, wenn Sie einen Teil des Gemüses je nach Geschmack mit frischen Tomaten, Pellkartoffeln, Obst, Nüssen, Milch, Wasser oder anderen Flüssigkeiten unter Zugabe von Gewürzen und evtl. einem Esslöffel Schmand pürieren. Mischen Sie das Püree mit dem restlichen Gemüse und reichen Sie das Ganze zu Nudeln, Kartoffeln oder Reis.

11. Eine Bereicherung für Auge und Gaumen sind Sprossen und Keimlinge, die hervorragend zu Salaten, Suppen, Müsli, Brotaufstrichen und Gemüsepfannen passen. Sie verbessern die Verträglichkeit insbesondere von Hülsenfrüchten und rohem Getreide, fördern das Sättigungsgefühl und erweitern das Wirkstoffspektrum. Zum Keimen Getreide und Hülsenfrüchte (alle Sorten), Kürbiskerne, Sonnenblumenkerne, Alfalfa oder Radieschen über Nacht in einem Gefäß mit Wasser gut bedecken und anschließend in ein Haushaltssieb geben. Damit es nicht zu Staunässe kommt und ein Austrocknen verhindert wird, das Sieb in ein Gefäß hängen und mit einem Geschirrtuch abdecken. Morgens und abends die Keimlinge ordentlich abbrausen, weil es sonst im feuchtwarmen Milieu zu Schimmelbildung kommen kann. Je nach Sorte beginnen die Keimlinge am dritten oder vierten Tag zu wachsen. Noch einfacher lassen sich Keimlinge in speziellen Keimgläsern ziehen, die über einen Deckel mit Siebeinsatz verfügen. Die Gläser werden nach dem Quellprozess mit dem Deckel nach unten in einen Ständer mit Auffangschale gestellt, sodass überschüssiges Wasser optimal abtropfen kann. Für Kresse ist ein spezielles Kressesieb geeignet.

12. Schmecken Sie die Speisen möglichst nach dem Kochen ab. Mit Gemüsebrühe ist immer Instant-Gemüsebrühe in Pulverform gemeint, die zur besseren Verteilung des Geschmacks insbesondere bei Soßen und Suppen vor dem Pürieren zugegeben werden sollte. Verwenden Sie rein pflanzliche Produkte mit einem möglichst hohen Gemüseanteil. Geschmacksverstärker, Konservierungsstoffe, künstliche Aromen und Farbstoffe sollten nicht enthalten sein. Aber auch bei hochwertiger Qualität ist wegen des hohen Salzgehaltes ein sparsamer Gebrauch empfehlenswert. Nutzen Sie stattdessen die geschmackliche Vielfalt von Gewürzen und Kräutern, wobei Ihnen die folgenden Beschreibungen den geschmacklichen Erfolg bei der Umsetzung des Rezeptteils erleichtern.

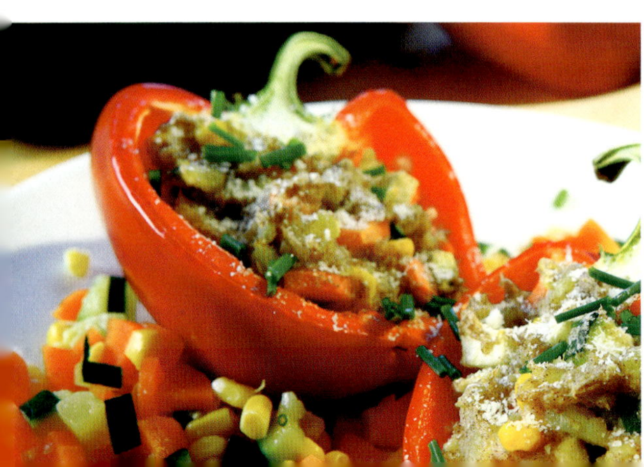

7.2 Kräuter und Gewürze – Symbiose von Geschmack und Medizin

Der Mensch ist ein Genießer. Seit es auf diesem Planeten Menschen gibt, versuchen diese den Geschmack, die Bekömmlichkeit sowie die Haltbarkeit ihrer Nahrung mit Kräutern und Gewürzen zu verbessern. Ausgrabungen in Mexiko zeigten, dass schon ca. 7000 Jahre v. Chr. verschiedene Chilisorten genutzt wurden. In den folgenden Jahrtausenden entwickelten sich in China, Indien, Ägypten und Persien landestypische Gewürztraditionen. Um das Jahr 0 herum segelten die als Feinschmecker bekannten Römer nach Indien und Südafrika, um mit wertvollen Gewürzen an Bord ihren Bedarf an fremdländischen Köstlichkeiten zu decken. Die Vormachtstellung der Araber im Handel mit Gewürzen konnte jedoch bis ins Mittelalter hinein nicht durchbrochen werden, da diese geschickt ihre Bezugsquellen geheim hielten. Vom antiken Rom aus, wo Pfefferkörner zu einer eigenen Währung wurden, breiteten sich die Gewürze, die sich allerdings nur wenige leisten konnten, ins übrige Europa aus. Im Mittelalter wurde Venedig zu einem Hauptumschlagsplatz für den europäischen Gewürzhandel und die Venezianer bestimmten die Preise nach Belieben. In dieser Zeit waren Gewürze so wertvoll, dass man für ein paar Pfefferkörner einen Sklaven bzw. für ein Pfund Safran ein Pferd bekommen konnte. Teilweise wurden sie sogar in Gold aufgewogen, was in der Blütezeit des Gewürzhandels im 15. Jahrhundert deutschen Kaufleuten wie Tucher, Welser und Fugger wegen ihres Reichtums die Bezeichnung „Pfeffersäcke" bescherte. In den folgenden Jahrhunderten entbrannte unter den aufstrebenden Seefahrernationen ein Wettstreit um den Besitz von Kolonien. Im Kampf um Monopolstellungen im Gewürzhandel beuteten sie die Länder in grausamer Weise aus und schreckten auch vor Kriegen gegeneinander nicht zurück. Zwar waren die Westeuropäer nun nicht mehr den willkürlichen Preisen der Venezianer ausgeliefert, aber der gute Geschmack war getrübt durch das Leid vieler Menschen.

Andererseits wurden Kräuter und Gewürze spätestens seit Hippokrates, Dioskurides, Plinius und Galen in der Behandlung von Krankheiten genutzt. Auf der Basis dieses Wissens entwickelte sich in den folgenden Jahrhunderten die klösterliche Kräuterheilkunde, die bis in die Neuzeit hinein in der medizinischen Versorgung der Menschen eine enorm wichtige Rolle spielte. Dabei konzentrierten sich die Mönche auf Pflanzen, die in den eigens angelegten Klostergärten bzw. im heimischen Klima wild wuchsen. Viele Mönche stu-

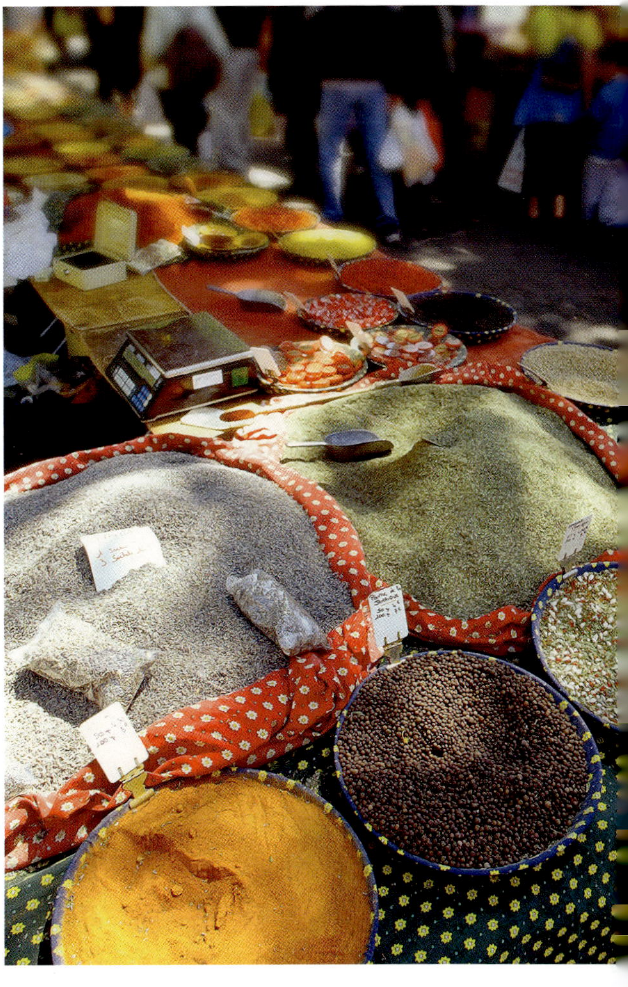

dierten ihr Leben lang die Wirkungsweise nur weniger Pflanzen und stellten hervorragende pflanzliche Arzneien zusammen. Mit ihren Rezepturen leiteten sie im 17. und 18. Jahrhundert die moderne Pharmazie ein, die vor allem seit Ende des zweiten Weltkrieges immer weniger auf natürliche Inhaltsstoffe von Pflanzen setzte, sondern auf chemisch hergestellte Medikamente. Trotz vieler Erfolge findet heute ein Umdenken bzw. eine Rückbesinnung auf eine naturgemäße Medizin statt, an der auch die moderne pharmazeutische Forschung zunehmendes Interesse zeigt.

Viele Forscher räumen heute sogar ein, dass Pflanzen und insbesondere Kräuter und Gewürze in ihren gesundheitsfördernden Eigenschaften bisher unterschätzt wurden. Dafür sind nicht einzelne Inhaltsstoffe, sondern vielmehr die Komplexität sekundärer Pflanzenstoffe im Allgemeinen und die als „Antibiotikum des armen Mannes“ bezeichneten ätherischen Öle im Besonderen verantwortlich. Sie verströmen zudem herrliche Düfte, die in der richtigen Dosis und Kombination selbst einfachste Speisen zu einem geschmacklichen Erlebnis machen. Ohne Fingerspitzengefühl geht es jedoch nicht, denn gerade das intensive Aroma von frisch geriebenen Gewürzen und Kräutern kann bei Überdosierung einen penetranten Geschmack zur Folge haben. Gewürze sollen das typische Aroma der Pflanzen unterstützen, aber nicht völlig verändern! Deshalb lieber erst einmal vorsichtig die unbekannten Köstlichkeiten mit den eigenen Geschmacksnerven erforschen, um dann mit zunehmender Erfahrung das normale Würzen abwechslungsreicher gestalten zu können. Richtig ist es, wenn jeder Bissen die Lust am Kauen neu entfacht. Die unterschiedlichen Gewürze sind wie die Musiker eines Orchesters. Jeder hat bestimmte Fähigkeiten, die in der gemeinsamen Abstimmung ihre Vollendung finden. Zweifelsohne nimmt damit die Freude am Essen bzw. der Appetit zu, aber entwickelt sich der Gourmet deshalb zu einem Vielesser? Wahrscheinlich nicht, denn gutes Essen befriedigt die Esslust. Der Gebrauch von Kräutern und Gewürzen, um den Geschmack des Essens zu verbessern, aber auch um gesund und vital zu bleiben, ist heute eine für jedermann erschwingliche Kulturleistung, die wir in vollen Zügen genießen sollten.

Die meisten Kräuter und Gewürze steigern das Wohlbefinden im Darm. Harntreibende Substanzen unterstützen die Ausscheidung krankhafter Wasseransammlungen. Ihr hoher Gehalt an antioxidativen und zellschützenden Substanzen beugt Krebs und Herz-Kreislauf-Erkrankungen vor. Gleichzeitig enthalten sie hochwirksame Stoffe, die das Abwehrsystem stärken und krankmachende Bakterien, Viren und Pilze bekämpfen. Cholesterinspiegel, Blutdruck und Blutzuckerspiegel werden günstig beeinflusst, und durch ihre stoffwechselanregende Wirkung verhelfen sie zu einem normalen Körpergewicht. Dass sie uns auch ein bisschen glücklicher machen, zeigen Untersuchungen, nach denen Chili, Zimt, Nelken, Vanille oder Muskat die Produktion von Wärme und Endorphinen anregen.

Damit all die positiven Wirkungen von Kräutern und Gewürzen voll zur Geltung kommen, sollten Sie biologischen Anbau bevorzugen, da konventionelle Ware aus Entwicklungsländern zur Verminderung der Keimbelastung häufig bestrahlt wird und auch bei uns verbotene Pestizide enthalten sein können. Frische Kräuter sollten möglichst zeitnah nach ihrer Ernte verbraucht werden. In einem Glas mit Wasser (wie Schnittblumen), einem feuchten Tuch oder Gefrierbeutel (im Kühlschrank) bleiben sie länger frisch. Getrocknete Kräuter und Gewürze sollten kühl, trocken, luftdicht und möglichst im ungemahlenen Zustand (z. B. Rosmarin, Koriandersamen, Pfeffer, Kardamom, Nelken, Muskat) vorzugsweise in einem Glas aufbewahrt werden.

Die folgende Übersicht gibt Ihnen anhand einiger ausgewählter Sorten einen Einblick in die wirklich erfahrenswerte Welt der Kräuter und Gewürze. Sie soll Lust auf eine würzige Gesundheit machen und dabei die eigene Experimentierfreude fördern, denn Nichterwähntes ist nicht weniger wertvoll.

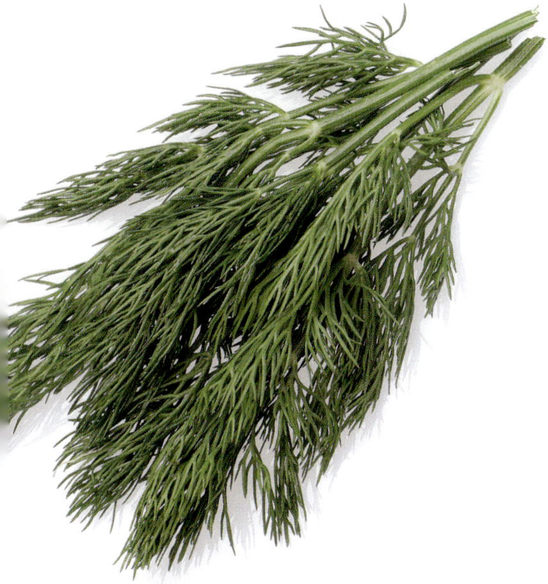

Petersilie

Küche und Sonstiges

Ein Standardgewürz, das zu herzhaften Suppen, Gemüse-, Kartoffel- und Hülsenfruchtgerichten, Salaten und vielerlei Soßen passt. Glatte Petersilie schmeckt aromatischer als die krausen Blätter und sollte vor dem Servieren zugegeben werden. Petersilie kann zur Abwechslung sehr gut durch Kerbel ersetzt werden.

Wirkungsweise

Das vitamin- und mineralstoffreiche Kraut wirkt verdauungsfördernd, stoffwechselanregend, harntreibend, krampfstillend, antioxidativ (Flavonoide), blutbildend und -reinigend sowie immunstärkend. Medizinisch wird sie bei Erkrankungen der Harnwege und zur Durchspülung der Nieren (z. B. bei Nierengrieß) empfohlen, wobei die Petersilienfrüchte besonders wirksam sind (in hohen Dosen giftig).

Dill

Küche und Sonstiges

Eine schon in der Antike kultivierte, mild wärmende, das Gemüt beruhigende Heilpflanze (Doldenblütler), die durch ihr unverwechselbares Aroma und den Gehalt an Vitalstoffen besticht. Das frische Kraut sollte nach dem Kochen zugeben werden. Ebenso wie die Samen, kann es vielseitig zum Würzen von Gurken, Blattsalaten, Quark, Gemüse, Soßen, Kartoffeln, Avocados, Fleisch und Fisch verwendet werden. Zudem verleiht es Eingemachtem eine besondere Geschmacksnote.

Wirkungsweise

Dill verfügt über harntreibende, verdauungsfördernde, blähungs- und krampflösende, appetitanregende und keimhemmende Eigenschaften. In der Naturheilkunde wird er besonders zur Beruhigung eines nervösen Magens, bei Bauchschmerzen, Infektionen und Mundgeruch empfohlen. Sein hoher Gehalt an Carotinoiden wirkt Entzündungen von Darm und Haut sowie der Entartung von Zellen entgegen.

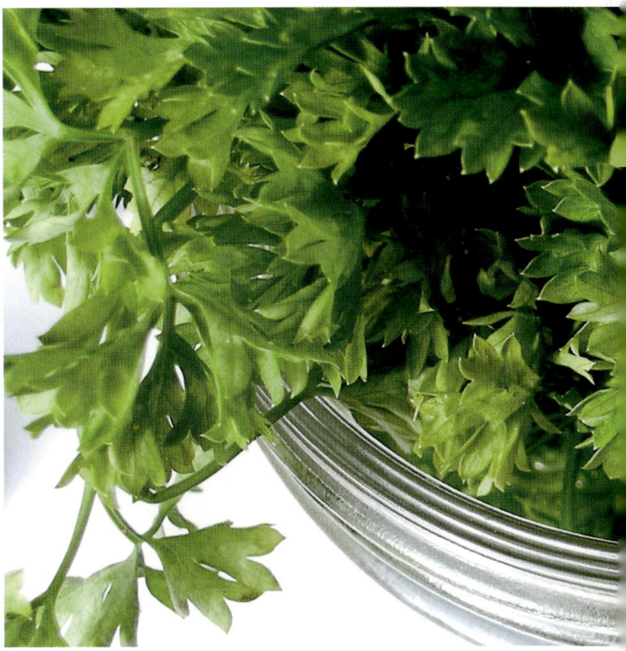

Schnittlauch

Küche und Sonstiges

Er gehört, wie Zwiebeln, Lauch, Knoblauch und Spargel, zu den Liliengewächsen, deren Gesundheitswert ganz wesentlich auf hitzeempfindliche, schwefelhaltige Verbindungen (Sulfide) zurückzuführen ist. Die fein geschnittenen, Vitamin-C- und eisenreichen Röllchen sind, wie auch die violettfarbenen Blüten, bei nahezu jeder Speise eine dekorative und schmackhafte Ergänzung. Sie sollten allerdings erst dem etwas abgekühlten Essen zugegeben werden. Schnittlauch lässt sich sowohl im Garten als auch auf der Fensterbank leicht ziehen. Getrockneter Schnittlauch ist nur noch ein Schatten seiner selbst. Eine schöne Varietät ist der aus Asien stammende, aber auch zunehmend bei uns kultivierte Schnittknoblauch. Er liefert das schöne leuchtende Grün des Schnittlauchs, die milde Schärfe von Schalotten und nur einen Hauch des typischen Knoblauchgeschmacks.

Wirkungsweise

Schnittlauch wirkt appetitanregend, verdauungsfördernd, blutreinigend, antianämisch (gegen Blutarmut) und blutdrucksenkend.

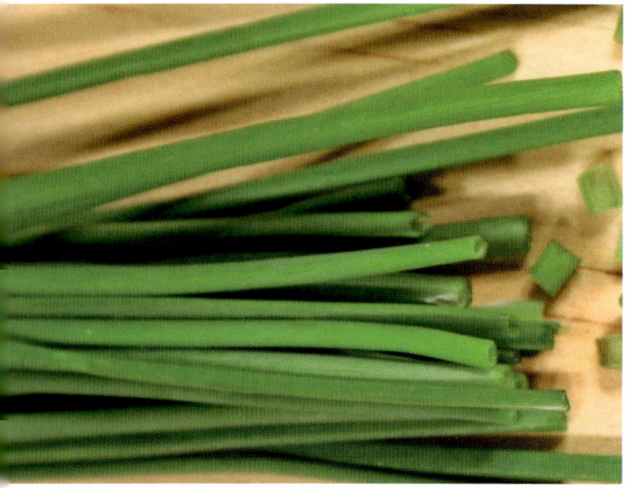

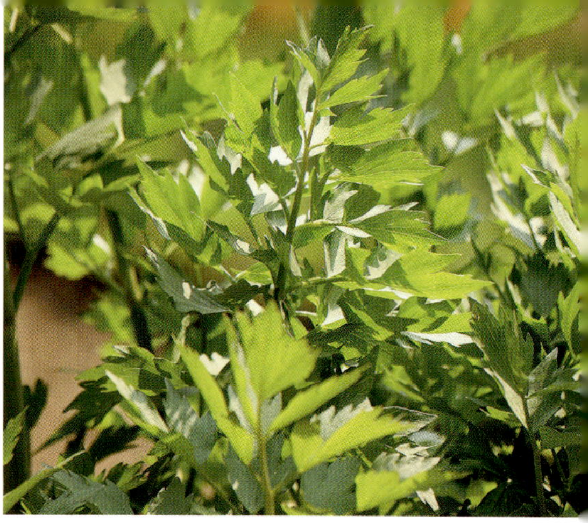

Liebstöckel

Küche und Sonstiges

Die traditionell in Bauerngärten sehr beliebte Pflanze (Doldenblütler) erinnert mit ihrem intensiv schmeckenden Kraut an Maggiwürze, kommt aber selbst nicht darin vor. Wird er sparsam gebraucht, hebt er den Geschmack von Gemüse und Fleisch hervor und ermöglicht als natürlicher „Geschmacksverstärker“ eine sparsame Verwendung von Salz. Unerhitzt verleiht Liebstöckel Salaten, Frischkäse oder Kräuterquark einen pikanten Geschmack. Sein volles Aroma entwickelt sich aber im Gegensatz zu vielen anderen Kräutern beim Kochen, wovon besonders Eintopfgerichte (z. B. Linsen-, Kartoffel- und Bohneneintopf), Suppen und Soßen profitieren. Ideal ist er zum Würzen von selbst hergestellten Gemüse- oder Fastenbrühen (Kapitel 5), wobei Kraut und Wurzel die Ausscheidung abgelagerter Giftstoffe sowie krankhafter Wasseransammlungen fördern. Auch im getrockneten oder eingefrorenen Zustand bleibt noch genügend von seinem Aroma erhalten.

Wirkungsweise

Im Vordergrund steht die harntreibende, verdauungsfördernde, entblähende, krampflösende und entzündungshemmende Wirkung des „Maggikrauts“. Durch regelmäßigen Gebrauch werden der Verdauungs- und Respirationstrakt gestärkt. Medizinisch von größerer Bedeutung sind die Wurzeln, die als Mittel gegen Bronchitis, Mandelentzündung, Koliken, Blasenleiden, Rheuma und Gicht empfohlen werden und neben den Samen ebenfalls als Gewürz verwendet werden können. In der Schwangerschaft und bei schweren Nierenerkrankungen (Absprache mit dem Arzt) ist Liebstöckel mit Vorsicht zu genießen.

Estragon

Küche und Sonstiges

Das mehrjährige Würzkraut (Beifußart) lässt sich problemlos im eigenen Garten ziehen. Beliebt ist das aromatische, leicht bitter schmeckende und deshalb sparsam zu verwendende Kraut vor allem in der französischen Küche als Gewürz für Soßen (z. B. Soße Vinaigrette zu Spargel, Blumenkohl, Schwarzwurzeln), Salate (in Kombination mit Zitronensaft), Eier, Fisch, Fleisch und Suppen, aber auch beim Einmachen (saure Gurken) sowie der Herstellung von Senf und Kräuteressig (1–2 Estragonzweige ca. zwei Wochen in Weinessig ziehen lassen).

Wirkungsweise

Estragon wirkt appetitanregend, verdauungsfördernd und harntreibend.

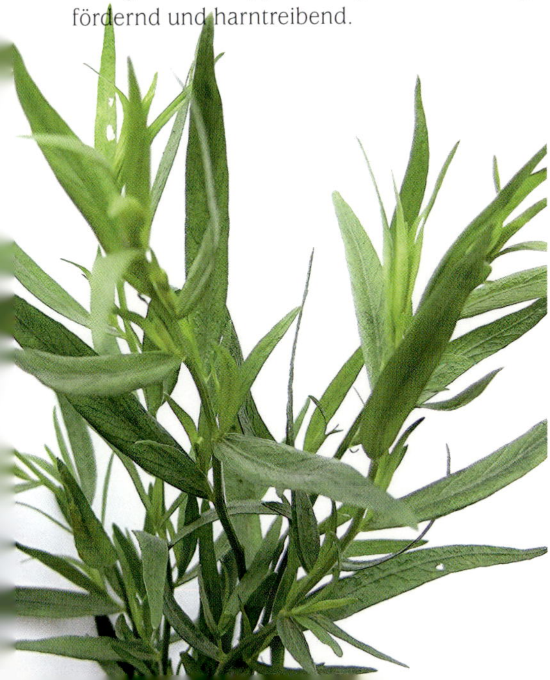

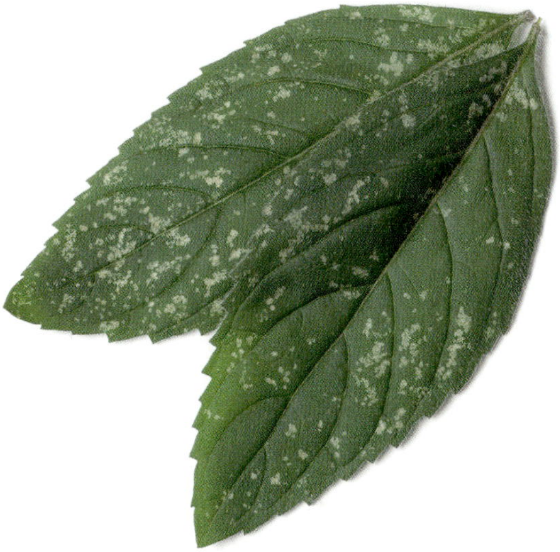

Pfefferminze

Küche und Sonstiges

Ursprünglich ein Gewürz des Orients, wo Hunderte von Minzearten bekannt sind und in ihrer Mannigfaltigkeit eine echte kulinarische Bereicherung darstellen. Sparsam als frisches Kraut verwendet kommt das begehrte, würzige, prickelnd frische und kühlende Aroma am besten zur Geltung, wovon herzhafte Salate, Obstsalate, Suppen, Soßen (z. B. in griechischem Zaziki), Getränke sowie Gemüse-, Hülsenfrucht-, Fleisch- und Fischgerichte besonders profitieren. Dagegen überdeckt ein zu üppiger Umgang mit der schon in der Antike wohlbekannten Heilpflanze andere Geschmacksnoten.

Wirkungsweise

Die stark mentholhaltige Pflanze fördert den Verdauungsprozess und die Leber- und Gallentätigkeit (Gallenfluss, Gallenentleerung), wirkt abnormen Gärungszuständen im Darm, Übelkeit und Erbrechen entgegen, beruhigt den Magen und löst krampfartige Beschwerden im oberen Verdauungstrakt. Vielseitige Anwendung findet das Pfefferminzöl (z. B. bei Neuralgien, Kopfschmerzen, Migräne).

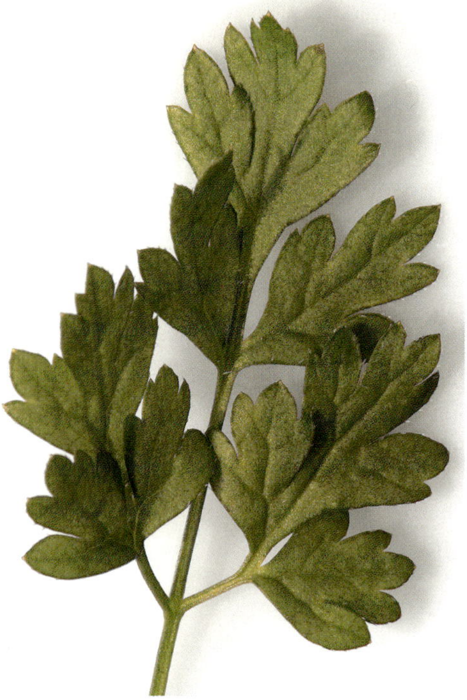

Kerbel

Küche und Sonstiges

Das kalziumreiche Kraut wurde schon in der Antike verwendet und ist sowohl in den „Grüne-Soßen-Kräutern“ als auch in der französischen Kräutermischung „fines herbes“ zu finden. Neben Salaten passt er mit seinem würzig-süßlichen Aroma zu Suppen (Kartoffelsuppen), Gemüse (Möhren, Spinat, Erbsen), Fisch sowie Quark- und Eiergerichten (Omelette). Er schmeckt nur frisch und sollte nicht mitgekocht werden. In Kombination mit geschmacksintensiven Kräutern kommt er kaum zur Geltung.

Wirkungsweise

Kerbel wirkt auf natürliche Weise harntreibend, blutreinigend und -verdünnend, weshalb er thrombosegefährdeten Personen empfohlen wird. Nach den Wintermonaten weckt er als typisches Frühlingskraut unsere Lebenskräfte und bringt den Organismus in Schwung. Einzige Voraussetzung ist ein regelmäßiger Gebrauch des auch bei uns üppig wachsenden Krautes.

Kümmel

Küche und Sonstiges

Der in Deutschland sehr beliebte Doldenblütler wurde bei Ausgrabungen von steinzeitlichen Siedlungen gefunden und somit schon vor ca. 5000 Jahren als Gewürz benutzt. Neben den Kümmelfrüchten (Samen) können auch die Blätter und Wurzeln, aus denen früher sogar Gemüse zubereitet wurde, verwendet werden. Die reichlich ätherische Öle (Carvon, Limonen) enthaltenden Kümmelfrüchte sollten ganz oder vor dem Verzehr frisch gemahlen (im Mörser) den Speisen zugegeben werden. Sie passen hervorragend zu Gemüse (Sauerkraut, Kohlgemüse, Bohnen), Suppen, Kartoffeln, Hülsenfrüchten, Gebäck, Fleisch, Käse und Roggenbrot. Kombinationen mit Knoblauch, Peperoni, Pfeffer und Koriander verbessern den häufig als etwas aufdringlich empfundenen Geschmack. Der mit Kümmel verwandte, leicht bitter schmeckende Kreuzkümmel wird vor allem in der asiatischen Küche bevorzugt und vielen Gewürzmischungen zugegeben (Curry, Garam masala). Sein Aroma lässt sich verfeinern, wenn der ganze Samen in der Pfanne geröstet wird.

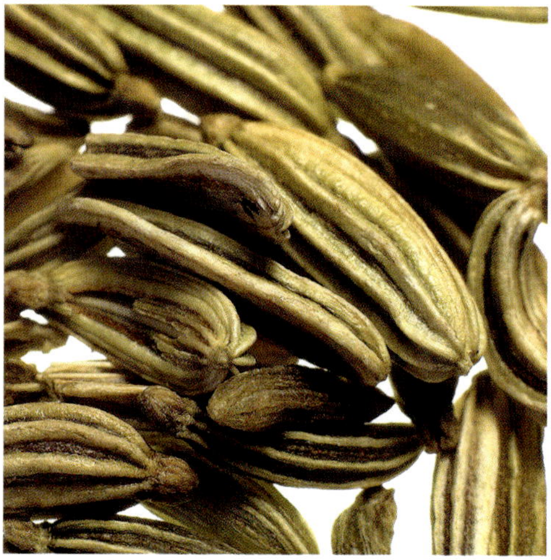

Wirkungsweise

Nicht umsonst gibt man Kümmel von alters her an schwerverdauliche und fettreiche Gerichte, die dann das Unbehagen im Bauch erträglicher machen. Selbst „Verdauungsschnäpse" wurden aus Kümmel gebraut, was uns den schmalen Pfad zwischen Genuss und Völlerei vor Augen führt. Kümmel bewirkt eine vermehrte Freisetzung von Gallensäuren, regt die Produktion von Magensäften an und beruhigt durch seine krampflösenden und betont blähungswidrigen Eigenschaften den Magen-Darm-Trakt. Die ätherischen Öle wirken zudem wachstumshemmend auf schädliche Bakterien und Pilze.

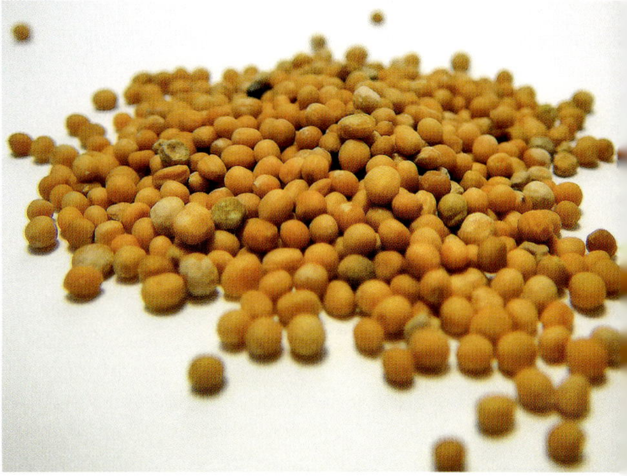

Senf

Küche und Sonstiges

Das in nahezu jedem Haushalt anzutreffende Gewürz verleiht neben Fleisch- und Wurstwaren auch Soßen, Marinaden, Chutneys, Kartoffel-, Gemüse- und Hülsenfruchtgerichten einen aromatischen Geschmack. Ebenso kann Senf als Brotaufstrich verwendet werden. Unterschieden wird zwischen weißem und schwarzem Senf, der in vielen Geschmacksnuancen von mild bis extra scharf angeboten wird. Die ölhaltigen Samenkörner sind geschmacks- und geruchsneutral. Das typische Senfaroma entwickelt sich erst, nachdem die zerstoßenen oder gemahlenen Samen mit Flüssigkeit (Wasser, Wein, Essig, Traubenmost – daher der Name Mostrich) zu einem Brei angerührt werden. Dieser Vorgang aktiviert Enzyme, die die im Samen enthaltenen Senfölglykoside innerhalb von 10 Minuten zu Senföl aufspalten. Anschließend wird der Senf nach ganz unterschiedlichen Rezepturen mit Essig, Zitrone, Knoblauch, Meerrettich, Zucker, Salz, Estragon, Paprika, Pfeffer und anderen Gewürzen abgeschmeckt. Bei Verwendung von im Mörser zerstoßenem Senfsamen sollte das Pulver mit Wasser verrührt 10 Minuten quellen und wie bei Senf nach dem Kochen den Gerichten und Suppen zugegeben werden, da sich ansonsten das Aroma verflüchtigt. Eine weitere leckere Variante ist die in der asiatischen Küche beliebte Verwendung ganzer Senfsamen, die zuvor geröstet werden und dabei ein pikant-nussiges Aroma entfalten. Probieren Sie diese im Sauerkraut und in Kartoffel-, Brokkoli- und Blumenkohlsuppen.

Wirkungsweise

Die im Senf enthaltenen antibiotisch wirkenden ätherischen Öle wirken durch Anregung der Speichel-, Gallen- und Magensäfte appetitanregend und verdauungsfördernd. Speziell fettreiche Speisen sollen unter Zugabe von Senf weniger schwer im Magen liegen, was man sich schon im Mittelalter zu Nutze machte. Zu große Mengen von Senf können dagegen die Schleimhäute von Magen und Darm reizen und Entzündungen (Vorsicht bei Magenschleimhautentzündung) provozieren. Senfwickel oder -packungen bewirken bei äußerlicher Anwendung eine intensive Durchblutung bzw. Stoffwechselanregung von Haut und tiefer liegendem Gewebe. Sehr hilfreich ist ihre Verwendung bei Ischias, degenerativen Gelenkerkrankungen, Weichteilrheumatismus, Bronchitis und Infektionen der Atemwege.

Kresse

Küche und Sonstiges

Die zur Familie der Kreuzblütler gehörende Garten-, Brunnen- und Kapuzinerkresse ist aufgrund ihres schnellen Wachstums eine leicht zu kultivierende bzw. in der Keimbox zu ziehende Pflanze. Besonders wertvoll ist die Kapuzinerkresse, die gerne an Zäunen emporrankt. Mit ihren essbaren Blüten können die Gerichte wunderschön dekoriert werden. Kresse verleiht mit ihrem hohen Gehalt an Senfölen pflanzlichen Brotaufstrichen, Käse, Quark, Salaten, Fleisch, Fisch, Soßen, Kartoffel- und Nudelgerichten einen scharf-aromatischen Geschmack. Schon ein bisschen Kresse kann aus einer Kartoffel- oder Gemüsesuppe sowie einem einfachen Butterbrot eine Delikatesse machen. Die Senföle reagieren auf Hitze jedoch empfindlich, weshalb Kresse möglichst erst unter das etwas abgekühlte Essen gemischt werden sollte. Die weniger scharfe, meist an Bächen oder Quellen wild wachsende Brunnenkresse verleiht ähnlich wie die mit Kresse verwandte Rauke (Rucola) verschiedenen Salatmischungen, vor allem in Kombination mit Ingwer und Zitronensaft, ein herzhaftes Aroma.

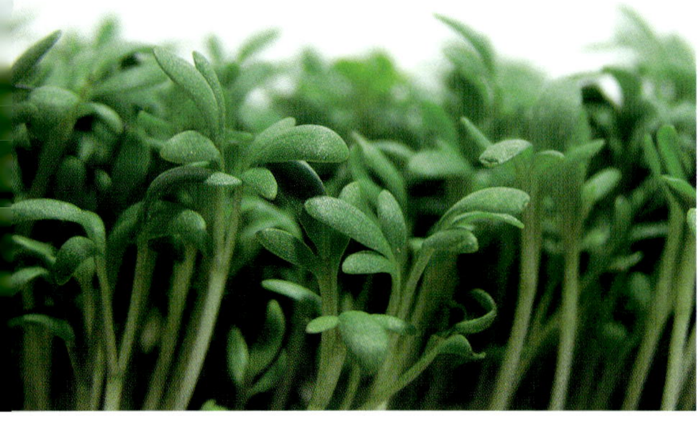

Wirkungsweise

Die antibakteriell, antiviral und antimykotisch wirksamen Senföle fördern eine gesunde Darmflora und haben sich in der Behandlung von grippalen Infekten, Husten, Bronchitis, Wundinfektionen sowie Infektionen des Urogenitalsystems (Entzündungen von Harnleiter, Harnblase, Nierenbecken) bewährt (vor allem Kapuzinerkresse und Meerrettich). Darüber hinaus verfügt Kresse über verdauungsfördernde, appetitanregende, harntreibende und darmreinigende Eigenschaften. Bei Nierenfunktionsstörungen sowie Magen- und Darmgeschwüren sollte Kresse bzw. Meerrettich nicht verwendet werden.

Meerrettich

Küche und Sonstiges

Meerrettich ist wie Kresse ein Kreuzblütler, der es in sich hat. Beim Zerreiben steigen Senföle auf, die manch eine Träne hervorlocken können. Freude kommt dagegen auf, wenn die scharfe Wurzel Soßen, Salatdressings, Gemüse (Rote Bete, Pastinaken, Sellerie), Kartoffeln, Hülsenfrüchten, Obst (Äpfeln), Milchprodukten, Fleisch und Fisch (z. B. zu Räucheraal) ihr unverwechselbares, herzhaftes Aroma verleiht. Frisch geriebener oder geraffelter Meerrettich kann mit Joghurt und Zitronensaft vermischt im Kühlschrank (im Gläschen) mindestens eine Woche aufbewahrt werden und ist gekaufter Ware, die pasteurisiert und häufig geschwefelt wird, hinsichtlich Geschmack und Gesundheitswert weit überlegen.

Wirkungsweise

Bauern nennen den mineralstoff- und vitaminreichen Bakterienkiller das „Penicillin aus dem Garten“ (vgl. Kresse), wobei die Senföle durch eine Vielzahl von Inhaltsstoffen (z. B. Asparagin, Arginin, Vitamin C) unterstützt werden. Früher legte man stark erkälteten Kindern vor

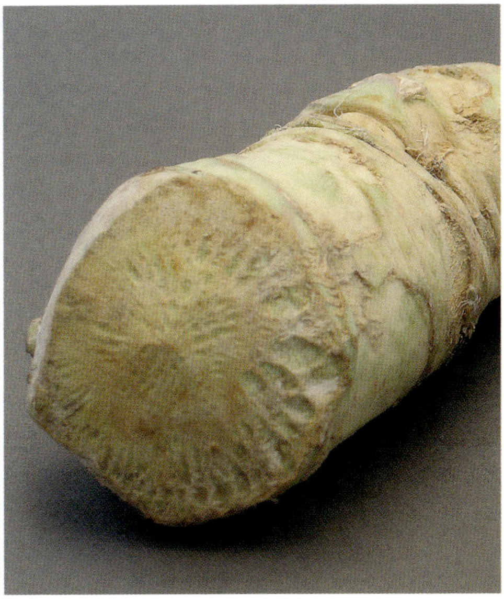

dem Schlafengehen geschälte Meerrettichscheiben, die an einer Schnur aufgefädelt wurden, um den Hals. Durch die Bettwärme werden die Senföle verstärkt freigesetzt und inhaliert. Am effektivsten dürfte jedoch die Aufnahme über den Darm sein, da sich die Senföle über den Blutweg in Organen wie Lunge und Niere anreichern. Darüber hinaus kurbelt Meerrettich den Stoffwechsel an, stimuliert die Abwehrkräfte, unterstützt Magen, Leber und Darm in deren Funktion, wirkt unangenehmen Gärungs- und Fäulnisprozessen im Darm entgegen und fördert die Ausscheidung von Harnsäure und krankhaften Wasseransammlungen.

Knoblauch

Küche und Sonstiges

Eine bereits in der Antike von Hippokrates, Dioskurides und Plinius geschätzte Heilpflanze (Lauchgewächs) von wärmendem Charakter. Die Arbeiter an den ägyptischen Pyramiden bekamen Knoblauch, um bei Kräften zu bleiben, in Griechenland benutzten ihn Athleten vor Wettkämpfen und auch Soldaten wurden vielerorts vor ihren Schlachten mit Knoblauch versorgt. Seine Wirkstoffe (Allicin, Alliin, Ajoen, Saponin) entfalten sich am besten im unerhitzten Zustand und machen ihn zu einem Lebenselixier in der Küche. Beim Anbraten bzw. Bräunen verliert er sein Aroma und wird bitter. Beliebt ist Knoblauch zum Würzen von Gemüsesuppen und -soßen, Salaten, Pesto, Marinaden, Eintopfgerichten, Fleisch, Fisch, Käse und Butter. Kombinationen mit Zitronengras, Petersilie und Minzeblättern schwächen den typischen Knoblauchgeruch ab, der über Haut und Atem freigesetzt wird. Das Kauen von Dillsamen ist wie das Entfernen des inneren, grünen Keimlings hilfreich. Nahezu frei von geruchsspezifischen „Nebenwirkungen" ist Bärlauch, der hinsichtlich Geschmack, Inhaltsstoffen und Wirkungsweise dem Knoblauch ähnlich ist. Ein kulinarisches Erlebnis ist Bärlauch-Pesto (frisch gehackte Bärlauchblätter mit Ziegenkäse, Olivenöl, Nüssen und Kräutersalz vermischen und größere Vorräte im Glas einfrieren). Knoblauch (ebenso Bärlauch) lässt sich problemlos im heimischen Garten ziehen, wozu Sie die einzelnen Zehen lediglich in die Erde stecken müssen. Nach einiger Zeit sprießen frische, grüne Triebe, die ebenfalls vielseitig verwendbar (wie Schalotten) sind.

Wirkungsweise

Über den Geschmack von Knoblauch lässt sich streiten. Wissenschaftler geraten bei der geschmacksintensiven Knolle aber leicht ins Schwärmen. Nach den Ergebnissen des „Internationalen Knoblauch-Symposions" in Berlin gehört sie zweifelsohne zu den gesündesten Lebensmitteln bzw. Gewürzen, wobei ihre schwefelhaltigen Verbindungen (Allicin) besonders wertvoll sind. Im Wirkungsspektrum der gesunden Knolle wurden bisher durchblutungsfördernde (verbessert die Durchblutung der Herzkranzgefäße), antithrombotische (Infarktvorbeugung, verbessert die Elastizität der Gefäßwände), blutreinigende, blutdruck-, cholesterin- und blutfettsenkende (wirkt der Anlagerung von Fettbestandteilen an die Arterien-

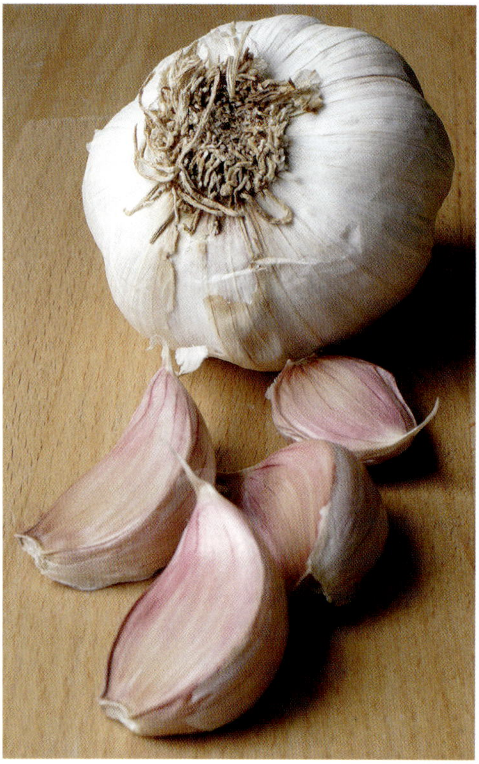

wände entgegen), antiatherosklerotische, verdauungsanregende (in geringen Dosen Stärkung, in hohen Dosen Hemmung der Darmmotorik, reguliert Leber- und Gallentätigkeit), krampflösende, antibiotische (1 mg Allicin entspricht 10 µg Penicillin, ohne Nebenwirkungen!), antivirale (gegen Viren), antimykotische (gegen Pilze), abwehrstärkende (erhöht die Aktivität von Abwehr- und Fresszellen), antioxidative und antikanzerogene Eigenschaften festgestellt. Darüber hinaus konnte Talma Rosenthal vom Schiba-Krankenhaus in Tel Aviv zumindest an Ratten nachweisen, dass Knoblauch dem Ansetzen von Körperfett entgegen wirkt. Um effektive medizinische Wirkungen zu entfalten, bedarf es einer kurmäßigen Einnahme von mindestens 4 g frischem Knoblauch (2–3 Zehen) pro Tag. Kombinationen von Knoblauch, Zwiebeln und anderen Laucharten sind besonders wirkungsvoll, da sich ihre Inhaltsstoffe ergänzen.

Bohnenkraut

Küche und Sonstiges

Das mehrjährige, winterharte Kraut sollte in keinem Kräutergarten fehlen, denn es passt mit seinem würzigen, pfefferartigen Aroma nicht nur hervorragend zu Bohnen- oder Hülsenfruchtgerichten, sondern auch zu vielerlei Gemüse-, Kartoffel-, Pilz-, Fleisch- und Fischgerichten. In Bulgarien wird es fast für jedes Gericht verwendet, sein Gehalt an Bitterstoffen legt jedoch einen sparsamen Gebrauch nahe. Am aromatischsten schmeckt Bohnenkraut, wenn die grob gehackten, frischen Blätter den Speisen kurz vor dem Verzehr zugegeben werden. Aber auch getrocknetes Bohnenkraut ist eine Bereicherung für jede Küche. Für Saladdressings sind Kombinationen mit Kerbel und Estragon empfehlenswert.

Wirkungsweise

Bohnenkraut verbessert durch seine verdauungsfördernden, magenstärkenden, blähungswidrigen und krampflösenden Eigenschaften die Bekömmlichkeit schwer verdaulicher Speisen. Sein Gehalt an ätherischen Ölen und Gerbstoffen fördert eine gesunde Darmflora und wirkt unangenehmen Gärungszuständen im Darm entgegen.

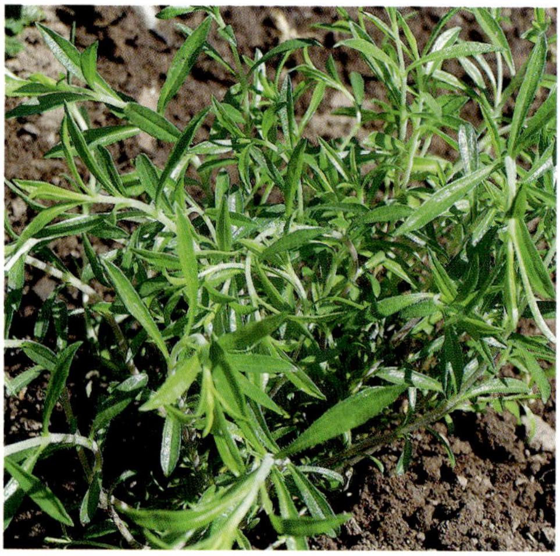

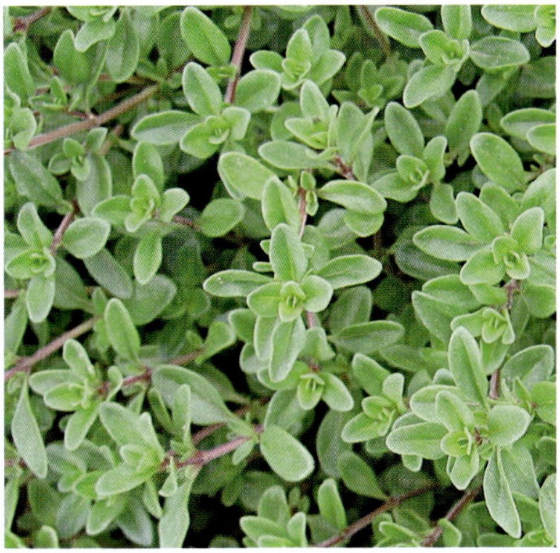

Thymian

Küche und Sonstiges

Thymian gehört zu den ältesten und beliebtesten Heil- und Würzkräutern. An warmen, geschützten Standorten wächst er auch bei uns mehrjährig. Seinen höchsten Wirkstoffgehalt erreicht Thymian kurz vor der Blüte, wobei die Blüten als Gewürz oder Tee mitverwendet werden können. Er kann den Speisen frisch, getrocknet und auch schon während des Kochens zugegeben werden. Das intensive, herzhafte und aromatische Aroma vermittelt warme, wohlige Empfindungen, sofern er sparsam verwendet wird. Besonders gut passt Thymian zu Tomaten, Aubergine, Zucchini, Paprika, Bohnen, Rote Bete, Kartoffeln, Pilzen, Oliven, Hülsenfrüchten, Fleisch und Fisch bzw. daraus hergestellten Salaten, Eintöpfen und Soßen, was ihn zu einem unverzichtbaren Bestandteil der mediterranen Küche macht. Ein gesunder Gaumenschmaus sind Vollkornplätzchen, die mit Thymian oder Quendel (wilder Thymian) aromatisiert werden. In der ayurvedischen Medizin werden thymiangewürzte Speisen bzw. Tees Personen empfohlen, deren Arbeit eine geistige Herausforderung darstellt und ein hohes Maß an Konzentrationsvermögen verlangt. Somit bietet er eine gute Alternative zum üblichen Kaffee.

Wirkungsweise

Thymian wirkt gegen Bakterien und Viren, krampf- und schleimlösend, entzündungshemmend, verdauungsfördernd, entblähend, harntreibend und auf die Haut durchblutungsfördernd. Die Anwendung von Thymian bzw. seines ätherischen Öls (Thymol) hat sich besonders bei Schleimhautentzündungen (Katarrh) der oberen Atemwege und krampfartigem Husten (Keuchhusten, Bronchitis, Asthma) sowie in Form äußerlicher Einreibungen bei Hautproblemen und rheumatischen Beschwerden bewährt. Gleichermaßen hilft er bei gärigem, dünnem und übel riechendem Stuhlgang.

Salbei

Küche und Sonstiges

Die kulinarische Bedeutung von Salbei fällt gegenüber der als Heilpflanze gering aus. Trotz seines würzig-bitteren Geschmacks, der bei frischem Salbei weniger ausgeprägt ist als bei getrocknetem, lohnt es sich, ihn für pikante Gemüse-, Kartoffel-, Fleisch- und Fischgerichte, Soßen und Suppen wohldosiert zu verwenden. Sehr gut harmoniert er mit Milchprodukten. Die Verträglichkeit von fettreicheren Speisen lässt sich durch Zugabe von klein gehackten Salbeiblättern verbessern.

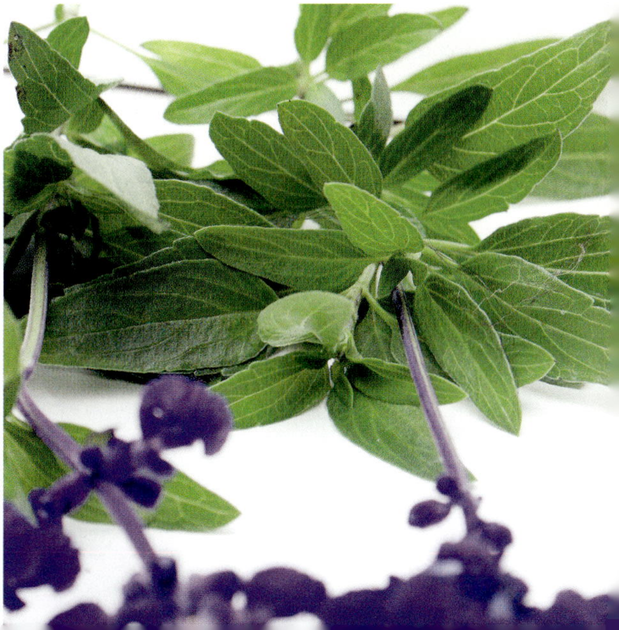

Wirkungsweise

Salbei gilt seit der Antike als Sinnbild für das Leben. Im Mittelalter wird er im bekannten Schrifttum der Medizinschule von Salerno (Regimen sanitatis Salernitanum) angepriesen und die Frage gestellt: „Warum stirbt denn überhaupt der Mensch, dem Salbei im Garten wächst? Salbei schafft Remedur, Salbei, der Rat der Natur“ (zitiert aus Handbuch der Klosterheilkunde, siehe Anhang). Die neueren Forschungen geben den Gelehrten früherer Zeiten in vielem Recht. Hervorzuheben sind entzündungs-, bakterien-, viren- und schweißhemmende sowie verdauungsfördernde und adstringierende (zusammenziehende) Eigenschaften. Daraus ergeben sich Indikationen wie Schleimhautentzündungen von Mund, Rachen, Magen und Darm, Mandelentzündungen und Angina. Sein kühlender Charakter kann bei nervösen Störungen und Hitzewallungen in den Wechseljahren sehr hilfreich sein.

Oregano

Küche und Sonstiges

Oregano wird oft mit Majoran gleichgesetzt bzw. als wilder Majoran bezeichnet. Es sind zwar eng verwandte (Lippenblütler), aber doch unterschiedliche Pflanzen. Sie wachsen mehrjährig bevorzugt im Mittelmeerraum, wo sich durch die starke Sonneneinstrahlung der aromatische Duft verstärkt. Aber auch im heimischen Kräutergarten sollte den beiden ein warmes Plätzchen reserviert werden. Das in der mediterranen Küche beliebte Kraut ist wie Majoran frisch und getrocknet vor allem zum Würzen von Pizza, Tomaten- und Nudelgerichten, Kartoffeln, südländischen Gemüsesorten, Salaten, Suppen, Soßen, Fleisch und Fisch zu empfehlen. Der leicht bittere, pfeffrige Geschmack wird abgeschwächt, wenn Sie Oregano ein wenig mitköcheln. Ebenfalls vorteilhaft sind Kombinationen mit Basilikum, Rosmarin, Thymian, Petersilie, Peperoni, Knoblauch, Liebstöckel und Kapern.

Wirkungsweise

Forscher des „US-Department of Agriculture“ (Journal of Agricultural and Food Chemistry) untersuchten 39 Kräuter auf ihren Gehalt an Antioxidanzien, wobei Oregano die stärkste antioxidative Aktivität zeigte. Auch gegenüber Obst und Gemüse, die für ihre guten antioxidativen Eigenschaften bekannt sind, schnitt Oregano ausgezeichnet ab, wobei ein Esslöffel Oregano etwa die gleiche Menge an Antioxidanzien enthält wie ein Apfel. Weitere Untersuchungen der staatlichen Universität von Kansas zeigten wie bei Knoblauch, Salbei, Zimt und Nelke starke bakterizide und fungizide Eigenschaften, die erklären, warum Oregano in seiner traditionellen Verwendung als natürliches Konservierungsmittel in hohem Maße die Haltbarkeit von Lebensmitteln verbessern kann. Seine ätherischen Öle (Thymol, Carvacrol) wirken aber nicht nur auf Lebensmittelkeime, sondern auch auf unerwünschte Bewohner im Darm- und Respirationstrakt desinfizierend. Als Heilmittel wird Oregano insbesondere bei Schleimhautentzündungen, Husten, Erkältungen und gestörter Darmflora verwendet. Die von seinen Gerb- und Bitterstoffen ausgehenden verdauungsfördernden und blähungsungshemmenden Eigenschaften steigern das Wohlbefinden im Darm.

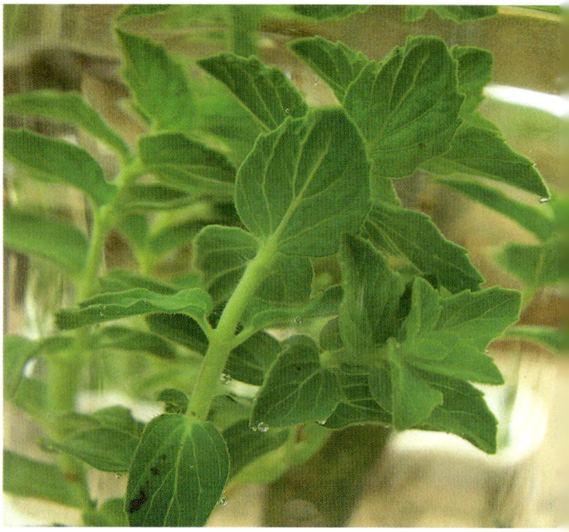

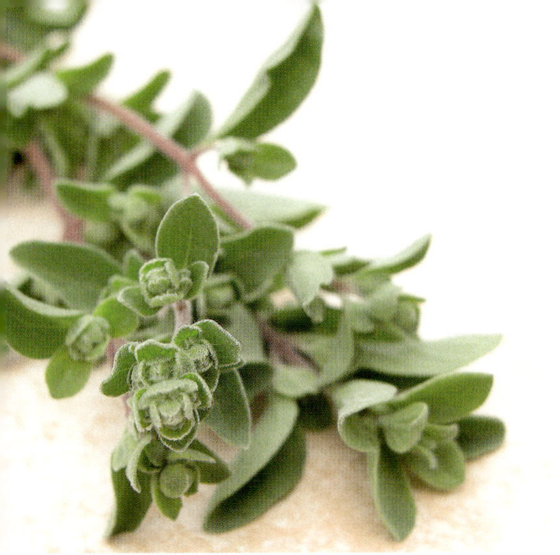

Majoran

Küche und Sonstiges

Als typisch mediterranes Gewürz braucht er viel Wärme, um sein kräftig-würziges, an Thymian erinnerndes Aroma zu entwickeln. Die deutsche Bezeichnung „Wurstkraut" erinnert daran, dass er hierzulande überwiegend zum Würzen von Wurstwaren verwendet wird. Dagegen schätzen die Südländer das aromatische Kraut, das insbesondere die Verträglichkeit fettreicher Speisen verbessert, in vielen herzhaften Gemüse-, Kartoffel-, Hülsenfrucht-, Pilz- und Fleischgerichten. Des Weiteren passt er hervorragend zu vegetarischen Brotaufstrichen. Frischer Majoran sollte zur Erhaltung seines vollen Aromas nicht mitgekocht werden. Als Alternative zum frischen Kraut bietet sich im südländischen Klima gewachsener, getrockneter Majoran an, der viel von seinem Aroma bewahrt.

Wirkungsweise

Die ätherischen Öle von Majoran wirken verdauungsfördernd, blähungshemmend und krampflindernd auf die Muskulatur von Darm und Bronchien. Hinzu kommen bakterienhemmende Eigenschaften, die einer Ansiedelung von krankhaften Darmbakterien entgegenwirken und wie Oregano die Haltbarkeit von Lebensmitteln verlängern.

Basilikum

Küche und Sonstiges

Ein Garant für den gastronomischen Erfolg der mediterranen Küche ist das in Italien als Liebessymbol verehrte Basilikum. Sein wunderbar aromatischer Duft lässt schon beim Zerhacken der Blätter die Magensäfte fließen und macht Tomaten-, Gemüse- und Nudelgerichte sowie Salate, Suppen, Soßen und vegetarische Brotaufstriche unwiderstehlich. Voraussetzung ist, dass die Blätter frisch verwendet werden. Beim Kochen verfliegen die Aromastoffe ebenso wie beim Trocknen. Die einzig Erfolg versprechende Konservierungsmethode ist eine Mischung aus grob gehacktem Basilikum mit Olivenöl (ansonsten oxidationsempfindlich), die sich mit Pecorino, Pinienkernen, getrockneten Tomaten, Kräutersalz, Knoblauch und Peperoni zu einem exzellenten Brotaufstrich (siehe Rezept unter Brotaufstriche) oder Pesto veredeln lässt. Größere Vorräte können in Gläsern eingefroren werden. Bei Basilikum denkt man an Pesto, an Mozzarella, aber auch Frischkäse und Quark. Lohnenswert sind Kombinationen mit Zitronengras, Ingwer, Knoblauch, Oliven und Kapern. Damit das Wärme liebende Kraut immer zur Seite steht, können Sie es im Winter auf der Fensterbank und im Sommer auf dem Balkon oder im Kräutergarten ziehen. Ebenso ist es in gut sortierten Supermärkten frisch zu bekommen. Asienläden bieten eine Reihe von Varietäten, deren Geschmack von lieblich-süß bis brennend-scharf oder zitrusartig (Zitronenbasilikum) reicht.

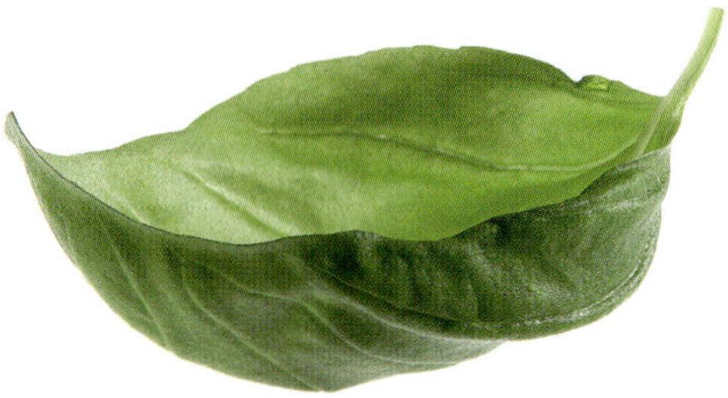

Wirkungsweise

Basilikum wirkt blähungswidrig, krampflösend, antibiotisch und magenberuhigend. Das Kauen von ein paar Basilikumblättern soll, wie auch Thymian, die Konzentrationsfähigkeit und geistige Fitness steigern, bei Schlafstörungen und Kopfschmerzen nützlich sein und unangenehmen Mundgeruch vertreiben.

Rosmarin

Küche und Sonstiges

Die nach Kampfer duftenden getrockneten und frischen Rosmarinblätter gehören zu den begehrtesten Kräutern in der mediterranen Küche. Nahezu jedes Gericht profitiert von seinem würzig-frischen, leicht bitteren Geschmack, sofern Rosmarin sparsam verwendet wird. Besonders beliebt sind die aromatischen Blätter, die auch mitgeköchelt werden können, zum Würzen von Tomaten-, Pilz-, Nudel-, Fleisch- und Fischgerichten, Salaten, Soßen, Marinaden, Suppen und Käse. Im getrockneten Zustand sollten diese möglichst vor der Zubereitung im Mörser zerrieben werden, da sich die wertvollen ätherischen Öle leicht verflüchtigen. Echte Spezialitäten sind Rosmarinhonig und -wein, der sich leicht selbst herstellen lässt (1 EL Rosmarinblätter in einem Liter Weißwein 7–10 Tage ziehen lassen und dann abseihen).

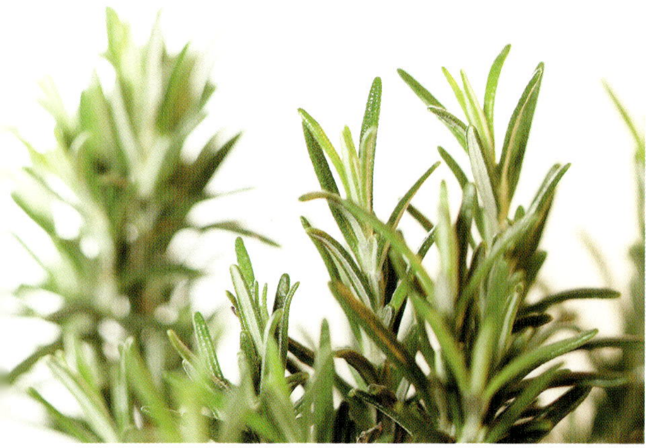

Wirkungsweise

Wissenschaftlich anerkannt ist eine den Appetit anregende, die Verdauung fördernde, Verkrampfungen lösende (Magen, Darm, Galle) und Kreislauf und Herz stärkende (niedriger Blutdruck) Wirkung. Diese Eigenschaften machen ihn zu einem hervorragenden und schon von Kneipp empfohlenen Stärkungsmittel für ältere und allgemein geschwächte (z. B. nach schweren Erkrankungen) Menschen. Zudem gehört Rosmarin zu den stark antioxidativ wirksamen Kräutern, was den Körper zusammen mit seinen antibakteriellen und antiviralen Eigenschaften vor Infektionen schützt. Bäder mit Rosmarinöl sind bei Kreislaufschwäche und Abgeschlagenheit ein Muntermacher.

Kardamom

Küche und Sonstiges

Kardamom gehört wie Ingwer, Galgant und Kurkuma zur Familie der Ingwergewächse. In seiner ursprünglichen Heimat Indien wird er als „Königin der Gewürze“ bezeichnet und steht im Dreierbund der weltweit teuersten Gewürze neben Safran und Vanille an dritter Stelle. Sein würziges, süßlich-scharfes Aroma beruht auf einem hohen Gehalt an ätherischen Ölen. Sie erfordern eine sparsame Verwendung und verleihen sowohl Süßspeisen (Desserts, Kompott, Obstspeisen, Plätzchen, Lebkuchen, Weihnachtsstollen) als auch pikanten Gerichten (Gemüse-, Fleisch-, Fisch- und Reisgerichten) eine Geschmacksnote, die ein wenig an Eukalyptus erinnert. Kombinationen mit Zimt und Nelke ergänzen sich zu einem von innen heraus wärmenden Genuss. Qualitativ hochwertige Kardamom-Fruchtkapseln erkennt man an einer sattgrünen Farbe, die die in asiatischen und arabischen Ländern begehrten Samen enthalten. Araber würzen u. a. auch Tee und Kaffee mit Kardamom. Da die Aromastoffe leicht flüchtig sind, sollten immer die ganzen Kapseln

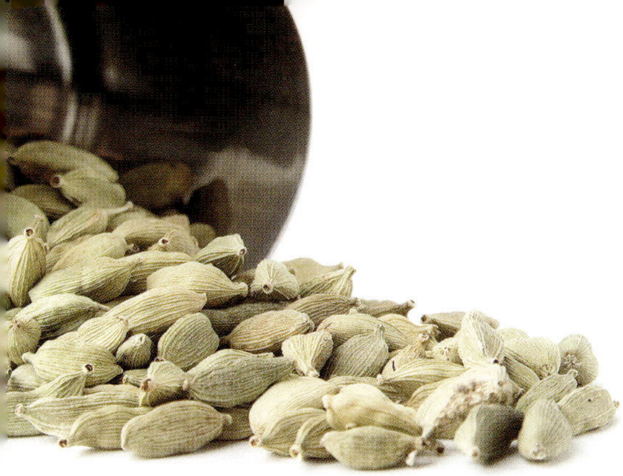

gekauft bzw. deren Samen frisch im Mörser zerrieben werden. Eine elegante Methode ist die Verwendung ganzer Kapseln, die vor dem Servieren entfernt werden. Ebenfalls empfehlenswert sind kardamomhaltige Gewürzmischungen wie z. B. Garam masala oder Curry. In Indien bereitet nahezu jede Familie ihr eigenes Garam masala zu. Dabei werden in der Regel die ganzen Kardamom-, Kreuzkümmel- und Koriandersamen in einer Pfanne ohne Fett geröstet, bis sich ein intensiver Duft entwickelt. Anschließend werden die Samen zusammen mit schwarzem Pfeffer, Zimt und Nelken im Mörser fein zerrieben und vermischt. Probieren Sie eine Mischung mit 1 Kapsel Kardamomsamen, jeweils 2 TL Koriander und Kreuzkümmel, 6 Pfefferkörnern, 3 Gewürznelken und $^1/_2$ TL Zimtpulver. Indischer Curry wird aus vielerlei Gewürzen zusammengestellt, die teilweise ebenfalls geröstet werden. Beliebt sind v. a. Mischungen aus Kreuzkümmel, Pfeffer, Chili, Kurkuma, Ingwer, Senfsamen, Koriandersamen, Muskat, Nelke, Piment und Zimt.

Bei käuflicher Ware sollten Sie auf qualitativ hochwertige Markenartikel zurückgreifen, um gerade das bei teuren Zutaten nicht selten gehandhabte „Panschen“ auszuschließen.

Wirkungsweise

Kardamom wird seit der Antike eine aphrodisische Wirkung nachgesagt. Bewährt hat er sich besonders in Kombination mit Fenchel und Kümmel bei Verdauungsbeschwerden, die mit Magenschmerzen, Völlegefühl, Blähungen und Krämpfen einhergehen. Seine ätherischen Öle helfen zudem bei Mundgeruch und Knoblauchfahne.

Gewürznelke

Küche und Sonstiges

Die getrockneten Blütenknospen des in den Tropen wachsenden Gewürznelkenbaums (Myrtengewächs) sind in den Wintermonaten besonders beliebt, denn sie durchwärmen den Körper. Die Knospen sollten möglichst direkt vor dem Gebrauch im Mörser zerstoßen bzw. zerrieben werden, da sich ansonsten die wertvollen ätherischen Öle schnell verflüchtigen. Im Umgang mit dem würzig-scharfen Pulver bedarf es eines gewissen Feingefühls. Das in der asiatischen Küche vielseitig verwendete Gewürz harmoniert mit Zimt, Muskat, Kreuzkümmel, Pfeffer, Koriander und Knoblauch. Neben Eintöpfen aus Gemüse und Hülsenfrüchten findet es in Fleischgerichten, Wurstwaren, Kuchen, Keksen, Puddings, Obstgerichten (vor allem Äpfeln) und Fruchtaufstrichen Verwendung. Die ganzen Nelken sind beliebt als Zutat zu Glühwein, Tee, Punsch, Kompott und Eingemachtem.

Wirkungsweise

Wirkt verdauungsfördernd, tonisierend, entkrampfend (auf Darm und Atemwege), entzündungshemmend, antibiotisch und betäubend (narkotisch). Nelkenöl (Eugenol) wirkt stark desinfizierend (gegen Bakterien und Viren) und wird zur Linderung von Zahn- und Ohrenschmerzen sowie Schleimhautentzündungen im Mund und Rachenraum benutzt. Bei Zahnschmerzen helfen auch ganze Nelken, die auf den schmerzenden Zahn aufgelegt werden.

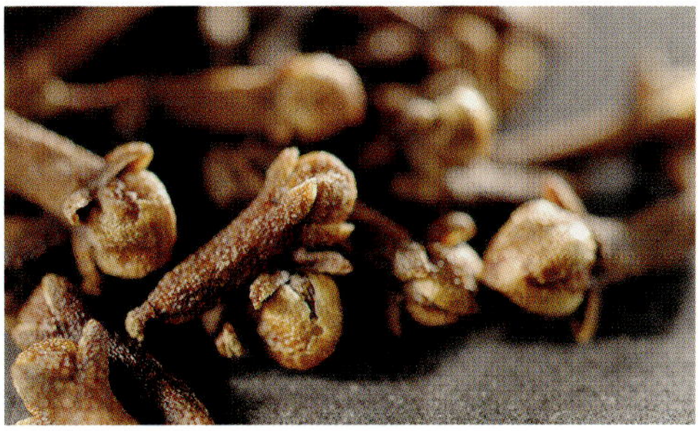

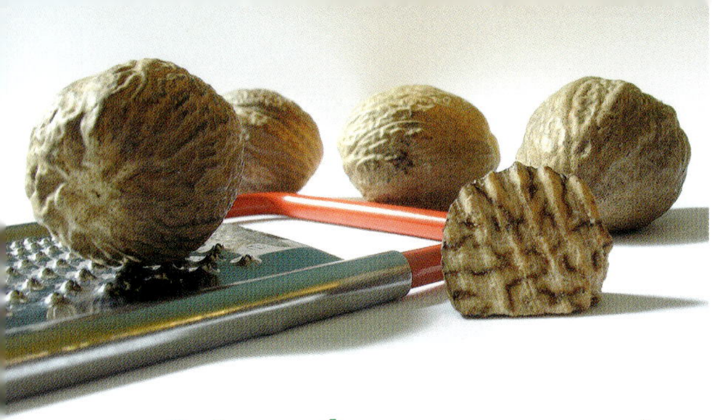

Muskatnuss/ Muskatblüte

Küche und Sonstiges

Der vielseitig verwendbare Samenkern des Muskatbaums sollte den Speisen frisch gemahlen (Muskatreibe) und nach dem Kochen zugegeben werden. Dann entfaltet sich sein feurig-süßer Geschmack, der zu Gemüse (Kohlsorten, Pastinaken, Kohlrabi, Spinat, Mangold), Kartoffeln (Püree, Suppe), Milchprodukten (Käse), Fleisch, Soßen (Béchamelsoßen), Suppen (Erbsen-, Linsensuppe), Süßspeisen, Kakao und Gebäck (Lebkuchen) passt, am besten. Weniger bekannt, aber ebenso aromatisch ist die Muskatblüte (Macis), die allerdings nichts mit einer Blüte zu tun hat. Ihre hellroten Fäden umhüllen den Samenkern bzw. werden bei seiner Gewinnung abgestreift. Sie verfügen über ein der Muskatnuss ähnliches, an Zimt und Pfeffer erinnerndes, liebliches Aroma und sind im Handel in Streifen oder als Pulver erhältlich. Muskatnüsse sollten vor dem Gebrauch genau betrachtet werden, da von Schädlingen befallene Ware häufig mit krebserzeugenden Aflatoxinen kontaminiert ist. Bei gemahlener Muskatnuss ist eine sensorische Prüfung nicht möglich.

Wirkungsweise

Muskat wirkt verdauungsfördernd, krampf- und schleimlösend und leicht antibiotisch. Seine ätherischen Öle (vor allem Myristicin) haben eine anregende, aphrodisierende, stimmungsaufhellende Wirkung und werden besonders an dunklen Wintertagen als angenehm empfunden. Über das normale Würzen hinausgehende Mengen (4–30 g) können Schwindel, Erbrechen, Kopf- und Bauchschmerzen, Rauschzustände und Halluzinationen auslösen. Eine treffende Beschreibung liefert Hildegard von Bingen: Der Genuss von Muskat „öffnet das Herz des Menschen und läutert das Gefühl“. Deshalb sparsam verwenden, besonders Kinder.

Zimt

Küche und Sonstiges

Zimt gehört zu den ältesten bekannten Gewürzen. Er wird aus der Rinde des Zimtbaums, die sich beim Trocknen zusammenrollt, gewonnen. Frisch gemahlener „Ceylonzimt“ verströmt einen lieblich-betörenden Duft und macht aus Obstsalaten, Quarkspeisen, Puddings, Milchreis, Plätzchen, Apfelkuchen, Bratäpfeln, süß-saueren Eintöpfen, Tees, Glühwein und Cappuccino unwiderstehliche Verführer. Dagegen schmeckt der aus China stammende „Cassiazimt“ schärfer. Er wird für die in der chinesischen Küche beliebten Schmorgerichte bzw. indische Currys bevorzugt.

Wirkungsweise

Zimt wirkt verdauungsfördernd, entkrampfend, entblähend, appetitfördernd, kreislaufanregend, antibiotisch und antimykotisch. In der Pflanzenheilkunde wird er als Mittel gegen Kreislaufschwäche, niedrigen Blutdruck, Darminfektionen, -koliken und -trägheit, Wurmbefall und Erkältungskrankheiten empfohlen. Heilkundige vergangener Epochen versprachen sich von ihm eine die Körpersäfte reinigende und den Körper verjüngende Wirkung.

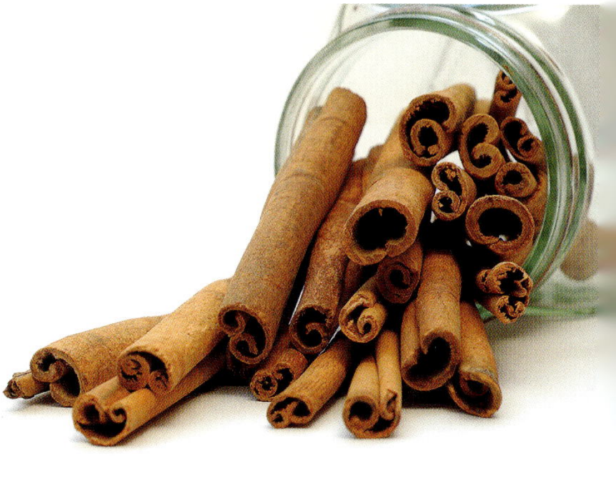

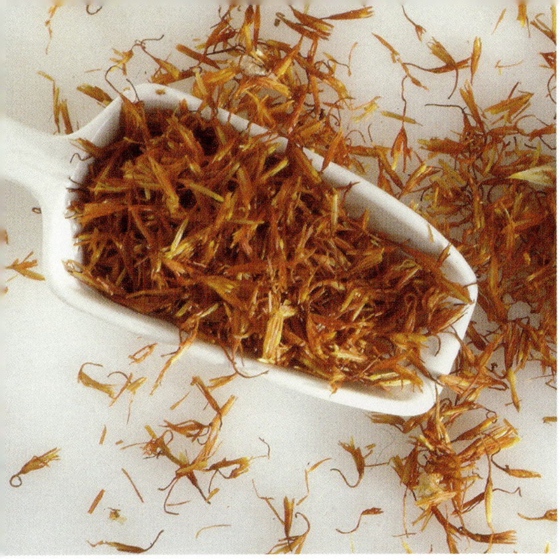

Safran

Küche und Sonstiges

Bei echtem Safran handelt es sich um die orangefarbenen Blütennarben einer Krokusart, die per Hand von der Blüte abgetrennt werden müssen. Dieser extrem arbeitsintensive Vorgang ist für seinen Preis verantwortlich, der pro Gramm höher liegt als bei Gold. Beim Kauf sollten Sie die ganzen Fäden dem Pulver vorziehen, denn der Preis legt nahe, es mit anderen Blüten zu strecken. Der aromatische, leicht süßliche und zugleich etwas bittere Geschmack von Safran und dessen gelber Farbstoff Crocin sorgen dafür, dass italienische Reisgerichte, die spanische Paella oder die bekannte französische Fischsuppe (Bouillabaisse) für Gaumen und Auge gleichermaßen attraktiv sind. Erfahrene Köche schätzen ihn, weil die kostbaren Fäden andere Gewürze veredeln, indem sie vorschmeckende Nuancen besänftigen. Der gelbe Farbstoff kommt am besten zur Geltung, wenn Safran den Speisen nicht direkt, sondern zusammen mit etwas Flüssigkeit zugegeben wird (Fäden in etwas heißem Wasser oder Milch wie bei einem Tee 15 Minuten ziehen lassen). Auf diese Weise können Sie Geschmack und Farbe von Brötchen, Gebäck, Kartoffelbrei, Frischkäse, Obstsalaten oder Desserts verfeinern.

Wirkungsweise

Durch seinen Gehalt an Bitterstoffen, ätherischen Ölen und Vitamin B_2 wirkt Safran anregend auf Appetit, Verdauungsprozess, die Produktion von Magensäften und den Stoffwechsel.

Kurkuma (Gelbwurz)

Küche und Sonstiges

Für die Herstellung des vielfach als „Safranersatz" bezeichneten Gewürzes wird die ingwerähnliche Wurzel überbrüht, getrocknet, geschält und gemahlen. Die in nahezu jeder Currymischung enthaltene Kurkuma färbt die Speisen aufgrund ihres hohen Gehalts an Cumerin (bis zu 3 %) ähnlich intensiv gelb wie Safran. Auch ihre Heilkräfte sind überlegen. Trotzdem verwenden Gourmetköche lieber den im Vergleich zu Kurkuma sündhaft teuren Safran, denn für unseren Gaumen ist der würzige, leicht bittere bis modrige, moschusähnliche Geschmack gewöhnungsbedürftig. In ihrem Hauptanbaugebiet Indien, ist Kurkuma in Gemüse-, Hülsenfrucht-, Kartoffel-, Geflügel- und Fischgerichten sowie in Soßen und Chutneys besonders beliebt. Neben Kurkumapulver wird in Asien auch die frisch geriebene Wurzel verwendet. Qualitativ hochwertige Wurzeln (in Asienläden erhältlich) zeigen beim Durchbrechen eine intensiv orange-gelbe Farbe. Bei uns verleiht sie im getrockneten und gemahlenen Zustand vorwiegend einigen Senfzubereitungen ihre leuchtend gelbe Farbe. Kurkuma sollte dunkel aufbewahrt, sparsam verwendet und mit den Speisen mitgekocht werden, da sie erst dann ihr volles Aroma entfaltet.

Wirkungsweise

Kurkuma wirkt verdauungsfördernd, entzündungshemmend, antibakteriell, sekretionsfördernd (Magen), cholagog (den Gallenfluss anregend), antithrombotisch, cholesterinsenkend, stark antioxidativ sowie magen- und leberstärkend. Tierversuche offenbaren zudem ständig neue Heilkräfte. Einem Bericht des Wissenschaftsjournals „Science" zufolge könnte Kurkuma bei dem schweren Lungenleiden Mukoviszidose therapeutisch hilfreich sein. Forscher der Universität Rochester berichten über antikanzerogene und hautschützende (z. B. in der Strahlentherapie) Eigenschaften. Cumerin blockierte z. B. das Wachstum von im Labor kultivierten Krebszellen, die aus menschlichen Tumoren stammten. In Tierversuchen konnte das Wachstum von Darmpolypen, die eine Vorstufe für Dickdarmkrebs darstellen, erheblich verlangsamt werden. In Kombination mit der beobachteten Hemmung von Enzymen (COX-2), die für die Produktion von Entzündungsstoffen verantwortlich sind, könnte Cumerin bzw. Kurkuma ein ideales Mittel gegen den in Industrieländern sehr häufigen Dickdarmkrebs sein. In Indien kommen Dickdarmkrebs bzw. andere Krebsarten selten vor, was zu einem beträchtlichen Teil auf den weltweit höchsten Verzehr von Kurkuma zurückgeführt wird. Kurkuma sollte immer zusammen mit Pfeffer oder als Curry (beinhaltet Pfeffer) aufgenommen werden, da ein Wirkstoff des Pfeffers (Piperin) die Resorption von Cumarin um ein Vielfaches steigert.

Vanille

Küche und Sonstiges

Die tropische Vanillepflanze ist eine Kletterorchidee, die an Bäumen bis zu zehn Meter emporrankt. Die kurz vor der Reife geernteten, grünen Vanilleschoten sind weitgehend geschmacks- und geruchsneutral. Erst nach einem langwierigen und aufwendigen Fermentationsprozess, bei dem sie nach mehrmaliger Behandlung mit Wasserdampf oder heißem Wasser in Tücher eingeschlagen der tropischen Sonne ausgesetzt werden, entwickeln die

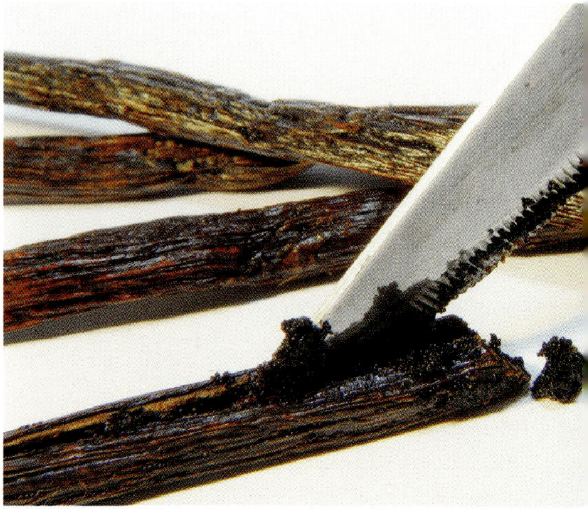

Schoten die typisch schwarze Farbe und ihren hocharomatischen Geschmack in Verbindung mit einem würzig-süßen Duft. Das unverwechselbare Aroma ist auf eine Vielzahl von Aromastoffen zurückzuführen. Synthetisch hergestelltes Vanillin kann deshalb niemals den Geschmack echter Vanille entfalten und löst zudem häufig allergische Reaktionen aus. Wer mit den wertvollen Schoten Vorlieb nehmen möchte, schlitzt diese der Länge nach auf und kratzt mit dem Rücken des Messers das schwarze Vanillemark heraus. Dieses verleiht zusammen mit den Schoten (vor dem Verzehr herausfischen!) süßen Aufläufen, Suppen, Breien, Obstsalaten, Fruchtaufstrichen, Soßen, Müslis, Keksen, Desserts, Kuchen, Kompotten, Eiscremes, Joghurt- und Quarkspeisen und Kakaogetränken eine besondere Geschmacksnote. Eine gute Alternative zu den frischen Schoten ist Vanillepulver, bei dem das Mark getrocknet wird. Um den Geschmack von Vanille nicht zu überdecken, sollten andere Gewürze (evtl. Kombinationen mit Zimt, Nelken, Safran) sparsam verwendet werden.

Wirkungsweise

Vanille wirkt antibiotisch, fiebersenkend, kräftigend, verdauungsfördernd. Nach Berichten der Erfahrungsheilkunde soll Vanille ähnlich wie Muskatnuss, allerdings ohne Nebenwirkungen, über eine stimmungsaufhellende und aphrodisische Wirkung verfügen, weshalb ihre Verwendung früher in vielen Klöstern verboten war.

Pfeffer

Küche und Sonstiges

Pfeffer gehört zu den am häufigsten verwendeten Gewürzen. Er wird aus den Beeren einer tropischen Kletterpflanze hergestellt, wobei je nach Reifegrad zwischen grünem (unreif), schwarzem (halbreif bis kurz vor der Reife) und weißem Pfeffer (vollreif) unterschieden wird. Da weißem Pfeffer die aromareichen Randschichten fehlen, schmeckt er weniger würzig als schwarzer Pfeffer, was bei einigen Gerichten aber auch erwünscht ist. Schwarzer Pfeffer wiederum schmeckt am aromatischsten, wenn die Beeren kurz vor der Reife geerntet werden. Er ist nur noch durch voll ausgereifte, würzig-frisch bis scharf-aromatisch schmeckende rote Pfefferkörner zu überbieten. Diese sind im Handel jedoch schwer erhältlich und werden oft mit rosa Pfeffer verwechselt, der an einem Strauch in Südamerika wächst und geschmacklich mit Pfeffer wenig zu tun hat. Zum Würzen sollte Pfeffer den Speisen frisch gemahlen zugegeben werden, da sich sein Aroma schnell verflüchtigt und überalterter Pfeffer den Geschmack beeinträchtigt. Dagegen bleibt das Aroma beim Erhitzen weitestgehend erhalten.

Wirkungsweise

Pfeffer verfügt über verdauungsfördernde (Produktion von Speichel- und Magensäften wird an-

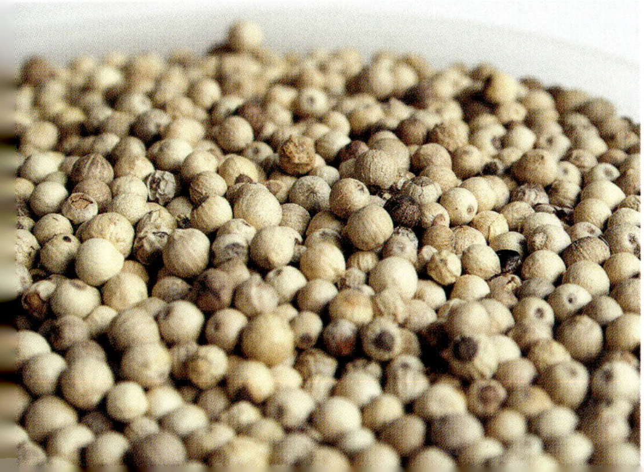

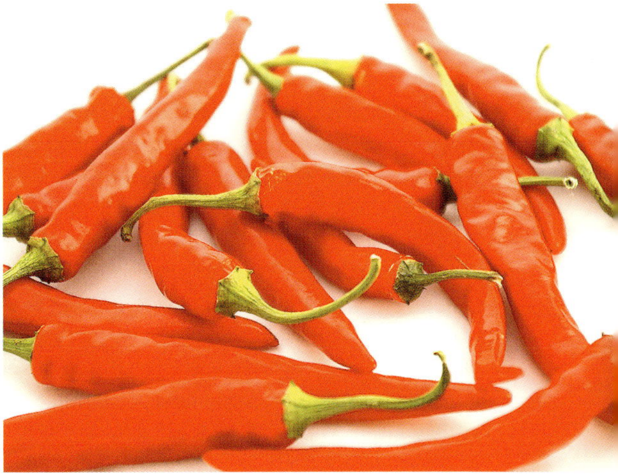

geregt, zu viel reizt die Schleimhäute), blähungswidrige, antibakterielle und den Stoffwechsel anregende Eigenschaften. Er soll bei Schwindel und Übelkeit helfen und ist ähnlich wie Chili oder Peperoni von wärmendem Charakter.

Chili, Peperoni

Küche und Sonstiges

In Mexiko und Asien existieren die Miniaturausgaben der dickfleischigen Gemüsepaprika in Hunderten von farbenprächtigen Varianten, deren Geschmack von mild-süßlich bis feurig-scharf reicht. Eine Messerspitze von fein gehacktem oder zu Mus zerriebenem Chili reicht aus, um ein Gericht für vier Personen zu aromatisieren, zu viel überdeckt den Eigengeschmack von Lebensmitteln und kann Europäern die Tränen in die Augen treiben. Für die Schärfe ist das Polyphenol Capsaicin verantwortlich. Es ist in den hellen Scheidewänden des Fruchtfleisches höher konzentriert als in den Samen, weshalb Personen mit empfindlichen Schleimhäuten oder Magenübersäuerung diese ebenfalls entfernen sollten. Ich bevorzuge weniger scharfe Peperonisorten, die ich in der Regel mit Ingwer, Zitronengras und

Koriander kombiniere und als Standardgewürz für pikante Gerichte gebrauche (vgl. Asia). Getrocknete und gemahlene Chili (Cayennepfeffer) bzw. Peperoni sind in den Sorten Delikatess (sehr mild), edelsüß (mild würzig), halbsüß (würziger) und Rosenpaprika (scharf) erhältlich. In Ungarn ist Gewürzpaprika mit fast 5 kg/Jahr schon fast ein Grundnahrungsmittel. Auf die Aufnahme von Capsaicin soll der Körper mit der Ausschüttung von Endorphinen reagieren, die das Wohlbefinden steigern. Auf jeden Fall erzeugen die scharfen Schoten durch Anregung der Wärmerezeptoren bei Fröstelnden ein angenehmes Wärmegefühl. Hitzige Temperamente sollten mit Chili sparsam umgehen.

Wirkungsweise

Chili bzw. Peperoni wirkt sekretionsfördernd (Magensäfte, Speichelbildung), stoffwechsel- und kreislaufanregend, antithrombotisch und durchblutungsfördernd (senkt Herzinfarkt- und Schlaganfallrisiko), schmerzlindernd (z. B. bei Zahn-, Kopf- und Halsschmerzen, vorbeugend gegen Migräne) und antibiotisch (Schleimhautentzündungen, Hustenmittel). Die Maya behandelten mit Chili sogar Asthma. In der westlichen Medizin wird Capsaicin äußerlich bei Rheuma und Muskelschmerzen verwendet, auch Pilze sollen durch Chili im Wachstum behindert werden.

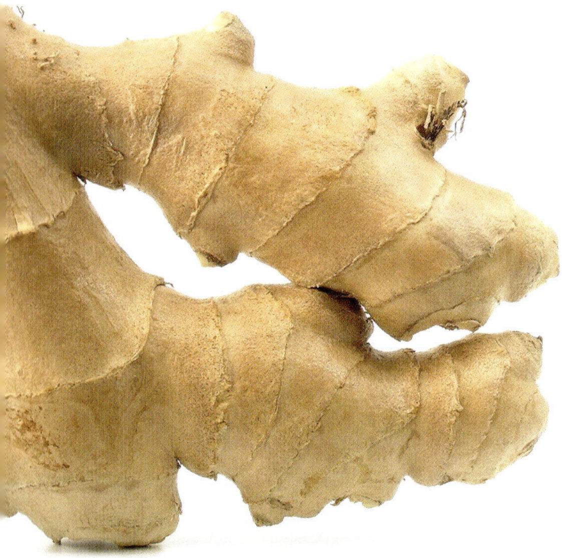

Ingwer

Küche und Sonstiges

Die in Asien seit Jahrtausenden bekannte Ingwerwurzel eignet sich als Universalgewürz und Geschmacksgeber für süße und herzhafte Gerichte. Schon Konfuzius soll jede seiner Speisen mit Ingwer gewürzt haben. Fein zerrieben oder gehackt (ohne Schale) verleiht er Gemüse, Obst (passt gut zu Orangen, Bananen, Äpfeln, Mango), Suppen, Fleisch, Fisch, Kuchen und Tee ein frisches, würzig-scharfes und unverwechselbares Aroma. Französische Delikatessküchen verwenden Ingwer in Kombination mit Zimt, während ihn die Japaner in eingelegter Form als Beilage zu Sushi lieben. In einigen asiatischen Ländern wird gehackter Ingwer meist in Kombination mit Knoblauch und Zwiebeln gebraten, wobei er seine Schärfe zugunsten seines mild-würzigen Aromas verliert. Getrocknetes Ingwerpulver kann in Geschmack und Wirkungsweise mit frischem Ingwer keineswegs mithalten. Frischer Ingwer ist im Kühlschrank 2–3 Wochen haltbar.

Wirkungsweise

In der traditionellen chinesischen Medizin spielt Ingwer als Heilpflanze von jeher eine wichtige Rolle. Die kerngesunde Knolle durchwärmt den ganzen Körper, stärkt die Verdauungskraft, beruhigt einen nervösen Magen, fördert Speichel- und Magensaftproduktion, normalisiert Gallensekretion und -abfluss, vertreibt Gasansammlungen im Verdauungstrakt, beugt Übelkeit und Erbrechen vor (z. B. bei Autofahrten, Flügen und Schiffsreisen) und verhindert die Ausbreitung schädlicher Bakterien und Pilze. Sobald die Nase zu laufen beginnt, der Hals kratzt oder Husten sich bemerkbar macht, sollte möglichst oft frischer Ingwer gekaut werden. Darüber hinaus verfügt Ingwer über antientzündliche, antithrombotische, durchblutungsfördernde, appetitanregende und entwässernde Eigenschaften.

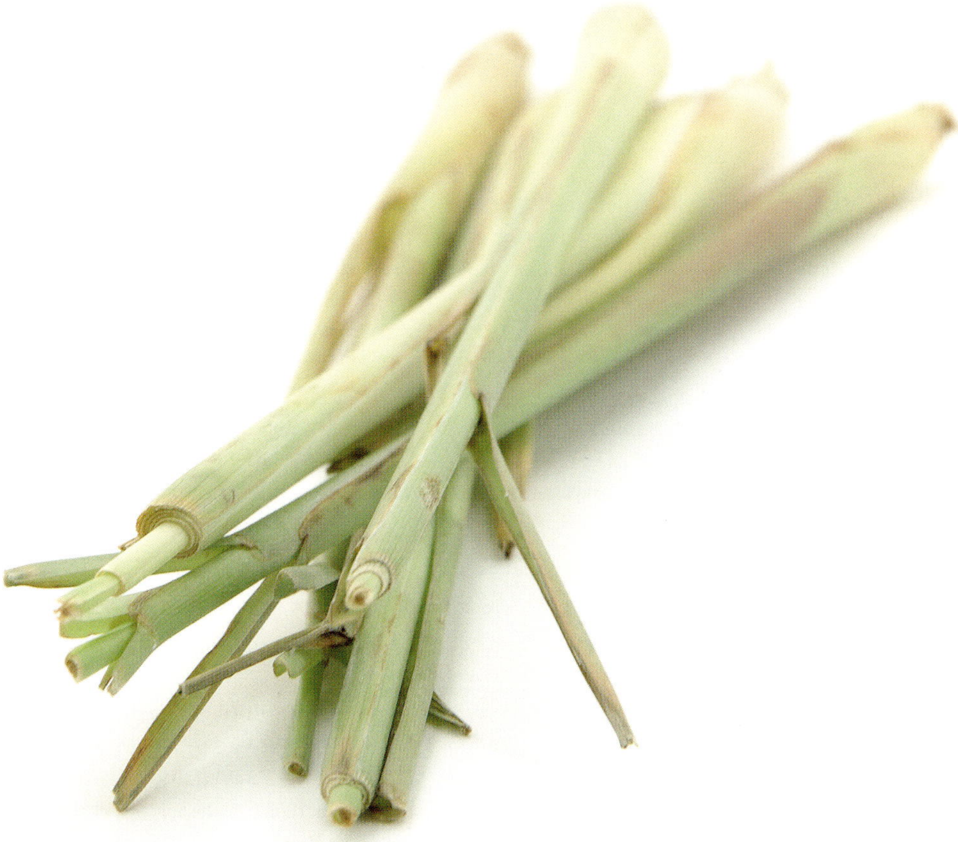

Zitronengras

Küche und Sonstiges

Das in der südostasiatischen Küche beliebte und auch als Lemongras oder Citronella bezeichnete Gewürz erinnert vom Aussehen an Schalotten. Verwendung finden die getrockneten und gemahlenen Gräser sowie die verdickten, noch ganz zarten Stängel. Diese werden in dünne Scheiben geschnitten und ganz fein zerhackt den Speisen zugegeben. Frisches Zitronengras verleiht vielerlei Gemüse-, Fleisch- und Fischgerichten, Salaten, Soßen, Marinaden und Suppen ein zitronenähnliches, erfrischend-scharfes Aroma in Verbindung mit einem Hauch von Rosenduft. Kombinationen mit etwas Peperoni, Knoblauch, Ingwer, Kokosmilch und Schalotten können selbst einfache Gerichte zu einem kulinarischen Erlebnis machen. Der in asiatischen Geschäften und auf Gemüsemärkten erhältliche Stängel bleibt wie Peperoni in einem Gefrierbeutel verpackt längere Zeit frisch. Die äußeren und etwas strohigen Blätter ergeben zusammen mit getrockneten Äpfeln und evtl. etwas frischer Ingwerwurzel einen schmackhaften Tee. Ebenso kann das angenehm duftende Zitronengras im Blumentopf gezogen werden, sofern die Stängel noch ein paar Wurzeln enthalten.

Wirkungsweise

Das anregende und erfrischende Gras fördert das Konzentrations- und Denkvermögen. In Asien wird es als Mittel gegen Menstruations- und Verdauungsbeschwerden sowie bei Kopf- und Bauchschmerzen eingesetzt.

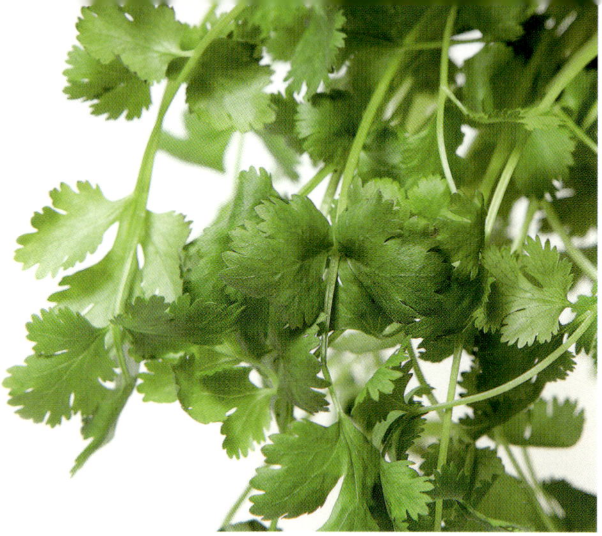

Koriander

Küche und Sonstiges

Der auch in unseren Breiten problemlos zu kultivierende Doldenblütler gehört zu den ältesten Gewürzpflanzen und gilt in China (Chinesische Petersilie) als Garant für ein langes Leben. Der etwas aufdringliche, leicht bittere bis scharfe Geschmack von frischem Korianderkraut ist für die meisten gewöhnungsbedürftig, andere wiederum mögen ihn von der ersten Begegnung an. In Asien benutzt man das frische Grün wie bei uns Petersilie. Sehr begehrt sind auch die Samen, die ihr leicht süßliches, mild-würziges Aroma nur im gut ausgereiften und frisch gemahlenen (im Mörser zerreiben) Zustand entfalten. Ein kurzes Anrösten (ohne Fett) der wertvollen, pfefferkorngroßen Kügelchen verbessert den Geschmack zusätzlich. Dagegen entwickelt gemahlener Koriander schnell einen bitteren Geschmack, da sich die Aromastoffe verflüchtigen und somit die Bitterstoffe hervorschmecken. Die Samen eignen sich sowohl für herzhafte als auch für süße Gerichte. Besonders gut passt das Gewürz neben Weihnachtsgebäck und Kompotten zu Brot, Kohlgemüse, Kürbis, Hülsenfrüchten, Kartoffeln, Fleisch, Fisch und vielerlei Soßen, Marinaden und Eintopfgerichten. Empfehlenswert sind Kombinationen mit Ingwer, Chili, Kreuzkümmel, Pfeffer und Knoblauch, dessen aufdringlicher Geruch durch das Kauen der Samen etwas neutralisiert werden kann.

Wirkungsweise

Schon Hippokrates verwendete Koriander als Heilpflanze vor allem bei Beschwerden im Magen-Darm-Bereich, wobei Teeaufgüsse in Kombination mit Fenchel, Kümmel und Anis vorteilhaft sind. Des Weiteren wird er von der Volksmedizin bei Kopfschmerzen, Migräne, Gelenkschmerzen, Erkältung, Durchfall und zur Stärkung des Nervensystems verabreicht. Die Samen und Blätter von Koriander verfügen über verdauungsfördernde, krampflösende, blähungswidrige, appetitanregende, entgiftende (Leber, Darm), pilztötende und antibiotische Eigenschaften. In Untersuchungen der Universität von Kalifornien tötete Korianderkraut zum Erstaunen der Forscher Salmonellen effektiver als das Antibiotikum Gentamicin. Zudem sollen Inhaltsstoffe von Koriander Schwermetalle (v. a. Quecksilber, Amalgam) in Zellen lösen, sodass diese in Verbindung mit Algen (Chlorella) ausgeschieden werden können.

Miso

Küche und Wirkungsweise

Eine in Japan in über 50 Geschmacksrichtungen angebotene Würzpaste, bei der unter Zusatz einer Starterkultur (Koji) gekochte Sojabohnen, Gerste oder Reis fermentiert werden. Dieser Vorgang entspricht in etwa der Herstellung von Sauerkraut, nur benötigt ein gutes, traditionell in Holzfässern hergestelltes Miso einen Monate währenden Reifungsprozess, um seine vielfältigen geschmacklichen Nuancen zu entwickeln. Je intensiver Geschmack und Farbe, desto länger ist die Reifungszeit. Shiro Miso (Verwendung von poliertem Reis) reift nur wenige Wochen, hat eine helle Farbe, schmeckt mild-süßlich und kann anstelle von Sahne oder Schmand benutzt werden. Genmai-Miso (aus Vollkornreis und Sojabohnen) reift bis zu 18 Monate und schmeckt mild-würzig. Intensiv würzig schmeckt der dunkelbraune, bis zu 24 Monate reifende Mugi Miso (aus Gerste und Sojabohnen) oder Hatcho Miso (aus Sojabohnen), die zum Würzen von pikanten Gemüseeintöpfen, Gemüsefrikadellen, Salaten, Soßen, Marinaden Suppen und Brotaufstrichen geeignet sind. Misos werden in Japan so wie bei uns Gemüsebrühen verwendet, also als Universalgewürz für Suppen und Gemüsegerichte. Sie enthalten neben Milchsäurebakterien reichlich Vitamine, Mineralstoffe, Enzyme, Aminosäuren und sekundäre Pflanzenstoffe, die teilweise erst während der Fermentation (z. B. Vitamin B_{12}) entstehen und eine gesunde Darmflora und Verdauung fördern. Zudem wird bei regelmäßigem Gebrauch über antiallergische und cholesterinsenkende Eigenschaften berichtet. Am wertvollsten sind nicht pasteurisierte Sojabohnen-Misos (Getreidemisos sind zur Unterbrechung der Fermentation meist erhitzt), die in hervorragenden Qualitäten von Firmen wie Taifun, Danival, Lima oder Arche Naturkost angeboten werden. Im Gegensatz hierzu gibt es viele Billigerzeugnisse, deren Geschmack und Farbe mehr durch Aroma- und Farbzusätze, Geschmacksverstärker sowie Süßstoffe zustande kommt als durch die Fermentation. Allerdings enthalten insbesondere Misos mit langer Fermentationszeit beträchtliche Mengen Salz, weshalb ein sparsamer Gebrauch empfehlenswert ist. Geben Sie Miso generell nach dem Garprozess zu, wobei feste Sorten zuvor in etwas lauwarmem Wasser aufgelöst werden.

Sojasoße

Küche und Sonstiges

In Japan werden Sojabohnen bzw. daraus hergestellte Produkte wie Miso oder Sojasoße ähnlich wie grüner Tee als Garanten für Gesundheit und Langlebigkeit betrachtet. Die als „Shoyu“ oder „Tamari“ bezeichnete Sojasoße ist ein weiteres universell einsetzbares Gewürz, das sowohl zu vegetarischen als auch nicht vegetarischen Gerichten passt. Geschmacklich reichen die Sorten von mild (Usukuschi-Shoyu) bis intensiv (Koikuschi-Shoyu), wobei Tamari ein ganz eigenes Aroma entfaltet. Während für Gemüsegerichte zur Erhaltung des Eigengeschmacks die milderen Sorten empfehlenswert sind, eignen sich die intensiven für pikante Gerichte, Soßen oder Marinaden. Zur Herstellung werden wie bei Miso gekochte Sojabohnen und Weizen oder Reis durch den Zusatz einer Starterkultur fermentiert. Diese wird als Koji bezeichnet und entsteht aus Edelpilzen, gekochten Sojabohnen und geröstetem Getreide. Geschmack und Farbe sind von den zugesetzten Kulturen, dem Verhältnis von Sojabohnen zu Getreide und vor allem von der Fermentationsdauer, die bei hochwertigen Produkten 18–24 Monate in Anspruch nehmen kann, abhängig. Deshalb wird Sojasoße gerne mit dem Brauen von Bier oder dem Keltern von Wein verglichen. Es gibt edle Tröpfchen, weniger edle und kaum genießbare. Etwa 99 % des heutigen Sojasoßenangebotes wird nicht traditionell, sondern industriell in einem Bruchteil der früher üblichen Zeit ohne natürliche Gärung produziert, was auf Kosten des Aromas geht.

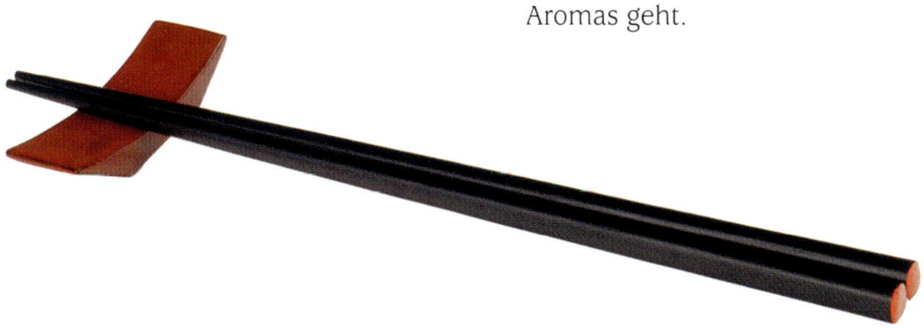

Harissa

Eine nordafrikanische scharfe Gewürzmischung, die neben Peperoni (25 %) Tomaten, Karotten, Zwiebeln, Sonnenblumenöl, Apfelessig, Knoblauch und Meersalz enthält und ebenfalls gut für pikante Gerichte geeignet ist.

Asia (eigene Mischung)

Asia verwende ich als Standardmischung zum Würzen deftiger Gerichte. Die natürliche Schärfe der verschiedenen Gewürze verleiht den Gerichten einen aromatischen Geschmack und ermöglicht einen sparsameren Umgang mit Salz. Haben Sie eine Vorliebe für bestimmte Kräuter (z. B. Rosmarin, Oregano) bzw. Gewürze, können Sie diese beliebig ergänzen bzw. gegen andere austauschen.

Zutaten: Ingwer, Peperoni, Zitronengras je nach Geschmack zu etwa gleichen Anteilen mit dem Gemüsemesser sehr fein hacken. Koriandersamen im Mörser fein zerreiben, Olivenöl. Die Zutaten miteinander vermischen, in ein Gläschen abfüllen und mit Olivenöl abdecken. Asia ist ca. 14 Tage haltbar.

Blüten (Bringen Sie Ihr Essen zum Blühen)

Liebe geht durch den Magen und das Auge isst bekanntlich mit. Was gibt es also Schöneres, als eine mit duftenden, farbenfrohen und geschmacksintensiven Blüten zubereitete oder verzierte Speise. Essbare Blüten waren schon bei den alten Griechen, Römern und Azteken sowie im Mittelalter und zu Großmutters Zeiten beliebt. Heute werden sie zunehmend von Gourmetköchen entdeckt. Sie lassen damit Suppen, Soßen, Salate, Nachspeisen und Hauptgerichte förmlich aufblühen und verleihen ihnen durch die Vielzahl an Farb- und Aromastoffen eine ganz besondere Geschmacksnote und eine den Stoffwechsel anregende Wirkung.

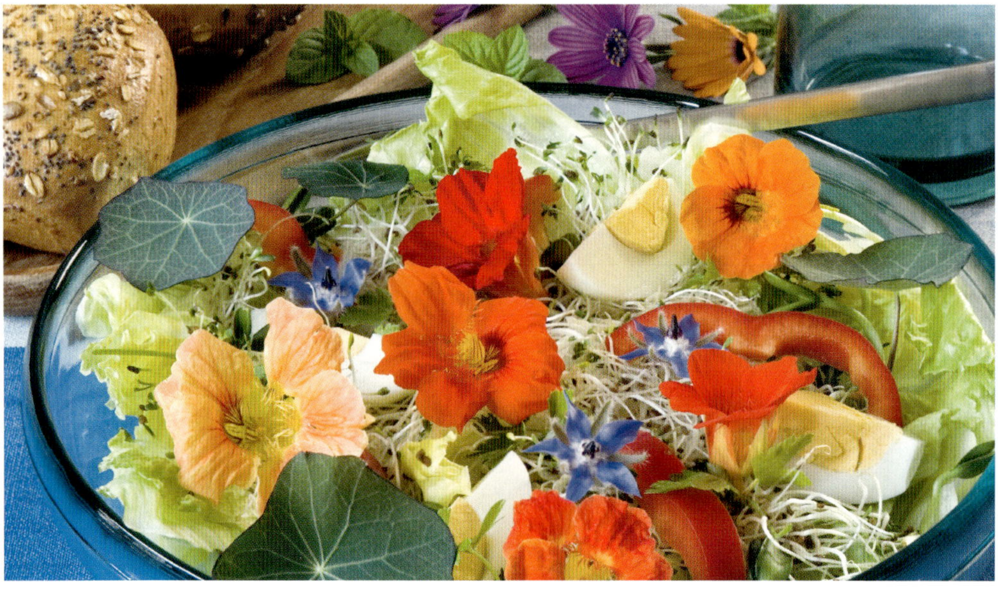

Probieren Sie Suppen und Soßen mit den gelb färbenden Blütenblättern von Ringelblumen, den süßlich schmeckenden, dekorativen Blüten der Süßdolde oder mit einer farbenfrohen Mischung aus gelben Nachtkerzen-, roten Kapuziner- und blauen Borretschblüten. Eine Delikatesse sind im Bierteig eingetauchte und ausgebackene Zucchini-, Kürbis und Holunderblüten, ein Chrysanthemen-Risotto, Gänseblümchenquark, Rosenbowle, mit Rosenblütenblättern verzierte Geburtstagskuchen und Salate mit Blüten von Gänseblumen, Kapuzinerkresse, Borretsch, Hornveilchen, Schlüsselblumen, Schnittlauch oder Löwenzahn. Brotaufstriche können zudem mit den Blüten der Küchenkräuter, die alle essbar sind, verziert und aromatisiert werden. Weitere Spezialitäten sind die Blüten von Vogelmiere, Sonnenblume, Pastinake, Quendel, Taubnessel, Jasmin, Klatschmohn, Veilchen, Bärlauch, Wiesenkerbel, Phlox, Taglilien, Lavendel, Stiefmütterchen, Dahlie, Heckenrose, Malve, Linde und den Steinobstarten. Verwenden Sie nur die am Vormittag geernteten Blütenblätter, die Kelchblätter sind ungenießbar. Die Pflanzen sollten am besten selbst angebaut werden bzw. absolut ungespritzt sein.

7.3 Genießen Sie einen Monat stoffwechselaktive Vollwertkost

„Ein guter Koch ist gleichzeitig auch ein guter Arzt." Volksmund

Sommer

1. Tag: Freitag	Zeit	g	kcal
7.00 Frühstück: Aprikosen-Kirsch-Müsli (2 Port.) 150 g Aprikosen mit 100 g Naturjoghurt und 100 g Wasser pürieren. 70 g Haferflocken, 20 g geschroteten Leinsamen, 150 g Aprikosen, 150 g Kirschen, 100 g Banane untermischen. Das Obst nach Belieben klein schneiden.	10	490	326
11.00 Zwischenmahlzeit: Aprikosen-Kirsch-Müsli	–	350	233
15.00 Mittagessen: Salat mit Himbeersoße, **Spaghetti mit Tomatensoße (Rezept S. 320)** *Salat:* 50 g Gurke, 50 g Paprika, 50 g Tomate, 30 g Blattsalate beliebig klein schneiden und mit der Himbeersoße vermischen. *Himbeersoße:* 150 g Himbeeren pürieren und mit Balsamico abschmecken.	10 20	330 600	77 383
18.30 Abendessen: Spaghetti mit Tomatensoße *Vorbereiten:* Erdbeeraufstrich (Rezept S. 284, 830 g) für Torte und Frühstück. Die komplette Fruchtmenge pürieren und abbinden (ohne Fruchtstückchen).	– 15	600 –	383 –
Gesamt	60	2370	1402

2. Tag: Samstag	Zeit	g	kcal
9.00 Frühstück: Brötchen mit Magerquark und Erdbeermus 80 g Erdbeeraufstrich (30 g frische Erdbeerstückchen untermischen) *Vorbereiten:* Teig für Erdbeertorte (Rezept S. 370)	– 15	100/40/110 –	200/29/52 –
12.30 Mittagessen: Gerste-Auberginen Eintopf ($^1/_2$ Rezept, S. 340) Insgesamt 70 g Gerste in 200 ml Wasser gar köcheln, die Hälfte für Frühstücksmüsli (Tag 3). Vorbereiten: 350 g Aubergine und 300 g Paprika für Auberginen-Paprika-Aufstrich überbacken.	25	600	291
15.30 Kaffee: 1 Stück Erdbeertorte	10	160	190
18.30 Abendessen: Salatteller mit Möhrensoße (vgl. 1. Tag) **Brot mit Auberginen-Paprika-Aufstrich** (Rezept S. 293, ca. 400 g) (1 Portion) 50 g Kürbis, 50 g Möhren, 50 g Zucchini jeweils fein raffeln, 70 g Chinakohl in dünne Streifen schneiden. Die Zutaten auf einem Teller anordnen, mit 100 g gewürfelten Tomaten, 30 g Feta, Petersilie, Schnittlauch und Basilikum bestreuen und mit 1 EL Olivenöl und Balsamico abschmecken.	10 15	350 50/70	205 97/39
Gesamt	75	1480	1103

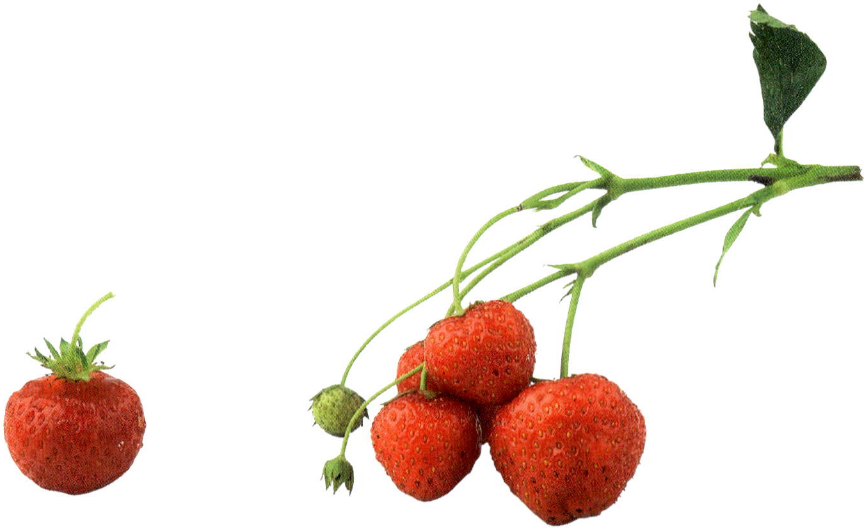

3. Tag: Sonntag	Zeit	g	kcal
9.00 Frühstück: Gerste-Früchte-Müsli (1 Portion) Die Hälfte der gekochten Gerste mit 100 g Erdbeeren, 200 g Pfirsich, 100 g Banane und 100 ml Buttermilch vermischen und 10 g Sesam darüberstreuen.	10	645	415
Vorbereiten: Hefeteig für Gemüsekuchen u. Brötchen/Baguette ansetzen	10	–	–
12.30 Mittagessen: Gemüsekuchen (2 Portionen) mit Salat (2 Portionen) und Auberginen-Paprika-Soße			
Gemüsekuchen ($^1/_2$ Rezept S. 320): Single-Haushalte können den Gemüsekuchen in einer kleinen Backform backen.	30	300	300
Salatteller: Bereiten Sie für den Salatteller zusätzlich jeweils 80 g vom Gemüse (Lauch, Champignons, Broccoli, Paprika, Tomaten) zu.	10	200	44
Auberginen-Paprika-Salatsoße (alternativ: Öl-Essig-Soße): 130 g vom Auberginen-Paprika-Aufstrich mit 200 g Tomate zu einer Salatsauce pürieren. Die Soße mit 1 EL Olivenöl, Balsamico, Sojasoße, Asia, Basilikum, Schnittlauch und Petersilie abschmecken.	5	170	89
Brötchen oder Baguette (Rezepte S. 276): Zusammen mit dem Gemüsekuchen backen.	15	–	–
15.30 Kaffee: 1 Stück Erdbeertorte	–	160	190
18.30 Abendessen: Baguette mit Auberginen-Paprika-Aufstrich	–	100/130	224/72
Vorbereiten: 110 g Vollkorn-Basmati-Reis (40 g für Müsli, 70 g für Wirsing-Eintopf) 35 Minuten in 300 ml Wasser köcheln, die Herdplatte abschalten und über Nacht quellen lassen.	5	–	–
Gesamt	85	1705	1334

4. Tag: Montag	Zeit	g	kcal
7.00 Frühstück: Reis-Müsli (1 Portion) 40 g Reis (100 g gekochten), 150 g Aprikosenpüree, 150 g Aprikosenstückchen (in Scheiben schneiden), 70 g Johannisbeeren, 100 ml Reismilch und 10 g geschroteten Leinsamen vermischen.	10	580	378
12.30 Mittagessen: Gemüsekuchen mit 160 g Salat vom Sonntag Gemüsekuchen aufwärmen, schmeckt aber auch bei Zimmertemperatur.	–	350/160	350/56
15.30 Zwischenmahlzeit: 210 g Salat vom Sonntag, 1 Pfirsich	–	210/150	76/64
18.30 Abendessen: Wirsing-Reis-Eintopf (Rezept S. 326, berechnet mit 100 g Pute).	25	570	347
Gesamt	35	2020	1271

5. Tag: Dienstag	Zeit	g	kcal
7.00 Frühstück: Brötchen mit Mozarella und Tomate *Vorbereiten:* 100 g Kichererbsen in 300 ml Wasser einweichen	–	100/70/100	224/179/17
12.30 Mittagessen: Wirsing-Reis-Eintopf (aufwärmen)	–	570	347
15.30 Zwischenmahlzeit: Aprikosen-Quark-Speise 150 g Aprikosenpüree, 50 g Aprikosenstückchen, 100 g Magerquark und 30 g Haferflocken vermischen (evtl. morgens vorbereiten).	5	330	264
18.30 Abendessen: Tomatensuppe	10	430	105
Pellkartoffeln (200 g Pellkartoffeln für Kichererbsensuppe und -frikadellen mitkochen)	–	300	210
mit Kichererbsen-Kürbis-Aufstrich (Rezept S. 289, ca. 550 g) *Tomatensuppe:* 300 g pürierte Tomaten mit 50 g gewürfelten Tomaten, 70 g Auberginen-Paprika-Aufstrich und 10 g Pinienkernen vermischen, erwärmen und mit Asia und Kräutern würzen.	20	150	109
Vorbereiten: Kichererbsen-Kartoffel-Suppe (1/2 Rezept S. 281)	10	–	–
Krautsalat (1/2 Rezept S. 311, Kichererbsen gegen Mandel-Sesam-Tofu austauschen).	10	–	–
Gesamt	**55**	**2050**	**1455**

6. Tag: Mittwoch	Zeit	g	kcal
7.00 Frühstück: Quinoa-Pfirsich-Müsli (1 Portion) 40 g Quinoa in 140 ml Wasser 10 Minuten köcheln und 5 Minuten nachquellen lassen. 100 g Pfirsichmus (Pfirsich pürieren), 100 g Pfirsichstückchen, 50 g Bananenscheiben, 50 g Heidelbeeren untermischen, evtl. mit 5 g Crunchy (Rezept S. 279) garnieren.	15	475	305
12.30 Mittagessen: Kichererbsen-Kartoffel-Suppe	–	395	218
mit Brötchen, 1 Apfel		70/100	157/54
15.30 Zwischenmahlzeit: Krautsalat	–	283	176
18.30 Abendessen: Kichererbsen-Frikadellen (Rezept S. 348)	20	175	191
mit Tomaten-Fenchel-Gemüse (1/2 Rezept S. 348)	10	300	104
Vorbereiten: Tomatensalat: 250 g gewürfelte Tomaten u. 40 g rote Zwiebeln mit 10 g Pinienkernen, 30 g Mozzarella, Balsamico, Basilikum, Schnittlauch, Pfeffer und Kräutersalz abschmecken.	10		
Gesamt	**55**	**1798**	**1205**

7. Tag: Donnerstag	Zeit	g	kcal
7.00 Frühstück: Haferflocken Müsli (1 Portion) 40 g Haferflocken mit 100 ml Reismilch, 150 g Pfirsich, 70 g Banane, 70 g Himbeeren und 10 g Kürbiskernen vermischen.	10	440	398
12.30 Mittagessen: Tomatensalat mit Kichererbsenfrikadellen	–	330/175	189/191
15.30 Zwischenmahlzeit: 1 Pfirsich	–	150	64
18.30 Abendessen: Zucchini-Farfalle-Eintopf (Rezept S. 324) 75 g Kichererbsen-Kürbis-Aufstrich untermischen. Vorbereiten: 50 g Dinkel grob schroten und über Nacht mit 25 g getrockneten Aprikosen in 100 ml Wasser einweichen.	20 5	730 37 –	416 27 –
Gesamt	35	1862	1285

8. Tag: Freitag	Zeit	g	kcal
7.00 Frühstück: Dinkel-Frischkorn-Müsli Dinkel mit 50 g Joghurt, 100 g Apfel, 100 g Birne oder Mirabellen und 50 g Banane vermischen.	5	475	409
12.30 Mittagessen: Nudel-Zucchini-Eintopf	–	730/37	416/27
15.30 Zwischenmahlzeit: Kohlrabischeiben mit **Kichererbsen-Kürbis-Aufstrich**	– –	200 100	48 73
18.30 Abendessen: Kartoffel-Tomaten-Auflauf **($^1/_2$ Rezept, S. 333)** **mit buntem Sommersalat ($^1/_2$ Rezept S. 303)** Kartoffelauflauf in einer kleinen Auflauf-Form oder Backform zubereiten.	 20 10	 250 320	 174 161
Gesamt	35	2112	1308

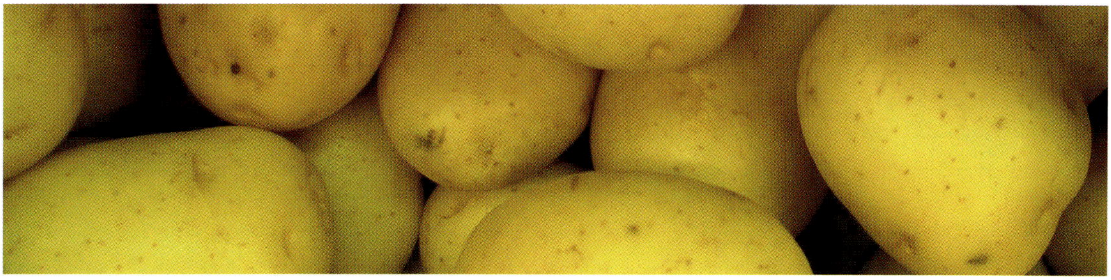

9. Tag: Samstag	Zeit	g	kcal
9.00 Frühstück: Haferflocken-Müsli und Beerenbrötchen 30 g Haferflocken mit 100 g Apfel, 100 g Birne, 50 g Banane, 30 g Naturjoghurt und 50 ml Wasser vermischen. 70 g Brötchen mit 40 g Quark bestreichen und 100 g Himbeeren oder Heidelbeeren darüberstreuen.	10	360/210	280/219
13.00 Mittagessen: Broccolicremesuppe (Rezept S. 295, ohne Klößchen) **mit Kartoffel-Tomaten-Auflauf**	15 –	485 250	99 174
16.00 Zwischenmahlzeit: Blumenkohl-Bananensalat (1/2 Rezept S. 309)	10	350	293
19.00 Abendessen: Broccolicremesuppe **Brot mit Tomaten-Paprika-Aufstrich (Rezept S. 291, 600 g)** *Vorbereiten:* 300 g Himbeermus (vgl. Rezept S. 284, Brombeer-Aufstrich)	– 15 5	485 70/100 –	99 157/78 –
Gesamt	**55**	**2310**	**1399**

10. Tag: Sonntag	Zeit	g	kcal
9.00 Frühstück: 1 Scheibe Brot mit Tomaten-Paprika-Aufstrich **1 Brötchen mit Himbeermus**	– –	50/70 70/100	100/55 157/33
12.30 Mittagessen: Grünkernstollen mit Broccoli-Soße (jeweils 1/2 Rezept S. 351), **Gurken-Mais-Salat** (2 Portionen, ca. 470 g) *Gurken-Mais-Salat:* 250 g Gurke, 100 g TK-Mais auftauen, 100 g Paprika klein schneiden, das Gemüse vermischen und mit 1 EL Olivenöl, Balsamico, Kräutersalz, Petersilie, Dill, Schnittlauch und Pfeffer abschmecken.	40 10	200/330 150	266/127 66
15.30 Kaffee: Dinkel-Pfirsich-Kuchen (Rezept S. 371) Den Rest bis auf 150 g für Montag einfrieren	20	200	336
18.30 Abendessen: Broccoli-Suppe **Roggenvollkornbrot mit körnigem Frischkäse und Paprika** *Broccoli-Suppe:* 330 g Broccoli-Soße (siehe Mittagessen) mit 100 ml Reismilch vermischen und erwärmen.	5	430 50/30/30	178 100/24/6
Gesamt	**75**	**1710**	**1448**

11. Tag: Montag	Zeit	g	kcal
7.00 Frühstück: Haferflocken-Müsli 30 g Haferflocken mit 100 g Himbeermus, 150 g Birne, 100 g Apfel, 70 ml Wasser und 10 g Mandeln vermischen	10	460	351
12.30 Mittagessen: Grünkernstollen **mit Gurken-Mais-Salat**	– –	200 320	266 142
15.30 Zwischenmahlzeit: Dinkel-Pfirsich-Kuchen	–	150	252
18.30 Abendessen: Tomatensuppe **mit 2 gefüllten Pfannkuchen** (Rezept S. 337) **Tomatensuppe:** (2 Portionen) 500 g Tomaten pürieren, 170 g Tomaten-Paprika-Aufstrich untermischen, erwärmen und mit 30 g Sojasahne und Gewürzen (siehe Tomaten-Paprika-Aufstrich) abschmecken.	5 25	350 400	131 333
Gesamt	**40**	**1880**	**1475**

12. Tag: Dienstag	Zeit	g	kcal
7.00 Frühstück: 1 Scheibe Roggenvollkornbrot **mit Tomaten-Paprika-Aufstrich** **1 Brötchen mit Himbeermus** *Vorbereiten:* 60 g Linsen in 150 ml Wasser einweichen	– – – –	50 60 70/100 –	98 47 157/33 –
12.30 Mittagessen: Tomatensuppe (aufwärmen) **mit gefüllten Pfannkuchen**	– –	350 400	131 333
15.30 Zwischenmahlzeit: Honigmelone	–	300	162
18.30 Abendessen: Linsen-Gemüse-Salat (Rezept S. 312)	20	355	210
Gesamt	**20**	**1685**	**1171**

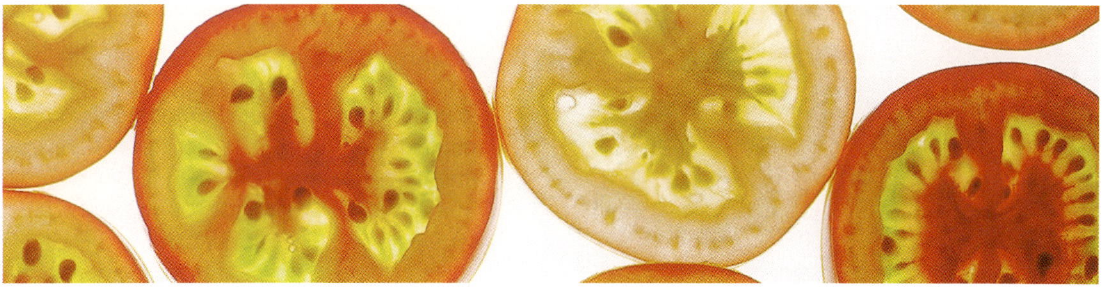

13. Tag: Mittwoch	**Zeit**	**g**	**kcal**
7.00 Frühstück: Hirse-Ananas-Müsli 60 g Hirse in 210 ml Wasser 10 Minuten köcheln und 5 Minuten nachquellen lassen. 100 g Joghurt, 50 ml Milch, 250 g Ananas, 150 g Pfirsich und 150 g Erdbeeren untermischen und mit 30 g gehackten Walnüssen garnieren.	**10**	**500**	**378**
12.30 Mittagessen: Linsen-Gemüse-Salat, 1 Pfirsich	**–**	**355/150**	**210/65**
15.30 Zwischenmahlzeit: Hirse-Ananas-Müsli	**–**	**500**	**378**
18.30 Abendessen: Buchweizen-Kraut-Eintopf (Rezept S. 329) *Vorbereiten:* Bohnen-Mais-Salat (1/2 Rezept S. 308). Mango-Aufstrich (Rezept S. 284, 350 g)	**25** **20** **5**	**445** **–** **–**	**230** **–** **–**
Gesamt	**60**	**1950**	**1261**

14. Tag: Donnerstag	**Zeit**	**g**	**kcal**
7.00 Frühstück: Roggenvollkornbrot mit Ziegenfrischkäse **und Tomate** **Dinkelvollkornbrötchen mit Mango-Aufstrich**	**–** **–** **–**	**50/30** **150** **70/100**	**98/84** **26** **157/90**
12.30 Mittagessen: Buchweizen-Kraut-Eintopf (aufwärmen), **1 Pfirsich**	**–** **–**	**445** **150**	**230** **65**
15.30 Zwischenmahlzeit: Bohnen-Mais-Salat	**–**	**380**	**307**
18.30 Abendessen: Kürbissuppe (Rezept S. 299) **Quark mit Mango-Aufstrich**	**20** **–**	**400** **50/100**	**110** **36/90**
Gesamt	**20**	**1925**	**1293**

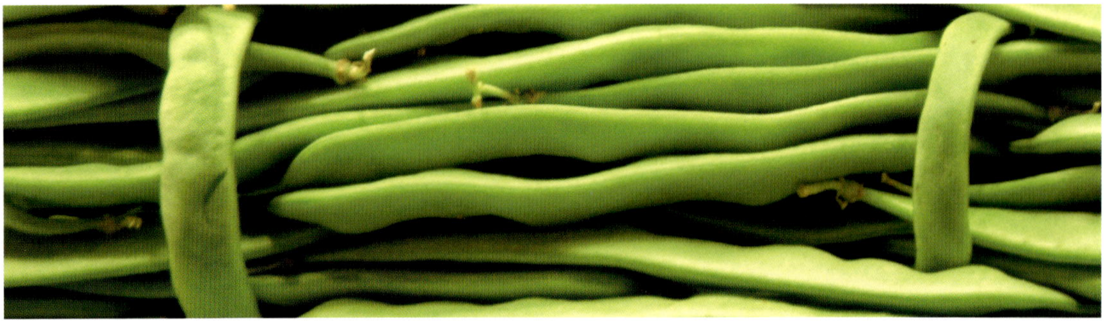

15. Tag: Freitag	Zeit	g	kcal
7.00 Frühstück: Dinkel-Frischkorn-Müsli (1/2 Rezept S. 282) Verwenden Sie anstelle von Bananenmus 75 g Mango-Aufstrich	10	440	455
12.30 Mittagessen: Kürbissuppe mit Vollkornbrot	–	400/50	110/98
15.30 Zwischenmahlzeit (zu Hause): Erdbeer-Chinakohl-Salat (1/2 Rezept S. 352)	10	415	251
18.30 Abendessen: Mangoldwickel (1/2 Rezept S. 352) **mit Tomaten-Kraut-Salat** (Rezept S. 352)	20	300 300	140 131
Gesamt	40	1905	1185

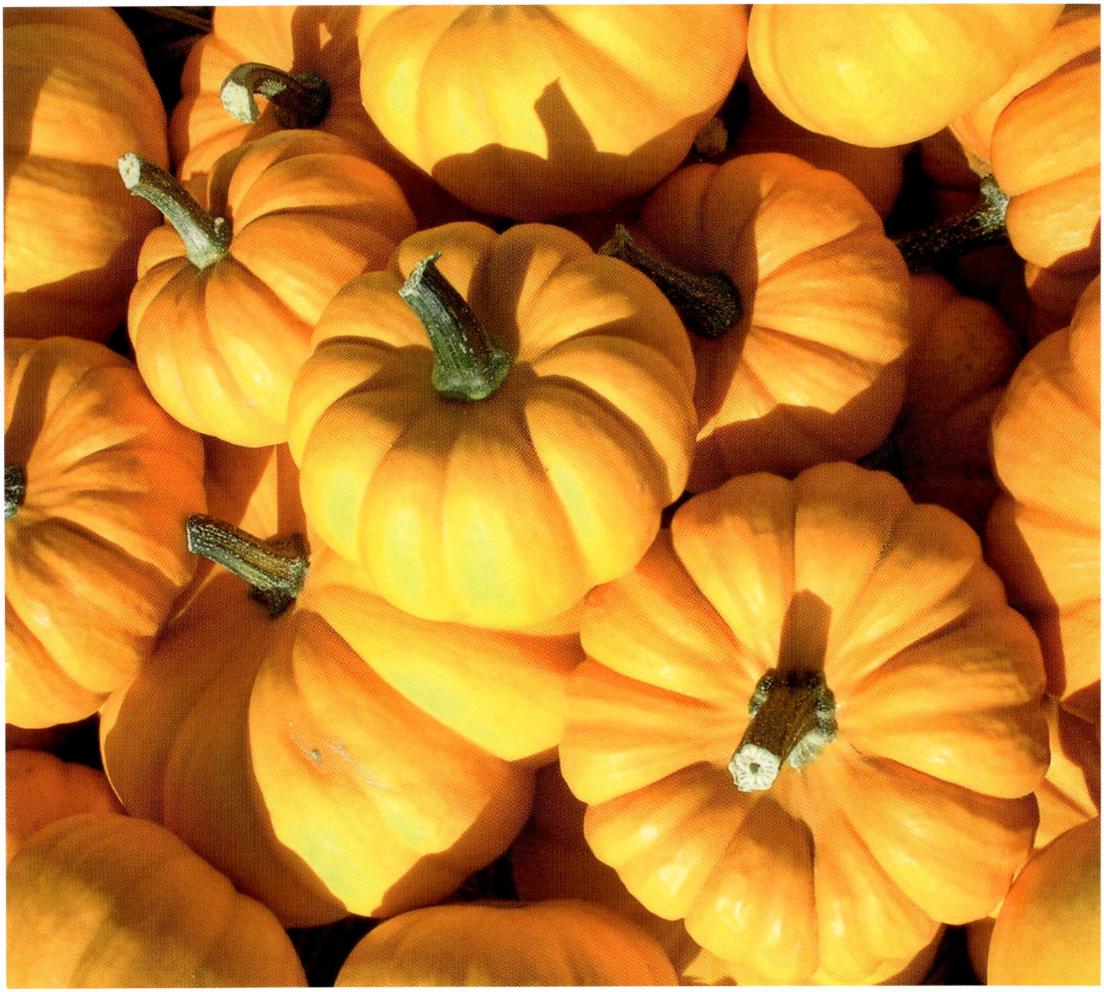

Herbst

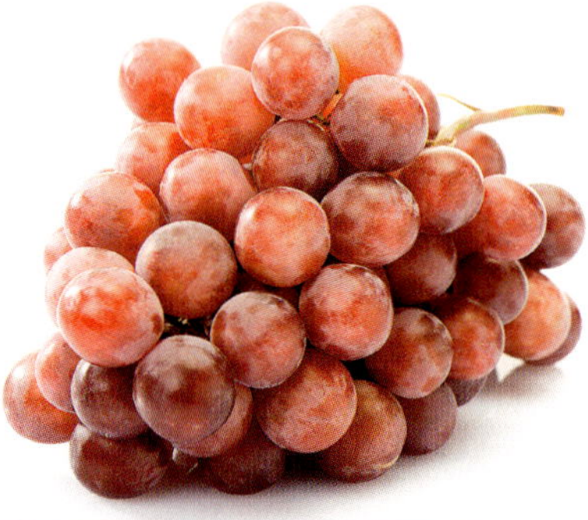

16. Tag: Samstag	Zeit	g	kcal
9.00 Frühstück: Früchtesalat 80 g Apfel, 70 g Weintrauben, 70 g Birne, 70 g Pflaumen klein schneiden, mit 75 g Mangomus und 125 g Joghurt vermischen und mit 10 g gehackten Mandeln garnieren.	10	500	386
13.00 Mittagessen: Lachs mit Broccoligemüse **und Sesamkartoffeln** (1/2 Rezept S. 334)	30 –	150/250 150	333/131 205
16.00 Zwischenmahlzeit: Endivien-Apfel-Salat mit Weintrauben-Joghurt-Soße (1/2 Rezept S. 314)	10	300	271
19.00 Abendessen: Kohlrabi-Paprika-Suppe (Rezept S. 296) *Vorbereiten:* Pflaumenmus (Rezept S. 285, ca. 530 g)	15 10	500 –	180 –
Gesamt	**75**	**1850**	**1506**

17. Tag: Sonntag	Zeit	g	kcal
9.00 Frühstück: Haferflockenmüsli 30 g Haferflocken mit 70 g Apfel, 50 g Banane, 50 g Weintrauben, 100 ml Reismilch und 100 g Pflaumenmus vermischen.	10	400	340
13.00 Mittagessen: 2 Stück Kürbistorte (Rezept S. 326) **Fenchel-Apfel-Salat** (Rezept S. 310)	30 10	300 335	290 192
16.00 Kaffee: 2 Buchweizen-Pfannkuchen mit Pflaumenmus (Rezept S. 360)	20	160/100	404/68
19.00 Abendessen: Kohlrabi-Paprika-Suppe (aufwärmen) **1 Stück Kürbistorte**	– –	500 150	180 145
Gesamt	**70**	**1945**	**1619**

18. Tag: Montag	Zeit	g	kcal
7.00 Frühstück: Brot mit Quark und Pflaumenmus	–	70/30/80	140/22/54
12.30 Mittagessen: Fenchel-Apfel-Salat, 1 Stück Kürbistorte	–	335/150	192/145
15.30 Zwischenmahlzeit: 2 Buchweizen-Pfannkuchen	–	160	404
mit Pflaumenmus	–	100	68
18.30 Abendessen: 2 Grünkern-Gemüse-Frikadellen (Rezept S. 342, 3 Stück einfrieren)	40	150	175
mit Bohnengemüse (1/4 Rezept)	–	200	127
und Champignonsauce (1/4 Rezept, S. 342)	–	200	91
Vorbereiten: Bohnen-Champignon-Salat (1/2 Rezept, S. 307)	15	–	–
250 g Joghurt-Meerettich-Sauce (Rezept S. 317)	5	–	–
Gesamt	60	1475	1418

19. Tag: Dienstag	Zeit	g	kcal
7.00 Frühstück: Haferflockenmüsli 30 g Haferflocken, 50 g Quark, 50 ml Wasser, 100 g Pflaumenmus, 100 g Apfel, 50 g Banane, 10 g gehackte Mandeln	10	390	369
12.30 Mittagessen: Grünkern-Gemüse-Frikadellen (Rezept S. 342) Vollkornbaguette, Grünkernfrikadellen,	5	100/150	224/175
Gemüse (Tomaten, Paprika, Gurke, Salat),		150	23
Joghurt-Meerrettich-Sauce		50	29
15.30 Zwischenmahlzeit: Bohnen-Champignon-Salat	–	375	223
18.30 Abendessen: Möhrencremesuppe (Rezept S. 297) mit	10	350	74
2 Grünkern-Gemüse-Frikadellen	–	150	175
Gesamt	25	1715	1292

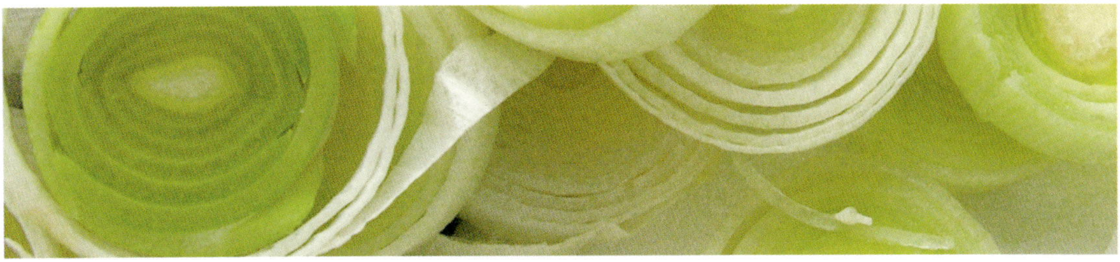

20. Tag: Mittwoch	Zeit	g	kcal
7.00 Frühstück: Brot mit Pflaumenmus **Brot mit Käse (Edamer 45 %)**	– –	50/50 50/30	100/34 100/106
12.30 Mittagessen: Möhrencremesuppe **mit 3 Grünkern-Gemüse-Frikadellen**	– –	350 225	74 260
15.30 Zwischenmahlzeit: 1 Apfel	–	150	81
18.30 Abendessen: Polenta-Mangold-Schnitten **mit Joghurt-Meerrettich-Sauce** (Rezept S. 317) *Vorbereiten:* Fruchtiger Kohlrabi-Möhren-Salat ($^1/_2$ Rezept S. 309) 110 g Reis in 385 ml Wasser kochen (für Asiatische Reispfanne und Müsli)	30 – 10 5	300 100 – –	229 58 – –
Gesamt	**45**	**1305**	**1042**

21. Tag: Donnerstag	Zeit	g	kcal
7.00 Frühstück: Reis-Trauben-Müsli 30 g Reis (Trockengewicht) mit 100 g Weintrauben (zu einer Soße pürieren), 150 g Weintrauben (vierteln und entkernen), 100 g Feigen (würfeln) und 70 g Apfel (würfeln) vermischen.	10	550	372
12.30 Mittagessen: Polenta-Mangold-Schnitten **mit Joghurt-Meerrettich-Soße**	– –	300 100	229 58
15.30 Zwischenmahlzeit: Fruchtiger Kohlrabi-Möhren-Salat	–	370	238
18.30 Abendessen: Asiatische Reis-Gemüse-Pfanne mit Thunfisch ($^3/_4$ Rezept S. 316)	20	450	490
Gesamt	**30**	**1770**	**1387**

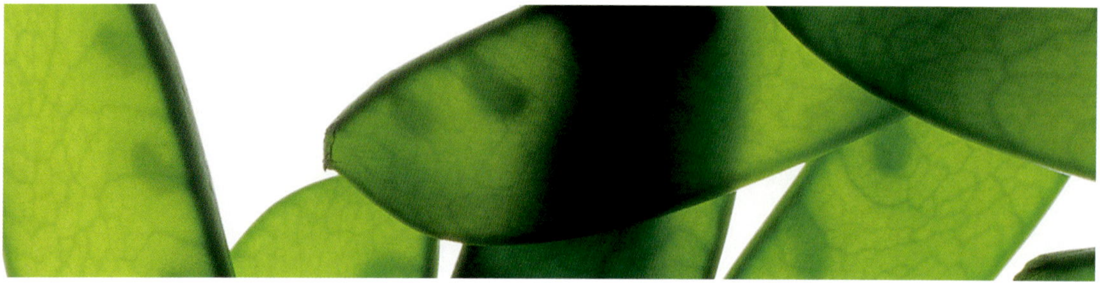

22. Tag: Freitag	Zeit	g	kcal
7.00 Frühstück: Dinkel-Mango-Brei 40 g Dinkelvollkorngrieß mit 150 ml Wasser zum Köcheln bringen, die Herdplatte abschalten und 10 Minuten nachquellen lassen. 100 g Mangopüree, 150 g Mango-, 100 g Pflaumenstückchen und 10 g gehackte Haselnüsse untermischen	10	550	396
12.30 Mittagessen: Asiatische Reis-Gemüse-Pfanne (aufwärmen oder als Salat)	–	450	490
15.30 Zwischenmahlzeit: Weintrauben	–	150	102
18.30 Abendessen: Heringssalat (1/2 Rezept S. 313) **mit Pellkartoffeln** *Vorbereiten:* 175 g Pellkartoffeln für Kartoffeleintopf mitkochen *Vorbereiten:* Brombeer-Aufstrich (1/2 Rezept S. 284)	15 5	400 200 –	287 140 –
Gesamt	30	1750	1415

23. Tag: Samstag	Zeit	g	kcal
9.00 Frühstück: Brot mit Brombeer-Aufstrich und Quark *Vorbereiten:* 50 g Kidneybohnen in 600 ml Wasser einweichen	–	100/100/50	200/70/36
13.00 Mittagessen: Kartoffeleintopf und Salatsoße: (1/2 Rezept S. 329), **Gemischter Salatteller** *Gemischter Salatteller:* 40 g Kürbis, 40 g Zucchini (fein raffeln), 40 g Gurke, 50 g Tomate, 50 g Blattsalat (klein schneiden). Die einzelnen Gemüsesorten getrennt auf einem Teller anordnen. *Salatsoße:* 75 g vom Kartoffeleintopf mit 100 g Tomate und 20 ml Reismich pürieren. Die Soße mit Asia, Schnittlauch, Petersilie, Basilikum abschmecken (alternativ: Öl-Essig-Dressing).	25 10	500/100 220	320/38 37
16.00 Kaffee: Johannisbeer-Bananen-Kuchen (Rezept S. 372) (bis auf 250 g Rest einfrieren)	30	200	320
19.00 Abendessen: 1 Teller Feurige Kidneybohnen-Suppe (Rezept S. 297)	15	500	182
Gesamt	80	1770	1203

24. Tag: Sonntag	Zeit	g	kcal
9.00 Frühstück: 1 Brötchen mit Brombeermus	–	70/100	157/70
1 Scheibe Brot mit Lachsschinken und Tomate	–	50/30/100	100/35/17
13.00 Mittagessen: Gemischter Salatteller (siehe Vortag),	10	220	37
Öl (1 EL)-Essig-Soße	–	8	72
Dinkel-Spinatschnecken ($^1/_2$ Rezept S. 318)	40	200	332
mit Tomaten-Gemüse (Rezept S. 319)		250	109
16.00 Zwischenmahlzeit: Johannisbeer-Bananen-Kuchen	–	100	160
19.00 Abendessen: 1 Teller Feurige Kidneybohnen-Suppe	–	500	182
mit Spinatschnecken	–	100	166
Gesamt	50	1728	1437

25. Tag: Montag	Zeit	g	kcal
7.00 Frühstück: Herbstliches Quinoa-Müsli 30 g Quinoa mit 100 ml Wasser 10 Minuten köcheln und mit 100 g Birnenpüree, 75 g Brombeer-Aufstrich, 100 g Pflaumen (würfeln), 100 g Apfel (würfeln) und 50 g Naturjoghurt vermischen.	10	555	343
12.30 Mittagessen: Dinkel-Spinatschnecken	–	200	332
mit Tomaten-Gemüse (aufwärmen)	–	250	109
15.30 Zwischenmahlzeit: Johannisbeer-Bananen-Kuchen	–	150	240
18.30 Abendessen: Kartoffel-Gemüse-Salat (Rezept S. 302) *Vorbereiten:* 200 g Pellkartoffeln für Paprika mit Gemüsefüllung mitkochen	15	560	313
Gesamt	25	1715	1337

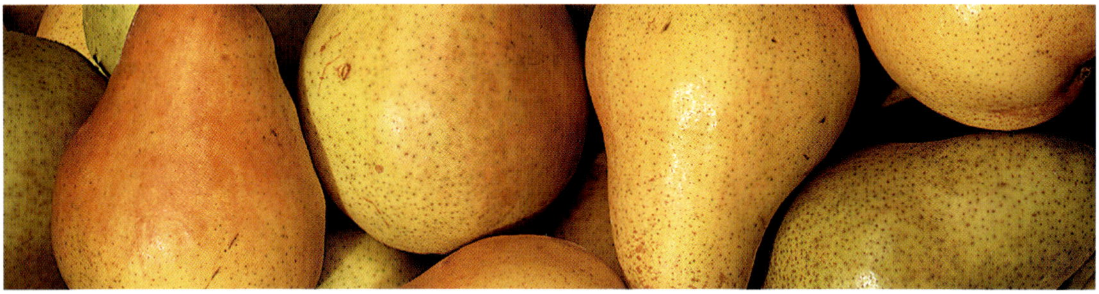

26. Tag: Dienstag	Zeit	g	kcal
7.00 Frühstück: Buchweizen-Feigen-Müsli (2 Portionen) 110 g Buchweizen (50 g für gefüllte Paprika) mit 380 ml Wasser 10 Minuten köcheln und 5 Minuten nachquellen lassen. 50 ml Sojasahne, 250 g Feigenpüree, 250 g Feigenstückchen und 150 g Apfelstückchen untermischen.	10	500	332
12.30 Mittagessen: Kartoffel-Gemüse-Salat	–	560	313
15.30 Zwischenmahlzeit: Buchweizen-Müsli	–	500	332
18.30 Abendessen: Paprika mit Gemüsefüllung und -beilage (Rezept S. 328)	30	675	322
Vorbereiten: Gemüsequark 25 g Paprika und 10 g Zwiebeln fein würfeln, 25 g Möhren fein raffeln. Das Gemüse mit 40 g Magerquark vermischen und mit Kräutersalz, Petersilie, Kresse, Schnittlauch und Meerrettich abschmecken.	10	–	–
Gesamt	50	2235	1299

27. Tag: Mittwoch	Zeit	g	kcal
7.00 Frühstück: 2 Scheiben Brot mit Gemüse-Quark **und Tomate**	– –	100/100 100	200/42 17
12.30 Mittagessen: Paprika mit Gemüsefüllung und -beilage (aufwärmen)	–	675	322
15.30 Zwischenmahlzeit: 300 g Weintrauben	–	300	204
18.30 Abendessen: Spaghetti mit Tomatensoße (Rezept S. 302)	25	600	383
Vorbereiten: Fruchtiger Rote-Bete-Salat (1/2 Rezept S. 308)	15	–	–
Trauben-Aufstrich (1/2 Rezept S. 286, 350 g)	10	–	–
Gesamt	50	1875	1167

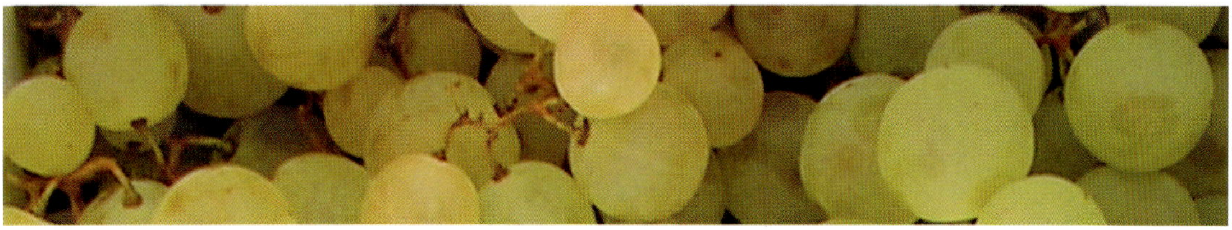

28. Tag: Donnerstag	Zeit	g	kcal
7.00 Frühstück: Brötchen mit Quark und Trauben-Aufstrich **Kleiner Fruchtsalat** 70 g Apfel, 70 g Birne, 70 g Pflaumen, 100 g Trauben klein schneiden und 50 g Magerquark und Zimt, eventuell etwas Wasser vermischen. *Vorbereiten:* 95 g Linsen (für Linsensuppe und -salat) ca. 10 Stunden in Wasser quellen lassen. Von 30 g Linsen Linsensprossen ziehen (für Sonntag). Dazu die Linsen in ein Haushaltssieb geben, jeweils morgens und abends abbrausen, das Sieb zum Abtropfen in eine Schüssel hängen und mit einem Tuch abdecken.	– 10	70/50/100 360	157/36/68 215
12.30 Mittagessen: Spaghetti mit Tomaten-Soße (aufwärmen)	–	600	383
15.30 Zwischenmahlzeit: Fruchtiger Rote-Bete-Salat	–	385	251
18.30 Abendessen: 1 Teller Linsensuppe (Rezept S. 298)	15	450	182
Gesamt	25	2015	1292

29. Tag: Freitag	Zeit	g	kcal
7.00 Frühstück: Haferflockenmüsli 250 g Traubenmus mit 150 g dünnen Ananasstückchen, 100 g Apfelwürfeln, 30 g Haferflocken und 10 g Sonnenblumenkernen vermischen.	10	540	472
12.30 Mittagessen: 1 Teller Linsensuppe mit Brot	–	450/70	182/140
15.30 Zwischenmahlzeit: **Sellerie-Fruchtsalat** (1/2 Rezept S. 310)	10	310	203
18.30 Abendessen: Pellkartoffeln mit Rote-Bete-Gemüse (1/2 Rezept S. 349)	10	250/240	175/184
Gesamt	30	1860	1356

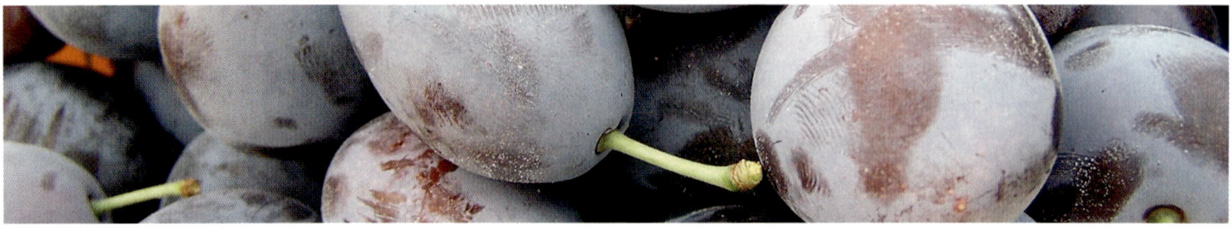

30. Tag: Samstag	Zeit	g	kcal
9.00 Frühstück: Hirsemüsli 30 g Hirse in 100 ml Wasser ca. 10 Minuten köcheln und 5 Minuten nachquellen lassen. 150 g Birnen mit 50 g Joghurt pürieren und mit jeweils 70 g Apfel-, Bananen- und Pflaumenstückchen unter die Hirse mischen.	10	540	357
13.00 Mittagessen: Kartoffel-Gemüse-Plätzchen (Rezept S. 341) **mit Zucchini-Paprika-Soße** ($^1/_2$ Rezept S. 341) **und Endivien-Salat** *Salat:* 60 g Endivien mit 30 g fein geriebenen Möhren, 60 g Apfelstückchen, 60 ml Buttermilch und Kräutern vermischen.	30	150 180 210	222 77 69
16.00 Zwischenmahlzeit: Apfelstrudel mit Himbeersoße (Rezept S. 374)	30	150/110	285/74
19.00 Abendessen: Pastinakencremesuppe (Rezept S. 299) **mit Kartoffel-Gemüse-Plätzchen** *Vorbereiten:* TK-Heidelbeermus (300 g) 150 g Heidelbeeren pürieren und mit 1 EL Konfigel aufkochen. 150 g ganze Heidelbeeren untermischen und abkühlen lassen.	10 – 5	380 100 –	92 148 –
Gesamt	85	1820	1324

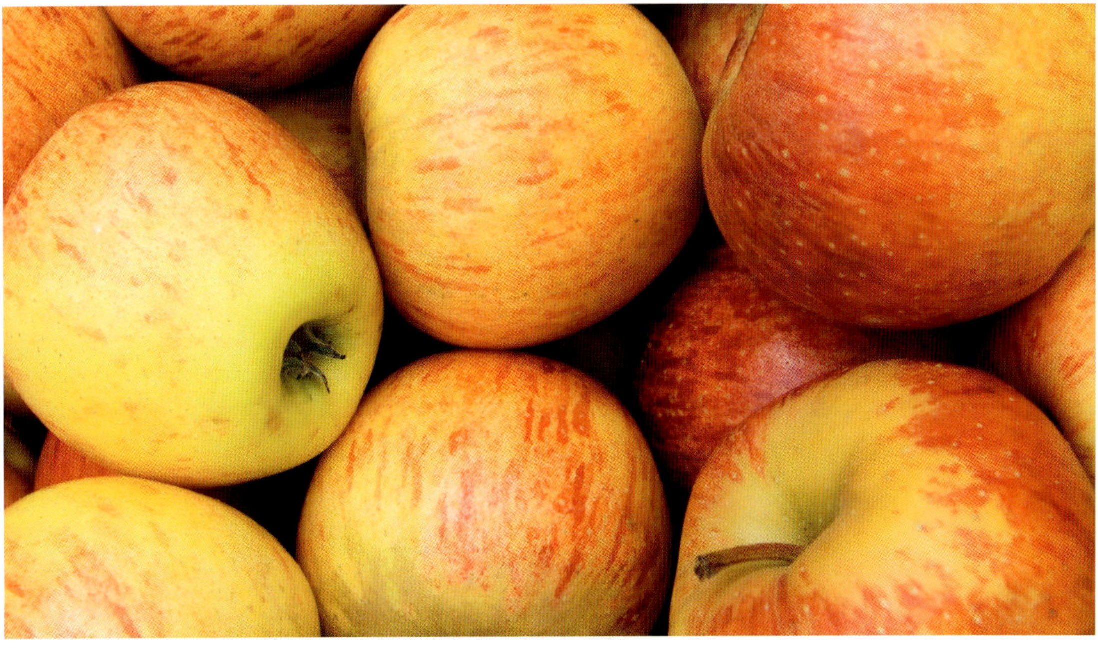

31. Tag: Sonntag	Zeit	g	kcal
9.00 Frühstück: 100 g Joghurt mit 100 g Heidelbeermus, 100 g Apfelstückchen und 30 g Haferflocken vermischen	5	330	304
13.00 Mittagessen: Feldsalat mit Orangen-Mandel-Soße (Rezept S. 308)	30	250	151
Lende mit Weißwein-Champignon-Soße und	–	100/250	140/146
Möhren-Erbsen-Gemüse (alle 1/2 Rezept S. 336)	–	200	89
16.00 Kaffee: Apfelstrudel mit Himbeersoße	–	150/110	285/74
19.00 Abendessen: Pastinakencremesuppe	–	380	92
mit Kartoffel-Gemüse-Plätzchen		100	148
Vorbereiten: Linsensalat aus Linsensprossen (1/2 Rezept S. 312, siehe Tipp)	10	–	–
Gesamt	45	1870	1429

Teil 3 Rezeptesammlung

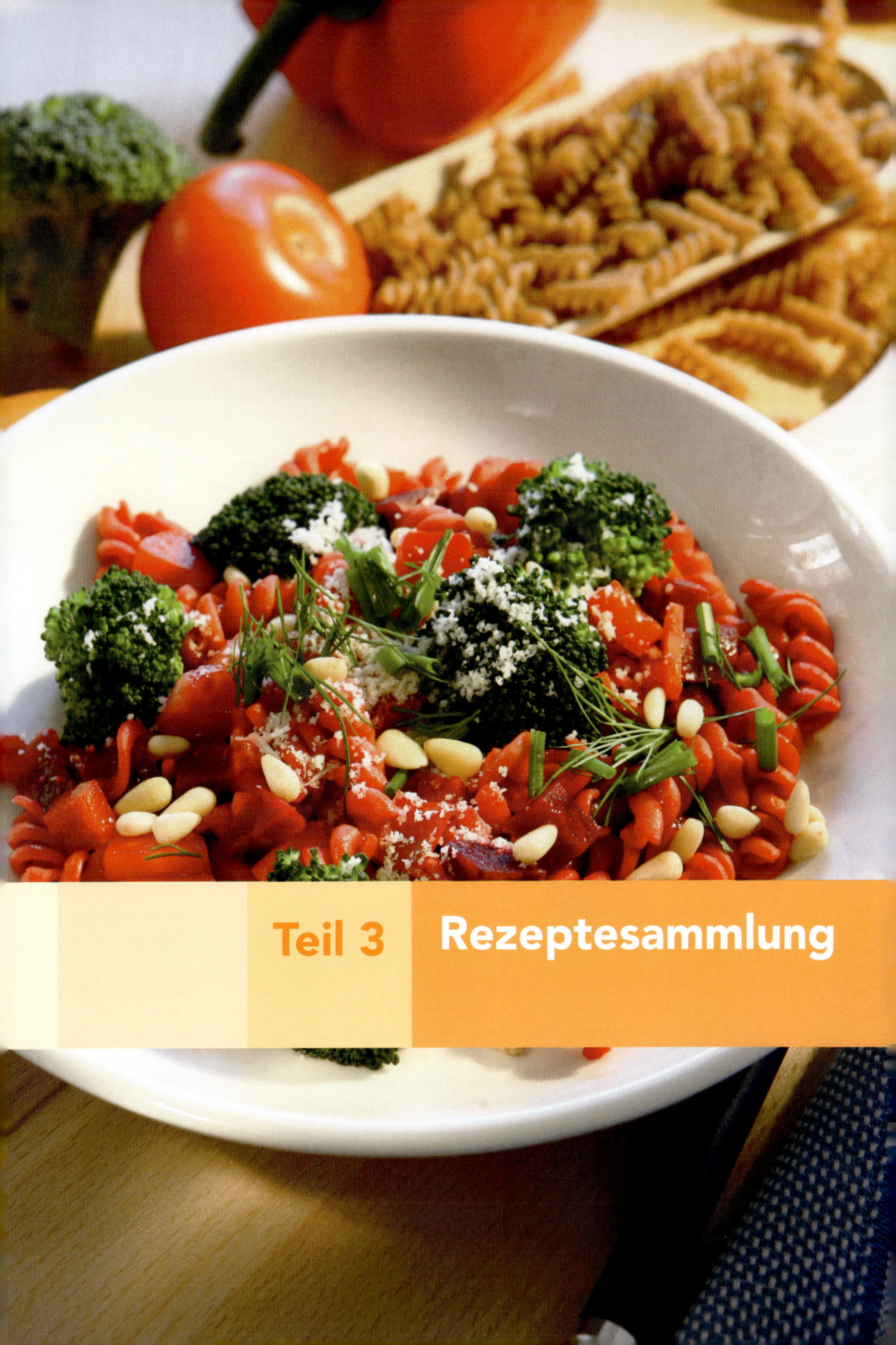

„Ein guter Koch ist gleichzeitig auch ein guter Arzt."
Volksmund

Getränk

Vital-Drink

(für 4 Personen)

Zutaten

100 ml	Buttermilch
50 ml	Sanddornsaft
100 ml	Apfelsaft
200 ml	Mineralwasser
100 g	Bananen
100 g	Mango

Zubereitung

Buttermilch, Sanddorn-, Apfelsaft, Mineralwasser, Bananen und Mango miteinander vermischen und pürieren.

Nährstoffrelation 160 ml pro Person: 66 kcal, 13,5 g Kohlenhydrate, 0,5 g Fett, 1,5 g Eiweiß

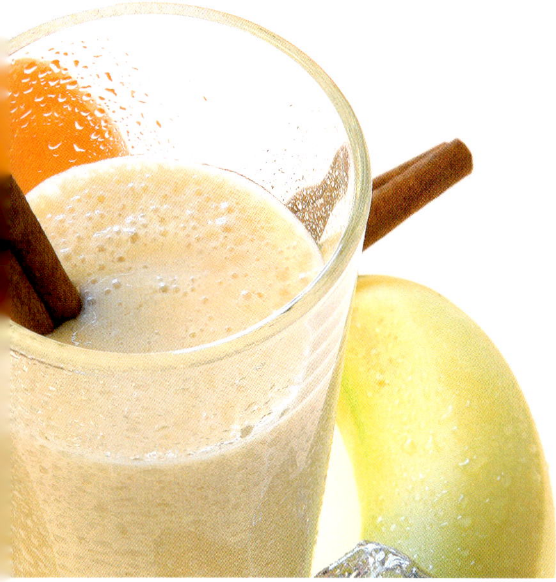

Brot/ Brötchen

Buttermilch-Dinkelbrötchen

Zutaten

500 g	Dinkel oder Weizen
1/2 Pck.	Frischhefe oder Trockenhefe
450 ml	Buttermilch, auf etwa 30 °C erwärmen
80 g	Sesam, Kürbis- oder Sonnenblumenkerne zum Bestreuen

Zubereitung

Dinkel fein mahlen und in eine große Schüssel geben. In die Mitte eine Mulde drücken, die Hefe mit lauwarmer Buttermilch auflösen und mit Mehl zu einem Brei verrühren. Die Hefe ca. 10 Min. an einem warmen Ort (am besten neben der Heizung) abgedeckt gehen lassen.

Anschließend die Buttermilch bis auf einen kleinen Rest nach und nach zugeben, dabei den Teig gut kneten und mit Kräutersalz abschmecken. Wenn Sie die gesamte Buttermilch einfach mit dem Mehl verrühren, entsteht ein Brei, aber kein Teig! Der Teig muss gut feucht sein, da die Ballaststoffe des vollen Korns beim Backen Flüssigkeit binden und die Brötchen ansonsten hart und trocken werden. Nachdem Ihnen beim Kneten angenehm warm geworden ist, den Teig mit einem Handtuch abdecken und bei 20–30 °C gehen lassen, bis sich die Teigmenge in etwa verdoppelt hat (ca. 2 Std.). Ist Ihnen die Handarbeit zu umständlich bzw. zu schwer, können Sie den Teig mit dem Knethaken einer leistungsstarken Küchenmaschine kneten.

Nach der Gehzeit den Teig mit der restlichen Buttermilch nochmals gut kneten. Den Teig am besten mit einem Esslöffel portionsweise abstechen, in den Ölsaaten und anschließend im Mehl wenden, formen und auf ein gefettetes und mit Mehl ausgestäubtes (alternativ: Backpapier) Backblech legen. Die Brötchen auf der mittleren Schiene im Backofen (nicht vorheizen, damit die Brötchen noch besser gehen) bei 160 °C Ober-/Unterhitze je nach Größe 30–35 Min. backen (reine Backzeit ohne Aufwärmphase). Wer es knuspriger haben möchte, kann noch 5 Min. mit Umluft backen.

Nährstoffrelation pro 100 g: 224 kcal, 35 g Kohlenhydrate, 5 g Fett, 9 g Eiweiß

Tipps

- *Immer frische Brötchen – kein Problem! Die Brötchen drei Viertel fertig backen, einfrieren und nach Bedarf im eingefrorenen Zustand fertig backen.*
- *Mögen Sie Baguette? Dazu den Teig in Ölsaaten wenden und auf einer bemehlten Arbeitsfläche zu einem Baguette formen. Brötchen und Baguette können Sie gemeinsam auf einem Blech backen.*
- *Besonders lecker und hübsch anzusehen sind Gemüsebrote. Dazu im letzten Arbeitsgang 250 g Möhren oder Kürbis (grob geraffelt) beim Kneten unter den Teig mischen (Verwenden Sie 50 ml weniger Buttermilch, da das Gemüse Wasser abgibt). Eine Kastenform einölen, mit Mehl ausstreuen, den Teig hinein geben, mit Ölsaaten bestreuen und gehen lassen, bis die Teigmenge um gut ein Drittel zugenommen hat (ca. $^3/_4$ Std.). Wenn Sie den Teig in der Form zu stark gehen lassen, fällt er beim Backen zusammen! Das Brot im vorgeheizten Backofen auf der mittleren Schiene bei 160 °C Ober-/Unterhitze etwa 1 Std. backen.*
- *Knusprige Käsestangen zum Salat oder zwischendurch! Den Teig im letzten Arbeitsgang mit 100 g grob geraffeltem Pecorino und jeweils 2–3 TL ganzem Kümmel und Kräutern der Provence würzen. Den Teig portionsweise mit einem Löffel abstechen, in Mohnsamen oder Sesam wenden und auf einer bemehlten Fläche längliche Stangen formen. Die Stangen auf der mittleren Schiene des Backofens bei 160 °C ca. 25 Min. bei Ober-/Unterhitze backen.*
- *Brötchen am Morgen, einen Gemüsekuchen zu Mittag. Bereiten Sie den Teig für den Gemüsekuchen (siehe Rezept) in einem Arbeitsgang mit den Brötchen zu. Eine weitere Köstlichkeit sind Nussschnecken, Gemüseschnecken oder -taschen. Dazu den Teig dünn ausrollen, mit gewürztem und klein geschnittenem Gemüse (z. B. Champignons, Mangold, Kürbis oder eine Mischung aus Auberginen, Paprika, Zucchini) gut belegen und mit dünn ausgerolltem Teig abdecken und backen.*
- *Pizzafladen zum Salat: Tomatenmark und Passata (Tomatenpüree) vermischen, bis eine sämige Konsistenz entsteht. Die Soße mit Kräutersalz, Peperoni, Knoblauch und Kräutern der Provence abschmecken, den Teig knapp 1 cm dick ausrollen und damit bestreichen. Kapern und Pecorino dünn darüber streuen, die Pizzafladen portionsgerecht zuschneiden und auf einem mit Olivenöl eingefetteten Backblech nochmals 15 Min. gehen lassen. Anschließend die Pizzafladen ca. 25 Min. auf der mittleren Schiene des Backofens bei 160 °C Ober-/Unterhitze backen. Den Backofen nicht vorheizen.*
- *Fruchtige Müslizöpfe bei süßen Gelüsten. Den Teig ohne Salz herstellen. Im letzten Arbeitsgang 50 g grob gehackte Mandeln, 20 g Sonnenblumenkerne, 20 g Kürbiskerne, weitere 50 ml Buttermilch und 300 g klein geschnittene Trockenfrüchte (Aprikosen, Feigen, Pflaumen, Rosinen) einarbeiten. Den Teig portionsweise abstechen und auf einer bemehlten Fläche jeweils drei dünne Würste ausrollen. Die Würste zu Zöpfen flechten und diese auf der mittleren Schiene des Backofens bei 160 °C ca. 25 Min. bei Ober-/Unterhitze backen.*

Müslis

Selbst zubereitete Müslis sind in einer vollwertigen Ernährung – ob als Start in den Tag oder als Imbiss für zwischendurch – ideale Speisen und sorgen für Vitalität und Leistungsfähigkeit. Im Müsli können eine Vielzahl von gesunden Lebensmitteln, wie z. B. Getreide, Obst (Fruchtaufstriche), Nüsse (Nusscreme), Samen, Kokosflocken, Trockenfrüchte, Naturjoghurt (tierisch) oder Sojajoghurt, Quark oder Seidentofu, Milch (Kuh, Ziege, Schaf) oder Reismilch, Hafermilch, Sojamilch, Kokosmilch, Mandelmilch sowie Schlagsahne oder Sojasahne schnell und einfach miteinander kombiniert werden und ermöglichen ständig wechselnde Geschmackserlebnisse (vgl. Kapitel 7.3). Wählen Sie die einzelnen Zutaten nach Ihrem individuellen Geschmack, Saison und Bekömmlichkeit aus, wobei speziell bei Getreide eine gewisse Rotation – um evtl. Unverträglichkeitsreaktionen (z. B. auf Gluten) vorzubeugen – empfehlenswert ist.

Tipp für Berufstätige

Morgens einfach ein bisschen mehr vom Müsli zubereiten und den Rest mit etwas Naturjoghurt vermischt in ein Glas abfüllen. So können Sie jederzeit neue Kraft tanken.

Familientipp

Bieten Sie Ihren Kindern die verschiedenen Zutaten an. Sie werden über die Ergebnisse und die damit verbundene Esslust staunen. Ich selbst habe mit meinen Kindern (9 und 11 Jahre) einen kleinen Fotowettbewerb gemacht, d. h. die besten Müslis werden selbst fotografiert und im Computer im eigenen Fotoalbum festgehalten. Nach 30 verschiedenen Bildern werden im Familienrat jeweils die drei besten ausgewählt und ermöglichen jedem Kind einen kleinen Wunsch. Ähnliches können Sie mit Salaten und Gemüsegerichten praktizieren. Diese klettern in der Beliebtheitsskala empor, wenn die Zubereitung bzw. Gestaltung der Zutaten auf dem Teller in Eigenregie erfolgt.

Buchweizen-Honigmelone-Müsli

(für 2 Personen, ca. 510 g pro Person)

Zutaten

50 g	Buchweizen, in 175 ml Wasser 10 Min. köcheln und 5 Min. nachquellen lassen
300 g	Honigmelone, mit einem Kartoffel- oder Kugelausstecher kleine Kügelchen ausstechen
300 g	Pfirsich, würfeln
200 g	Himbeer-Aufstrich (S. 284, alternativ: frische Himbeeren, Brombeeren oder Naturjoghurt)

Zubereitung

Den gekochten Buchweizen mit dem Obst und Himbeer-Aufstrich vermischen und das Müsli in der Honigmelone servieren.

Nährstoffrelation pro Person: 287 kcal, 69 g Kohlenhydrate, 1 g Fett, 6 g Eiweiß

Tipp

Nehmen Sie für das Müsli anstelle von Buchweizen eine Mischung aus Natur- und Wildreis. Knuspriger schmeckt das Müsli, wenn Sie anstelle von gekochtem Buchweizen einen Teil ohne Fett in einer Pfanne rösten.

Quinoa-Pfirsich-Müsli
(für 2 Personen, ca. 500 g pro Person)

Zutaten

80 g	Quinoa, in 280 ml Wasser 10 Min. köcheln und 5 Min. nachquellen lassen
200 g	Pfirsich, entkernen und pürieren
200 g	Pfirsich, in kleine Stückchen schneiden
100 g	Banane, in Scheiben schneiden
150 g	Heidelbeeren oder Himbeeren
10 g	geröstete Sonnenblumenkerne

Zubereitung

Quinoa, Pfirsich-Püree und Früchte miteinander vermischen, portionieren und das Müsli mit Sonnenblumenkernen garnieren.

Nährstoffrelation pro Person: 323 kcal, 69 g Kohlenhydrate, 5 g Fett, 10 g Eiweiß

Tipp
Probieren Sie anstelle von gerösteten Sonnenblumenkernen diese im gekeimten Zustand (Zubereitung wie bei Dinkel vgl. Kapitel 7.1, Punkt 11).

Crunchy
(ca. 340 g)

Zutaten

150 g	Haferflocken
50 g	Buchweizen
30 g	Sonnenblumenkerne
20 g	Sesam
30 g	Nüsse, grob hacken
40 g	Honig
2 EL	lauwarmes Wasser
1 EL	Rapsöl

Zubereitung

Haferflocken, Buchweizen, Sonnenblumenkerne, Sesam und Nüsse vermischen. Den Honig im Wasser auflösen, Rapsöl zugeben, mit der Haferflockenmischung verrühren und das Ganze auf einem Backblech verteilen. Bei 160 °C Umluft unter mehrmaligem Wenden ca. 10 Min. rösten. Beim Backen darauf achten, dass die Mischung gegen Ende der Backzeit sehr schnell schwarz werden kann! Das Crunchy ist in einem Glas abgefüllt mehrere Wochen haltbar. Es schmeckt neben Müsli zu Nachspeisen, süß-sauren Salaten und Aufläufen. Verwenden Sie Crunchy zur Garnierung.

Nährstoffrelation pro 100 g: 364 kcal, 57 g Kohlenhydrate, 18 g Fett, 13 g Eiweiß

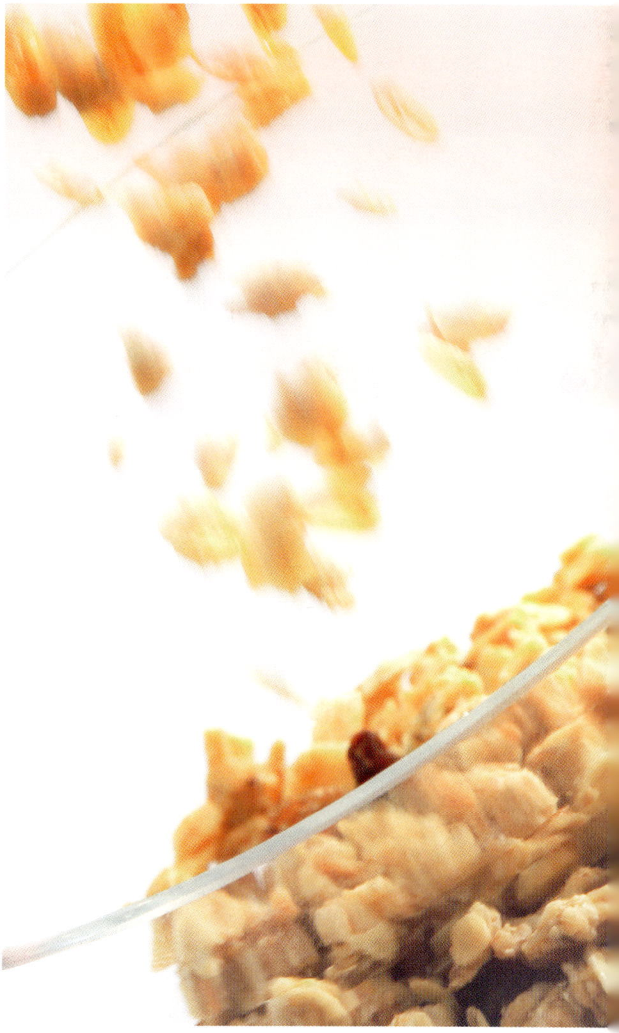

Herbstliches Hafer-Früchte-Müsli
(für 2 Personen, ca. 500 g pro Person)

Zutaten

70 g	Nackthafer, in 200 ml Wasser ca. 20 Min. köcheln und 10 Min. nachquellen lassen
20 g	getrocknete Aprikosen, in dünne Scheiben schneiden
100 g	Bananen, mit der Gabel zu Mus drücken
150 g	Birnen, in kleine Stückchen schneiden
150 g	Äpfel, in kleine Stückchen schneiden
150 g	Pflaumen, in kleine Stückchen schneiden
150 g	Naturjoghurt
10 g	Crunchy (S. 279)
60 g	Kiwi, in Scheiben schneiden
1 Msp.	Zimt

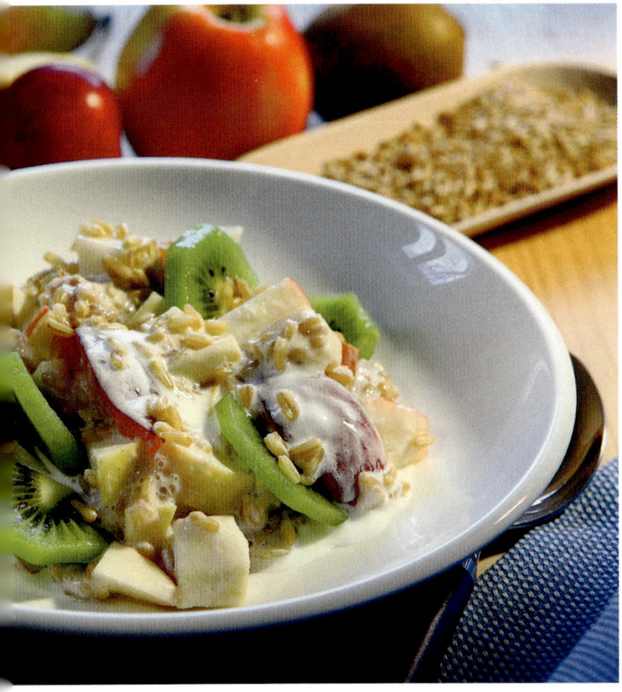

Zubereitung
Den Hafer mit Aprikosenscheiben, Bananenmus, Fruchtstückchen, Naturjoghurt und je nach Konsistenz mit etwas Wasser vermischen, evtl. mit Zimt abschmecken, portionieren und mit Crunchy sowie Kiwischeiben garnieren.

Nährstoffrelation pro Person: 386 kcal, 79 g Kohlenhydrate, 7 g Fett, 10 g Eiweiß

Tipp
Probieren Sie anstelle von ganzem Hafer Haferflocken.

Reis-Erdbeer-Müsli
(für 2 Personen, ca. 480 g pro Person)

Zutaten

70 g	Vollkornreis, in 250 ml Wasser 35 Min. köcheln, 15 Min. nachquellen lassen
250 g	Erdbeeren, in Scheiben schneiden
150 g	Bananen, in Scheiben schneiden
100 g	Johannisbeeren
150 g	Naturjoghurt
10 g	Cashewnüsse, grob hacken

Zubereitung
Reis, Früchte und Naturjoghurt miteinander vermischen, portionieren und mit den gehackten Cashewnüssen garnieren.

Nährstoffrelation pro Person: 323 kcal, 62 g Kohlenhydrate, 6 g Fett, 8 g Eiweiß

Tipp
Nehmen Sie für das Müsli anstelle von Reis Hirse. Diese in 250 ml Wasser 10 Min. köcheln und 5 Min. nachquellen lassen.

Haferflocken-Brombeer-Müsli

(für 2 Personen, ca. 480 g pro Person)

Zutaten

70 g	Haferflocken
130 ml	Wasser
100 g	Magerquark
200 g	Banane, mit der Gabel zu Mus zerdrücken
150 g	Äpfel, in kleine Stückchen würfeln
300 g	Brombeeren, ganz
10 g	Cashewnüsse, grob zerhacken

Zubereitung

Die Haferflocken mit Wasser, Magerquark, Bananenmus, Apfelstückchen und Brombeeren vermischen, portionieren und die Cashewnüsse darüberstreuen.

Nährstoffrelation pro Person: 388 kcal, 75 g Kohlenhydrate, 7 g Fett, 16 g Eiweiß

Tipp

Probieren Sie das Müsli mit Weintrauben anstelle der Brombeeren. Dann die Bananen weglassen und die Apfelmenge entsprechend erhöhen.

Ananas-Apfel-Müsli

(für 2 Personen, ca. 470 g pro Person)

Zutaten

100 ml	Wasser
100 g	Naturjoghurt
50 g	Vollkorn-Haferflocken
100 g	Banane, mit der Gabel zu Mus drücken
200 g	Ananas, in kleine Stückchen schneiden
200 g	Apfel, grob raffeln
100 g	Trauben, entkernen und halbieren (alternativ: kernlose Trauben)
20 g	Sonnenblumenkerne

Zubereitung

Wasser, Joghurt, Haferflocken, Bananenmus und Obststückchen vermischen, in Müslischälchen füllen und mit Sonnenblumenkernen garnieren.

Nährstoffrelation pro Person: 368 kcal, 68 g Kohlenhydrate, 9 g Fett, 9 g Eiweiß

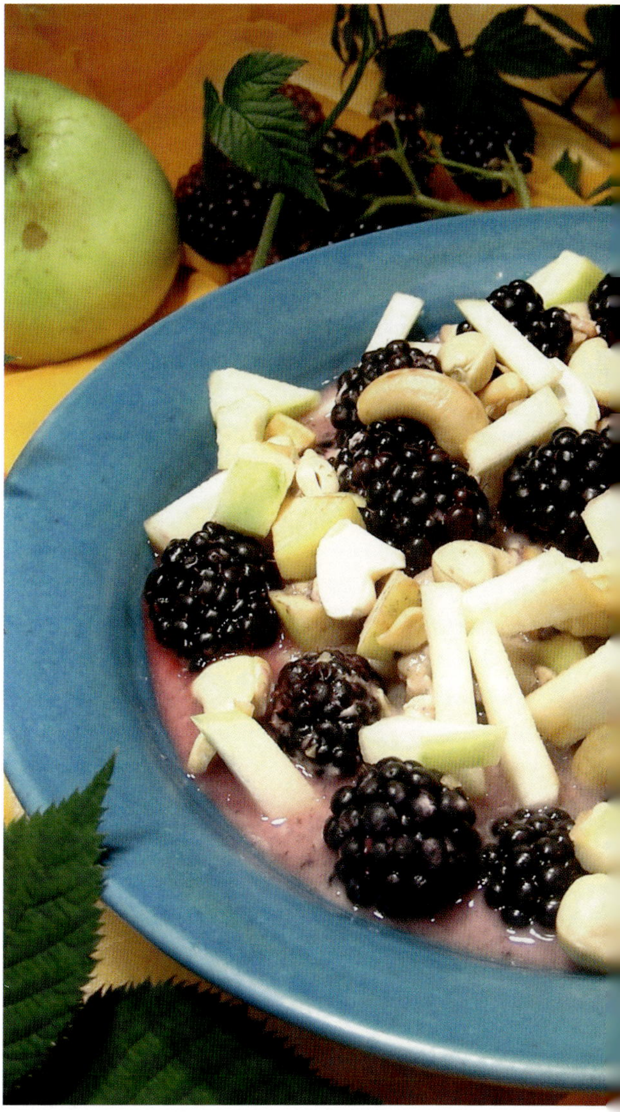

Dinkelbrei mit Reismilch

(für 2 Personen, ca. 350 g pro Person)

Zutaten

350 ml	Reismilch
70 g	Dinkelvollkornmehl
150 g	Banane, mit der Gabel zu Mus zerdrücken
150 g	Pfirsich, würfeln

einige Beeren
3 Blätter Zitronenmelisse

Zubereitung

Das Mehl nach und nach in die Reismilch einstreuen und mit dem Schneebesen verquirlen. Die Milch zum Köcheln bringen. Sobald eine breiige Konsistenz entsteht, die Herdplatte abschalten und mit geschlossenem Deckel ca. 10 Min. nachquellen lassen. Das Obst untermischen und mit Beeren und Zitronenmelisse garnieren.

Nährstoffrelation pro Person: 300 kcal, 68 g Kohlenhydrate, 3 g Fett, 10 g Eiweiß

Tipp

Probieren Sie den Dinkelbrei mit Mango-Aufstrich (S. 266) und Mango-Fruchtstückchen.

Dinkel-Frischkorn-Müsli

(für 2 Personen, ca. 475 g pro Person)

Zutaten

200 ml	Wasser
100 g	Dinkel, grob schroten
100 g	Naturjoghurt
30 g	Rosinen
150 g	Banane, zu Mus zerdrücken
200 g	Äpfel, grob raffeln
150 g	Pflaumen, in kleine Stücke schneiden
20 g	Leinsamen, schroten oder im Mörser zerreiben

Zubereitung

Wasser, Dinkelschrot, Naturjoghurt und Rosinen miteinander verrühren, über Nacht quellen lassen und am Morgen Bananenmus, Äpfel, Pflaumen und Leinsamen untermischen.

Nährstoffrelation pro Person: 437 kcal, 84 g Kohlenhydrate, 7 g Fett, 13 g Eiweiß

Tipps

- *Probieren Sie Müsli mit Dinkelkeimlingen (vgl. Kapitel 7.1, Punkt 11), die ebenfalls unerhitzt sind, aber von Personen mit einem empfindlichen Verdauungssystem besser vertragen werden, sofern sie gut gekaut werden.*
- *Mischen Sie anstelle von Trockenfrüchten Fruchtmus in allen Variationen unter das Frischkorn-Müsli.*

Süße Brotaufstriche

Tipps

- *Fruchtaufstriche, die erhitzt bzw. mit Konfigel, Biobin, Agar-Agar, Johannisbrotkernmehl (im Reformhaus oder Naturkostladen erhältlich) abgebunden werden, können Sie für den morgendlichen Verzehr am Vorabend zubereiten. Nach dem Abkühlen die Fruchtaufstriche mit Honig oder anderen Süßungsmitteln würzen, in ein Glas abfüllen und über Nacht in den Kühlschrank stellen. Fruchtaufstriche sind ca. 4–5 Tage haltbar.*
- *Eine nahezu unbegrenzte Haltbarkeit lässt sich erreichen, wenn Sie das Fruchtpüree kochend heiß in ein Glas mit Twist-off-Deckel (mit Wasser auffüllen und auf Dichtheit prüfen) abfüllen und zum Abkühlen auf den Kopf stellen. Um die Inhaltsstoffe von Honig zu erhalten, geben Sie diesen erst nach dem Öffnen des Glases zu. Wegen des niedrigen Zuckergehalts ist die Haltbarkeit nach dem Öffnen ebenfalls auf 4–5 Tage beschränkt.*
- *Die schonendste Methode sind roh gerührte Fruchtaufstriche. Sie lassen sich im Handumdrehen aus frischem und getrocknetem Obst herstellen. Dazu werden ungeschwefelte Trockenfrüchte in dünne Streifen geschnitten und unter das Fruchtpüree gemischt. Die Trockenfrüchte entziehen den Früchten Wasser, verstärken den Fruchtgeschmack und können nach 1–2 Std. Quellzeit cremig püriert werden oder als Fruchtstückchen den Geschmack des Fruchtmuses verbessern. Getrocknete Aprikosen lassen sich wegen des relativ hohen Wassergehalts auch ohne Quellzeit mit frischen Früchten pürieren.*
- *Des Weiteren können Sie die Streichfähigkeit von pürierten Früchten durch Zugabe von Quark (zuvor in einem Sieb abtropfen lassen), Schichtkäse oder körnigem Frischkäse erhöhen. Oder mischen Sie klein geschnittenes Obst in den Quark (z. B. Aprikosen-, Erdbeer- oder Pfirsichquark). Bananen können Sie mit der Gabel zu Mus drücken und mit Quark, Zitronensaft und gerösteten Sonnenblumenkernen mischen. Ein Schmaus für Auge und Gaumen ist ein Quarkbrot, das mit Bananenscheiben, Himbeeren, Johannisbeeren, Heidelbeeren, Brombeeren, Erdbeer-, Apfel-, Apfelsinen-, Kiwischeiben etc. belegt ist.*
- *Fruchtmus passt herrlich zu frischen Vollkornbrötchen, Müsli, süßen Aufläufen, Waffeln, als Füllung für Pfannkuchen oder als kleine Zwischenmahlzeit bzw. Nachspeise mit etwas gekochtem Getreide, Quark oder Joghurt. Als weitere Delikatesse können Sie z. B. Himbeer- oder Brombeeraufstrich fester abbinden, in Scheiben schneiden und diese mit Joghurt oder etwas Sahne als Nachspeise genießen.*
- *Damit Sie auch im Winter ohne großen Aufwand jederzeit einen Fruchtaufstrich zubereiten können, frieren Sie einige gut ausgereifte Früchte aus dem eigenen Garten bzw. Ihre Lieblingsfrüchte portionsweise ein.*

Erdbeer-Aufstrich

Zutaten

300 g Erdbeeren, pürieren, dabei nach und nach ca. 10 g Konfigel einstreuen
200 g Erdbeeren, in kleine Stückchen schneiden
40 g Honig
Zitronensaft nach Geschmack

Zubereitung

Das Erdbeerpüree unter ständigem Rühren mit dem Schneebesen gerade so zum Köcheln bringen, in eine Schüssel abfüllen und etwas abkühlen lassen (evtl. im kalten Wasserbad). Erdbeerstückchen, Honig, Zitronensaft untermischen und den Erdbeer-Aufstrich ca. 2 Std. kalt stellen.

Nährstoffrelation pro 100 g: 53 kcal, 12 g Kohlenhydrate, 1 g Eiweiß, 0 g Fett

Brombeer-Aufstrich

Zutaten

350 g Brombeeren, pürieren, dabei nach und nach ca. 10 g Konfigel einstreuen
150 g Brombeeren, ganz
50 g Honig

Zubereitung

Das Brombeerpüree unter ständigem Rühren mit dem Schneebesen gerade so zum Köcheln bringen, in eine Schüssel abfüllen und etwas abkühlen lassen. Die ganzen Brombeeren und Honig untermischen und den Brombeer-Fruchtaufstrich ca. 2 Std. kalt stellen.

Nährstoffrelation pro 100 g: 70 kcal, 16 g Kohlenhydrate, 1 g Fett, 1 g Eiweiß

Tipp

Probieren Sie den Aufstrich mit frischen oder eingefrorenen Himbeeren oder Heidelbeeren anstelle von Brombeeren.

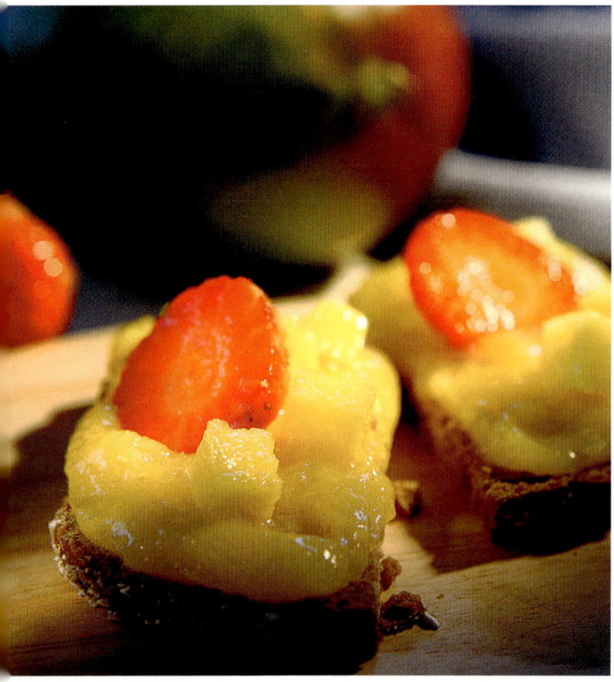

Mango-Aufstrich

Zutaten

350 g Mango, pürieren
100 g Mango, würfeln und zum Garnieren aufbewahren
50 g getrocknete Mango, mit der Schere in feine Streifen schneiden
Zitronensaft nach Geschmack
10 g geröstete Sonnenblumenkerne zum Garnieren

Zubereitung

Das Mangopüree mit den getrockneten Mangostreifen vermischen und nach ca. $1^1/_2$ Std. cremig pürieren. Den Mango-Aufstrich mit Zitronensaft abschmecken und mit Mangowürfeln und Sonnenblumenkernen garnieren.

Nährstoffrelation pro 100 g: 90 kcal, 19 g Kohlenhydrate, 2 g Fett, 1 g Eiweiß

Nusscreme

Zutaten

200 g	Mandeln, im Backofen auf einem Blech ohne Fett bei 160 °C ca. 10 Min. rösten (darauf achten, dass sie nicht schwarz werden)
60 g	Honig
6 g	echten, ungesüßten Kakao (= 1 gehäufter EL)
100 ml	Schlagsahne (alternativ: Reismilch)
ca. 30 ml	Wasser

Zubereitung

Die gerösteten Mandeln mit dem Schneidmesser einer Küchenmaschine oder dem Pürierstab so fein wie möglich zerhacken (1–2 EL zum Garnieren verwenden). Honig, Kakao, Schlagsahne und Wasser zugeben, bis eine cremige Konsistenz entsteht.

Nährstoffrelation pro 100 g: 388 kcal, 27 g Kohlenhydrate, 30 g Fett, 11 g Eiweiß

Tipps

- *Die Nusscreme lässt sich gleichermaßen mit Cashew-, Hasel- oder Macadamianüssen zubereiten und schmeckt als leichte Variante auch in Kombination mit Pflaumen- oder Mangomus bzw. mit beiden zusammen.*
- *Probieren Sie Nusscreme als Füllung für Pfannkuchen, Pflaumenknödel, Kartoffeltaschen, **Dinkelschnecken aus Hefeteig** oder eine Schoko-Bananen-Torte (siehe Seite 376).*

Pflaumenmus

Zutaten

500 g	vollreife Zwetschgen, pürieren, dabei nach und nach ca. 10 g Konfigel einstreuen
40 g	Honig

Zitronensaft
Pflaumenmusgewürz (alternativ: Zimt, Nelke)

Zubereitung

Das Pflaumenpüree unter ständigem Rühren mit dem Schneebesen gerade so zum Köcheln bringen, auf 30 °C abkühlen lassen, mit Honig, Zitronensaft und Pflaumenmusgewürz abschmecken und ca. 2 Std. im Kühlschrank fest werden lassen.

Nährstoffrelation pro 100 g: 68 kcal, 17 g Kohlenhydrate, 0 g Fett, 1 g Eiweiß

Tipp

400 g frische Pflaumen pürieren, 80 g getrocknete Pflaumen in dünne Scheiben schneiden und unter das Püree mischen. Das Mus 1–2 Std. quellen lassen und nochmals pürieren.

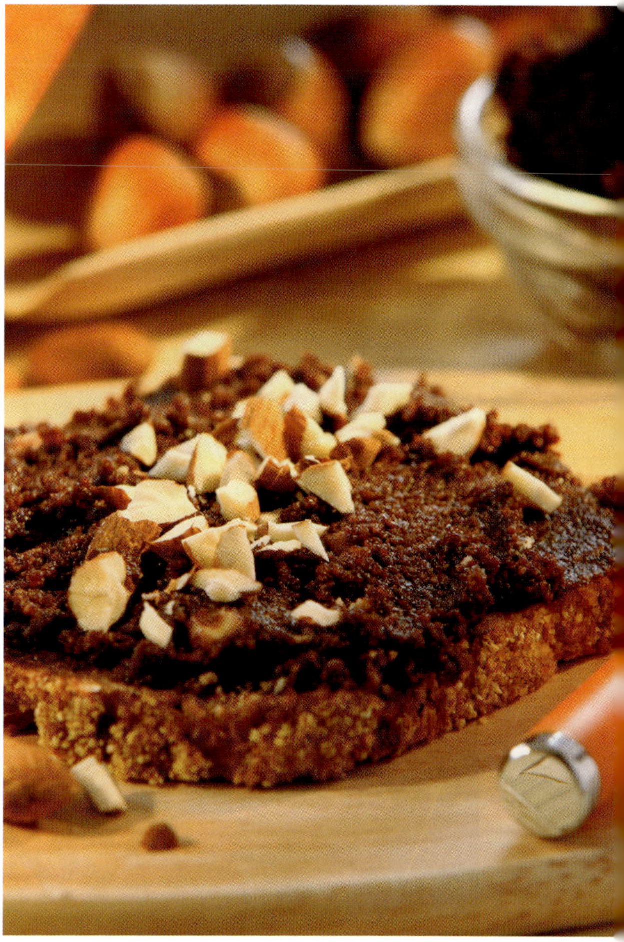

Trauben-Aufstrich

Zutaten

400 g rote Weintrauben, entkernen, pürieren, dabei ca. 15 g Konfigel einstreuen (alternativ: kernlose Trauben)
300 g rote Weintrauben, entkernen und in kleine Fruchtstückchen schneiden

Zubereitung

Das Traubenpüree unter ständigem Rühren mit dem Schneebesen zum Köcheln bringen, abkühlen lassen und die Traubenstückchen untermischen.

Nährstoffrelation pro 100 g: 68 kcal, 17 g Kohlenhydrate, 0 g Fett, 1 g Eiweiß

Tipp

Joghurt und Traubenaufstrich dekorativ in Glasschälchen füllen, mit etwas Sahne verzieren und mit gerösteten, gehackten Mandeln bestreuen. Dann als Nachspeise servieren.

Birnen-Bananen-Aufstrich

Zutaten

300 g Birnen mit
150 g Bananen pürieren, dabei nach und nach 12 g Konfigel einstreuen
150 g Birne, in kleine Stückchen schneiden
Zitronensaft nach Geschmack

Zubereitung

Das Birnen-Bananenpüree unter ständigem Rühren mit dem Schneebesen gerade so zum Köcheln bringen, danach möglichst schnell abkühlen lassen, die Birnenstückchen und den Zitronensaft untermischen und ca. 2 Std. im Kühlschrank fest werden lassen.

Nährstoffrelation pro 100 g: 64 kcal, 17 g Kohlenhydrate, 0 g Fett, 1 g Eiweiß

Feigen-Joghurt-Mus

Zutaten

400 g frische Feigen, vierteln und pürieren
70 g getrocknete Feigen, in dünne Streifen schneiden
100 g Naturjoghurt
evtl. etwas Zitronensaft

Zubereitung

Pürierte und getrocknete Feigen, Naturjoghurt und Zitronensaft vermischen, ca. $1\frac{1}{2}$ Std. quellen lassen und cremig pürieren.

Nährstoffrelation pro 100 g: 83 kcal, 19 g Kohlenhydrate, 1 g Fett, 2 g Eiweiß

Aprikosen-Aufstrich

Zutaten

200 g frische Aprikosen, pürieren
40 g getrocknete Aprikosen, in dünne Scheiben schneiden
150 g Aprikosen, in kleine Stückchen schneiden
evtl. etwas Zitronensaft

Zubereitung

Frische und getrocknete Aprikosen ohne vorherige Einweichzeit pürieren, die Aprikosenstückchen und Zitronensaft untermischen und mindestens eine $\frac{1}{2}$ Std. quellen lassen.

Nährstoffrelation pro 100 g: 63 kcal, 15 g Kohlenhydrate, 0 g Fett, 1 g Eiweiß

Avocado-Apfel-Aufstrich

Zutaten

150 g vollreife Avocado, das Fruchtfleisch mit der Gabel zu Mus drücken
100 g säuerliche Äpfel, mittelgrob raffeln
Zitronensaft nach Geschmack
evtl. etwas frischer Meerrettich – fein geraffelt
etwas Pfefferminze oder Melisse – fein gehackt

Zubereitung

Avocado-Mus mit Äpfeln, Zitronensaft und Meerrettich vermischen und die bestrichenen Brote mit Pfefferminze oder Melisse bestreuen.

Nährstoffrelation pro 100 g: 154 kcal, 9 g Kohlenhydrate, 14 g Fett, 1 g Eiweiß

Orangen-Aufstrich

Zutaten

450 g saftige, möglichst wenig fasrige Orangen, würfeln
120 g getrocknete Aprikosen, in dünne Scheiben schneiden

Zubereitung

Die Orangenwürfel mit den Aprikosenscheiben pürieren und 30 Min. quellen lassen.

Tipp

Erfrischend schmeckt der Aufstrich mit frisch gehacktem Ingwer. Er sollte möglichst frisch aufgebraucht werden, da er mit der Zeit bitter wird.

Nährstoffrelation pro 100 g: 84 kcal, 22 g Kohlenhydrate, 0 g Fett, 2 g Eiweiß

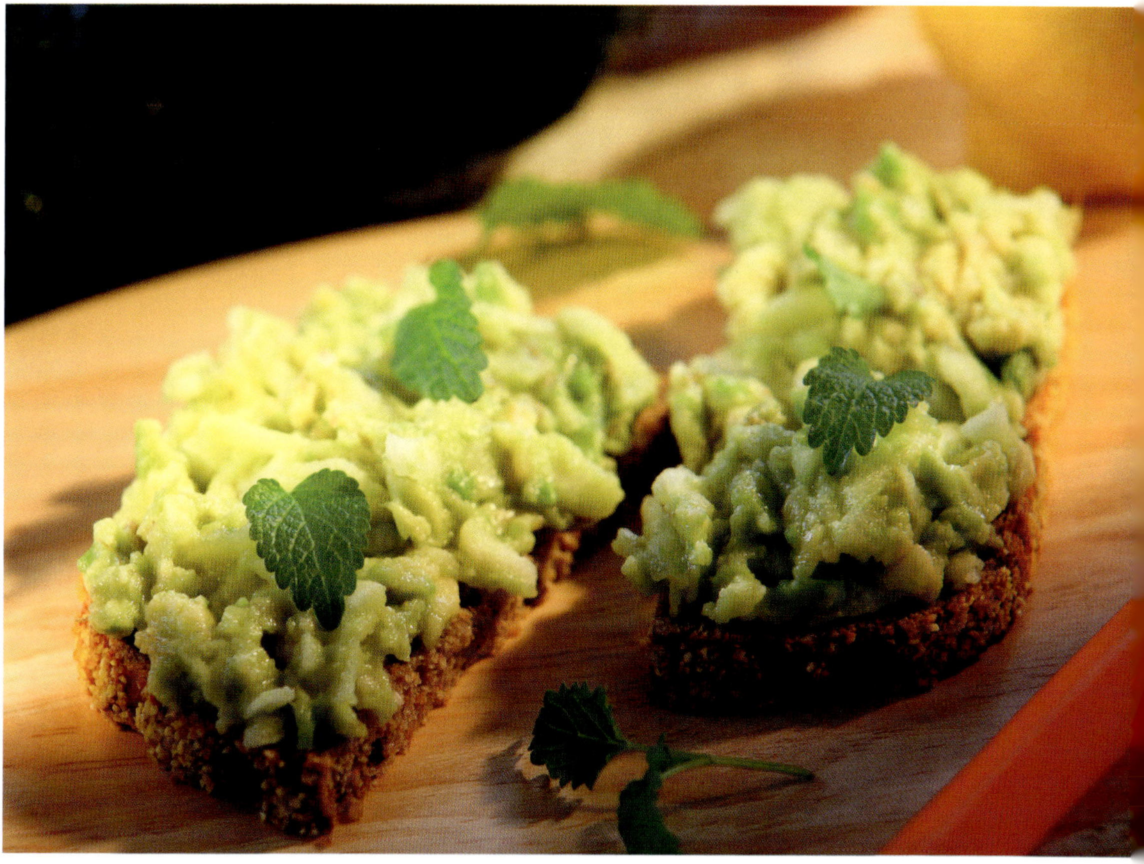

Herzhafte Brotaufstriche

Aus Hülsenfrüchten, Getreide und Kartoffeln lassen sich in Kombination mit reichlich Gemüse leichte und schmackhafte Brotaufstriche als mögliche Alternative bzw. Ergänzung zu Wurst und Käse zubereiten. Die Aufstriche schmecken auch hervorragend zu Pellkartoffeln, Nudel- und Eintopfgerichten oder verdünnt z. B. mit Tomatenpüree als Soße. Ebenso können Sie die Aufstriche zu Suppen verdünnen, unter Gemüsesuppen mischen oder statt Brot rohes Gemüse (z. B. Zucchini- und Kohlrabischeiben, halbierte Paprikaschoten) damit bestreichen.

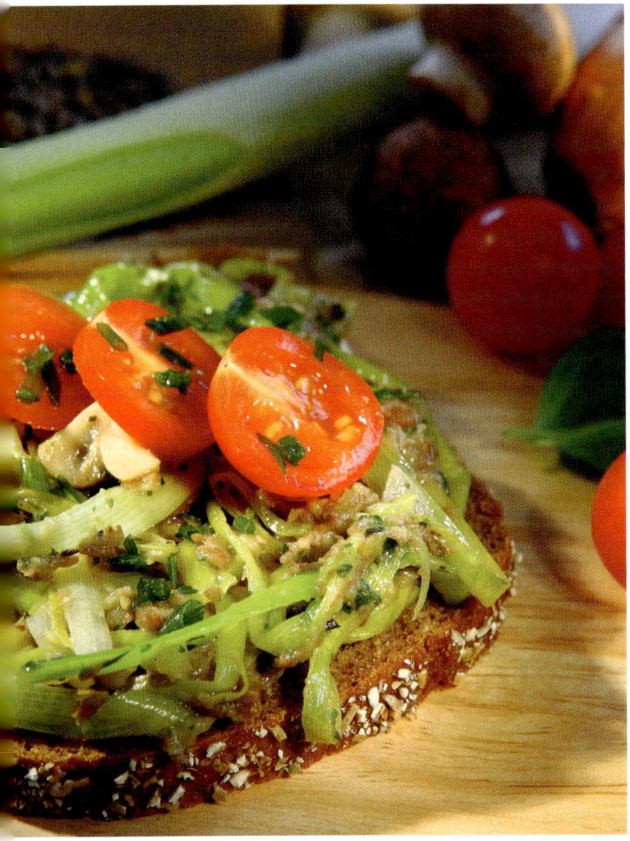

Linsen-Aufstrich

Zutaten

100 g	Linsen (Sorte: du Puy), über Nacht im Topf in 250 ml Wasser quellen lassen
50 g	Zwiebeln, würfeln
150 g	Lauch und
150 g	Champignons, jeweils in dünne Streifen bzw. Scheiben schneiden und fein hacken
2 EL	Rapsöl
100 g	Cocktailtomaten zum Garnieren

Gewürze

Lorbeerblätter, Asia, Gemüsebrühe, Kräutersalz, Pfeffer, Majoran, Knoblauch, Petersilie, Schnittlauch, Miso oder Sojasauce

Zubereitung

Die Linsen im Einweich- bzw. Quellwasser mit Lorbeerblättern ca. 30 Min. gar köcheln, Lorbeerblätter entfernen und cremig pürieren. In der Zwischenzeit Zwiebeln, Lauch und Champignons ohne Flüssigkeitszugabe in einer beschichteten Pfanne unter mehrmaligem Wenden kurz anschwitzen, sodass die Champignons kein Wasser ziehen. Das Gemüse unter das Linsenpüree mischen und mit Rapsöl und Gewürzen herzhaft abschmecken. Brot oder Brötchen damit bestreichen und mit Cocktailtomaten und frischen Kräutern garnieren.

Nährstoffrelation pro 100 g: 71 kcal, 12 g Kohlenhydrate, 2 g Fett, 6 g Eiweiß

Gemüse-Quark

Zutaten

je 50 g rote und gelbe Paprika, sehr fein würfeln
30 g Zwiebeln, sehr fein würfeln
120 g Möhren, fein raffeln
150 g Quark
Radieschensprossen (alternativ: Kresse)

Gewürze

Kräutersalz, Pfeffer, Petersilie, Schnittlauch, evtl. Knoblauch oder im Frühling Bärlauch

Zubereitung

Das Gemüse mit dem Quark verrühren, mit den Gewürzen herzhaft abschmecken und die bestrichenen Brote mit Radieschensprossen garnieren.

Nährstoffrelation pro 100 g: 42 kcal, 6 g Kohlenhydrate, 0 g Fett, 6 g Eiweiß

Tipps

Probieren Sie Quark mit Meerrettich, Pfeffer, Kräutersalz und frischen Kräutern. Eine weitere leichte Variante ist mit 34 kcal/100 g das folgende Zaziki-Rezept: Dazu 100 g Naturjoghurt, 100 g Magerquark und 300 g grob geraffelte Gurke vermischen und mit Kräutersalz, Pfeffer, Peperoni (mit Salz zu Mus reiben), Knoblauch und Schnittlauch abschmecken. Zaziki schmeckt gut zu Gemüsefrikadellen oder Pellkartoffeln.

Kichererbsen-Kürbis-Aufstrich

Zutaten

100 g Kichererbsen, über Nacht in 300 ml Wasser quellen lassen
70 g Zwiebeln, würfeln und in 1/2 EL Olivenöl goldgelb dünsten
75 g Hokkaido-Kürbis mit Schale (alternativ: Karotten), fein raffeln
1 EL Weizenkeimöl, Cocktailtomaten oder Paprika zum Garnieren

Gewürze

Gemüsebrühe, Asia, Kräutersalz, Zitronensaft, Knoblauch, Petersilie, Schnittlauch, evtl. Korianderkraut

Zubereitung

Die Kichererbsen im Einweich- bzw. Quellwasser ca. 35 Min. gar köcheln und je nach Konsistenz evtl. unter Zugabe von etwas Wasser cremig pürieren. Das Kichererbsenmus mit Zwiebeln, Kürbis und Weizenkeimöl vermischen und mit den Gewürzen herzhaft abschmecken. Vollkornbrot/-brötchen bestreichen und mit Tomatenscheiben oder halbierten Cocktailtomaten garnieren.

Nährstoffrelation pro 100 g: 73 kcal, 13 g Kohlenhydrate, 2 g Fett, 4 g Eiweiß

Tipp

In wenigen Minuten können Sie aus dem Aufstrich leckere Kichererbsen-Frikadellen oder eine Kichererbsen-Kartoffel-Suppe zubereiten (Rezepte, S. 348, 299).

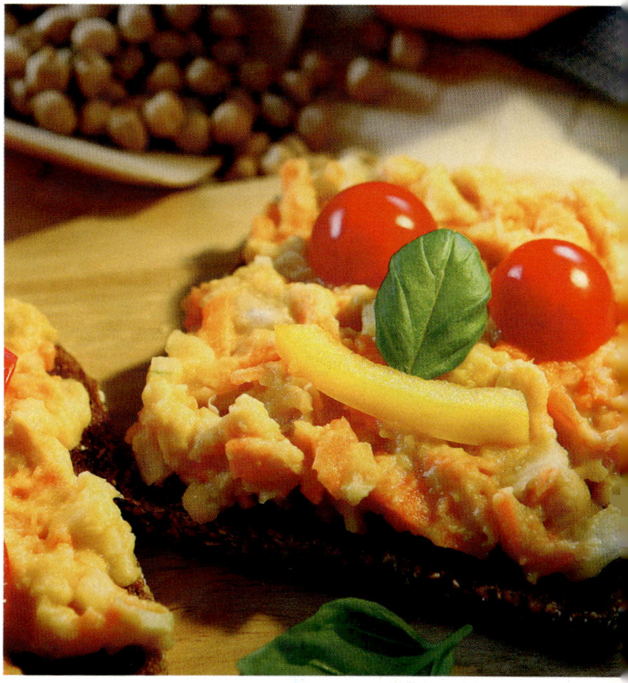

Rote-Bete-Aufstrich

Zutaten

200 g	Rote Bete, fein geraffelt
150 g	gekochte Pellkartoffeln
150 g	Mandarinen (alternativ: Orangen)
30 ml	Schlagsahne (alternativ: Sojasahne oder Kokosmilch)
25 g	Apfeldicksaft (alternativ: Honig)
150 g	Äpfel (Boskop), grob geraffelt
ca. 2 EL	Meerrettich, fein geraffelt und anschließend gehackt

Gewürze

Kräutersalz, Koriandersamen, Thymian, Petersilie, Schnittlauch

Zubereitung

Rote Bete mit 2 EL Wasser 7–8 Min. gar dämpfen, mit Kartoffeln, Mandarinen, Schlagsahne und Apfeldicksaft cremig pürieren, Äpfel und Meerrettich untermischen und mit den Gewürzen abschmecken. Brot oder Brötchen bestreichen und Schnittlauch oder gehackte Walnüsse (nicht berechnet) darüber streuen.

Nährstoffrelation pro 100 g: 75 kcal, 15 g Kohlenhydrate, 2 g Fett, 1 g Eiweiß

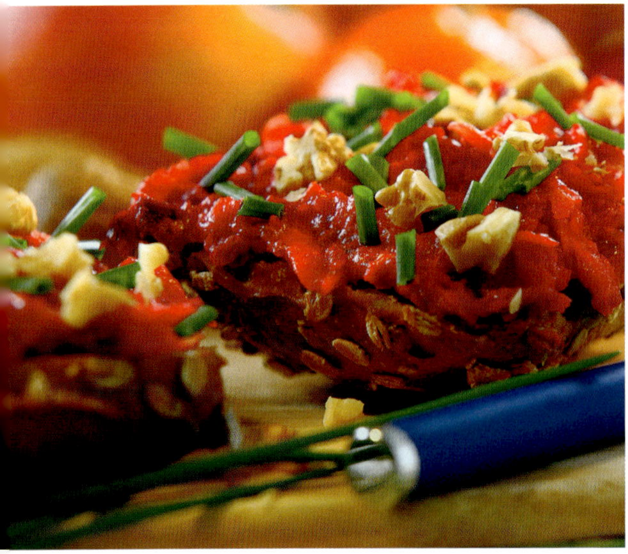

Champignon-Lauch-Aufstrich

Zutaten

150 g	Lauch und
200 g	Champignons, jeweils in dünne Scheiben schneiden und fein zerhacken
50 g	Zwiebeln, würfeln
50 g	Grünkern, fein mahlen
30 g	Schmand oder Crème fraîche (alternativ: 1–2 EL Walnussöl)

Gewürze

Gemüsebrühe, Asia, Kräutersalz, Majoran, Petersilie, evtl. Knoblauch

Zubereitung

Lauch, Champignons und Zwiebeln mit dem Grünkernmehl in einer beschichteten Pfanne mit Deckel 3–4 Min. leicht köcheln, die Herdplatte abschalten und 5 Min. nachquellen lassen. Den Champignon-Lauch-Aufstrich mit Schmand oder Walnussöl und den Gewürzen herzhaft abschmecken und evtl. mit Radieschen- oder Alfalfasprossen garnieren.

Nährstoffrelation pro 100 g: 73 kcal, 12 g Kohlenhydrate, 2 g Fett, 4 g Eiweiß

Kidneybohnen-Mais-Aufstrich

Zutaten

75 g	Kidneybohnen, über Nacht in 230 ml Wasser quellen lassen
100 g	Tomatenmark
75 g	Zwiebeln, würfeln
150 g	Pastinaken oder Möhren, grob raffeln
150 g	Mais, längs vom Maiskolben abschneiden (alternativ: TK-Ware)
1 EL	Olivenöl
30 g	geröstete Cashewnüsse, grob gehackt oder geraffelt (alternativ: Schmand)

Gewürze

Asia, Bärlauch (evtl. als Pesto), Kräutersalz, Gemüsebrühe, Oregano, Rosmarin, Thymian, Knoblauch, Basilikum, Schnittlauch, Petersilie, evtl. Garam Masala oder Curry

Zubereitung

Die Bohnen im Einweich- bzw. Quellwasser ca. 45 Min. gar köcheln und unter Zugabe von Tomatenmark und evtl. etwas Wasser cremig pürieren. Zwiebeln, Pastinaken und Mais in einer beschichteten Pfanne (ohne Deckel) im Olivenöl unter mehrmaligem Wenden ca. 5 Min. dünsten, das Gemüse mit den Cashewnüssen unter das Bohnenpüree mischen und mit den Gewürzen herzhaft abschmecken.

Nährstoffrelation pro 100 g: 102 kcal, 17 g Kohlenhydrate, 6 g Fett, 4 g Eiweiß

Tomaten-Paprika-Aufstrich

Zutaten

50 g	Buchweizenmehl
250 g	Tomaten, mit der Schale pürieren (alternativ: z. B. im Winter fertiges Tomatenpüree – Passata)
70 g	Tomatenmark
75 g	Zwiebeln, würfeln und in einem 1/2 EL Olivenöl goldgelb dünsten
je 75 g	gelbe und rote Paprika, in feine Würfel schneiden
2 EL	Olivenöl
50 g	Cocktailtomaten

Gewürze

Gemüsebrühe, Asia, Kräutersalz, Thymian, Pfeffer, Knoblauch, Basilikum, Rosmarin, Schnittlauch, Petersilie

Zubereitung

Buchweizenmehl mit dem Tomatenpüree verrühren, die Masse unter ständigem Rühren erhitzen und dabei nach und nach die Hitze reduzieren. Kurz bevor die Masse zu köcheln beginnt, die Herdplatte abschalten und ca. 10 Min. mit geschlossenem Deckel nachquellen lassen. Falls die Konsistenz zu fest ist, noch etwas Tomatenpüree dazugeben. Tomatenmark, gedünstete Zwiebeln, Paprikawürfel und Olivenöl untermischen und den Aufstrich mit den Gewürzen herzhaft abschmecken. Vollkornbrot mit dem Aufstrich bestreichen und mit halbierten Cocktailtomaten und Basilikumblättern garnieren.

Nährstoffrelation pro 100 g: 73 kcal, 11 g Kohlenhydrate, 3 g Fett, 2 g Eiweiß

Tipp

100 g Tomaten-Paprika-Aufstrich mit 150 g Pellkartoffeln (mit der Gabel zerdrücken) und 2 EL Buchweizenmehl vermischen, evtl. etwas nachwürzen und etwa 1/2 cm dicke Frikadellen formen. Diese mit Sesam bestreuen und in 1 EL Olivenöl bei mittlerer Temperatur ausbraten. Probieren Sie die Frikadellen mit Tomatensoße (s. u.) und Endivien-Salat mit Avocado-Joghurt-Soße (siehe Rezept S. 305).

Tomatensoße

50 g Tomaten-Paprika-Aufstrich mit 70 g pürierter Tomate, 20 g Tomatenmark und 30 ml Wasser vermischen und mit den Gewürzen abschmecken (s. o.).

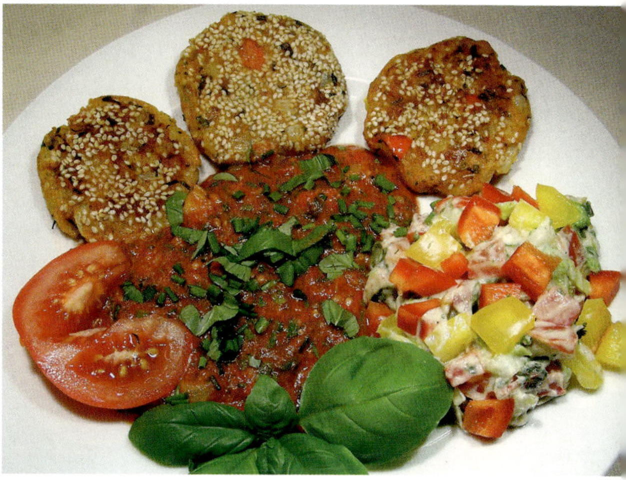

Avocado-Tofu-Aufstrich

Zutaten

250 g	vollreife Avocado, mit der Gabel zu Avocado-Fruchtmus zerdrücken
250 g	Mandel-Sesam-Tofu, fein zerhacken

Gewürze

Petersilie, Schnittlauch, Meerrettich, Peperoni, Kräutersalz, Zitronensaft, evtl. etwas Knoblauch

Zubereitung

Avocado und Tofu miteinander vermischen und mit den Gewürzen herzhaft abschmecken.

Nährstoffrelation pro 100 g: 211 kcal, 5 g Kohlenhydrate, 19 g Fett, 9 g Eiweiß

Tipps

- *Sehr lecker schmeckt Avocado-Quark-Aufstrich. Dazu 150 g Avocado-Fruchtmus mit 150 g Magerquark vermischen und mit Zitronensaft und Kräutersalz abschmecken. Wer es scharf mag, fein gehackte Peperoni mit Salz zu Mus zerreiben und zugeben.*
- *Oder aber Brot oder Brötchen mit Avocado-Fruchtmus bestreichen, mit halbierten Cocktailtomaten belegen und mit gehacktem Basilikum bestreuen.*

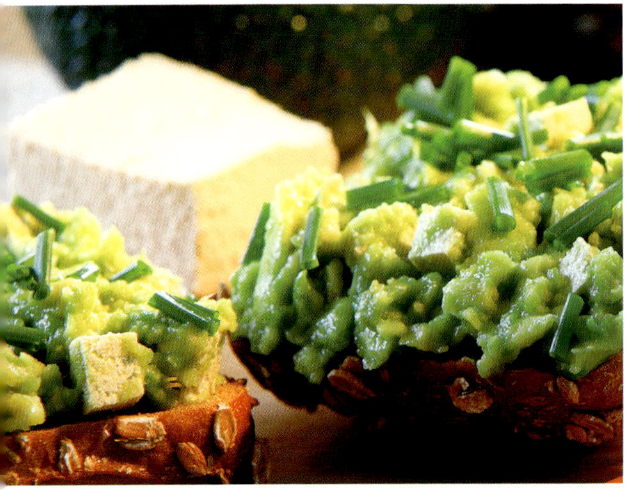

Möhren-Kartoffel-Aufstrich

Zutaten

300 g	Möhren, fein raffeln (50 g roh belassen)
100 g	gekochte Pellkartoffeln
30 ml	Schlagsahne (alternativ: Kokosmilch)

Gewürze

Gemüsebrühe, Kräutersalz, Peperoni, Koriandersamen, Schnittlauch

Zubereitung

250 g Möhren in 2 EL Wasser ca. 5 Min. köcheln und mit Pellkartoffeln und Sahne cremig pürieren. Die rohen Möhren untermischen und den Möhren-Kartoffel-Aufstrich mit den Gewürzen abschmecken.

Nährstoffrelation pro 100 g: 55 kcal, 10 g Kohlenhydrate, 2 g Fett, 1 g Eiweiß

Paprika-Quark-Aufstrich

Zutaten

600 g	rote Paprika (am besten kleine spitzförmige)
130 g	Pellkartoffel
100 g	Quark, 20 % Fett i. Tr.
150 g	Paprika, sehr fein würfeln

Gewürze

Gemüsebrühe, Kräutersalz, Pfeffer, Thymian, Knoblauch, Basilikum, Schnittlauch, Petersilie, Schalotten, evtl. Asia

Zubereitung

Die Paprika im Backofen bei 200 °C ca. 35 Min. überbacken (bis die Haut Blasen wirft), abschrecken, die Haut abziehen und mit Pellkartoffeln und Quark pürieren. Den Aufstrich mit den Paprikawürfeln vermischen und mit den Gewürzen abschmecken.

Nährstoffrelation pro 100 g: 51 kcal, 9 g Kohlenhydrate, 1 g Fett, 4 g Eiweiß

Basilikum-Tomaten-Aufstrich

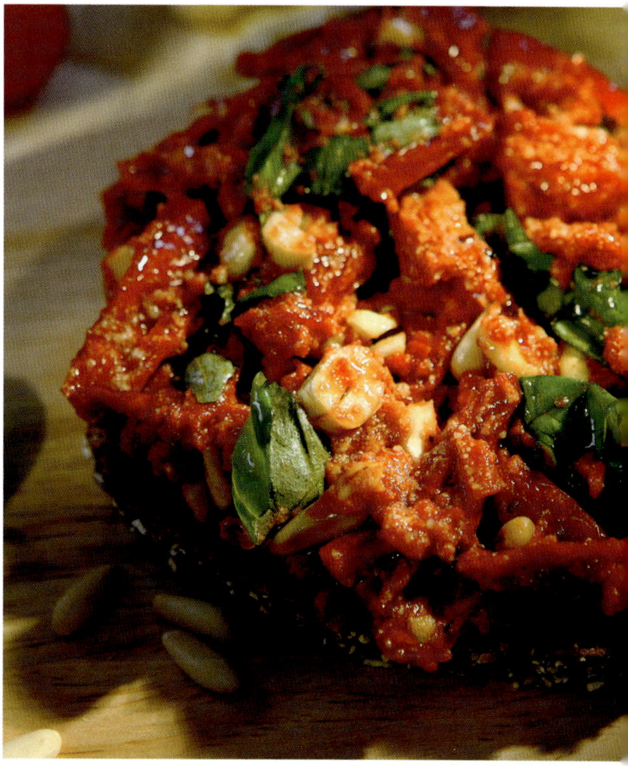

Zutaten

40 g	Basilikum, grob hacken
70 g	getrocknete Cocktailtomaten, in dünne Streifen schneiden
30 g	Olivenöl
30 g	Tomatenmark
30 g	Pecorino, fein raffeln
60 g	grob geraffelte Cashewnüsse
20 g	Pinienkerne, in einer Pfanne ohne Fett goldgelb rösten
60 ml	Wasser

Gewürze

Kräutersalz, Peperoni, Knoblauch

Zubereitung

Alle Zutaten vermischen, mit den Gewürzen abschmecken und vor dem Verzehr mindestens 1 Std. kühl stellen.

Nährstoffrelation pro 100 g: 297 kcal, 14 g Kohlenhydrate, 23 g Fett, 9 g Eiweiß

Auberginen-Paprika-Aufstrich

Zutaten

350 g	Auberginen (ca. 1 Stück), der Länge nach halbieren
300 g	rote Paprika (kleine spitzförmige)
50 g	Tomatenmark
1 EL	Olivenöl

Gewürze

Asia, Kräutersalz, Schnittlauch, Basilikum, Rosmarin, Oregano, Thymian, Knoblauch

Zubereitung

Auberginen (mit der Schnittfläche nach unten ca. 25 Min.) und Paprika (bis die Haut Blasen wirft, ca. 35 Min.) im vorgeheizten Backofen bei 200 °C Ober-/Unterhitze auf einem mit Backtrennpapier ausgelegten Backblech backen. Paprika mit kaltem Wasser abschrecken und die Haut grob abziehen (kleine Reste sind kein Problem). Die Auberginen mit der Schale in Würfel schneiden, mit dem Paprika zu einem Mus pürieren und mit den Gewürzen herzhaft abschmecken.

Nährstoffrelation pro 100 g: 55 kcal, 11 g Kohlenhydrate, 3 g Fett, 2 g Eiweiß

Tipps

- *Probieren Sie die mediterrane Feinschmecker-Platte (siehe Rezept S. 305). Dazu Champignons, Zucchini, Paprika und Auberginen zusammen mit den Zutaten für den Aufstrich backen.*
- *Auberginen-Paprika-Soße: 100 g vom Aufstrich mit Tomatensaft, Wasser und evtl. Balsamico zu einer Salatsoße pürieren.*

Auberginen-Saure-Sahne-Aufstrich

Zutaten

500 g	Auberginen, halbieren, die Schnittflächen mit Olivenöl einreiben
150 g	saure Sahne

Gewürze

Asia, Gemüsebrühe, Kräutersalz, Pfeffer, Basilikum, Thymian, Oregano, Rosmarin, Schnittlauch, Knoblauch, Bärlauch oder Bärlauch-Pesto

Zubereitung

Die Auberginenhälften mit der Schnittfläche nach unten auf ein Backblech legen und im vorgeheizten Backofen bei 180 °C Ober-/Unterhitze 20–30 Min. backen. Die Auberginen mit saurer Sahne und Gemüsebrühe cremig pürieren und mit den Gewürzen abschmecken.

Nährstoffrelation pro 100 g: 58 kcal, 7 g Kohlenhydrate, 4 g Fett, 2 g Eiweiß

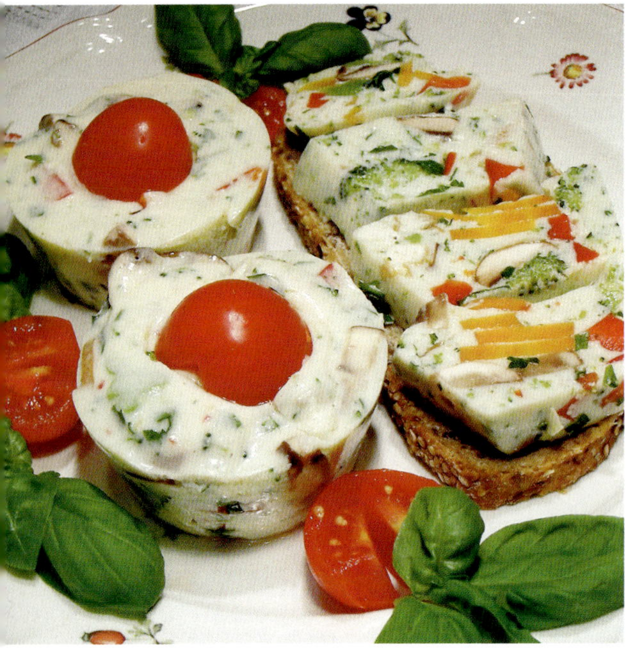

Gemüse-Törtchen

(für 8 Törtchen)

Zutaten

75 g	Broccoli, in kleine Röschen teilen
50 g	Möhren, in Scheiben schneiden
75 g	rote Paprika, würfeln
50 g	Champignons, in Scheiben schneiden
50 g	Lauch, in dünne Scheiben schneiden und fein zerhacken
50 g	Mandel-Sesam-Tofu, würfeln
50 g	Sojasahne
500 ml	Buttermilch
8 g	Agar-Agar (1 gehäufter TL)
40 g	Cocktailtomaten, halbieren

Gewürze

Gemüsebrühe, Asia, Kräutersalz, Knoblauch, Schnittlauch, Petersilie

Zubereitung

Broccoli und Möhren in 2 EL Wasser 7–8 Min. köcheln, von der Herdplatte nehmen, Paprika, Champignons, Lauch, Tofu, Sojasahne und 300 ml Buttermilch unterrühren und kräftig abschmecken. Agar-Agar mit dem Schneebesen unter die restliche Buttermilch rühren, 1–2 Min. köcheln, sofort unter das Gemüse mischen und die Masse in ein Backblech mit Muffinformen (alternativ: Souffléeförmchen) füllen. Die Cocktailtomaten etwas andrücken und die Gemüse-Törtchen $^1/_2$–1 Std. fest werden lassen. Die Törtchen mit einem EL aus der Form entnehmen und als Brotbelag in Scheiben schneiden.

Nährstoffrelation pro Törtchen: 54 kcal, 6 g Kohlenhydrate, 2 g Fett, 4 g Eiweiß

Suppen

Die Suppen sind mit Brot oder Brötchen, Getreideeinlage (Reis, Buchweizen oder Hirse z. B. beim Müsli mitkochen), Gemüsefrikadellen, dem Rest eines Auflaufs ein vollwertiges Gericht bzw. eine ideale Zwischen- oder Abendmahlzeit. In Abhängigkeit von der Familiengröße ist es sinnvoll die Mengenangaben zu verdoppeln (2 Personen) bzw. zu vervierfachen (4 Personen), da die Suppen am Folgetag hervorragend aufgewärmt werden können.

Broccolicremesuppe mit Buchweizenklößchen

Zutaten Buchweizenklößchen

(für 2 Personen, pro Person ca. 115 g)

100 ml	Milch
25 g	Buchweizenmehl (genaue Menge beachten!)
10 g	frisch geriebener Parmesan

Buchweizenmehl zum Formen der Klößchen

Zutaten Suppe

(für 2 Personen, pro Person ca. 485 g)

225 g	Broccoli, grob raffeln
75 g	Broccoli, in feine Röschen zerteilen
50 g	Zwiebeln, in feine Würfel schneiden
100 g	gekochte Pellkartoffeln
20 g	Schmand

Gewürze für Klößchen und Suppe

Gemüsebrühe, Kräutersalz, Muskat, Pfeffer, Petersilie, Schnittlauch, Peperoni

Zubereitung

In einem kleinen Topf die Milch mit dem Buchweizenmehl und der Gemüsebrühe verrühren und ohne weiteres Rühren mit geringer Temperatur erwärmen. Sobald etwas Dampf aufsteigt, die Herdplatte abschalten, den Topf schließen und 20 Minuten nachquellen lassen. Die Masse etwas abkühlen lassen, mit Käse und den Gewürzen herzhaft abschmecken und je nach Feuchtigkeit evtl. mit etwas Wasser oder Mehl zu einem geschmeidigen Teig verkneten. Mit einem Teelöffel kleine Portionen abstechen, in kleine Bällchen formen und in Buchweizenmehl wälzen.

In 600 ml Wasser den geraffelten Broccoli ca. 7 Min. gar köcheln. Parallel dazu die Broccoliröschen mit den Zwiebeln unter Zugabe von 50 ml Wasser im geschlossenen Topf garen. Den gekochten Broccoli mit Kartoffeln und Schmand cremig pürieren und die Broccolisuppe mit den oben angegebenen Gewürzen herzhaft abschmecken. Buchweizenklößchen, die Broccoli-Zwiebel-Pfanne und die frischen Kräuter zugeben und sofort servieren.

Nährstoffrelation pro Person: 184 kcal, 27 g Kohlenhydrate, 6 g Fett, 11 g Eiweiß

Tipp

Lauchcremesuppe mit Buchweizenklößchen – probieren Sie die Suppe anstelle von Broccoli mit Lauch. 300 g Lauch in dünne Streifen schneiden und in etwas Wasser 6–7 Min. garen. 225 g wie beschrieben mit Kartoffeln, Schmand und 600 ml Wasser cremig pürieren und den restlichen Lauch mit den Klößchen untermischen. Die Buchweizenklößchen können gegen geröstete Brotstückchen ausgetauscht werden.

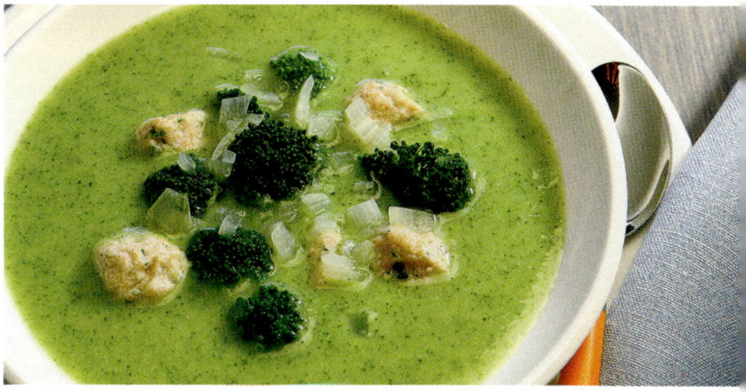

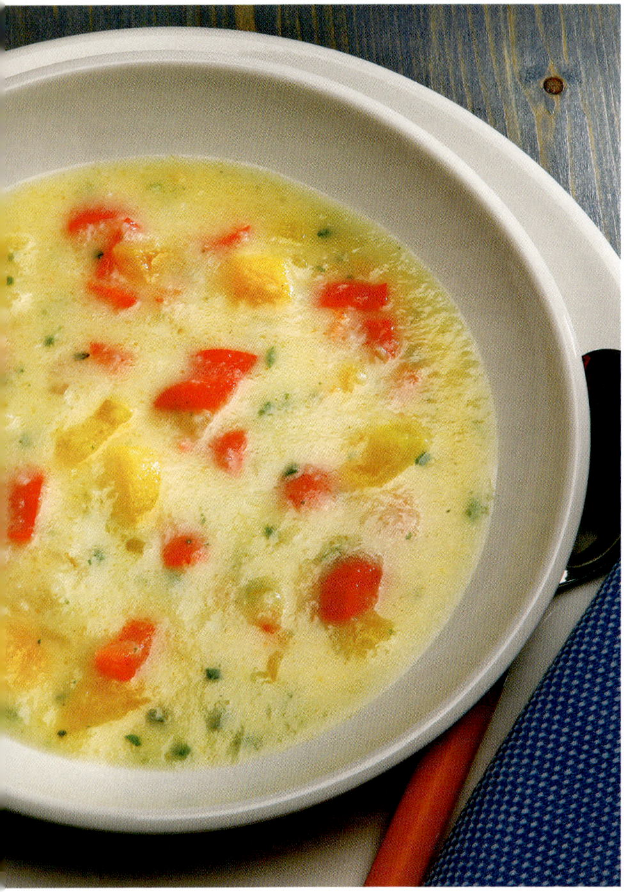

Kohlrabi-Paprika-Suppe
(für 2 Personen, pro Person ca. 500 g)

Zutaten

60 g	Zwiebeln, würfeln
1 EL	Olivenöl
150 g	Paprika, würfeln
200 g	Kohlrabi, fein raffeln
400 ml	Wasser
100 g	gekochte Pellkartoffeln
80 ml	Milch
30 g	Schmand

Gewürze

Gemüsebrühe, Asia, Kräutersalz, Pfeffer, Schnittlauch, Petersilie, Dill oder Fenchelkraut.

Zubereitung

Die Zwiebeln im Olivenöl in einer beschichteten Pfanne anschwitzen, Paprika zugeben und bissfest dünsten. Den fein geraffelten Kohlrabi mit Wasser, Kartoffeln, Milch, Schmand und Gemüsebrühe pürieren und damit die Zwiebel-Paprika-Pfanne ablöschen. Die Suppe zum Kochen bringen, mit den Gewürzen abschmecken und vor dem Servieren die gehackten Kräuter zugeben.

Nährstoffrelation pro Person: 180 kcal, 23 g Kohlenhydrate, 10 g Fett, 6 g Eiweiß

Frühjahrstipp

Tauschen Sie den Paprika gegen grünen Spargel aus. Dazu den unteren holzigen Teil abschneiden und wegwerfen. Die Spargelspitzen 2–3 cm lang abschneiden, den Rest in 4–5 mm dicke Scheiben schneiden.

Tomatensuppe mit Kartoffelbällchen
(für 2 Personen, pro Person ca. 500 g)

Zutaten

200 g	gekochte Pellkartoffeln, mit der Gabel zu Brei zerdrücken
30 g	Buchweizenmehl (s. Zubereitung)
100 g	Zwiebeln, würfeln und in 1 EL Olivenöl goldgelb dünsten
10 g	Parmesan (fein gerieben)
600 g	vollreife Tomaten, vierteln und Stielansätze herausschneiden
50 g	Tomatenmark
150 ml	Wasser
2 TL	geschlagene oder flüssige Sahne (20 ml)
10 g	Pinienkerne

Gewürze

Gemüsebrühe, Asia, Kräutersalz, Pfeffer, Knoblauch, Petersilie, Schnittlauch, Basilikum, Muskat (für Kartoffelbällchen)

Zubereitung

100 g Kartoffelbrei mit Buchweizenmehl, der halben Zwiebelmenge und dem Parmesan vermischen. Die Masse mit den Gewürzen und Kräutern abschmecken und mindestens $^1/_2$ Std. kühl stellen. Anschließend mit einem Teelöffel kleine Portionen abstechen, die Kartoffelbällchen formen und in etwas Buchweizenmehl wälzen.

Tomaten, Tomatenmark, Wasser, 100 g Kartoffelbrei, Gemüsebrühe und Kräutersalz fein pürieren. Die Kartoffelbällchen und die restlichen Zwiebeln zugeben, die Suppe erwärmen, mit den weiteren Gewürzen abschmecken, portionieren und vor dem Servieren die Sahne darin verlaufen lassen sowie die Pinienkerne darüber streuen.

Nährstoffrelation pro Person: 321 kcal, 46 g Kohlenhydrate, 13 g Fett, 11 g Eiweiß

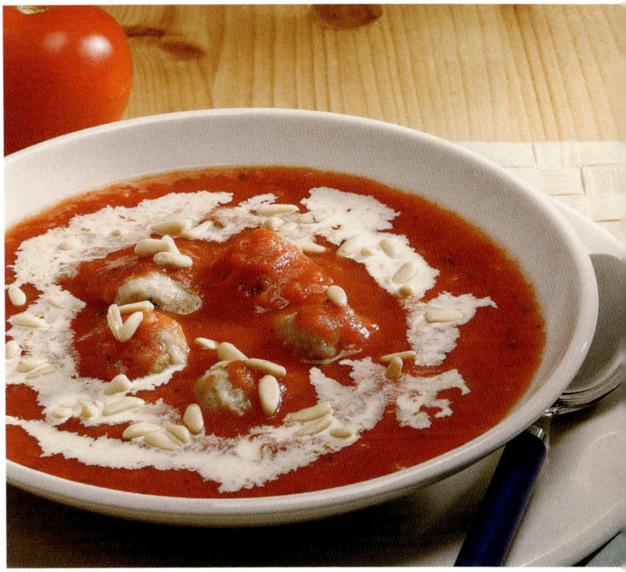

Möhrencremesuppe

(für 2 Personen, pro Person ca. 350 g)

Zutaten

500 ml Wasser
300 g Möhren, fein raffeln (50 g roh belassen)
30 g Schmand

Gewürze

Gemüsebrühe, Kräutersalz, Koriander, Safranfäden, Petersilie, Schnittlauch, Dill

Zubereitung

Im Wasser 250 g geraffelte Möhren mit den Safranfäden ca. 5 Min. köcheln und unter Zugabe von Schmand pürieren. Die Suppe mit den Gewürzen abschmecken, Kräuter und den Rest der Möhren roh untermischen.

Nährstoffrelation pro Person: 74 kcal, 5 g Kohlenhydrate, 4 g Fett, 2 g Eiweiß

Feurige Kidneybohnen-Suppe

(für 2 Personen, pro Person ca. 500 g)

Zutaten

70 g rote Kidneybohnen, in 600 ml Wasser über Nacht quellen lassen
300 g Tomaten, in grobe Stücke schneiden
50 g Tomatenmark
100 g Zwiebeln, fein würfeln und in 1 EL Olivenöl goldgelb dünsten
10 g Pinienkerne

Gewürze

Liebstöckel, Gemüsebrühe, Asia, Kräutersalz, Pfeffer, Paprika edelsüß, Knoblauch, Thymian, Kümmel, Schnittlauch, Petersilie, Basilikum

Zubereitung

Die Bohnen im Einweich- bzw. Quellwasser ca. 1 Std. mit dem Liebstöckel gar köcheln, mit Tomaten und -mark fein pürieren, die Zwiebeln untermischen, die Suppe mit den Gewürzen herzhaft abschmecken und mit Pinienkernen und frischen Kräutern garnieren.

Nährstoffrelation pro Person: 182 kcal, 27 g Kohlenhydrate, 8 g Fett, 9 g Eiweiß

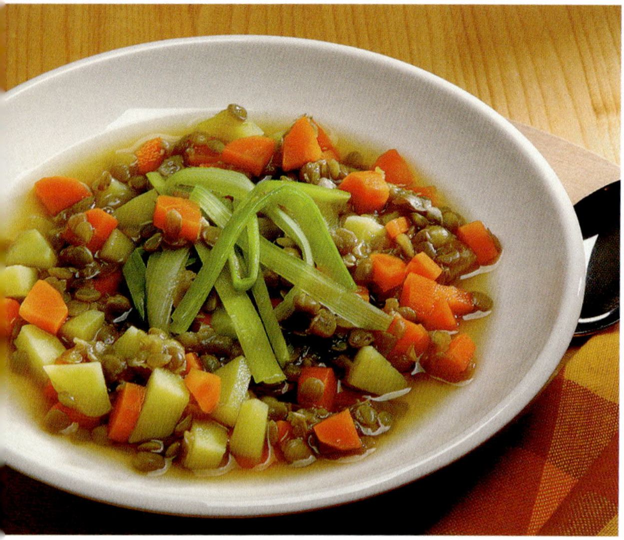

Linsensuppe
(für 2 Personen, pro Person ca. 450 g)

Zutaten

65 g	Linsen (Sorte: du Puy), in 750 ml Wasser über Nacht quellen lassen
75 g	Möhren, in kleine Würfel schneiden
75 g	Lauch, in dünne Streifen schneiden
75 g	geschälte, rohe Kartoffeln, in kleine Würfel schneiden
50 g	Tomatenmark
1 EL	Olivenöl

Gewürze

Liebstöckel, Gemüsebrühe, Kräutersalz, Asia, evtl. Miso, Pfeffer, Kümmel, Petersilie, Schnittlauch

Zubereitung

Die Linsen in dem Einweich- bzw. Quellwasser ca. 40 Min. köcheln, pürieren (je nach Geschmack evtl. auch ganz belassen), Gemüse, Kartoffeln und Liebstöckel zugeben und weitere 6–7 Min. köcheln. Die Linsensuppe mit Tomatenmark, Olivenöl und den Gewürzen herzhaft abschmecken und sofort servieren.

Nährstoffrelation pro Person: 182 kcal, 33 g Kohlenhydrate, 5 g Fett, 10 g Eiweiß

Schnelle Tomatensuppe
(für 2 Personen, pro Person ca. 450 g)

Zutaten

500 g	Tomaten, pürieren
300 g	Tomaten, in kleine Stückchen schneiden
100 g	gekochtes Getreide (Reis, Hirse oder Buchweizen vom Mittag oder Abend)

Gewürze

Asia, Kräutersalz, Basilikum, Thymian, Oregano, Rosmarin, Schnittlauch

Zubereitung

Die pürierten Tomaten zum Köcheln bringen, Tomatenstückchen und Getreide untermischen und die Suppe mit den Gewürzen abschmecken.

Nährstoffrelation pro Person: 121 kcal, 27 g Kohlenhydrate, 1 g Fett, 5 g Eiweiß

Grünkernsuppe
(für 2 Personen, pro Person ca. 370 g)

Zutaten

500 ml	Wasser
25 g	Grünkern, mittelgrob schroten
50 g	Lauch, in dünne Scheiben schneiden und fein hacken
100 g	Möhren, fein raffeln

Gewürze

Gemüsebrühe, Miso, Asia, Kräutersalz, Muskat, Knoblauch, Schnittlauch, Petersilie, Dill

Zubereitung

Im Wasser den Grünkern 10 Min. köcheln. Lauch und Möhren zugeben und weitere 5 Min. köcheln. Die Suppe mit den Gewürzen abschmecken und mit frischen Kräutern garnieren.

Nährstoffrelation pro Person: 60 kcal, 15 g Kohlenhydrate, 1 g Fett, 3 g Eiweiß

Kürbissuppe
(für 2 Personen, pro Person ca. 400 g)

Zutaten
80 g	rohe Kartoffeln, fein raffeln
80 g	Möhren, fein raffeln
240 g	Hokkaido-Kürbis, mit der Schale fein raffeln (40 g roh belassen)
60 ml	Milch (alternativ: frisch gepresster Orangensaft)
20 g	Schmand

Gewürze
Gemüsebrühe, Asia, Kräutersalz, Petersilie, Schnittlauch, evtl. Korianderkraut

Zubereitung
In 400 ml Wasser Kartoffeln, Möhren und 200 g Kürbis ca. 6–7 Min. köcheln, Milch und Schmand zugeben und alles zusammen cremig pürieren. Die Kürbissuppe mit den Gewürzen herzhaft abschmecken und den restlichen Kürbis roh untermischen.

Nährstoffrelation pro Person: 110 kcal, 20 g Kohlenhydrate, 4 g Fett, 4 g Eiweiß

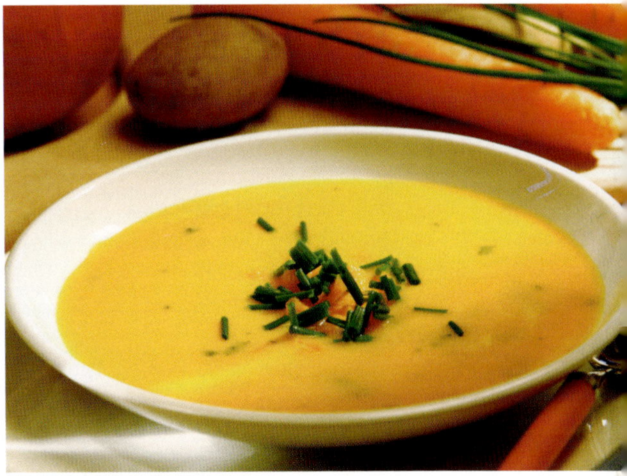

Nährstoffrelation pro Person: 92 kcal, 14 g Kohlenhydrate, 4 g Fett, 2 g Eiweiß

Pastinakencremesuppe
(für 2 Personen, pro Person ca. 380 g)

Zutaten
150 g	Pastinaken, fein geraffelt
100 g	Lauch, in dünne Ringe schneiden und zerhacken
30 g	Schmand, (alternativ: Kokosmilch)

Gewürze
Gemüsebrühe, Kräutersalz, Schnittlauch, Petersilie, Dill

Zubereitung
In 500 ml Wasser Pastinaken (vgl. Tipp S. 300) und Lauch 5 Min. köcheln, mit dem Schmand pürieren und den Gewürzen abschmecken.

Kichererbsen-Kartoffel-Suppe
(für 2 Personen, pro Person ca. 395 g)

Zutaten
500 g	Hafermilch (alternativ: Kuhmilch, 3,8 % Fett)
100 g	gekochte Pellkartoffeln, in grobe Stücke schneiden
150 g	Kichererbsenmus (Rezept S. 289)
30 g	Kürbis, dünne Scheiben in schmale Stifte schneiden

Gewürze
Asia, Gemüsebrühe, Kräutersalz, Petersilie, Schnittlauch, Korianderkraut oder Dill, Knoblauch

Zubereitung
Milch, Pellkartoffeln und Kichererbsenmus pürieren, die Suppe erhitzen, mit den Gewürzen abschmecken und die Kürbisstifte untermischen.

Nährstoffrelation pro Person: 218 kcal, 44 g Kohlenhydrate, 5 g Fett, 6 g Eiweiß

Erbsensuppe
(für 2 Personen, pro Person ca. 470 g)

Zutaten

250 g grüne Erbsen, (frisch oder TK-Ware)
100 g gekochte Pellkartoffeln, in grobe Stücke schneiden
50 g Avocado, zu Mus zerdrücken
40 g Möhren, fein geraffelt

Gewürze

Gemüsebrühe, Kräutersalz, Pfeffer, Petersilie, Schnittlauch

Zubereitung

500 ml Wasser mit 150 g Erbsen und Kartoffeln pürieren, die restlichen Erbsen zugeben und zum Köcheln bringen. Die Erbsensuppe mit dem Avocadomus und den Gewürzen abschmecken, portionieren und mit geraffelten Möhren und Kräutern bestreuen.

Nährstoffrelation pro Person: 203 kcal, 34 g Kohlenhydrate, 7 g Fett, 11 g Eiweiß

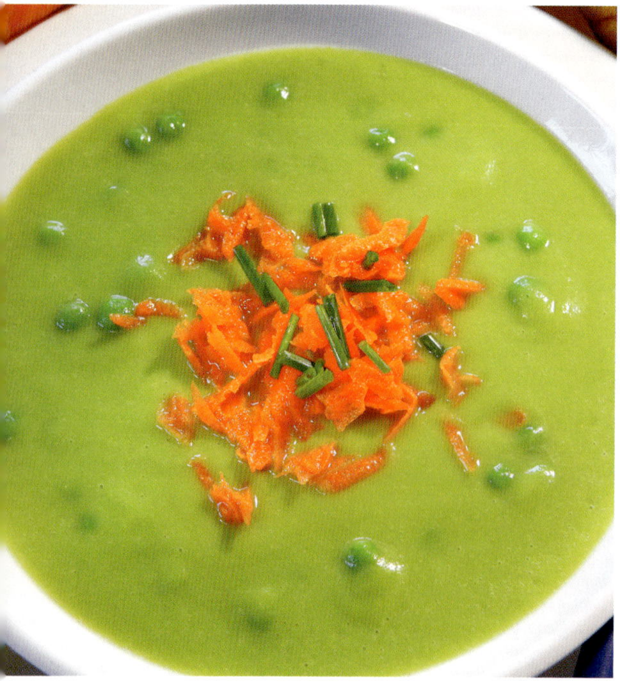

Zucchinisuppe
(für 2 Personen, pro Person ca. 600 g)

Zutaten

400 g Zucchini, grob raffeln (50 g roh als Einlage verwenden)
100 g gekochte Pellkartoffeln, in grobe Stücke schneiden
50 g Avocado
50 ml Sojasahne (alternativ: 30 g Schmand oder Schlagsahne)
200 g Cocktailtomaten, vierteln
4 Schalotten, in Ringe schneiden

Gewürze

Gemüsebrühe, Asia, Kräutersalz, Rosmarin, Oregano, Dill, Schnittlauch

Zubereitung

300 ml Wasser mit 350 g Zucchini, Kartoffeln, Avocado und Sojasahne pürieren, die Suppe zum Köcheln bringen, mit den Gewürzen abschmecken und die restlichen Zucchini, Tomaten, Schalotten und Kräuter untermischen.

Nährstoffrelation pro Person: 195 kcal, 24 g Kohlenhydrate, 10 g Fett, 7 g Eiweiß

Tipp

Pastinaken sind winterhart und können bis zum Frühjahr, bevor sie neu austreiben, frisch geerntet werden. Sie enthalten reichlich Folsäure, Vitamin C, Chrom sowie ätherische Öle, die entblähend wirken. Das machte sie im 19. Jahrhundert – bevor Möhren und Kartoffeln sie verdrängten – zu einer beliebten Heilpflanze bei Magen- und Darmproblemen. Ihr relativ hoher Gehalt an komplexen, zum Teil unverdaulichen Kohlenhydraten (Inulin) begünstigt neben einer gesunden Darmflora eine ausgeglichene Blutzuckerkurve und vermindert dadurch Heißhunger.

Salate

Lassen Sie sich die verschiedenen Salatzubereitungen schmecken, denn sie tragen maßgeblich dazu bei, dass Sie sich satt essen können und trotzdem Ihrem Ziel näher kommen. Die Kombination der einzelnen Zutaten ermöglicht mit einem Minimum an Kalorien eine äußerst hochwertige Nähr- und Wirkstoffrelation, die den Stoffwechsel anregt bzw. die Verbrennung gespeicherter Fette fördert.
Die meisten Salatrezepte sind schnell zubereitet und je nach Portionsgröße als Vorspeise, Zwischenmahlzeit oder vollständige Hauptmahlzeit (z. B. mit Brot, Gemüsefrikadellen, Aufläufen) eine ideale Speise. Sind Ihnen Hauptgericht und Salat z. B. als Mittagessen zu üppig, dann bietet sich ein Salatteller als Zwischenmahlzeit am Nachmittag an, der zudem den Heißhunger in den Abendstunden bremst. Möchten Sie Salatrezepte, die als vollständige Mahlzeit gedacht sind, als Vorspeise verwenden, dann reduzieren Sie die Lebensmittelmengen entsprechend Ihren Bedürfnissen oder nehmen Sie sich den Rest in einem Glas abgefüllt mit zur Arbeit (vgl. Kap. 7.3). Gleichermaßen können Sie die Lebensmittelmengen kleinerer Portionen beliebig erhöhen.

Kopfsalat mit Pastinake

(für 2 Personen, pro Person 225 g, als Beilage)

Zutaten

100 g	Kopfsalat, in kleine Blättchen zerteilen (im Spätherbst und Winter Feld- oder Endiviensalat)
je 50 g	gelbe und rote Paprika, würfeln
100 g	Pastinaken oder Möhren, grob raffeln
70 g	Radieschen, in Scheiben schneiden (alternativ: Winterrettich)
40 g	Rucola, grob zerhacken
20 g	Schalotten, in dünne Ringe schneiden
1 EL	Olivenöl
15 g	Walnüsse, in grobe Stücke brechen

Gewürze

Ume Su oder Balsamico-Essig, Sojasoße, Petersilie

Zubereitung

Alle Zutaten miteinander vermischen, mit den Gewürzen abschmecken und mit Walnüssen garnieren.

Nährstoffrelation pro Person: 144 kcal, 16 g Kohlenhydrate, 10 g Fett, 4 g Eiweiß

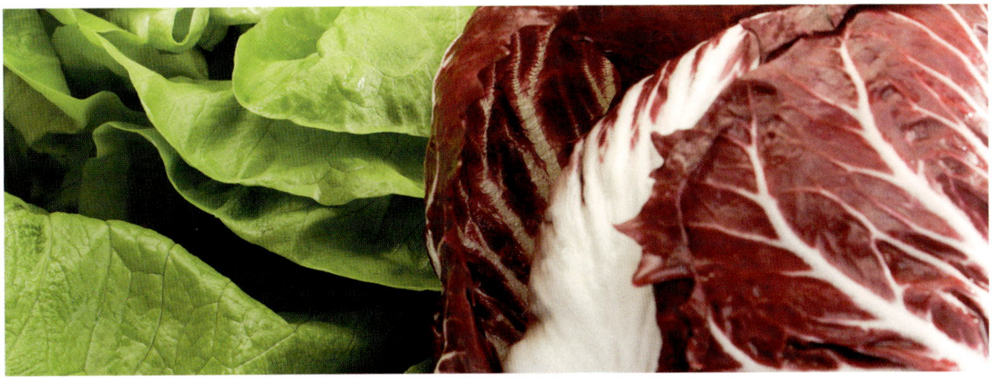

Kartoffel-Gemüse-Salat

(für 2 Personen, pro Person 560 g)

Zutaten

350 g	gekochte Pellkartoffeln, in Scheiben schneiden und mit 100 ml Gemüsebrühe (100 ml lauwarmes Wasser mit Gemüsebrühe anrühren) vermischen
150 g	Möhren, der Länge nach vierteln und in dünne Scheiben raffeln
150 g	Kohlrabi, in feine Würfel schneiden
150 g	frische oder Tiefkühlerbsen (alternativ: Zuckerschoten)
100 g	Naturjoghurt
70 g	Mandel-Sesam-Tofu, in feine Würfel schneiden (alternativ: gekochter Schinken)

Gewürze

Kräutersalz, Pfeffer, Petersilie, Schnittlauch, evtl. Dill, Ume Su oder Balsamico-Essig

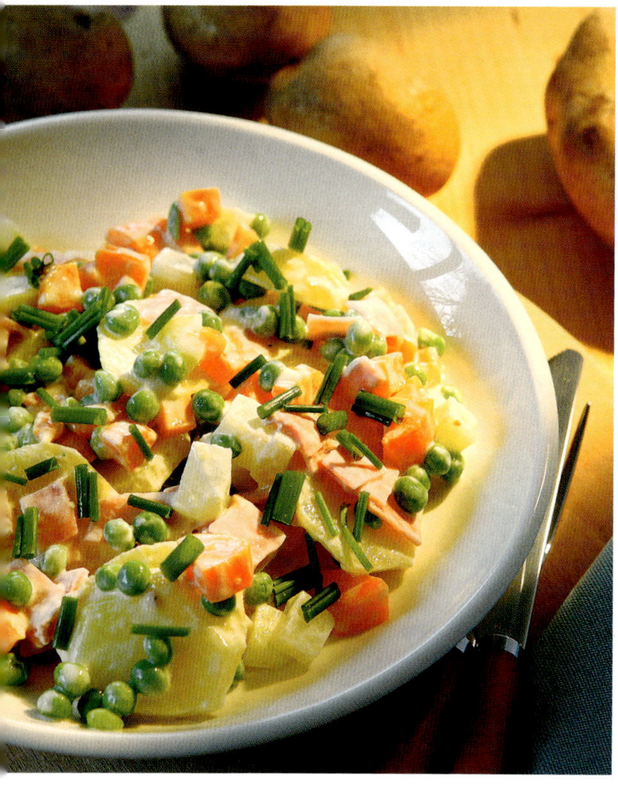

Zubereitung

Möhren und Kohlrabi in 40 ml Wasser ca. 5 Min. garen und mit Erbsen, Joghurt und Tofuwürfeln unter die Kartoffeln mischen. Den Kartoffel-Gemüse-Salat mit den Gewürzen herzhaft abschmecken und ca. 1 Std. im Kühlschrank durchziehen lassen.

Nährstoffrelation pro Person: 313 kcal, 54 g Kohlenhydrate, 8 g Fett, 17 g Eiweiß

Spargelsalat

(für 2 Personen, pro Person 380 g)

Zutaten

150 g	Sojajoghurt (alternativ: Naturjoghurt)
50 g	Mandel-Sesam-Tofu, würfeln und fein zerhacken
50 g	Avocado, zu Mus zerdrücken
250 g	grüner Spargel, das holzige Ende entfernen, die Spitzen 3–4 cm lang belassen und den Rest in 3–4 mm dicke Scheiben schneiden
75 g	Paprika, in feine Würfel schneiden
75 g	Kohlrabi, in feine Würfel schneiden
100 g	Feldsalat (alternativ: in Streifen geschnittener Spinat)
10 g	Walnüsse

Gewürze

Asia, Kräutersalz, Bärlauch, Schnittlauch, Schalotten, Ume Su oder Balsamico-Essig

Zubereitung

Sojajoghurt, Tofu und Avocadomus nach Belieben mit Wasser zu einer Soße anrühren, mit den Gewürzen abschmecken und mit Spargel, Paprika und Kohlrabi vermischen. Anschließend den Feldsalat unterheben und die einzelnen Portionen mit Walnüssen garnieren.

Nährstoffrelation pro Person: 229 kcal, 16 g Kohlenhydrate, 13 g Eiweiß, 15 g Fett

Bunter Sommersalat
(für 2 Personen, pro Person 320 g)

Zutaten
100 g	Eisbergsalat, in Streifen schneiden
150 g	Tomaten, in kleine Stückchen schneiden
100 g	Gurken, in Scheiben schneiden
100 g	gelbe Paprika, würfeln
50 g	rote Zwiebeln, in Ringe schneiden
100 g	Johannisbeeren
40 g	Ziegenschnittkäse, würfeln

Gewürze
1 EL Olivenöl, Ume Su oder Balsamico-Essig, Sojasoße, Petersilie, Schnittlauch, Basilikum

Zubereitung
Das Gemüse miteinander vermischen und mit den Gewürzen abschmecken. Dann die Johannisbeeren unterheben, den Salat portionieren und die Käsewürfel darüber streuen.

Nährstoffrelation pro Person: 161 kcal, 14 g Kohlenhydrate, 10 g Fett, 7 g Eiweiß

Erdbeer-Chinakohl-Salat
(für 2 Personen, 415 g pro Person)

Zutaten
80 g	Avocado, zu Mus drücken
150 g	Seidentofu (alternativ: Sojajoghurt oder Naturjoghurt)
250 g	Chinakohl, in sehr feine Streifen schneiden (alternativ: Eisbergsalat oder junger Spinat)
250 g	Erdbeeren, in grobe Scheiben schneiden
80 g	Johannisbeeren
10 g	Kokoschips
10 g	gehackte Cashewnüsse

Zubereitung
Avocadomus mit Seidentofu zu einer Soße anrühren. Chinakohl, Erdbeeren, Johannisbeeren untermischen, den Salat auf 2 Glastellern portionieren und Kokoschips und Cashewnüsse darüber streuen.

Nährstoffrelation pro Person: 251 kcal, 24 g Kohlenhydrate, 17 g Fett, 9 g Eiweiß

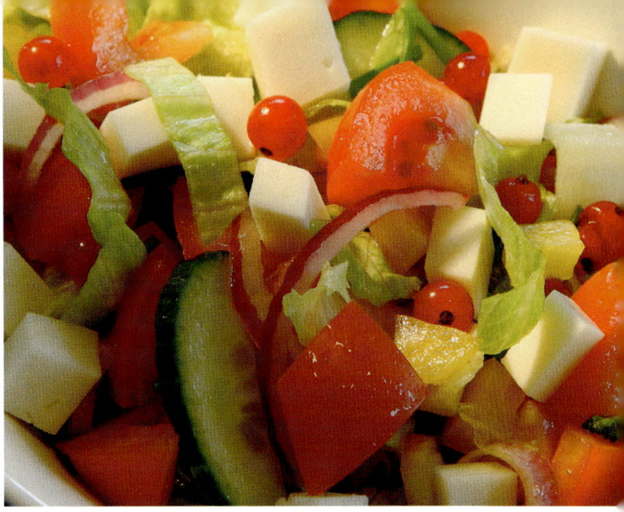

Chinakohl-Tomaten-Salat
(für 2 Personen, pro Person 340 g)

Zutaten
250 g	Chinakohl, in feine Streifen schneiden
250 g	Tomaten, in kleine Stückchen schneiden
50 g	Zwiebeln, fein würfeln
100 g	Möhren (alternativ: Hokkaido-Kürbis), grob raffeln
30 g	Bergkäse, würfeln

Gewürze
2 EL Olivenöl, Kräutersalz, Schnittlauch, Petersilie, Kresse

Zubereitung
Chinakohl, Tomaten, Zwiebeln und Möhren miteinander vermischen, mit Olivenöl und den Gewürzen abschmecken und mit Käsewürfeln bestreuen.

Nährstoffrelation pro Person: 185 kcal, 14 g Kohlenhydrate, 13 g Fett, 8 g Eiweiß

Bunter Salatteller für den Spätsommer

(für 2 Personen, pro Person 300 g)

Zutaten

60 g	Kürbis, fein raffeln
60 g	Möhren, fein raffeln
60 g	Zucchini, fein raffeln
100 g	Cocktailtomaten, halbieren
100 g	Chinakohl, in dünne Streifen schneiden
10 g	Kürbiskerne

Dressing

2 EL Kürbiskernöl, Wasser, Balsamico-Essig, Kräutersalz, Petersilie, Schnittlauch

Zubereitung

Die einzelnen Gemüsesorten auf 2 Tellern dekorativ anordnen, die Zutaten für das Dressing miteinander mischen, darüber verteilen und den Salat mit Kürbiskernen und frischen Kräutern garnieren.

Nährstoffrelation pro Person: 136 kcal, 10 g Kohlenhydrate, 11 g Fett, 3 g Eiweiß

Tipp

Probieren Sie den Salat mit Himbeersoße. Dazu 200 g Himbeeren je nach Säure mit 20–30 ml Agavendicksaft pürieren.

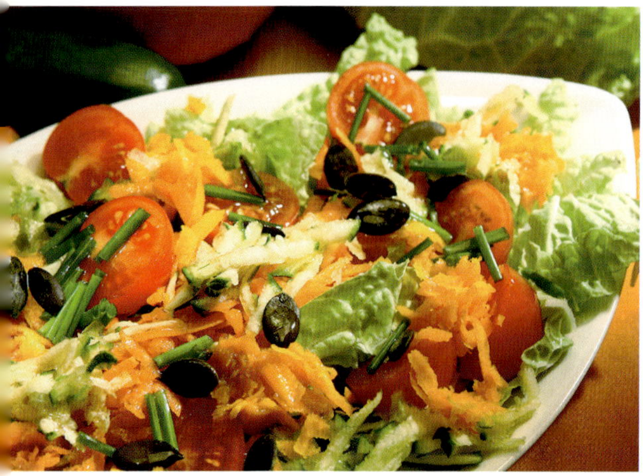

Sommerlicher Obstsalat

(für 2 Personen, pro Person 340 g)

Zutaten

200 g	Pfirsich, pürieren
100 g	Pfirsich, würfeln
100 g	Aprikosen, in Streifen schneiden
100 g	Erdbeeren, in Scheiben schneiden
150 g	Heidel- oder Johannisbeeren
20 g	Crunchy (Rezept S. 279)

Zubereitung

Das Pfirsichpüree mit den Früchten vermischen, portionieren und Crunchy darüber streuen. Obstsalat schmeckt sehr erfrischend und ist an heißen Tagen als leichte Haupt- oder Zwischenmahlzeit empfehlenswert.

Nährstoffrelation pro Person: 166 kcal, 40 g Kohlenhydrate, 3 g Fett, 4 g Eiweiß

Spinatsalat

(für 2 Personen, pro Person ca. 270 g, als Beilage)

Zutaten

100 g	Naturjoghurt
50 g	Avocado, zu Mus zerdrücken
150 g	Spinat, in dünne Streifen schneiden
je 50 g	rote und gelbe Paprika, würfeln
100 g	Pastinaken (alternativ: Möhren), in dünne Scheiben schneiden
75 g	Zuckermais, längs vom Maiskolben abschneiden (alternativ: TK-Ware)
10 g	Pinienkerne

Gewürze

Kräutersalz, Petersilie, Schnittlauch, Basilikum, Ume Su oder Balsamico-Essig, Sojasoße

Zubereitung

Naturjoghurt mit Avocadomus und Wasser nach Belieben verrühren und die Soße mit den Gewürzen abschmecken. Die restlichen Zutaten zugeben, alles vermischen und mit Pinienkernen garnieren.

Nährstoffrelation pro Person: 202 kcal, 25 g Kohlenhydrate, 12 g Fett, 7 g Eiweiß

Mediterrane Feinschmecker-Platte

(für 2 Personen, pro Person ca. 600 g)

Zutaten

300 g	Champignons, mit dem Stiel nach oben ca. 10 Min. backen
150 g	kleine Zucchini, der Länge nach halbieren und 10–15 Min. backen
350 g	Auberginen, der Länge nach halbieren, mit den Schnittflächen nach unten 20–25 Min. backen
300 g	Paprika (1 rote, 1 gelbe), ca. 30 Min. backen, bis die Haut Blasen wirft
300 g	Cocktailtomaten, halbieren
100 g	rote Zwiebel, in Ringe schneiden
2 EL	Olivenöl

Blattsalate zum Auslegen

Gewürze

Balsamico-Essig, Peperoni, Kräutersalz, Knoblauch, Petersilie, Basilikum, Oregano, Thymian (alternativ: südländische Kräutermischung)

Zubereitung

Champignons, Zucchini, Auberginen und Paprika im vorgeheizten Backofen wie angegeben auf einem mit Backtrennpapier ausgelegten Backblech bei 200 °C Ober-/Unterhitze backen. Die Paprika in kaltem Wasser abschrecken und die Haut grob abziehen (muss nicht perfekt sein!). Die einzelnen Gemüsesorten klein schneiden, mit Cocktailtomaten, Zwiebeln und Olivenöl vermischen, aromatisch abschmecken und auf einer mit Blattsalaten ausgelegten Platte verteilen. Dazu Pizzafladen reichen (siehe Tipps Buttermilch-Dinkelbrötchen, S. 276).

Nährstoffrelation pro Person: 218 kcal, 34 g Kohlenhydrate, 10 g Fett, 13 g Eiweiß

Eisbergsalat mit Avocado-Joghurt-Soße

(für 2 Personen, pro Person 220 g)

Zutaten

50 g	Avocado, mit der Gabel zu Mus drücken
100 g	Naturjoghurt oder Sojajoghurt
150 g	Eisbergsalat oder andere Blattsalate, in Streifen schneiden
je 50 g	rote und gelbe Paprika, würfeln
150 g	Tomaten, in kleine Stückchen schneiden
30 g	Zwiebeln, würfeln
10 g	Kürbiskerne

etwas Zitronensaft

Gewürze

Petersilie, Schnittlauch, Kräutersalz, evtl. Asia

Zubereitung

Avocadomus, Naturjoghurt, Zitronensaft und Wasser nach Belieben verrühren und mit den Gewürzen abschmecken. Eisbergsalat, Paprika, Tomaten und Zwiebeln untermischen, den Salat portionieren und mit Kürbiskernen garnieren.

Nährstoffrelation pro Person: 150 kcal, 14 g Kohlenhydrate, 10 g Fett, 5 g Eiweiß

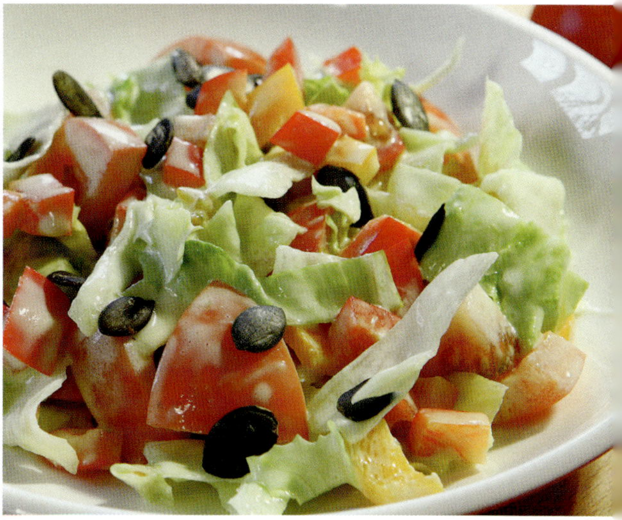

Bohnen-Mais-Salat

(für 2 Personen, pro Person ca. 380 g)

Zutaten

300 g	Bohnen, in 2–3 cm lange Stücke schneiden
150 g	Zuckermais, der Länge nach vom Maiskolben abschneiden (alternativ: TK-Ware)
150 g	Tomaten, in kleine Stücke schneiden
70 g	rote Zwiebeln, würfeln
100 g	Mandel-Sesam-Tofu (alternativ: Käse), würfeln
2 EL	Olivenöl

Gewürze

Balsamico-Essig, Asia, Kräutersalz, Bohnenkraut, Knoblauch, Petersilie, Schnittlauch

Zubereitung

Die Bohnen mit 75 ml Wasser 10 Min. garen, mit den weiteren Zutaten vermischen und mit Olivenöl und den Gewürzen abschmecken.

Nährstoffrelation pro Person: 307 kcal, 31 g Kohlenhydrate, 17 g Fett, 15 g Eiweiß

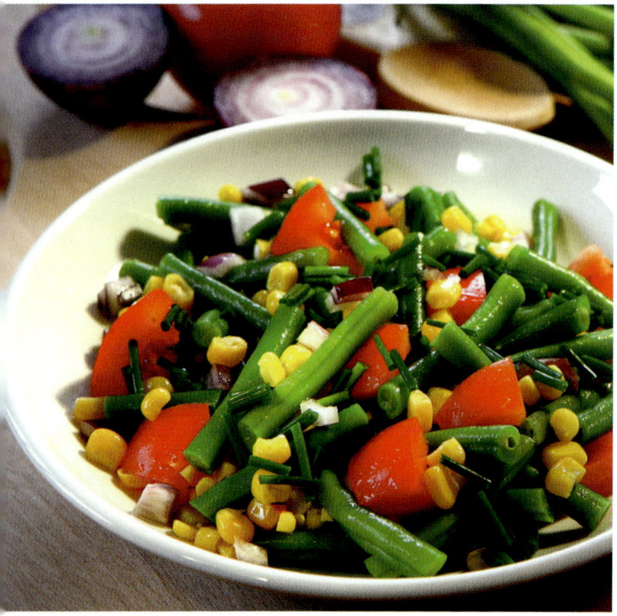

Feldsalat mit Feigen-Joghurt-Soße

(für 2 Personen, pro Person 435 g)

Zutaten

100 g	Naturjoghurt
200 g	Feigen, in grobe Stücke schneiden und mit dem Joghurt pürieren
200 g	Äpfel, in kleine Stückchen schneiden
200 g	Feigen, in Stückchen schneiden
150 g	Feldsalat
20 g	Walnüsse, in kleine Stücke brechen

Zubereitung

Die Joghurt-Feigen-Soße mit Apfel- und Feigenstückchen vermischen, den Feldsalat unterheben, portionieren und mit Walnüssen bestreuen.

Nährstoffrelation pro Person: 282 kcal, 49 g Kohlenhydrate, 10 g Fett, 7 g Eiweiß

Schwarzwurzelsalat

(für 2 Personen, pro Person 230 g)

Zutaten

30 g	Ziegen- oder Kuhmilchfrischkäse
100 ml	Buttermilch
etwas Zitronensaft	
125 g	Schwarzwurzeln, schälen und in dünne Scheiben raffeln
150 g	Äpfel, in kleine Würfel schneiden
100 g	Endivien, in dünne Streifen schneiden
10 g	geröstete Mandeln, grob zerhacken

Gewürze

Peperoni, Dill, Kräutersalz

Zubereitung

Käse, Buttermilch und Zitronensaft zu einer Soße verrühren und mit den Gewürzen abschmecken. Schwarzwurzeln, Äpfel und Endivien untermischen und den Salat mit Mandeln garnieren.

Nährstoffrelation pro Person: 148 kcal,
26 g Kohlenhydrate, 7 g Fett, 7 g Eiweiß

Tipps für Veganer

- *Anstelle von Käse-Buttermilch-Soße 250 g Orangen mit 20 g Mandeln pürieren und mit Schwarzwurzeln, Äpfeln und Endiviensalat vermischen.*
- *100 g Schwarzwurzeln mit 50 ml Wasser köcheln und mit 100 ml Sojajoghurt und 10 g Mandeln pürieren.*

Feldsalat mit Dorade

(für 2 Personen, pro Person ca. 620 g)

Zutaten

70 g	Hirse, mit 250 ml Wasser 10 Min. köcheln und 5 Min. nachquellen lassen
300 g	Dorade, ganzen Fisch im Backofen grillen und in kleine Stückchen zerteilen (den Rest vom Fisch am nächsten Tag mit Brot kalt essen)
100 g	rote Paprika, würfeln
300 g	Orangen, in kleine Stückchen schneiden
30 g	Frühlingszwiebeln, in Ringe schneiden
200 g	Feldsalat
20 g	Haselnüsse, grob hacken

Gewürze

Zitronensaft, Zitronengras, Minzeblätter, Kräutersalz, Pfeffer

Zubereitung

Hirse mit Dorade, Paprika, Orangen und Frühlingszwiebeln vermischen, mit den Gewürzen abschmecken, den Feldsalat unterheben und die einzelnen Portionen mit Haselnüssen garnieren.

Nährstoffrelation pro Person: 460 kcal,
50 g Kohlenhydrate, 17 g Fett, 34 g Eiweiß

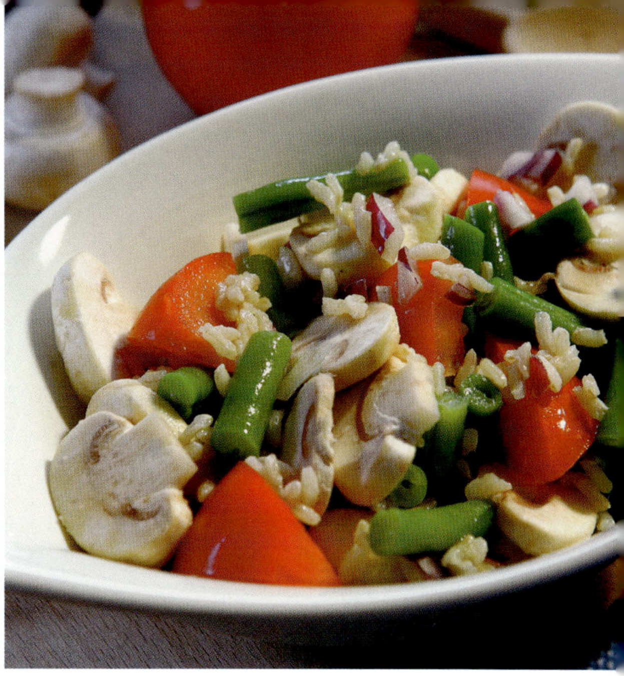

Bohnen-Champignon-Salat

(für 2 Personen, pro Person ca. 375 g)

Zutaten

50 g	Basmati-Vollkornreis
200 ml	Wasser
150 g	Bohnen, in 1–2 cm lange Stücke schneiden
150 g	Champignons, in Scheiben schneiden
200 g	Tomaten, in kleine Stückchen schneiden
50 g	rote Zwiebeln, jeweils würfeln

Gewürze

2 EL Olivenöl, Balsamico-Essig, Asia, Kräutersalz, Sojasoße, Schnittlauch, Petersilie, evtl. Knoblauch

Zubereitung

Den Reis im Wasser ca. 25 Min. köcheln, die Bohnen untermischen, weitere 10 Min. köcheln und etwas abkühlen lassen. Das restliche Gemüse zugeben, den Salat mit den Gewürzen herzhaft abschmecken und mit frischen Kräutern bestreuen.

Nährstoffrelation pro Person: 223 kcal,
32 g Kohlenhydrate, 9 g Fett, 8 g Eiweiß

Feldsalat mit Orangen-Mandel-soße

(für 2 Personen, pro Person 250 g)

Zutaten

150 g saftige Orangen, in grobe Stücke schneiden
25 g geröstete Mandeln
75 g Feldsalat
je 50 g rote und gelbe Paprika, in kleine Stückchen schneiden
150 g Orangen, in kleine Stückchen schneiden
etwas Ingwer, fein hacken

Zubereitung

Die groben Orangenstücke mit den Mandeln zu einer Soße pürieren, mit Ingwer abschmecken und den Feldsalat sowie die Paprika- und Orangenstückchen unterheben.

Nährstoffrelation pro Person: 151 kcal, 22 g Kohlenhydrate, 8 g Fett, 5 g Eiweiß

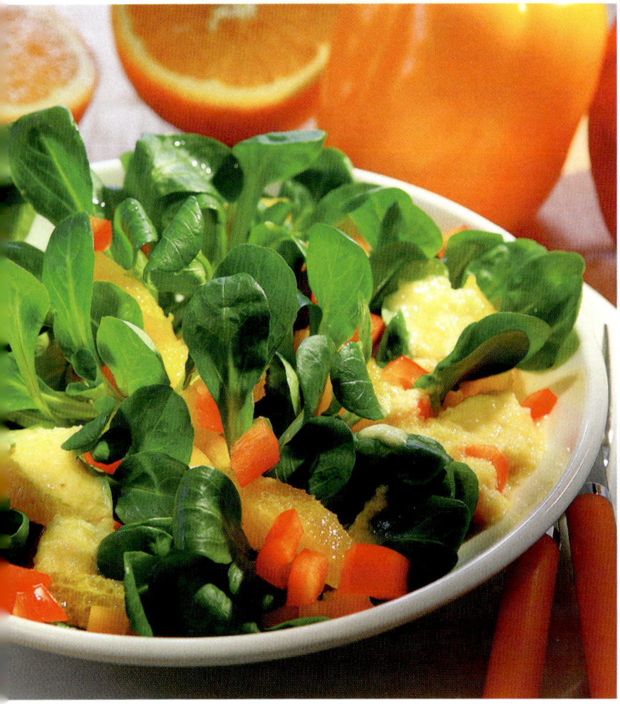

Nudel-Thunfisch-Salat

(für 2 Personen, pro Person ca. 600 g)

Zutaten

100 g Vollkornspirelli, kochen
200 g Thunfisch, in einer beschichteten Pfanne in 1 EL Olivenöl ca. 3 Min. dünsten
je 75 g rote und gelbe Paprika, würfeln
150 g Mais, der Länge nach vom Maiskolben abschneiden (alternativ: TK-Ware)
150 g Friséesalat, zum Garnieren
150 g Friséesalat, in Streifen schneiden

Gewürze

1 EL Olivenöl, Balsamico-Essig Kräutersalz, Pfeffer, Asia, Knoblauch (mit Salz zu Mus reiben), Petersilie, Schnittlauch

Zubereitung

Nudeln, Thunfisch, Paprika und Mais vermischen und mit den Gewürzen abschmecken. Zwei Teller mit Friséeblättern auslegen und den in Streifen geschnittenen Frisée unterheben. Den Salat in der Mitte des Tellers verteilen und mit Kräutern garnieren.

Nährstoffrelation pro Person: 569 kcal, 59 g Kohlenhydrate, 26 g Fett, 35 g Eiweiß

Fruchtiger Rote-Bete-Salat

(für 2 Personen, pro Person 385 g)

Zutaten

200 g Rote Bete, fein raffeln
100 g Möhren, fein raffeln
200 g kernlose Weintrauben, halbieren
150 g Äpfel mit festem Fruchtfleisch (z. B. Boskop), mittelgrob raffeln
100 g Orange, in kleine Stückchen schneiden
etwas Zitronensaft
etwas Balsamico-Essig
20 g Pinienkerne

Zubereitung

Die einzelnen Zutaten miteinander vermischen, je nach Geschmack mit Zitronensaft und/oder Balsamico-Essig abschmecken und mit Pinienkernen garnieren.

Nährstoffrelation pro Person: 251 kcal, 41 g Kohlenhydrate, 7 g Fett, 5 g Eiweiß

Tipps

Wer Rote Bete roh nicht gut verträgt, kann sie würfeln und in wenig Wasser dämpfen. Der Salat schmeckt als Zwischenmahlzeit mit Vollkornbrot oder -brötchen.

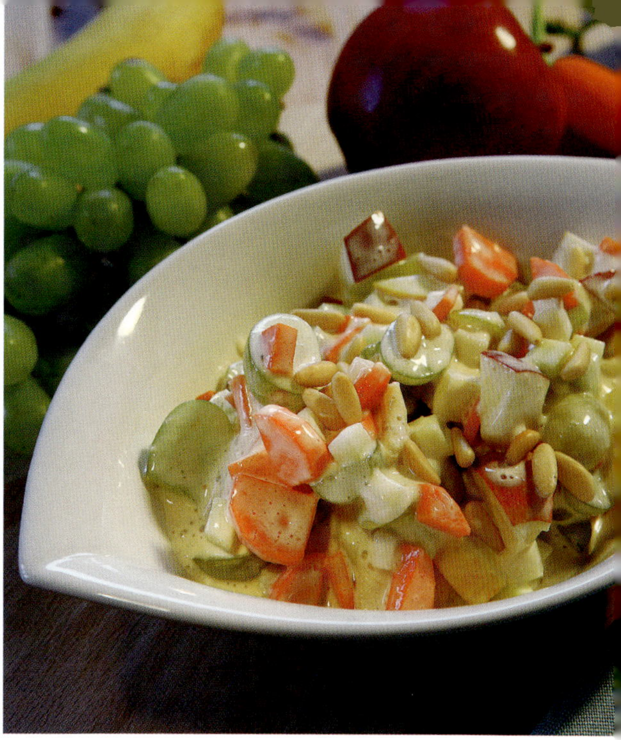

Blumenkohl-Bananen-Salat

(für 2 Personen, pro Person 350 g)

Zutaten

130 g Bananen, mit der Gabel zu Mus drücken
80 g Naturjoghurt
50 ml Schlagsahne, steif schlagen
160 g Äpfel, in Würfel schneiden
250 g Blumenkohl, grob raffeln
20 g Rosinen
10 g geröstete Sonnenblumenkerne
etwas Zitronensaft
Zimt nach Geschmack

Zubereitung

Bananenmus, Joghurt und Sahne zu einer Soße verrühren, mit Zitronensaft und Zimt abschmecken und mit Äpfeln, Blumenkohl und Rosinen vermischen. Die einzelnen Portionen mit Sonnenblumenkernen garnieren.

Nährstoffrelation pro Person: 293 kcal, 43 g Kohlenhydrate, 13 g Fett, 8 g Eiweiß

Fruchtiger Kohlrabi-Möhren-Salat

(für 2 Personen, pro Person 370 g)

Zutaten

125 g Bananen, mit der Gabel zu Mus drücken
150 g Naturjoghurt
100 g Möhren, grob raffeln
100 g Kohlrabi, grob raffeln
125 g kernlose Weintrauben, halbieren
125 g Äpfel, würfeln
20 g Dinkelkeimlinge (vgl. Kapitel 7.1, Punkt 11; alternativ: 10 g Sonnenblumenkerne, geröstet)
Zitronensaft nach Geschmack

Zubereitung

Das Bananenmus mit Naturjoghurt und Zitronensaft cremig rühren, Gemüse und Obst unter die Soße mischen und die einzelnen Salatportionen mit Dinkelkeimlingen oder Sonnenblumenkernen bestreuen.

Nährstoffrelation pro Person: 238 kcal, 50 g Kohlenhydrate, 4 g Fett, 6 g Eiweiß

Fenchel-Apfel-Salat

(für 2 Personen, pro Person 335 g)

Zutaten

200 g	Fenchel, grob raffeln
200 g	Äpfel, grob raffeln
70 g	Möhren, grob raffeln
200 g	Seidentofu (alternativ: Soja- oder Naturjoghurt)
20 g	Rosinen
10 g	Sesam

etwas Zitronensaft

Zubereitung

Die einzelnen Zutaten miteinander vermischen und mit Zitronensaft abschmecken.

Nährstoffrelation pro Person: 192 kcal, 33 g Kohlenhydrate, 6 g Fett, 9 g Eiweiß

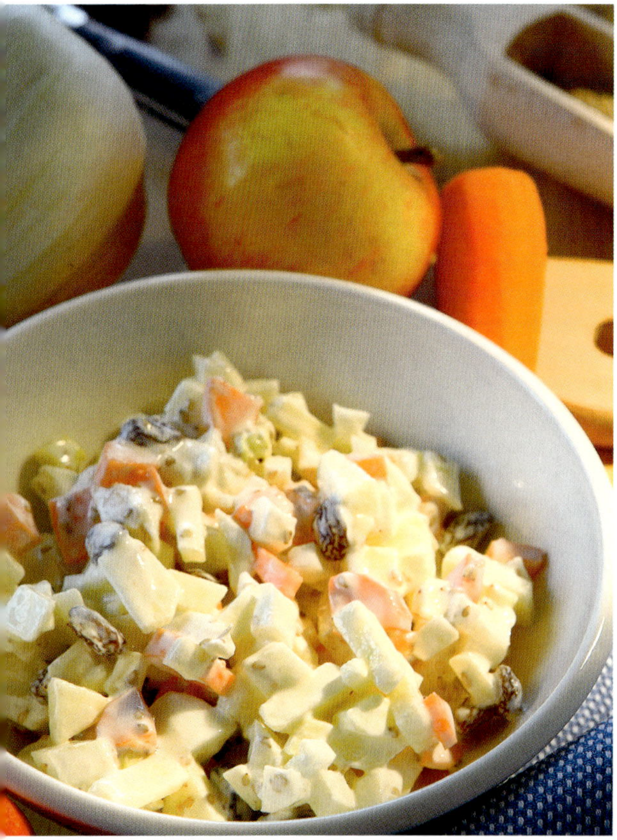

Sellerie-Fruchtsalat

(für 2 Personen, pro Person 310 g)

Zutaten

120 g	Sellerie, fein raffeln
120 g	Naturjoghurt
120 g	Äpfel, in kleine Stückchen schneiden
120 g	Orangen, in kleine Stückchen schneiden
120 g	frische Ananas, in kleine Stückchen schneiden
20 g	Walnüsse, grob hacken

Zubereitung

Sellerie, Naturjoghurt und Obst vermischen und die Walnüsse über den Salat streuen.

Nährstoffrelation pro Person: 203 kcal, 30 g Kohlenhydrate, 9 g Fett, 5 g Eiweiß

Sauerkraut-Dattel-Salat

(für 2 Personen, pro Person 350 g)

Zutaten

300 g	unerhitztes Sauerkraut direkt vom Gärfass
100 g	Möhren, grob raffeln
200 g	Äpfel, in kleine Stückchen schneiden
80 g	getrocknete Datteln, in dünne Scheiben schneiden
20 g	Haselnüsse, grob hacken

Zubereitung

Die einzelnen Zutaten miteinander vermischen, portionieren und mit Haselnüssen bestreuen.

Nährstoffrelation pro Person: 268 kcal, 54 g Kohlenhydrate, 7 g Fett, 5 g Eiweiß

Chicoree mit Mandarinen

(für 2 Personen, pro Person 460 g)

Zutaten

400 g	Chicoree, 250 g in Streifen schneiden, 150 g ganze Blätter
250 g	Mandarinen, klein schneiden
200 g	Äpfel, in kleine Stückchen schneiden
20 g	Walnüsse, in grobe Stücke brechen
50 g	Kokosfleisch (alternativ: 25 g getrocknete Kokosflocken)

Zitronensaft

Zubereitung

Kokosnuss mit einem schweren Hackmesser auf einem Stein aufschlagen, das Fruchtfleisch mit einem Messer von der Schale abtrennen und grob raffeln. Die ganzen Chicoreeblätter wie die Blätter einer Blume am äußeren Rand des Tellers auslegen. Die einzelnen Zutaten miteinander vermischen, mit Zitronensaft abschmecken und in der Mitte des Tellers verteilen.

Nährstoffrelation pro Person: 301 kcal, 41 g Kohlenhydrate, 17 g Fett, 6 g Eiweiß

Tipp

Probieren Sie Chicoree gedünstet als Gemüse.

Krautsalat mit Paprika

(für 2 Personen, pro Person ca. 320 g)

Zutaten

50 g	Kichererbsen, über Nacht in 150 ml Wasser quellen lassen
300 g	Weißkraut, in dünne Streifen schneiden oder in Scheiben raffeln
100 g	gelbe Paprika, würfeln
100 g	Cocktailtomaten, halbieren
2 EL	Oliven- oder Walnussöl

Gewürze

Ume Su oder Obstessig, Kräutersalz, Pfeffer, Koriander, Kümmel ganz, Petersilie, Schnittlauch

Zubereitung

Die Kichererbsen im Einweich- bzw. Quellwasser ca. 40 Min. köcheln und abkühlen lassen. Kraut, Paprika, Tomaten und Olivenöl untermischen und den Salat mit den Gewürzen herzhaft abschmecken.

Nährstoffrelation pro Person: 203 kcal, 31 g Kohlenhydrate, 17 g Fett, 8 g Eiweiß

Tipps

Alternativ zu gekochten Kichererbsen können Sie diese im gekeimten Zustand roh verwenden (vgl. Kapitel 7.1, Punkt 11). Die Bekömmlichkeit lässt sich verbessern, indem Sie den Salat mit Sauerkraut (vom Gärfass ohne Erhitzung) zubereiten oder das Kraut stampfen.

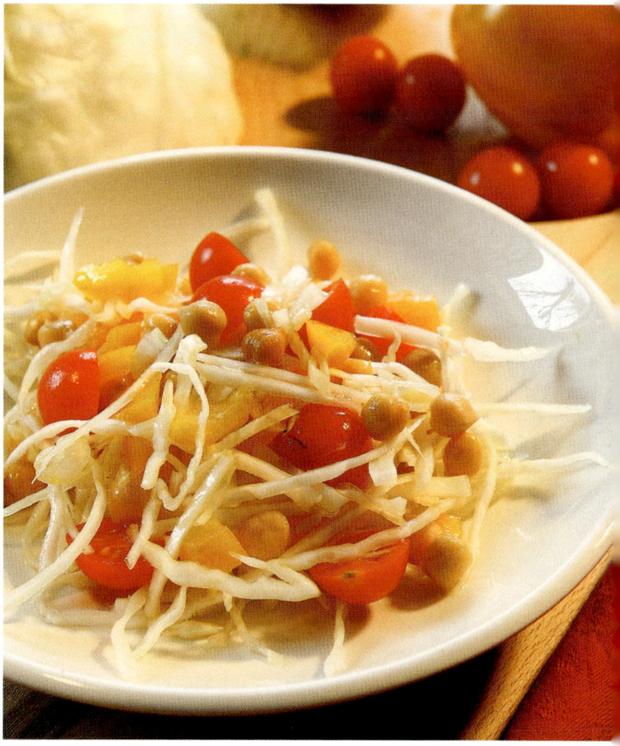

Linsen-Gemüse-Salat

(für 2 Personen, pro Person 355 g)

Zutaten

60 g	Linsen, über Nacht in 180 ml Wasser quellen lassen.
200 g	Tomaten, in kleine Stückchen schneiden
150 g	Zucchini, in kleine Stückchen schneiden
70 g	junger Mangold, in feine Streifen schneiden
50 g	Zuckermais, der Länge nach vom Maiskolben abschneiden (alternativ: TK-Ware)
2 EL	Olivenöl

Gewürze

Ume Su oder Balsamico-Essig, Sojasoße, Senf, Asia, Kräutersalz, Pfeffer, Knoblauch, Petersilie, Schnittlauch, Dill, Oregano

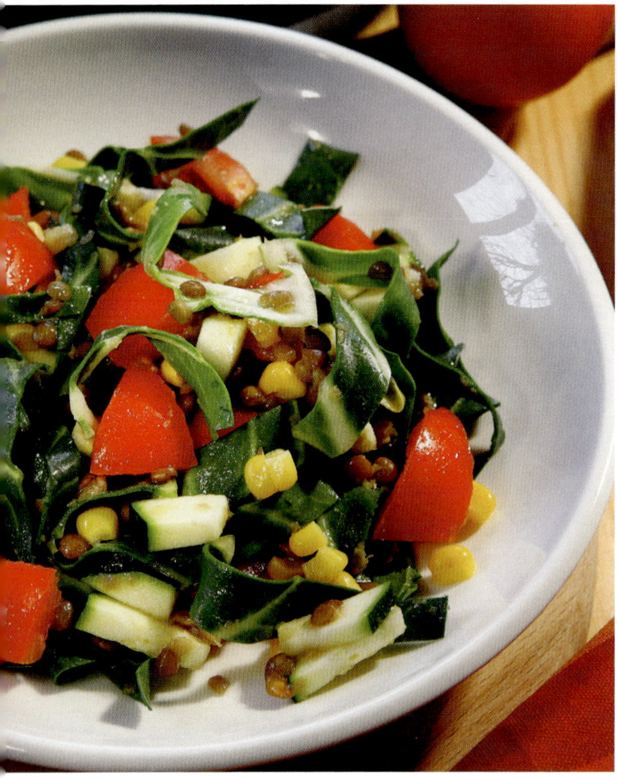

Zubereitung

Die Linsen im Einweichwasser 35 Min. köcheln, 10 Min. nachquellen lassen, mit Tomaten, Zucchini, Mangold, Zuckermais und Olivenöl vermischen und mit den Gewürzen abschmecken.

Nährstoffrelation pro Person: 210 kcal, 29 g Kohlenhydrate, 10 g Fett, 11 g Eiweiß

Tipp

Probieren Sie den Salat anstelle von gekochten Linsen mit Linsensprossen (vgl. Kapitel 7.1, Punkt 11).

Linsen-Champignon-Salat

(für 2 Personen, pro Person ca. 470 g)

Zutaten

80 g	Linsen (Sorte: du Puy), in 240 ml Wasser über Nacht quellen lassen
150 g	Champignons, in Scheiben schneiden
je 100 g	rote und gelbe Paprika, würfeln
80 g	Lauch, in dünne Ringe schneiden und zerhacken
2 EL	Oliven- oder Kürbiskernöl
12 Blätter	Kapuzinerkresse (alternativ: Blattsalate oder Spinat)
300 g	Tomaten, in Scheiben schneiden

Gewürze

Sojasoße oder Miso, Balsamico-Essig, Asia, Kräutersalz, Pfeffer, Petersilie, Schnittlauch, Knoblauch

Zubereitung

Die Linsen im Einweich- bzw. Quellwasser 35–40 Min. köcheln, mit Champignons, Paprika, Lauch und Olivenöl vermischen und mit den Gewürzen abschmecken. Den Teller mit Blättern von Kapuzinerkresse auslegen, den Salat darauf portionieren und mit Tomatenscheiben umranden.

Nährstoffrelation pro Person: 252 kcal, 39 g Kohlenhydrate, 10 g Fett, 16 g Eiweiß

Heringssalat
(für 2 Personen, pro Person 400 g)

Zutaten

150 g Rote Bete, in kleine Würfel schneiden und in 50 ml Wasser ca. 5 Min. garen
150 g Naturjoghurt
150 g frische Matjesfilets, in kleine Stückchen schneiden
150 g Äpfel, in kleine Stückchen schneiden
150 g Gurken, in kleine Stückchen schneiden
50 g Zwiebeln, würfeln

Gewürze

Asia, Kräutersalz, Pfeffer, Dill, Petersilie, Schnittlauch

Zubereitung

Die einzelnen Zutaten miteinander vermischen und mit den Gewürzen herzhaft abschmecken.

Nährstoffrelation pro Person: 287 kcal, 24 g Kohlenhydrate, 15 g Fett, 18 g Eiweiß

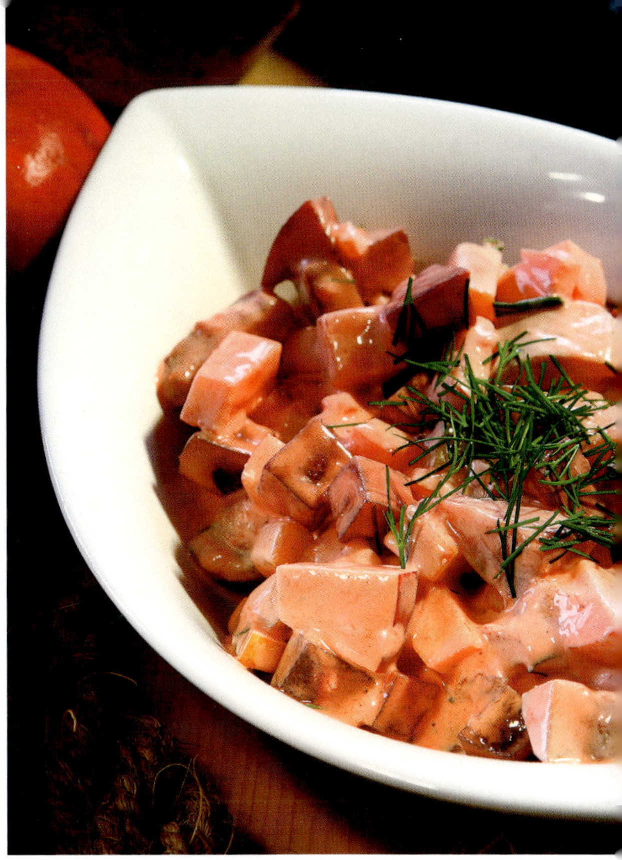

Apfel-Möhren-Rohkost mit Endivien
(für 2 Personen, pro Person ca. 530 g, als Beilage für 4 Personen)

Zutaten

200 g Äpfel, grob zerkleinern oder raffeln
150 g Buttermilch
20 g Apfeldicksaft
200 g Möhren, fein raffeln
etwas Meerrettich, fein raffeln
Zitronensaft nach Geschmack
300 g Äpfel, in kleine Stückchen schneiden
150 g Endivien, in feine Streifen schneiden
15 g Sonnenblumenkerne
Apfelscheiben
Physalis

Zubereitung

Äpfel, Buttermilch, Apfeldicksaft, Meerrettich und Zitronensaft zu einer Soße pürieren und mit Möhren, Apfelstückchen und Endivien vermischen. Den Salat portionieren und mit Sonnenblumenkernen, Apfelscheiben und Physalis garnieren.

Nährstoffrelation pro Person: 290 kcal, 59 g Kohlenhydrate, 6 g Fett, 8 g Eiweiß

Tipp

Probieren Sie Möhren-Apfel-Soße – dazu 70 g fein geraffelte Möhren ca. 5 Min. in 40 ml Wasser köcheln und mit 100 g Äpfeln, 150 g Buttermilch, 20 g Apfeldicksaft, Meerrettich und Zitronensaft pürieren.

Endivien-Apfel-Salat mit Weintrauben-Joghurt-Soße

(für 2 Personen, pro Person ca. 300 g)

Zutaten

200 g	rote Weintrauben, entkernen (alternativ: kernlose)
70 g	Naturjoghurt
40 g	geröstete Cashewnüsse (rösten Sie für weitere Rezepte eine größere Menge, vgl. Nusscreme; S. 285)
200 g	Endivien, in feine Streifen schneiden (alternativ: Chinakohl)
200 g	Äpfel, in kleine Würfel schneiden

Zitronensaft nach Geschmack

Zubereitung

Weintrauben, Naturjoghurt und Cashewnüsse zu einer Soße pürieren, diese mit Endivien und Äpfeln vermischen und den Salat evtl. mit Zitronensaft abschmecken.

Nährstoffrelation pro Person: 271 kcal, 52 g Kohlenhydrate, 11 g Fett, 7 g Eiweiß

Endivien-Fenchel-Salat mit Paprika-Orangensoße

(für 2 Personen, pro Person ca. 480 g)

Zutaten

40 g	Buchweizen, in 130 ml Wasser 10 Min. köcheln
200 g	rote Paprika, würfeln (die Hälfte für die Soße verwenden)
200 g	Orangen, würfeln (die Hälfte für die Soße verwenden)
130 g	Endivien, in feine Streifen schneiden
60 g	Fenchel, grob raffeln
150 g	Äpfel, in kleine Stückchen schneiden
50 g	Rosinen
20 g	Walnüsse

Gewürze

Zitronensaft nach Geschmack, Zitronengras, Ingwer, Pfefferminze (fein gehackt)

Zubereitung

Jeweils die Hälfte von Paprika und Orangen zu einer Soße pürieren, mit den Gewürzen abschmecken und mit den restlichen Zutaten vermischen.

Nährstoffrelation pro Person: 326 kcal, 62 g Kohlenhydrate, 7 g Fett, 10 g Eiweiß

Tipp

Probieren Sie den Salat mit einem Buttermilch-Dinkelbrötchen oder zwei Gemüsefrikadellen (siehe Rezepte S. 276, 342) als Hauptmahlzeit.

Reis-Salat mit Soja

(für 2 Personen, pro Person ca. 420 g)

Zutaten

70 g	Vollkorn-Basmatireis, in 200 ml Wasser 30 Min. köcheln
50 g	Sojaeiweißwürfel grob, marinieren (siehe Zubereitung)
100 g	Zwiebeln, würfeln
200 g	Möhren, in Stifte raffeln oder der Länge nach vierteln, in Scheiben raffeln und zerhacken
1 EL	Olivenöl
100 g	Erbsen (TK-Ware)

Gewürze

Gemüsebrühe, Asia, Kräutersalz, Sojasoße oder Miso, Pfeffer, Thymian, Petersilie, Schnittlauch, evtl. Ume Su oder Balsamico-Essig

Zubereitung

150 ml lauwarmes Wasser mit Gemüsebrühe, Kräutersalz, Asia und Miso kräftig abschmecken und die Sojaeiweißwürfel unter mehrmaligem Wenden 20 Min. quellen lassen. Anschließend Soja, Zwiebeln und Möhren im Olivenöl unter mehrmaligem Wenden ca. 5 Min.

dünsten und mit den Erbsen unter den Reis mischen. Den Reis-Salat mit den Gewürzen herzhaft abschmecken und ca. 1 Std. im Kühlschrank abkühlen bzw. ziehen lassen.

Nährstoffrelation pro Person: 326 kcal, 45 g Kohlenhydrate, 8 g Fett, 21 g Eiweiß

Tipps

Berufstätige: *Probieren Sie das Gericht als warmes Abendessen und die andere Hälfte am nächsten Tag bei der Arbeit als Reissalat.*

Fleischliebhaber: *Als Alternative zu Soja bietet sich bei dem Reis-Salat Geflügelfleisch an. Dazu eine Auflaufform mit Deckel ca. 1/2 cm mit Gemüsebrühe auffüllen und darin ein halbes Hähnchen (aus biologischer Tierhaltung) im Backofen bei 200 °C ca. 45 Min. garen. 200 g Hähnchenfleisch (den Rest aufbewahren) in kleine Stücke zerteilen und mit der Brühe unter den Reis-Gemüse-Salat mischen.*

Griechischer Salat mit Baguette

(für 2 Personen, pro Person 450 g plus 100 g Baguette)

Zutaten

100 g	Weißkraut, in feine Streifen schneiden
je 75 g	gelbe und rote Paprika, in Querstreifen schneiden
100 g	Salatgurken, würfeln
150 g	Tomaten, in Scheiben schneiden
50 g	rote Zwiebeln, in Ringe schneiden
40 g	Schalotten, in Ringe schneiden
150 g	Feldsalat oder anderen grünen Salat
60 g	eingelegte Peperoni
50 g	Oliven
50 g	griechischen Feta, würfeln
200 g	Baguette oder Fladenbrot (Rezepte S. 277)

Gewürze

2 EL Olivenöl, Balsamico-Essig, Peperoni (fein hacken), Kräutersalz, Petersilie

Zubereitung

Weißkraut, Paprika, Gurken, Tomaten, Zwiebeln und Schalotten vermischen, mit den Gewürzen herzhaft abschmecken, den Feldsalat unterheben und mit Peperoni, Oliven und Feta garnieren. Dazu das Baguette oder Fladenbrot reichen.

Nährstoffrelation pro Person: 512 kcal, 53 g Kohlenhydrate, 27 g Fett, 18 g Eiweiß

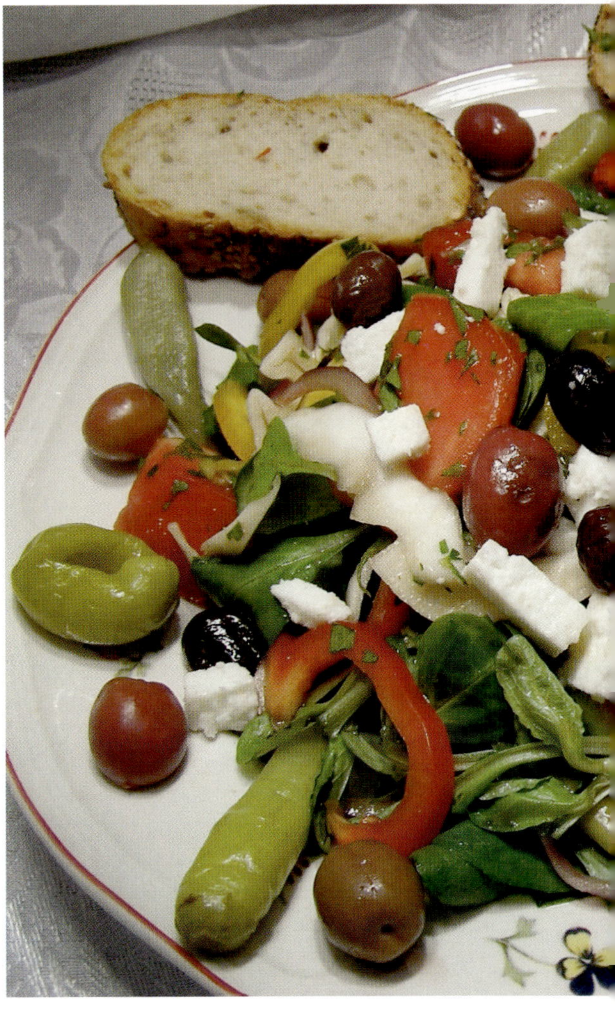

Hauptgerichte

Asiatisches Reisgemüse mit Thunfisch

Zutaten
(für 2 Personen, pro Person ca. 600 g)

80 g	Vollkorn-Basmatireis
250 ml	Wasser
70 g	frische Mini-Maiskölbchen, halbieren (alternativ: TK oder frischen Zuckermais)
70 g	Zuckerschoten (alternativ: in Streifen geschnittenen Mangold oder Spinat)
70 g	Möhren, in Scheiben schneiden
70 g	Blumenkohl, in kleine Röschen schneiden
250 g	Thunfisch, in Streifen schneiden
70 g	Champignons oder Austernpilze, in Scheiben schneiden
100 g	Sojasprossen
150 g	Tomaten, würfeln
40 g	geröstete Cashewnüsse oder Mandeln (vgl. Nusscreme S. 285)

Gewürze
Asia, Kräutersalz, Knoblauch, Sojasoße, Miso (in etwas warmen Wasser anrühren), Schnittlauch, Basilikum, Korianderkraut

Zubereitung
Den Reis im Wasser ca. 25 Min. köcheln, Maiskölbchen, Zuckerschoten, Möhren, Blumenkohl und Fischstückchen dazugeben und weitere 5 Min. köcheln. Die Champignons und Sojasprossen unter das Reisgemüse mischen, das Ganze mit den Gewürzen pikant abschmecken und gerade so zum Köcheln bringen. Zum Schluss die Tomatenwürfel und Cashewnüsse unterheben, sofort portionieren und mit Kräutern garnieren.

Nährstoffrelation pro Person: 651 kcal, 61 g Kohlenhydrate, 30 g Fett, 43 g Eiweiß

Tipp
Anstelle von Fisch können Sie Fleisch (z. B. Geschnetzeltes von Geflügel) oder als vegetarische Variante 50 g Sojawürfel (Zubereitung vgl. Gemüse-Spirelli-Eintopf S. 322) verwenden.

Hirse-Gemüse-Eintopf
(für 2 Personen, pro Person ca. 525 g)

Zutaten

80 g	Hirse
300 ml	Wasser
150 g	Weißkraut, in dünne Streifen schneiden
150 g	Lauch, in dünne Scheiben schneiden
150 g	Möhren, in dünne Scheiben schneiden
250 g	Orangen (evtl. Blutorangen), in kleine Stückchen schneiden
20 g	Walnüsse, grob hacken

Gewürze
Gemüsebrühe, Asia, Kräutersalz, Pfeffer, Petersilie, Schnittlauch

Zubereitung
Die Hirse mit dem Gemüse vermischen, das Wasser zugeben und alles zusammen 10 Min. köcheln, wobei möglichst wenig Dampf aus dem Topf austreten sollte (vgl. Kapitel 7.1, Punkt 3). Den Hirse-Gemüse-Eintopf mit den Gewürzen abschmecken, die Orangenstückchen untermischen, portionieren und mit Walnüssen bestreuen.

Nährstoffrelation pro Person: 317 kcal, 69 g Kohlenhydrate, 9 g Fett, 12 g Eiweiß

Polenta-Mangoldschnitten mit Joghurt-Meerettich-Soße

(ergibt ein Backblech; pro Portion 250 g Mangoldschnitten, 200 g Soße)

Zutaten

300 g	Maisgrieß
300 ml	Wasser
2	Eier
1 kg	Mangold, waschen, gut abtropfen lassen, in feine Streifen schneiden
500 g	Möhren, vierteln und in Scheiben raffeln
50 g	Pecorino oder Parmesan, fein reiben
3–4	Cocktailtomaten zum Garnieren des Tellers
400 g	Naturjoghurt
1	Mangoldblatt

ca. 100 g Meerrettich, fein raffeln
Frühlingszwiebeln, in feine Ringe schneiden

Gewürze

Asia, Gemüsebrühe, Kräutersalz, Knoblauch (oder Bärlauch), Muskat

Zubereitung

Maisgrieß, Wasser und Eier in einer großen Schüssel verrühren und mit den Gewürzen herzhaft abschmecken. Mangold und Möhren nach und nach mit 2 großen Löffeln untermischen und alles zusammen auf einem gefetteten Backblech gleichmäßig verteilen. Die Mangoldschnitten im vorgeheizten Backofen bei 175 °C Ober-/Unterhitze auf der mittleren Schiene ca. 35 Min. backen und anschließend mit Käse bestreuen.

Joghurt mit Meerrettich, Frühlingszwiebeln und Asia herzhaft abschmecken und die Soße auf einem Mangoldblatt zu den Mangoldschnitten reichen.

Nährstoffrelation pro Person: 307 kcal, 45 g Kohlenhydrate, 9 g Fett, 16 g Eiweiß

Tipps

- *Mangold kann sehr gut mit Spinat ersetzt werden.*
- *Als kleine Fitnesskur im Frühjahr können die Polentaschnitten mit jungen Brennnesselspitzen eine gesunde Delikatesse sein.*
- *Auch mit Zucchini schmecken sie ausgezeichnet. Dazu die Zucchini vierteln, in dünne Scheiben raffeln und unerhitzt unter den Maisgrieß mischen.*
- *Für kleinere Portionen eine Auflaufform oder eine kleine Backform verwenden.*

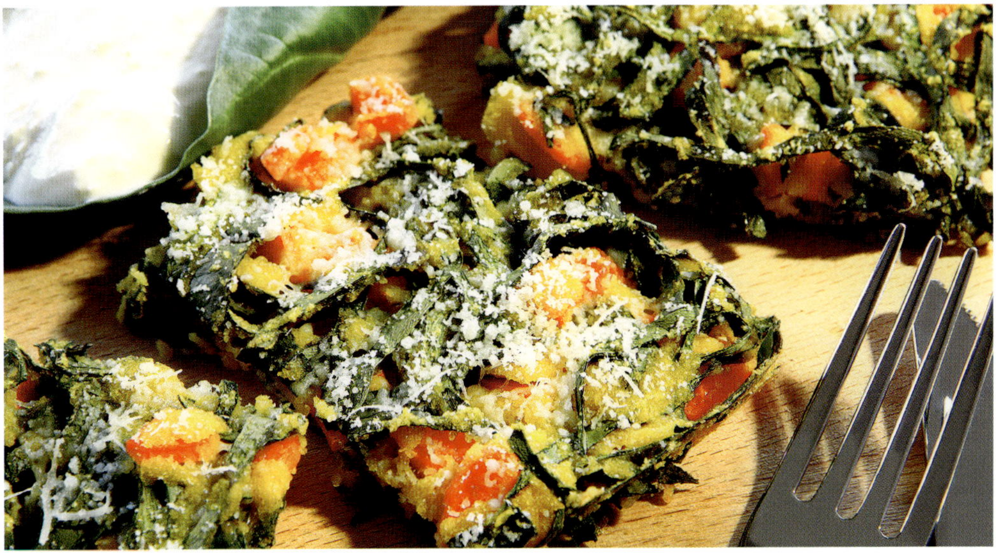

Dinkel-Spinat-Schnecken

(4 Personen, pro Person ca. 250 g)

Zutaten Teig

200 g	Dinkelvollkornmehl
2 gestr. TL Backpulver	
130 g	Magerquark
1	Ei
2 EL	Olivenöl
20 g	Pecorino, zum Garnieren der Schnecken

Gewürze

Kräuter der Provence, Kräutersalz nach Geschmack

Zutaten Füllung

500 g	Spinat, in dünne Streifen schneiden
150 g	Mandel-Sesam-Tofu, würfeln und fein zerhacken
100 g	Zwiebeln, fein würfeln
1	Ei
50 g	Buchweizenmehl

Gewürze

Gemüsebrühe, Kräutersalz, Asia, Miso, Muskat, Pfeffer, Knoblauch

Zubereitung

Dinkelvollkornmehl mit dem Backpulver vermischen, mit Quark, Ei, Olivenöl und Gewürzen zu einem Teig verkneten und ca. 1 Std. abgedeckt in den Kühlschrank stellen.

Alle Zutaten für die Füllung vermischen und mit den Gewürzen herzhaft abschmecken.

Den Teig auf einer bemehlten Fläche dünn zu einem Rechteck ausrollen, dabei immer wieder wenden und mit Mehl bestäuben. Die Spinatmasse gleichmäßig verteilen, den Teig zusammenrollen und dabei den oberen Rand zur besseren Haftung mit etwas Olivenöl bestreichen. Die Spinatrolle mit einem scharfen Brot- oder Elektromesser in ca. 2 cm dicke Scheiben schneiden.

Ein Backblech dünn mit Olivenöl einpinseln, die Spinatschnecken mit dem Rücken eines breiten Gemüsemessers etwas flach drücken und im vorgeheizten Backofen bei 180 °C Ober-/Unterhitze auf der mittleren Schiene ca. 30 Min. und evtl. weitere 5 Min. bei Umluft

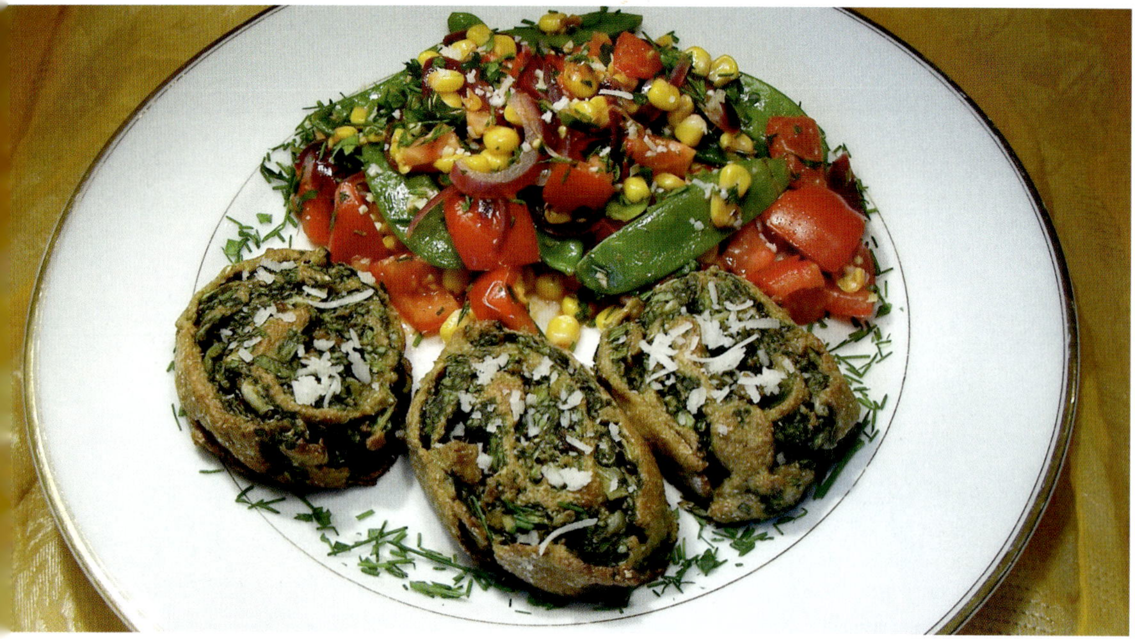

backen. Vor dem Servieren die Schnecken mit dem Käse bestreuen.

Dazu das Tomatengemüse (Rezept s. u.) servieren.

Nährstoffrelation pro Person: 416 kcal, 53 g Kohlenhydrate, 15 g Fett, 25 g Eiweiß

Tipps

- *Die Spinatrolle kann ebenso im Ganzen ausgebacken werden.*
- *Probieren Sie die Schnecken mit anderen Gemüsesorten (z. B. kleine Zucchini, Hokkaido-Kürbis, Mangold, Champignons) oder kalt als Zwischenmahlzeit.*
- *Bereiten Sie die doppelte Menge Teig zu und bewahren Sie die Hälfte des Teiges im Kühlschrank auf. Am nächsten Tag können Sie den ausgerollten Teig mit Gemüse füllen, eine Gemüsepizza oder Teigtaschen (mit Gemüsefüllung) zubereiten.*

Tomatengemüse

(4 Personen, pro Person ca. 250 g)

Zutaten

100 g	Zwiebeln, in Ringe schneiden
150 g	Zuckermais, längs vom Maiskolben abschneiden (alternativ: TK-Ware)
150 g	Zuckerschoten (alternativ: TK-Erbsen)
1 EL	Olivenöl
600 g	Tomaten, in kleine Stückchen schneiden

Gewürze

Asia, Kräutersalz, Pfeffer, Rosmarin, Oregano, Knoblauch, Basilikum, Schnittlauch, Petersilie, Thymian

Zubereitung

Zwiebeln, Mais und Zuckerschoten im Olivenöl ca. 6–8 Min. dünsten. Die Tomatenstückchen untermischen, das Gemüse mit den Gewürzen und Kräutern abschmecken und zu den Spinatschnecken (s. o.) servieren.

Nährstoffrelation pro Person: 109 kcal, 21 g Kohlenhydrate, 3 g Fett, 5 g Eiweiß

Gebratener Hering mit Blumenkohl-Möhren-Gemüse und Pellkartoffeln

(2 Personen, pro Person ca. 750 g)

Zutaten

500 g	kleine, erntefrische Kartoffeln, gründlich abbürsten
400 g	Heringe (2 Stück) oder Forellen
ca. 30 g	Vollkornmehl
$1\,^1/_2$ EL	Olivenöl
250 g	Möhren, je nach Größe halbieren oder vierteln und in Scheiben raffeln
250 g	Blumenkohl, in kleine Röschen zerteilen
150 ml	Milch

Gewürze

Gemüsebrühe, Kräutersalz, Knoblauch, Petersilie, Schnittlauch

Zubereitung

Die Kartoffeln je nach Größe ca. 15 Min. vor dem Gemüse und Fisch in einem Topf mit Siebeinsatz dämpfen.

Den Fisch im Mehl wälzen, den Bauchraum mit Kräutersalz, Knoblauch und Kräutern würzen und, während das Gemüse gart, in einer beschichteten Pfanne im Olivenöl ausbraten.

Möhren und Blumenkohl in 60 ml Wasser 7–8 Min. köcheln, davon 150 g mit der Milch cremig pürieren, mit dem Gemüse vermischen und das Ganze mit den Gewürzen abschmecken.

Auf 2 Tellern Fisch, Gemüse und Kartoffeln (mit der Schale) dekorativ anrichten und mit Kräutern bestreuen.

Nährstoffrelation pro Person: 813 kcal, 76 g Kohlenhydrate, 45 g Fett, 48 g Eiweiß

Spaghetti mit Tomatensoße

(2 Personen, pro Person ca. 600 g)

Zutaten

120 g	Vollkorn-Spaghetti, gar köcheln
120 g	Zwiebeln, würfeln
1 EL	Olivenöl
150 g	Mangold, in dünne Streifen schneiden (ein paar Streifen zum Garnieren aufbewahren)
300 g	Tomaten, pürieren
15 g	Buchweizenmehl
400 g	Tomaten, würfeln
15 g	Bergkäse, fein reiben

Gewürze

Kräutersalz, Rosmarin (fein gehackt), Basilikum, Oregano, Thymian, Petersilie (alternativ: italienische Kräutermischung)

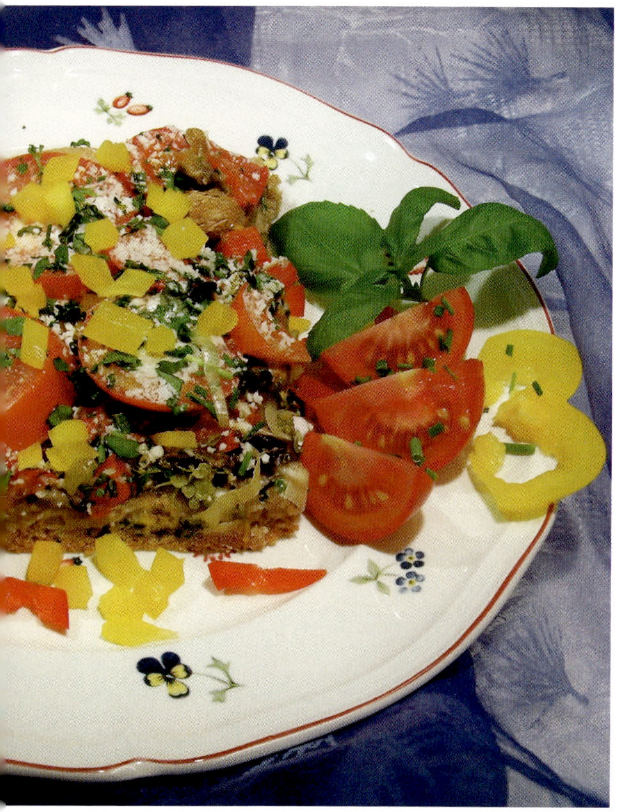

Zubereitung

Die Zwiebeln im Olivenöl goldgelb dünsten, Mangoldstreifen und Tomatenpüree zugeben, ca. 2 Min. köcheln, dabei die Soße mit Buchweizenmehl eindicken und mit den Gewürzen abschmecken. Nudeln und Tomatenwürfel untermischen, das Ganze erwärmen, auf einem Teller portionieren, mit Basilikum und Käse garnieren und den Tellerrand mit den restlichen Mangoldstreifen bestreuen.

Nährstoffrelation pro Person: 383 kcal, 68 g Kohlenhydrate, 10 g Fett, 18 g Eiweiß

Tipp

Im Winter können Sie anstelle von frischen Tomaten bzw. Mangold reines Tomatenpüree (Passata) und Winterspinat oder Pastinaken verwenden, aus denen Sie auch eine leckere Soße zubereiten können. Dazu die Pastinaken grob raffeln, 3–5 Min. garen und mit Milch pürieren.

Vitalstoffreicher Gourmet-Gemüsekuchen

(pro Person ca. 350 g)

Zutaten

450 g	Dinkelvollkornmehl, fein mahlen
1/2	Würfel Hefe
250 ml	lauwarme Buttermilch
1	Ei
300 g	Lauch, in feine Ringe schneiden und grob zerhacken
200 g	Champignons, in Scheiben schneiden
je 150 g	rote und gelbe Paprika, würfeln (evtl. 50 g zum Garnieren verwenden)
100 g	Broccoli, in feine Röschen zerteilen
600 g	Tomaten, in nicht zu dünne Scheiben schneiden
40 g	Pecorino, fein reiben

Gewürze

Gemüsebrühe, Asia, Kräutersalz, Knoblauch, Pfeffer, Pizzagewürz, Basilikum, Schnittlauch, Petersilie

Zubereitung

Mehl in eine Schüssel geben und in die Mitte eine Mulde drücken. Die Hefe mit einem Teil der Buttermilch in der Mulde auflösen und mit etwas Mehl zu einem Brei verrühren. Den Vorteig ca. 10 Min. gehen lassen.

Ei, Kräutersalz nach Geschmack und die Buttermilch bis auf einen kleinen Rest nach und nach unterkneten, sodass ein geschmeidiger Teig entsteht (vgl. Dinkelbrötchen S. 258). Den Teig mindestens $1\,^1/_2$ Std. abgedeckt gehen lassen, bis sich die Teigmenge in etwa verdoppelt hat. Anschließend den Teig nochmals mit der restlichen Buttermilch durchkneten. Ein Backblech dünn mit Olivenöl einpinseln und den Teig mit den Händen oder einem Teigroller ausbreiten (dabei den Teig mit Mehl bestäuben).

Das kleingeschnittene Gemüse mit Ausnahme der Tomaten miteinander vermischen und mit den Gewürzen (die frischen Kräuter zum Schluss zugeben) herzhaft abschmecken. Das Gemüse auf dem Teig verteilen, den Gemüsekuchen bei ca. 30 °C im Backofen weitere 10–15 Min. gehen lassen und anschließend bei 160 °C Ober-/Unterhitze auf der mittleren Schiene des Backofens ca. 40 Min. backen. Den Gemüsekuchen mit den Tomatenscheiben belegen und nochmals 5 Min. mit Umluft überbacken. Gemüsekuchen aufschneiden und mit frisch geriebenem Käse, Kräutern und evtl. einigen rohen Paprikawürfeln bestreuen.

Nährstoffrelation pro Person: 343 kcal, 61 g Kohlenhydrate, 5 g Fett, 18 g Eiweiß

Tipps

- *Für den kleinen Haushalt bereiten Sie entsprechend weniger vom Gemüsekuchen zu, wobei Sie einen Teil vom Gemüse für einen Salat verwenden können. Dazu das Gemüse mit Sojasoße, Balsamico-Essig, Kräutersalz, Basilikum, Schnittlauch und Petersilie abschmecken. Von dem nicht benötigten Teig (z. B. halbes Backblech) backen Sie Brötchen.*
- *Reste vom Gemüsekuchen können Sie am nächsten Tag aufbacken oder bei Zimmertemperatur genießen.*
- *Probieren Sie zum Gemüsekuchen Eisbergsalat mit Avocado-Joghurt-Soße (S. 305).*

Spinat-Spirelli-Eintopf

(für 2 Personen, pro Person ca. 650 g)

Zutaten

150 g	Vollkorn-Spirelli oder -Spaghetti
200 ml	Wasser
500 g	Spinat, je nach Größe ganz oder in Streifen schneiden
150 g	Paprika, in kleine Stückchen schneiden
250 g	Tomaten, in kleine Stückchen schneiden
50 g	vollreifes Avocado-Fruchtfleisch, mit der Gabel zu Mus zerdrücken
50 g	Tomatenmark
20 g	Kürbiskerne
10 g	Appenzeller, fein reiben

Gewürze

Asia, Gemüsebrühe, Kräutersalz, Muskat, Petersilie, Knoblauch

Zubereitung

Die Nudeln im Wasser 5 Min. köcheln. Den Spinat mit den Nudeln vermischen und unter mehrmaligem Wenden köcheln, bis der Spinat zusammenfällt. Den Nudel-Spinat-Eintopf mit geschlossenem Deckel weitere 6–7 Min. köcheln. Die Nudeln sollen die Flüssigkeit vom Spinat aufnehmen. Die restlichen Zutaten untermengen, das Ganze nach Geschmack würzen, portionieren und den Käse darüber streuen.

Nährstoffrelation pro Person: 475 kcal, 78 g Kohlenhydrate, 16 g Fett, 24 g Eiweiß

Gemüse-Spirelli-Eintopf

(2 Personen, pro Person ca. 410 g)

Zutaten

75 g	Vollkorn-Spirelli
250 ml	Wasser
100 g	Broccoli, in feine Röschen teilen
100 g	Möhren, vierteln und in Scheiben raffeln
100 g	Rote Bete, wie Pommes frites schneiden und in Scheiben raffeln (alternativ: Weißkraut)
75 g	rote Paprika, in kleine Stückchen schneiden
100 g	Tomaten, in kleine Stückchen schneiden
50 g	Tomaten-Paprika-Aufstrich (Rezept S. 291; alternativ: Tomatenmark)
10 g	Pinienkerne
10 g	Parmesan, fein geraffelt

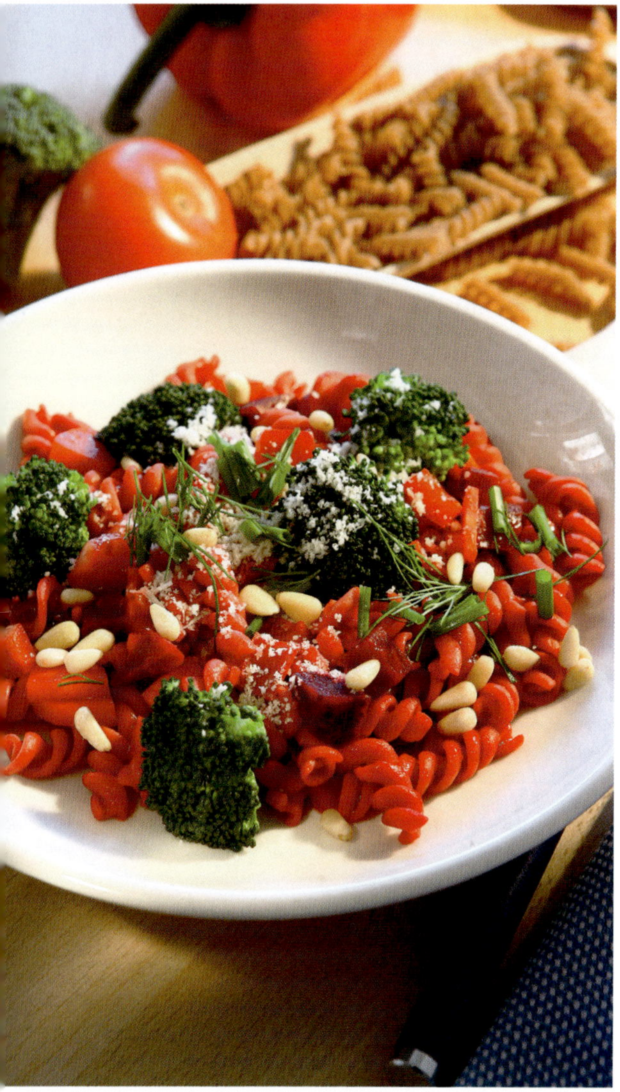

Gewürze

Gemüsebrühe, Asia, Kräutersalz, Basilikum, Thymian, Oregano, Schnittlauch, Petersilie

Zubereitung

Die Nudeln ca. 3–4 Min. im Wasser köcheln, mit Broccoli, Möhren und Rote Bete vermischen und weitere 6–7 Min. köcheln (vgl. Kapitel 7.1 Punkt 3, die Nudeln sollen im Dampf garen). Anschließend Paprika, Tomaten und Tomaten-Paprika-Aufstrich untermischen, etwas erwärmen, aber nicht mehr köcheln. Die Nudelpfanne mit den Gewürzen herzhaft abschmecken, portionieren und mit Pinienkernen, Käse und frischen Kräutern bestreuen.

Nährstoffrelation pro Person: 238 kcal, 43 g Kohlenhydrate, 6 g Fett, 12 g Eiweiß

Tipp

50 g Sojawürfel in einer Soße aus 150 ml lauwarmem Wasser, Sojasoße, Miso, Asia und Kräutersalz anrühren. Die Sojawürfel („Sojafleisch“) darin 10–15 Min. quellen lassen und in einer beschichteten Pfanne in 1 TL Kokosfett anbraten und zum Schluss untermischen. Alternativ zu Soja können Sie 100 g Rinderhackfleisch verwenden.

Möhrencreme mit Spirelli

(für 2 Personen, pro Person ca. 470 g)

Zutaten

100 g	Vollkorn-Spirelli, in einem kleinen Topf in 200 ml Wasser ca. 10 Min. köcheln
400 g	Möhren, der Länge nach vierteln und in dünne Scheiben raffeln

100 ml	Reismilch
125 g	Johannisbeeren oder Heidelbeeren (im Herbst/Winter: grob geraffelte Äpfel/Orangen)
15 g	Cashewnüsse, rösten und grob raffeln

Zubereitung
Die Möhren in 50 ml Wasser 6–7 Min. köcheln und davon etwa die Hälfte mit der Reismilch cremig pürieren. Die Soße mit den Nudeln, Möhrenscheiben und Johannisbeeren vermischen, portionieren und mit Cashewnüssen garnieren. Dazu passt ein gemischter Salatteller.

Nährstoffrelation pro Person: 309 kcal, 65 g Kohlenhydrate, 6 g Fett, 12 g Eiweiß

Tipp
Wenn Sie das Gericht mit Äpfeln zubereiten, probieren Sie es als süße Variante mit Rosinen, Zitronensaft und evtl. Zimt oder als herzhafte mit Curry oder Garam Masala.

Spinatlasagne
(für 4 Personen, pro Person ca. 500 g)

Zutaten Teig

300 g	Dinkelmehl
150 ml	Wasser
30 g	Rapsöl

Gewürze
Kräutersalz, Pizzakräuter

Zutaten Füllung

1300 g	Spinat, in Streifen schneiden
250 g	Möhren, vierteln und in dünne Scheiben raffeln
200 g	Champignons, in Scheiben schneiden
150 g	Zwiebeln, in feine Würfel schneiden
200 g	Tomatenmark, 50 g für Soße
50 g	Mandeln, grob hacken
100 ml	Kokosmilch
100 g	Tomaten, in 6 Scheiben schneiden
30 g	Pecorino, fein raffeln

Gewürze
Gemüsebrühe, Kräutersalz, Pfeffer, Muskat, Kardamom, Miso, evtl. Knoblauch

Zubereitung
Das Mehl nach und nach mit dem Wasser und Öl zu einem geschmeidigen Teig verkneten und mit Kräutersalz und Pizzakräutern abschmecken. Den Teig in einen Gefrierbeutel geben, ca. 1 Std. ziehen lassen, anschließend nochmals kneten, in 8 Portionen aufteilen, davon in etwa gleiche Rechtecke formen und in der Nudelmaschine Teigplatten von ungefähr 12 x 24 cm ausrollen.

Den Spinat im eigenen Saft garen und in einem Haushaltssieb abtropfen lassen (die mineralstoffreiche Spinatbrühe trinken oder für eine Gemüsesuppe verwenden). Möhren, Champignons, Zwiebeln und 150 g Tomatenmark untermischen und das Gemüse mit den Gewürzen abschmecken.

Mandeln, restlichen Tomatenmark und Kokosmilch zu einer Soße verrühren.

Ein Backblech mit Rapsöl einfetten und 2 Teigplatten mit etwas Abstand zueinander auslegen. In 3 Schichten Spinatgemüse und Teigplatten darauf verteilen und dabei den Teig auf die gleiche Größe ziehen. Die letzte Teigschicht (die vierte) jeweils zur Hälfte mit Kokos-Tomaten-Soße bestreichen, mit Tomatenscheiben belegen und mit Käse bestreuen. Die Lasagne auf der zweiten Schiene von unten im vorgeheizten Backofen bei 170 °C Ober-/Unterhitze 40 Min. und weitere 10 Min. bei Umluft backen und auf 4 Portionen aufteilen.

Nährstoffrelation pro Person: 573 kcal, 83 g Kohlenhydrate, 24 g Fett, 27 g Eiweiß

Tipp
Auch für 2 Personen lohnt sich die doppelte Menge, denn die Lasagne schmeckt sowohl warm als auch kalt köstlich.

Zucchini-Farfalle-Eintopf

(für 2 Personen, pro Person ca. 700 g)

Zutaten

150 g	Vollkorn-Farfalle
300 ml	Wasser
400 g	Zucchini, fein raffeln und pürieren
300 g	Zucchini, in kleine Würfel schneiden
250 g	Tomaten, klein schneiden
50 ml	Sojasahne
50 g	Tomatenmark
10 g	Pecorino, fein raffeln

Gewürze

Gemüsebrühe, Asia, Kräutersalz, Rosmarin, Basilikum, Thymian, Schnittlauch, Petersilie

Zubereitung

Die Nudeln in einem kleinen Topf (damit die Nudeln im Wasser liegen) 8–10 Min. köcheln, mit Zucchinipüree und -würfeln vermischen und weitere 2–3 Min. köcheln. Tomaten, Sojasahne und Tomatenmark zugeben, aromatisch würzen und mit Käse und Kräutern garnieren.

Nährstoffrelation pro Person: 416 kcal, 74 g Kohlenhydrate, 9 g Fett, 21 g Eiweiß

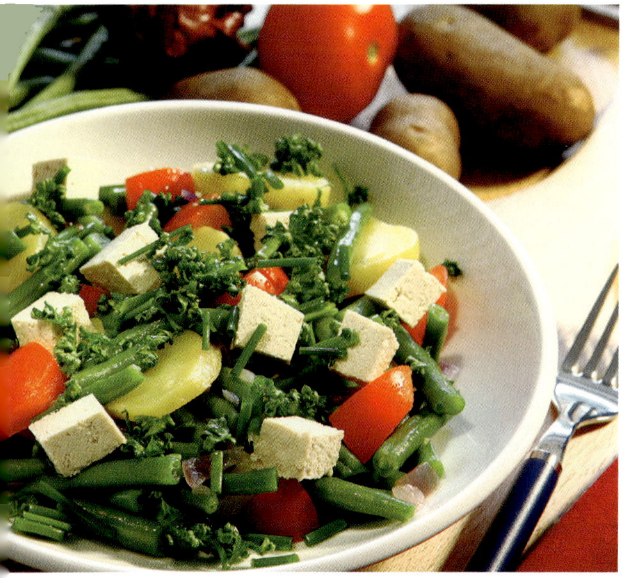

Steinpilz-Spirelli-Pfanne

(für 2 Personen, pro Person ca. 580 g)

Zutaten

125 g	Spirelli, im Wasser kochen
600 g	frische Steinpilze, in kleine Stückchen schneiden
100 ml	Kokosmilch
100 ml	Hafermilch (alternativ: Kuhmilch)
10 g	Buchweizen- oder Dinkelvollkornmehl

Gewürze

Gemüsebrühe, Kräutersalz, Thymian, Knoblauch, Petersilie oder Kerbel, Schnittlauch

Zubereitung

Die Steinpilze in einer beschichteten Pfanne ohne Flüssigkeit unter mehrmaligem Wenden 3–5 Minuten garen, mit Kokos- und Hafermilch ablöschen, mit dem Mehl abbinden, mit den Gewürzen abschmecken und mit den Nudeln vermischen.

Nährstoffrelation pro Person: 430 kcal, 74 g Kohlenhydrate, 13 g Fett, 28 g Eiweiß

Tipp

Die Pilze können beliebig gegen andere Sorten ausgetauscht werden.

Kartoffel-Bohnen-Eintopf

(für 2 Personen, pro Person ca. 535 g)

Zutaten

300 g	gekochte Pellkartoffeln, die Schale abpellen und in Scheiben schneiden
400 g	grüne Bohnen, in kleine Stücke schneiden
100 g	rote Zwiebeln, würfeln
200 g	Tomaten, in kleine Stückchen schneiden
70 g	Mandel-Sesam-Tofu, in kleine Würfel schneiden

Gewürze
Asia, Gemüsebrühe, Kräutersalz, Bohnenkraut, Thymian, Petersilie, Schnittlauch, evtl. Knoblauch

Zubereitung
Bohnen und Zwiebeln in 100 ml Wasser ca. 10 Min. garen. Kartoffelscheiben, Tomatenstückchen und Tofuwürfel untermischen und den Kartoffel-Bohnen-Eintopf mit den Gewürzen herzhaft abschmecken.

Nährstoffrelation pro Person: 271 kcal, 47 g Kohlenhydrate, 6 g Fett, 15 g Eiweiß

Tipp
Fleischliebhaber können unter den Bohneneintopf 150 g Lammfleisch (in kleine Stückchen schneiden) mischen. Dazu 300 g Fleisch (Rest in Scheiben schneiden und anstelle von Wurst mit Senf als Brotbelag verwenden) im Römertopf unter Zugabe von einer halben Tasse Wasser und einer gewürfelten Zwiebel gar braten. Die Flüssigkeit mit Kartoffeln zu einer Soße pürieren.

Mangoldtorte
(für 6 Personen, pro Person ca. 300 g)

Zutaten Teig
200 g	Dinkel, fein mahlen, mit 2 gehäuften TL Backpulver vermischen
130 g	Magerquark
1	Ei
2 EL	Olivenöl

Gewürze
Kräuter der Provence, Kräutersalz

Zutaten Füllung
400 g	gekochte Pellkartoffeln, mit der Gabel zu Brei drücken
100 g	Buchweizenmehl
200 g	rote Zwiebeln, fein würfeln
30 g	Schmand
1	Ei
500 g	Mangold, einschließlich der Stiele in dünne Streifen schneiden
300 g	Tomaten, in Scheiben schneiden
30 g	Greyerzer, fein reiben

Gewürze
Gemüsebrühe, Asia, Kräutersalz, Miso, Pfeffer, Muskat, Knoblauch, Schnittlauch, Petersilie

Zubereitung
Mehl, Quark, Ei, Olivenöl und Gewürze zu einem Teig verkneten, in einen Gefrierbeutel abfüllen und ca. 1 Std. im Kühlschrank ruhen lassen. Den Teig auf einer mit Mehl bestäubten Fläche unter mehrmaligem Wenden ausrollen, eine geölte, mit Mehl ausgestreute Springform (ø 26 cm) damit auslegen und den Rand gleichmäßig 3–4 cm hochziehen.

Kartoffelbrei, Buchweizenmehl, Zwiebeln, Schmand, Ei und Mangold (den gewaschenen Mangold gut abtropfen lassen) in einer großen Schüssel mit der Hand kräftig vermischen und dabei auf die Hälfte des Volumens zusammendrücken. Die Masse mit den Gewürzen herzhaft abschmecken, die Torte füllen, mit Tomatenscheiben belegen, den Teigrand der Gemüsefüllung anpassen (evtl. noch etwas zusammendrücken) und im vorgeheizten Backofen bei 160 °C 40 Min. mit Ober-/Unterhitze und je nach Bräunungsgrad ca. 15 Min. mit Umluft backen. Vor dem Servieren die Torte mit Käse und frischen Kräutern bestreuen.

Nährstoffrelation pro Person: 335 kcal, 57 g Kohlenhydrate, 9 g Fett, 14 g Eiweiß

Tipp
2-Personen- oder Single-Haushalte können die Mangold- bzw. Kürbistorte in einer entsprechend kleinen Springform oder als Quiche zubereiten. Dabei die Zutaten halbieren und die restlichen Stückchen kalt essen.

Kürbistorte
(für 6 Personen, pro Portion ca. 300 g)

Zutaten Teig und Gewürze
Zubereitung siehe Mangoldtorte

Zutaten Füllung
400 g	Kürbis (Hokkaido), fein raffeln
2	Eier
60 g	Haferflocken
700 g	Kürbis, mit Schale in etwa 1 cm dicke Streifen schneiden und in Scheiben raffeln
200 g	rote Paprika, würfeln
200 g	Erbsen (TK-Ware)

Gewürze
Gemüsebrühe, Asia, Kräutersalz, Safran, Petersilie, Schnittlauch

Zubereitung
Den fein geraffelten Kürbis mit 2 Eiern in einem Litergefäß pürieren, mit Haferflocken, Kürbisscheiben, Paprika und Erbsen vermischen, das Ganze mit den Gewürzen aromatisch abschmecken und die Torte damit füllen. Die Kürbistorte im vorgeheizten Backofen 40 Min. bei 160 °C Ober-/Unterhitze und weitere 15 Min. bei Umluft backen.

Nährstoffrelation pro Person: 290 kcal, 52 g Kohlenhydrate, 7 g Fett, 15 g Eiweiß

Wirsing-Reis-Eintopf
(für 2 Personen, ca. 520 g pro Person)

Zutaten
70 g	Vollkorn-Basmatireis (alternativ: Wildreis)
200 ml	Wasser
250 g	Wirsing, in dünne Streifen schneiden
100 g	Möhren, in dünne Scheiben raffeln
100 g	Lauch, in dünne Scheiben schneiden
250 g	Tomaten, in kleine Stücke schneiden
50 ml	Reismilch oder andere Milch
50 g	Avocado, zu Mus drücken
50 g	Tomatenmark

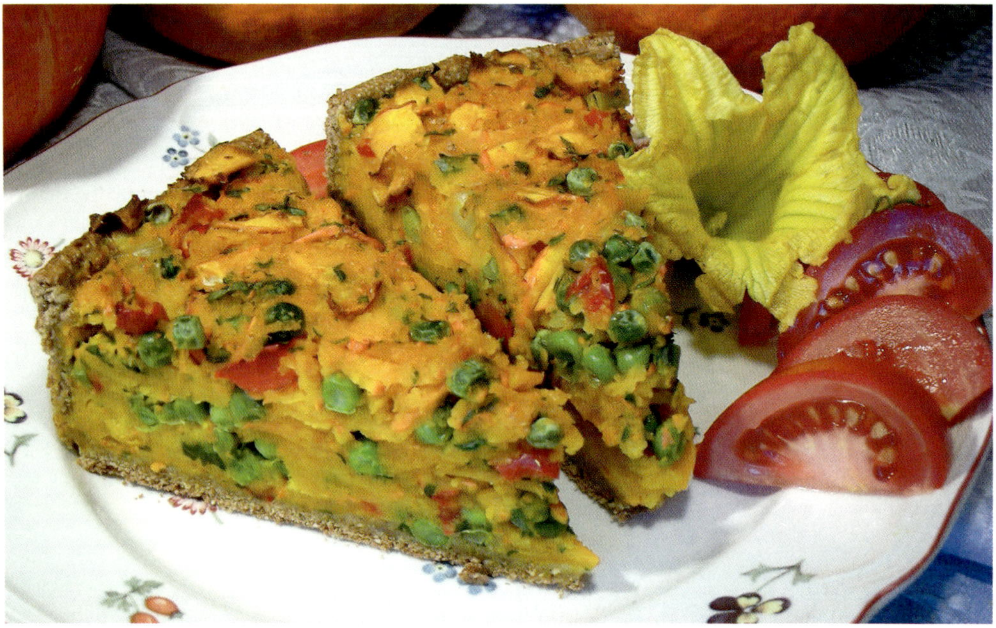

Gewürze
Asia, Gemüsebrühe, Kräutersalz, Knoblauch, Pfeffer, Petersilie, Schnittlauch

Zubereitung
Den Reis ca. 25 Min. köcheln, mit Wirsing, Möhren und Lauch vermischen und weitere 7–8 Min. köcheln. Die restlichen Zutaten zugeben und den Wirsing-Reis-Eintopf mit den Gewürzen herzhaft abschmecken.

Nährstoffrelation pro Person: 272 kcal, 50 g Kohlenhydrate, 8 g Fett, 10 g Eiweiß

Tipp für Mischköstler
Probieren Sie den Wirsingeintopf mit kleinen Mengen Fisch oder Fleisch: 125 g Seelachs mit dem Gemüse garen und vermischen. 100 g Putengeschnetzeltes bei hoher Temperatur in 5 g Kokosfett kurz anbraten und zum Schluss unter das Gemüse mischen.

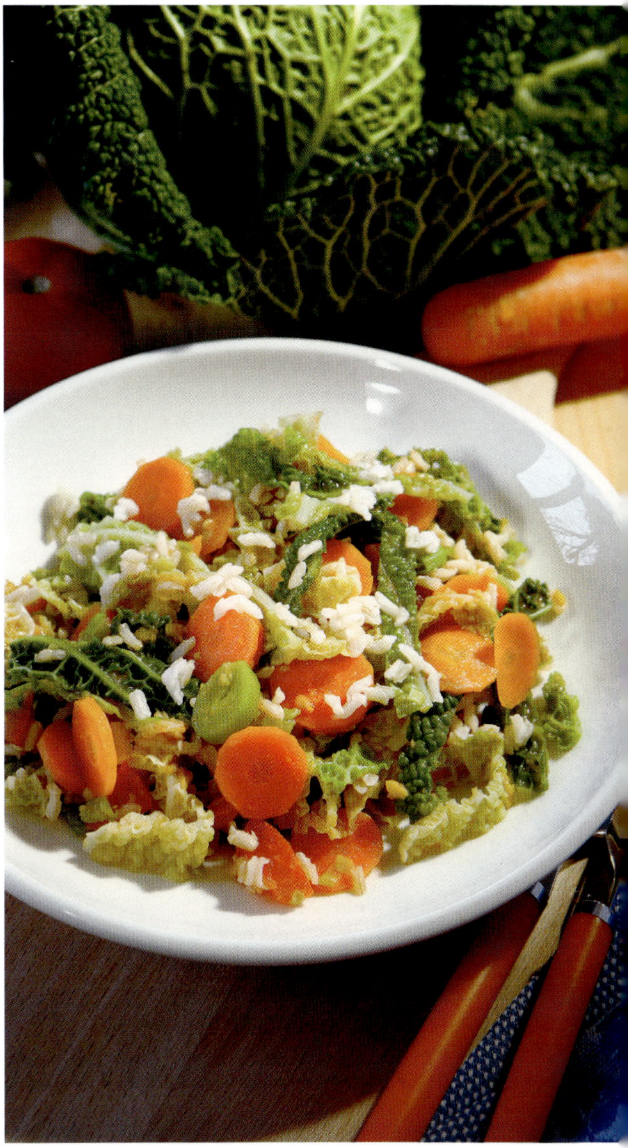

Lauch-Reis-Auflauf
(für 2 Personen, pro Person ca. 370 g)

Zutaten

75 g	Vollkorn-Basmatireis
170 ml	Wasser
100 ml	Milch
1	Ei
30 g	Schmand
300 g	Lauch (nur das zarte Grün), in dünne Scheiben schneiden
150 g	Kürbis, würfeln
10 g	Pecorino

Gewürze
Gemüsebrühe, Asia, Kräutersalz, Pfeffer, Petersilie

Zubereitung
Den Reis im Wasser ca. 25 Min. köcheln. Milch, Ei und Schmand mit dem Schneebesen verquirlen, die Soße mit den Gewürzen herzhaft abschmecken und mit dem Lauch und Kürbis unter den gekochten Reis mischen. Die Masse auf zwei kleine Auflaufformen (13–15 cm, alternativ eine größere Form) verteilen, fest andrücken und bei 170 °C Ober-/Unterhitze im vorgeheizten Backofen ca. 45 Min. backen. Den Auflauf mit Pecorino und gehackter Petersilie bestreuen und heiß servieren.

Nährstoffrelation pro Person: 308 kcal, 46 g Kohlenhydrate, 10 g Fett, 14 g Eiweiß

Paprika mit Gemüsefüllung

(für 2 Personen, pro Person ca. 675 g)

Zutaten

50 g	Buchweizen, in 125 ml Wasser 7 Min. köcheln und 5 Min. nachquellen lassen
200 g	gekochte Pellkartoffeln, mit der Gabel zu Brei drücken
250 g	Möhren, der Länge nach vierteln und in dünne Scheiben raffeln
125 g	Zucchini, in kleine Würfel schneiden
125 g	Zuckermais, längs vom Maiskolben abschneiden (alternativ: TK-Ware)
75 g	Zwiebeln, fein würfeln
400 g	Paprika (2 große), mit dem Stiel (Stiel nicht herausbrechen) halbieren, Samen entfernen
10 g	Appenzeller, fein raffeln

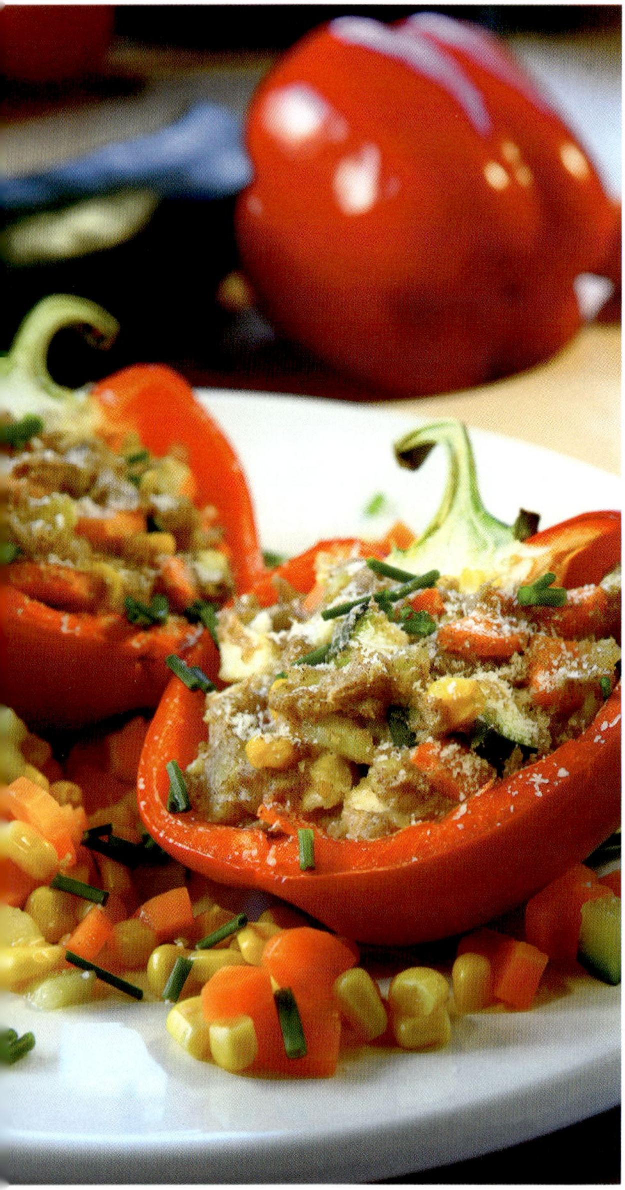

Gewürze

Asia, Gemüsebrühe, Kräutersalz, Pfeffer, Thymian, Petersilie, Schnittlauch, Knoblauch

Zubereitung

Möhren, Zucchini, Mais und Zwiebeln miteinander vermischen. Davon je nach Größe der Paprika ca. 200 g mit gekochtem Buchweizen und Kartoffelbrei gut verrühren, mit den Gewürzen herzhaft abschmecken, die Paprikaschoten damit füllen und in einer gefetteten Auflaufform im vorgeheizten Backofen auf der mittleren Schiene bei 170 °C Ober-/Unterhitze 20–25 Min. backen. Kurz vor dem Servieren Käse und Kräuter darüber streuen.

In der Zwischenzeit das restliche Gemüse etwa 8 Min. in 50 ml Wasser mit geschlossenem Deckel köcheln, würzen und zu den Paprikaschoten reichen.

Nährstoffrelation pro Person: 322 kcal, 76 g Kohlenhydrate, 4 g Fett, 13 g Eiweiß

Tipp

Kartoffeln und Buchweizen für mehrere Gerichte (z. B. am nächsten Morgen Buchweizenmüsli, am Abend Gemüsesuppe mit Buchweizen-Einlage) oder bei Gerichten zuvor zubereiten (vgl. Kapitel 7.3). Die Gemüsebeilage lässt sich mit Balsamico-Essig und Olivenöl auch sehr gut als Salat zubereiten. Die gefüllten Paprikaschoten sind im kalten Zustand eine gute Zwischenmahlzeit.

Buchweizen-Kraut-Eintopf
(für 2 Personen, pro Person ca. 445 g)

Zutaten

50 g	Buchweizen
175 ml	Wasser
300 g	Weißkraut und
150 g	Möhren, jeweils in Scheiben raffeln
150 g	Tomaten, würfeln
75 ml	Tomatenpüree
20 g	Walnüsse, grob gehackt

Gewürze
Gemüsebrühe, Asia, Kräutersalz, Pfeffer, Basilikum, Petersilie, Schnittlauch, Knoblauch

Zubereitung
Den Buchweizen im Wasser ca. 3 Min. köcheln, Weißkraut und Möhren untermischen und weitere 7–8 Min. köcheln. Tomaten und Tomatenpüree zugeben, den Eintopf mit den Gewürzen abschmecken und mit Walnüssen garnieren.

Nährstoffrelation pro Person: 230 kcal, 40 g Kohlenhydrate, 8 g Fett, 8 g Eiweiß

Tipp
Probieren Sie als das Gericht in etwas abgewandelter Form als Auflauf (pro Person ca. 400 g): Dazu 300 g Weißkraut (in dünne Streifen schneiden), 150 g Möhrenscheiben und 50 g Buchweizen (ganzes Korn) vermischen und in einer Auflaufform mit Deckel (alternativ Alufolie) verteilen. 250 ml Milch, 2 Eier und 20 g Buchweizenmehl mit dem Schneebesen zu einer Soße verquirlen, die Soße mit Gemüsebrühe, Kräutersalz, Pfeffer und einer südländischen Kräutermischung abschmecken, über den Auflauf geben und im vorgeheizten Backofen bei 160 °C Umluft auf der mittleren Schiene 40 Min. backen. Vor dem Servieren mit 30 g geriebenem Appenzeller Käse und frischen Kräutern bestreuen.

Nährstoffrelation pro Person: 379 kcal, 50 g Kohlenhydrate, 15 g Fett, 20 g Eiweiß

Kartoffeleintopf
(für 2 Personen, pro Person ca. 500 g)

Zutaten

350 g	gekochte Pellkartoffeln, in Scheiben schneiden
100 g	Zwiebeln, würfeln
1 EL	Olivenöl
120 g	kleine Zucchini, grob raffeln
120 g	Hokkaido-Kürbis mit Schale (alternativ: Möhren oder nur Zucchini), grob raffeln
150 g	Erbsen (frisch oder TK-Ware)
200 g	Tomaten, in kleine Stückchen schneiden
15 g	Pinienkerne

Gewürze
Gemüsebrühe, Kräutersalz, Peperoni, Koriander, Pfeffer, Basilikum, Schnittlauch, Petersilie

Zubereitung
Die Zwiebeln in einem großen Topf im Olivenöl goldgelb dünsten, Zucchini, Kürbis und Erbsen zugeben, weitere 3–5 Min. dünsten und dann Kartoffelscheiben und Tomatenstückchen untermischen. Den Eintopf mit den Gewürzen abschmecken, portionieren und mit Kräutern und Pinienkernen garnieren.

Nährstoffrelation pro Person: 320 kcal, 58 g Kohlenhydrate, 10 g Fett, 12 g Eiweiß

Tipp
Salatsoße aus Kartoffeleintopf, 75 g vom Eintopf mit 100 g Tomate und 20 ml Reismilch pürieren. Die Soße mit Asia, Schnittlauch, Petersilie und Basilikum abschmecken.

Broccoli-Kartoffel-Eintopf

(für 2 Personen, pro Person ca. 520 g)

Zutaten

300 g	Broccoli, Stiele in Scheiben schneiden, den Rest in kleine Röschen zerteilen
150 g	Möhren, in Scheiben schneiden
150 g	Lauch, in Ringe schneiden
250 g	rohe Kartoffeln, die Schale gut abbürsten, in kleine Würfel schneiden
100 ml	Milch
50 ml	Sojasahne
40 g	Mandel-Sesam-Tofu, würfeln
15 g	Pinienkerne

Gewürze

Asia, Kräutersalz, Gemüsebrühe, Muskat, Schnittlauch, Petersilie

Zubereitung

Broccoli, Möhren und Lauch im Topf vermischen, die Kartoffelwürfel darüber schichten und in 120 ml Wasser 6–7 Min. köcheln. Davon 150 g mit Milch, Gemüsebrühe und Sojasahne pürieren, die Soße mit den weiteren Gewürzen abschmecken, unter den Broccoli-Kartoffel-Eintopf mischen, portionieren und mit Tofuwürfeln, Pinienkernen und Kräutern garnieren.

Nährstoffrelation pro Person: 326 kcal, 45 g Kohlenhydrate, 13 g Fett, 16 g Eiweiß

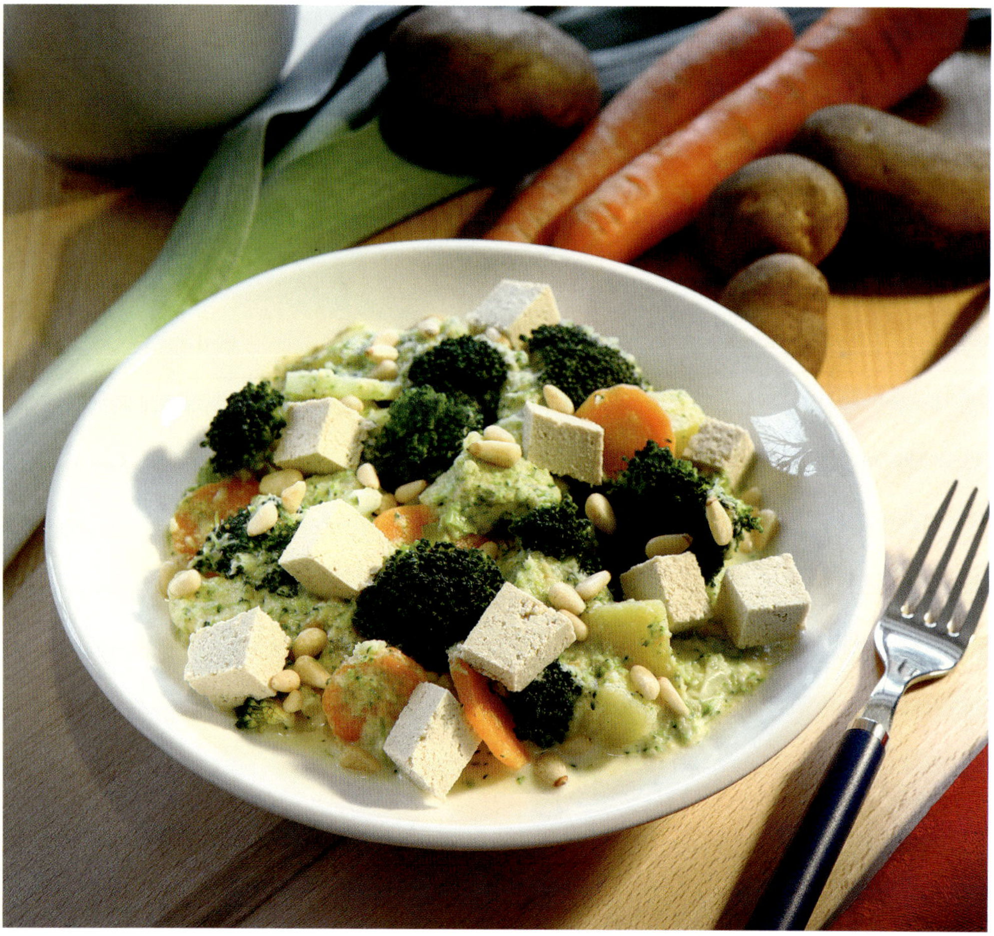

Rosenkohl-Kartoffel-Eintopf
(für 2 Personen, pro Person ca. 600 g)

Zutaten

400 g	gekochte Pellkartoffeln
600 g	Rosenkohl, am Stielansatz kreuzweise einschneiden
200 ml	Kuh- oder Sojamilch
20 g	dünne Möhrenstreifen

Gewürze
Gemüsebrühe, Asia, Kräutersalz, Pfeffer, Muskat, Petersilie, Schnittlauch

Zubereitung
Den Rosenkohl 8–10 Min. zusammen mit den Kartoffeln in einem Topf mit Siebeinsatz dämpfen. Jeweils 100 g von den Kartoffeln (den Rest in Scheiben schneiden) und dem Rosenkohl mit der Milch und Gemüsebrühe zu einer Soße pürieren, diese mit den weiteren Gewürzen kräftig abschmecken und mit Kartoffelscheiben und Rosenkohl vermischen. Den Eintopf portionieren und mit den Möhrenstreifen (Spezialschneider im Handel erhältlich) umranden.

Nährstoffrelation pro Person: 315 kcal, 63 g Kohlenhydrate, 5 g Fett, 21 g Eiweiß

Tipp
Dazu passt als Vorspeise je nach Saison Endivien- oder Feldsalat (Winter) oder Kopfsalat (Frühjahr) mit Pastinake (Rezept S. 301). Mit Salat als Vorspeise den Rosenkohl-Kartoffel-Eintopf auf drei Portionen verteilen.

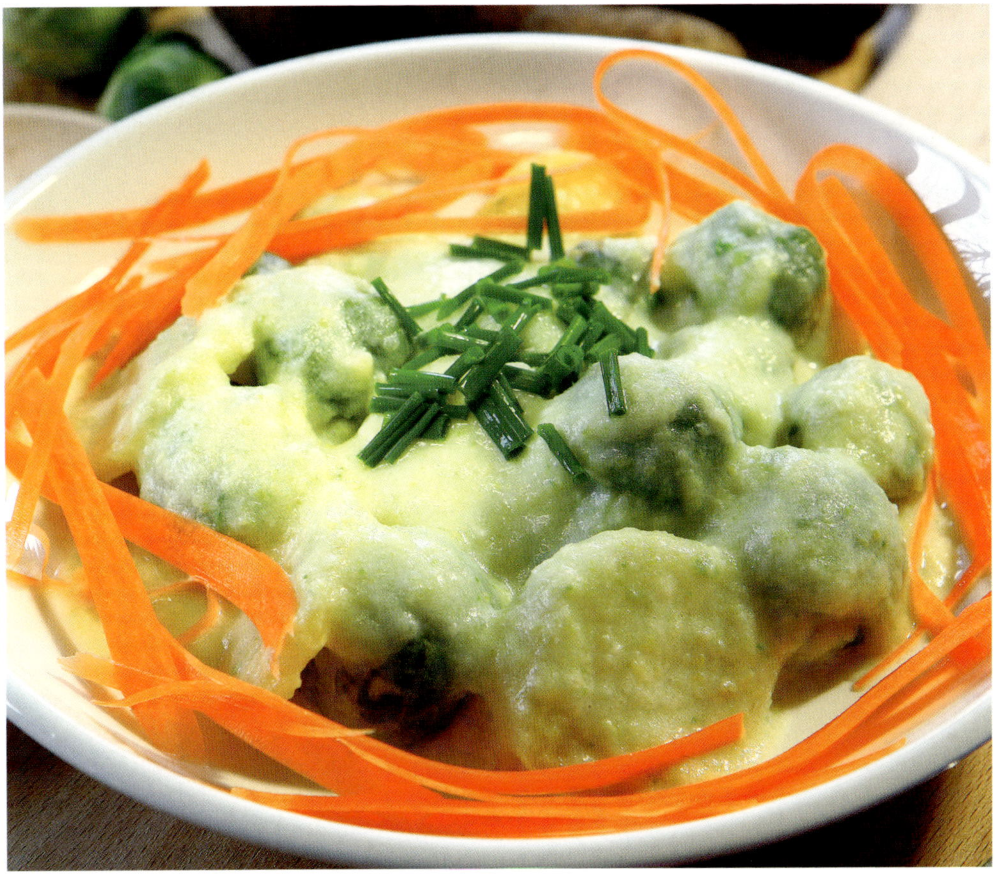

Kartoffelkränze mit Endiviensalat

(für 2 Personen, pro Person ca. 250 g)

Zutaten Kartoffelkränze

400 g	gekochte Pellkartoffeln, abpellen und durch die Kartoffelpresse drücken
100 g	Zwiebeln, würfeln und in 1 EL Olivenöl goldgelb dünsten
100 ml	Milch
1	Eigelb
1	Eiweiß

Kürbisscheiben zum Garnieren

Gewürze

Petersilie, fein gehackt, Blüten von Kapuzinerkresse (schmecken sehr würzig) zum Garnieren

Zutaten Salat

200 g	Endivien, fein geschnitten
100 g	Kürbis, fein geraffelt
80 g	rote Paprika, würfeln

Gewürze

Ume Su, 1 EL Rapsöl, Petersilie

Zubereitung

Kartoffeln, gedünstete Zwiebeln, Milch, Eigelb und Petersilie mit dem Handmixer verrühren und den steif geschlagenen Eischnee unterheben. Die Masse in einen Spritzbeutel füllen, ringförmige Kränze auf ein gefettetes Backblech spritzen und im vorgeheizten Backofen ca. 15 Min. bei 160 °C Umluft goldgelb backen.

Endivien, Kürbis und Paprika vermischen und mit Essig (Ume Su), Rapsöl und Petersilie abschmecken.

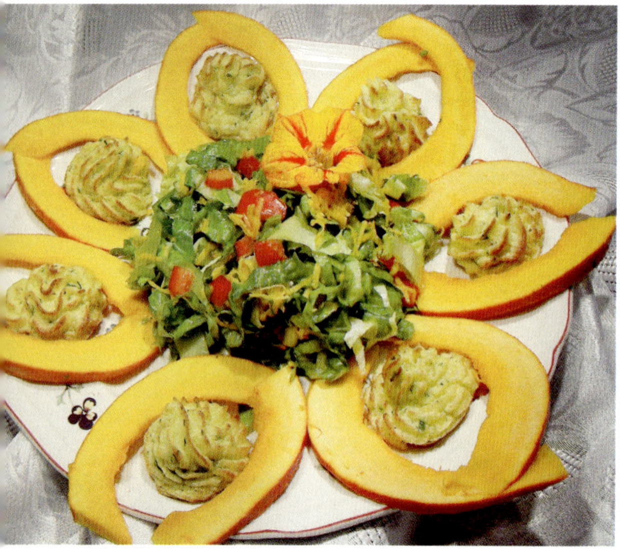

Nährstoffrelation pro Person: 326 kcal, 49 g Kohlenhydrate, 13 g Fett, 12 g Eiweiß

Tipp

Gefüllte Kartoffelnestchen (für 6 Stück) mit Endiviensalat

Damit die Kartoffelnestchen nicht verlaufen, den Milchanteil im oberen Rezept um 30 ml reduzieren. Als Füllung können Sie die verschiedenen herzhaften Brotaufstriche verwenden (z. B. Champignon-Lauch-Aufstrich, S. 290, Linsen-Aufstrich, S. 288, oder Auberginen-Saure-Sahne-Aufstrich, S. 294). Dazu jeweils 30–50 g Aufstrich säulenförmig auf einem Backblech verteilen, mit einem Spritzbeutel die Kartoffelmasse um den Aufstrich herum ausspritzen und ca. 20 Min. bei 160 °C Umluft goldgelb backen.

Kartoffel-Gemüse-Pfanne

(für 2 Personen, pro Person ca. 630 g)

Zutaten

500 g	gekochte Pellkartoffeln, in Scheiben schneiden
100 g	Zwiebeln, würfeln
1 EL	Olivenöl
200 g	Champignons, mit einem trockenen Tuch säubern und in Scheiben schneiden
100 g	Zuckermais, längs vom Maiskolben abschneiden (alternativ: TK-Ware)
200 g	Tomaten, pürieren
200 g	Tomaten, in kleine Stückchen schneiden

Gewürze
Asia, Kräutersalz, Pfeffer, Thymian, Basilikum, Petersilie

Zubereitung
Die Zwiebeln im Olivenöl anschwitzen, Champignons und Zuckermais zugeben und 2–3 Min. köcheln. Kartoffelscheiben, Tomatenpüree und -stückchen untermischen, das Ganze mit den Gewürzen abschmecken, portionieren und mit Kräutern garnieren.

Nährstoffrelation pro Person: 324 kcal, 65 g Kohlenhydrate, 6 g Fett, 13 g Eiweiß

Tipp
Kochen Sie etwas mehr Pellkartoffeln und verwenden Sie diese am nächsten Tag (z. B. für Linsenbratlinge, S. 346).

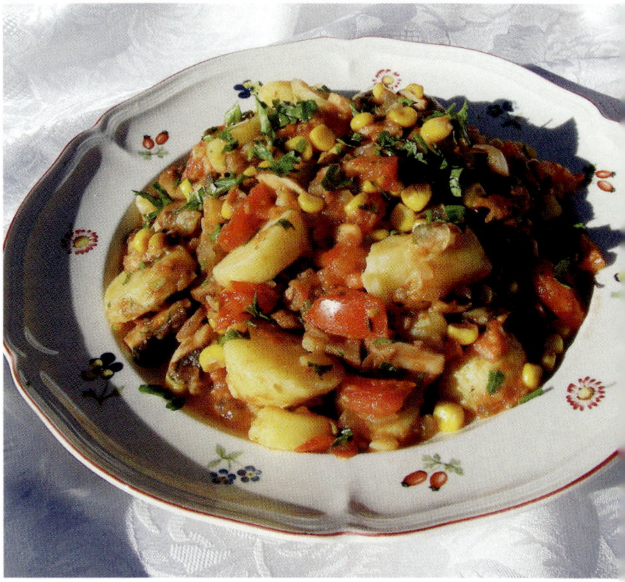

Kartoffel-Tomaten-Auflauf
(für 2 Personen, pro Person ca. 550 g)

Zutaten

400 g	gekochte Pellkartoffeln, mit der Gabel zu Brei drücken
125 g	Zucchini, in Scheiben schneiden
125 g	Möhren, in dünne Scheiben schneiden oder raffeln
100 g	Paprika, würfeln
50 g	Zwiebeln, würfeln
30 g	Buchweizenmehl
1	Ei, mit der Gabel gut verquirlen
250 g	Tomaten, in Scheiben schneiden
25 g	Kapern
15 g	Pinienkerne

Gewürze
Gemüsebrühe, Asia, Kräutersalz, Thymian, Rosmarin, 30 ml Bärlauch-Pesto, Basilikum, Schnittlauch

Zubereitung
Kartoffelbrei, Zucchini, Möhren, Paprika, Zwiebeln und Buchweizenmehl vermischen, mit den Gewürzen abschmecken, das verquirlte Ei unterrühren, die Masse in eine geölte Auflaufform füllen und bei 160 °C Ober-/Unterhitze ca. 35 Min. backen. Den Auflauf mit Tomaten belegen, Kapern und Pinienkerne darüber streuen und weitere 5 Min. bei 160 °C Umluft überbacken. Vor dem Servieren den Kartoffel-Tomaten-Auflauf mit Bärlauch-Pesto beträufeln und mit Basilikum und Schnittlauch bestreuen.

Nährstoffrelation pro Person: 421 kcal, 64 g Kohlenhydrate, 17 g Fett, 14 g Eiweiß

Tipps
- *Probieren Sie den Auflauf mit einem Salat der Saison.*
- *Der Auflauf kann ebenso auf einem Backblech als Kartoffelkuchen zubereitet werden (geeignet für 4–6 Personen). Dazu jeweils die Mengen verdoppeln und die Masse auf einem geölten Backblech verteilen.*

Lachs mit Broccoligemüse und Sesamkartoffeln

Lachs
(für 2 Personen, pro Person 150 g)

Zutaten

300 g	Lachssteak
8 g	Butter

Gewürze

Kräutersalz, Pfeffer, Petersilie, Schnittlauch, Zitronensaft nach Geschmack

Zubereitung

10 Min. bevor die Sesamkartoffeln fertig sind, das Gemüse aufstellen bzw. den Lachs in einer beschichteten Pfanne bei nicht zu starker Hitze je nach Scheibendicke wenige Min. in der Butter schonend dünsten und mit den Gewürzen abschmecken.

Nährstoffrelation pro Person: 333 kcal, 0 g Kohlenhydrate, 24 g Fett, 30 g Eiweiß

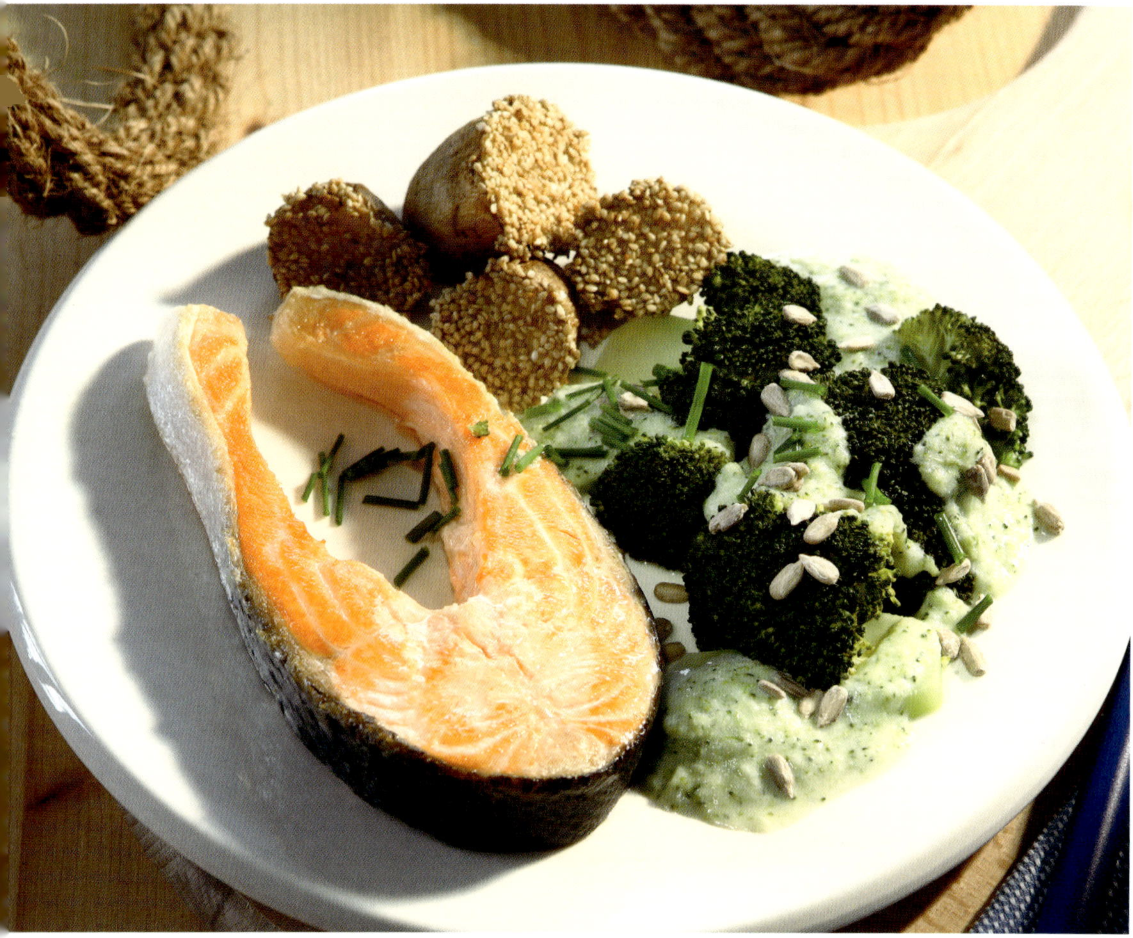

Broccoligemüse
(für 2 Personen, pro Person ca. 250 g)

Zutaten

300 g	Broccoli, in kleine Röschen brechen, die zarten Stiele in dünne Scheiben schneiden
60 g	Zwiebel, fein würfeln
125 ml	Milch
40 g	Pellkartoffel (alternativ: je nach Konsistenz etwas Buchweizenmehl)
10 g	Sonnenblumenkerne, goldgelb geröstet

Gewürze
Gemüsebrühe, Kräutersalz, Pfeffer, Muskat, Schnittlauch, Petersilie

Zubereitung
Broccoli und Zwiebeln in 50 ml Wasser 6–7 Min. garen. Davon 80 g mit Milch und Kartoffeln pürieren und die Soße unter die Broccoliröschen mischen. Das Gemüse mit den Gewürzen abschmecken und mit Kräutern und Sonnenblumenkernen garnieren.

Nährstoffrelation pro Person: 131 kcal, 18 g Kohlenhydrate, 5 g Fett, 9 g Eiweiß

Tipp
Alternativ zum Broccoligemüse können Sie auch Möhren-Schwarzwurzel- oder Möhren-Weißkraut-Gemüse probieren. Dazu 100 g gewürfelte Zwiebeln in einer beschichteten Pfanne in einem Esslöffel Olivenöl anschwitzen, in dünne Scheiben geraffelte Möhren (250g) und Schwarzwurzeln (150g) oder Weißkraut (150g) zugeben und bissfest dünsten. Das Gemüse mit Kokosmilch ablöschen und mit Gemüsebrühe, Asia, Kräutersalz, Pfeffer, Schnittlauch und Petersilie abschmecken.

Sesamkartoffeln
(für 2 Personen, pro Person ca. 150 g)

Zutaten

400 g	kleine, erntefrische Kartoffeln, gründlich abbürsten und halbieren
1 EL	Olivenöl
10 g	Sesam

Gewürze
Rosmarin, Thymian

Zubereitung
Olivenöl bzw. Sesam mit Kräutern auf zwei kleinen Tellern verteilen, die Schnittflächen der Kartoffeln zuerst im Olivenöl und dann in der Sesam-Kräuter-Mischung eintunken. Die Kartoffeln mit der Schnittfläche nach unten auf einem ungefetteten Backblech im vorgeheizten Backofen bei 180 °C Ober-/Unterhitze ca. 1 Std. backen. Größere Kartoffeln vierteln.

Nährstoffrelation pro Person: 205 kcal, 35 g Kohlenhydrate, 7 g Fett, 5 g Eiweiß

Tipp
Probieren Sie anstelle von Sesamkartoffeln Pellkartoffeln, Kartoffelkränze (Rezept S. 332), Ofenkartoffeln oder Backofenpommes. Für die Ofenkartoffeln die Kartoffeln je nach Geschmack mit oder ohne Schale in etwa 2 cm große Stückchen schneiden, eine Auflaufform dünn mit Kokosfett (oder reines Butterfett) einölen, bei 200 °C Ober-/Unterhitze ca. 40 Min. goldgelb backen und mit Kräutersalz und evtl. Paprika abschmecken. Für die „Pommes-non frites“ die Kartoffeln möglichst mit Schale entsprechend in Stifte schneiden, das Backblech dünn mit Olivenöl einpinseln und die Kartoffelstückchen unter einmaligem Wenden bei 160 °C goldgelb backen.

Lendenmedaillons mit Champignonsoße und Möhren-Erbsen-Gemüse

Lendenmedaillons

(für 2 Personen, pro Person 100 g)

Zutaten

200 g Lende, in dünne Scheiben schneiden und mit dem Fleischhammer klopfen
8 g Kokosfett (alternativ: reines Butterfett)

Zubereitung

Kurz bevor die Soße und das Gemüse fertig sind, die Lende im heißen Fett kurz braten (das Fleisch soll noch saftig sein) und alles zusammen auf zwei Tellern dekorativ anordnen.

Nährstoffrelation pro Person: 140 kcal, 0 g Kohlenhydrate, 6 g Fett, 22 g Eiweiß

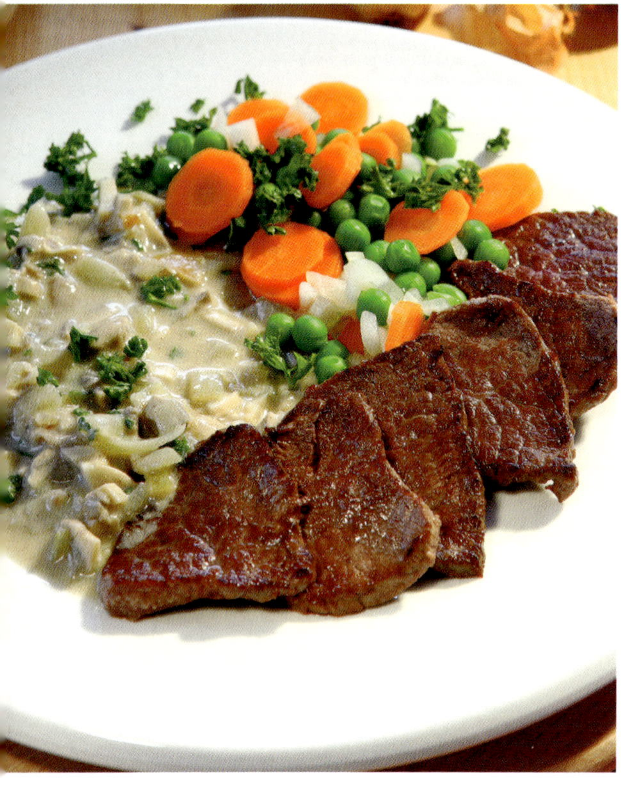

Champignonsoße

(für 2 Personen, pro Person ca. 250 g)

Zutaten

200 g Zwiebeln, würfeln (die Hälfte für das Möhrengemüse verwenden)
1 EL Olivenöl
200 ml Wasser
30 ml Weißwein
150 g Champignons (alternativ: Steinpilze), in kleine Würfel schneiden
20 g Senf (1 EL)
20 g Schmand
15–20 g Buchweizenmehl zum Abbinden

Gewürze

Gemüsebrühe, Pfeffer, Kräutersalz, Thymian, Petersilie, Schnittlauch

Zubereitung

Die Zwiebeln im Olivenöl goldgelb dünsten und mit Wasser und Weißwein ablöschen. Pilze, Senf und Schmand zugeben, die Soße unter ständigem Rühren mit Buchweizenmehl abbinden und mit den Gewürzen abschmecken.

Nährstoffrelation pro Person: 146 kcal, 14 g Kohlenhydrate, 8 g Fett, 6 g Eiweiß

Möhren-Erbsen-Gemüse

(für 2 Personen, pro Person ca. 200 g)

Zutaten

250 g Möhren, in dünne Scheiben raffeln
100 g Erbsen (TK-Ware)
100 g Zwiebeln (Rest von der Champignonsoße)

Gewürze

Gemüsebrühe, Kräutersalz, Pfeffer, Korianderkraut, Petersilie, Schnittlauch

Zubereitung

Die Möhren in 50 ml Wasser ca. 6–7 Min. garen, die Erbsen untermischen und zum Köcheln bringen. Die Zwiebeln zugeben und das Gemüse mit den Gewürzen abschmecken.

Nährstoffrelation pro Person: 89 kcal, 23 g Kohlenhydrate, 1 g Fett, 6 g Eiweiß

Tipp
Probieren Sie die Lendenmedaillons mit Pellkartoffeln und Rotkohl-Gemüse

Gefüllte Pfannkuchen

Zutaten Teig
(für 2 Personen, für 4 Pfannkuchen von jeweils 75 g)

100 g Dinkel, fein mahlen
100 ml Sojamilch (alternativ: Hafer- oder Kuhmilch)
100 ml Mineralwasser
Kräutersalz
5 g Olivenöl

Zutaten Gemüsefüllung und -beilage
(für 2 Personen, ohne Tomaten-Paprika-Aufstrich pro Person 250 g)

150 g Möhren, grob raffeln
125 g Zucchini, grob raffeln
125 g Lauch, fein schneiden
100 g Zuckermais, längs vom Maiskolben abschneiden (alternativ: TK-Ware)
200 g Tomaten-Paprika-Aufstrich (wenn vorhanden, Rezept S. 291)
2 Mangold- oder Krautblätter
Paprikastreifen zum Garnieren

Gewürze
Asia, Kräutersalz, Korianderkraut, Petersilie, Schnittlauch, Knoblauch

Zubereitung
Dinkelmehl, Milch, Wasser und Kräutersalz verquirlen und eine 1/2 Std. quellen lassen. Den Teig in einer mit Öl bepinselten beschichteten Pfanne beidseitig backen.

Das Gemüse 6–7 Min. in 40 ml Wasser garen und mit den Gewürzen abschmecken. Die Pfannkuchen evtl. mit Tomaten-Paprika-Aufstrich bestreichen, das Gemüse darauf verteilen und zusammenrollen. Je Person 100 g von der Gemüsefüllung als Beilage auf einem Mangold- oder Krautblatt reichen und mit Paprikastreifen garnieren.

Nährstoffrelation pro Person: 333 kcal, 62 g Kohlenhydrate, 7 g Fett, 12 g Eiweiß

Tipp
Probieren Sie die Pfannkuchen als Hauptmahlzeit zu Grünkernsuppe (Rezept S. 298) oder in Kombination mit einem Salat.

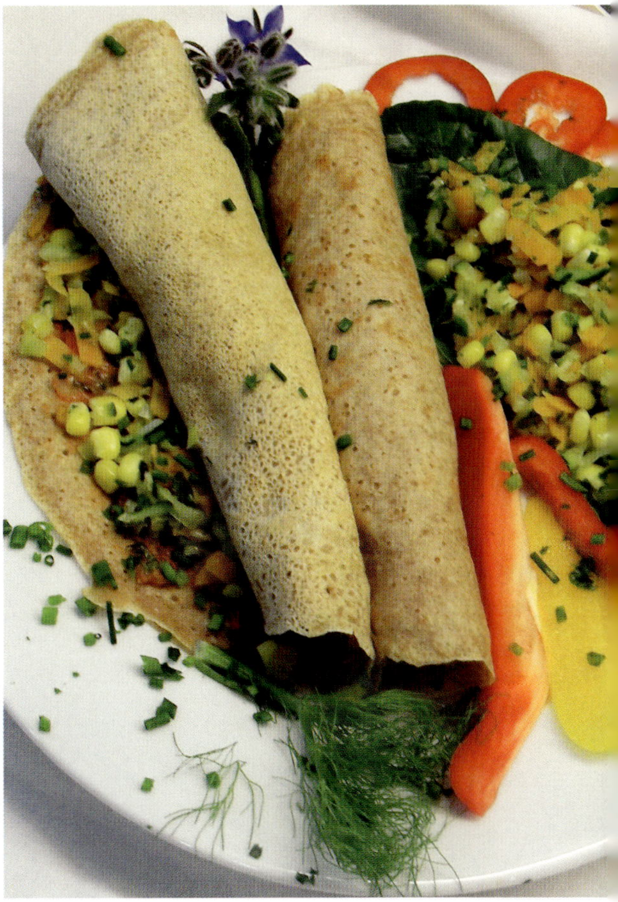

Sellerieschnitzel mit Pastinaken-Lauch-Gemüse und Feldsalat

Sellerieschnitzel

(für 2 Personen, pro Person ca. 125 g)

Zutaten

250 g	Sellerie, in 6 Scheiben von ca. 5 mm Dicke schneiden
15 g	Rapsöl
20 g	Sesam

Zubereitung

Den Sellerie mit dem Öl einpinseln, Sesam darauf streuen und in einer beschichteten Pfanne mit geschlossenem Deckel 7–8 Min. schonend garen.

Nährstoffrelation pro Person: 144 kcal, 8 g Kohlenhydrate, 13 g Fett, 4 g Eiweiß

Pastinaken-Lauch-Gemüse

(für 2 Personen, pro Person ca. 400 g)

Zutaten

400 g	Pastinaken, würfeln
200 g	Lauch, in Ringe schneiden
100 g	rote Zwiebeln, in Ringe schneiden
100 ml	Kuhmilch (alternativ: Soja- oder Hafermilch)
10 g	Macadamia-Nüsse, grob raffeln

Gewürze

Gemüsebrühe, Kräutersalz, Dill, Petersilie, Schnittlauch

Zubereitung

Gemüse unter Zugabe von 50 ml Wasser 6–7 Min. garen und mit den Gewürzen abschmecken. Davon 200 g mit der Milch zu einer Soße pürieren, mit dem Gemüse vermischen, auf einem Teller portionieren und mit Kräutern und Nüssen bestreuen.

Nährstoffrelation pro Person: 221 kcal, 40 g Kohlenhydrate, 7 g Fett, 7 g Eiweiß

Tipp

Probieren Sie als Vorspeise Feldsalat mit Orangen-Mandel-Soße (Rezept S. 308). Alles zusammen ist vom Energiegehalt mit einer Bratwurst zu vergleichen!

Überbackenes Vollkornbrot mit fruchtiger Pilzpfanne

Zutaten

(für 2 Personen, ca. 420 g pro Person mit Brot)

1	kleines Ei
50 ml	Milch, mit dem Ei verquirlen (den Rest für andere Gerichte verwenden)
200 g	hart gewordenes Vollkornbrot (4 Scheiben)
70 g	Zwiebeln, würfeln
1 EL	Rapsöl
250 g	Champignons, in dünne Scheiben schneiden
250 g	Ananas, in kleine Stückchen schneiden

Gewürze

Kräutersalz, Thymian, Schnittlauch

Zubereitung

Das Brot in der Milchsoße wenden und in einer beschichteten Pfanne beidseitig ausbacken. Die Zwiebeln im Rapsöl anschwitzen, die Champignons zugeben und weitere 5 Min. dünsten. Dann die Ananasstückchen untermischen, die fruchtige Pilzpfanne würzen und auf den Broten verteilen bzw. den Rest dazu reichen.

Nährstoffrelation pro Person: 387 kcal, 71 g Kohlenhydrate, 10 g Fett, 17 g Eiweiß

Tipp

Die fruchtige Pilzpfanne ist sehr gut geeignet zum Füllen von Pfannkuchen.

Gefüllte Auberginen mit Auberginengemüse

Gefüllte Auberginen

(für 2 Personen, pro Person ca. 575 g)

Zutaten

70 g	Gerste, grob schroten
200 ml	Wasser
je 100 g	gelbe und rote Paprika, fein würfeln
200 g	Zuckermais, längs vom Maiskolben abschneiden (alternativ: TK-Ware)
150 g	Lauch, in dünne Scheiben schneiden und grob hacken
80 g	Tomatenmark
700 g	längliche Auberginen (2 Stück), der Länge nach halbieren, mit einem Kugelausstecher aushöhlen und salzen (Kügelchen für das Auberginengemüse verwenden)
30 g	Greyerzer, fein raffeln

Gewürze

Gemüsebrühe, Kräutersalz, Peperoni, italienische Kräutermischung, Knoblauch, Basilikum

Auberginengemüse

(für 2 Personen, pro Person ca. 330 g)

Zutaten

100 g	Zwiebeln
1 EL	Olivenöl
150 g	gelbe Paprika, halbieren und in schmale Querstreifen schneiden
Auberginenkügelchen	
200 g	Tomaten, in kleine Stücke schneiden

Gewürze

Kräutersalz, italienische Kräutermischung, Basilikum, Knoblauch, Salbei (fein gehackt)

Zubereitung

Die Gerste im Wasser unter ständigem Rühren ca. 1 Min. zu einem Brei köcheln und mit geschlossenem Deckel 15 Min. nachquellen lassen. Paprika, Mais, Lauch und Tomatenmark zugeben und mit den Gewürzen abschmecken. Die ausgehöhlten Auberginen mit der Gerste-Gemüse-Mischung füllen und im vorgeheizten Backofen auf der mittleren Schiene bei 170 °C 25–30 Min. backen. Kurz vor dem Servieren die gefüllten Auberginen mit Käse und Basilikum bestreuen.

Gut 10 Min. bevor die gefüllten Auberginen fertig sind, die Zwiebeln im Olivenöl anschwitzen, Paprikastreifen und Auberginenkügelchen zugeben, weitere 5 Min. dünsten, die Tomatenstückchen untermischen (nur noch kurz erwärmen), das Ganze mit den Gewürzen abschmecken und das Auberginengemüse zu den gefüllten Auberginen reichen.

Nährstoffrelation pro Person: 403 kcal, 77 g Kohlenhydrate, 9 g Fett, 21 g Eiweiß

Tipps

- *Die Reste von den gefüllten Auberginen bzw. dem Gemüse schmecken auch kalt.*
- *Eine schnellere und ebenso schmackhafte Variante dieses Gerichts ist der folgende Gerste-Eintopf (S. 340).*
- *Probieren Sie Gemüsefüllungen oder Reste von den herzhaften Brotaufstrichen mit ausgehöhlten Zucchini, Kohlrabi, Tomaten oder Kartoffeln.*

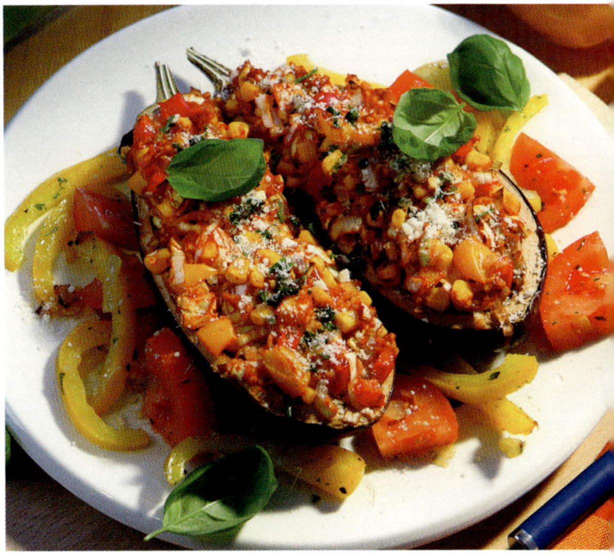

Auberginenröllchen mit Auberginen-Saure-Sahne-Aufstrich

Zutaten

(für 4 Personen, pro Person ca. 200 g)

400 g	längliche Auberginen, der Länge nach in 2–3 mm dicke Scheiben schneiden
1	Ei
130 ml	Milch, mit dem Ei verquirlen
Salz	

Zubereitung

Die Auberginenscheiben einseitig salzen, 10 Min. ziehen lassen, mit einem Papiertuch trocken tupfen, in der Milch-Ei-Soße wenden und in einer beschichteten Pfanne bei mittlerer Temperatur (nicht zu heiß) ausbraten. Die Auberginenscheiben mit Auberginen-Saure-Sahne-Aufstrich (Rezept, S. 276, ca. 400 g, Nährwerte sind unten berücksichtigt) bestreichen und aufrollen. Evtl. mit einem Zahnstocher fixieren.

Nährstoffrelation pro Person: 105 kcal, 15 g Kohlenhydrate, 5 g Fett, 6 g Eiweiß

Tipps

- *Auberginenröllchen eignen sich hervorragend für ein kaltes Büffet oder als Imbiss zwischendurch.*
- *Als Alternative zum Auberginenaufstrich bietet sich Tomaten-Paprika-Aufstrich (Rezept S. 291) oder Basilikum-Tomaten-Aufstrich (Rezept S. 293) an.*
- *Variieren Sie mit einer pikanten Würzsoße: Asia, Kräutersalz, Pfeffer, Knoblauch und eine italienische Kräutermischung miteinander vermischen, Auberginenscheiben damit würzen und aufrollen.*
- *Probieren Sie das Gleiche mit ungesalzenen Zucchinischeiben oder Champignons. Bei den Champignons die Stiele entfernen (getrennt mitgaren), auf dem Kopf in einer Pfanne mit Deckel 5 Min. garen und mit herzhaften Brotaufstrichen füllen.*
- *Verwerten Sie die Reste zu Teig-Gemüse-Röllchen: Vermischen Sie die restliche Milch-Ei-Soße mit ca. 40 g Vollkorngrieß und backen Sie davon ohne weiteres Fett einen dünnen Pfannkuchen. Den Teig etwa in der Größe der Auberginenscheiben in Streifen schneiden, mit Brotaufstrich bestreichen und aufrollen. Teig-Gemüse-Röllchen schmecken auch zum Frühstück!*

Gerste-Auberginen-Eintopf

Zutaten

(für 2 Personen, pro Person ca. 600 g)

70 g	Gerste
200 ml	Wasser
400 g	Auberginen (1 große), würfeln
je 100 g	gelbe und rote Paprika, würfeln
150 g	Mais, den Mais längs vom Maiskolben abschneiden (alternativ: TK-Ware)
50 g	Tomatenmark
150 g	Tomaten, würfeln
20 g	Gruyère, fein raffeln

Gewürze

Asia, Kräutersalz, Knoblauch (mit Salz zu Mus reiben) Pfeffer, Schnittlauch, Petersilie, Basilikum

Zubereitung

Gerste im Wasser 25 Min. köcheln, Auberginen, Paprika und Mais untermischen und das Ganze weitere 5 Min. köcheln. Den Eintopf mit Tomatenmark und den Gewürzen abschmecken, die Tomatenwürfel unterheben, portionieren und mit Käse und Kräutern bestreuen.

Nährstoffrelation pro Person: 291 kcal, 84 g Kohlenhydrate, 6 g Fett, 13 g Eiweiß

Tipp

Als vegane Variante den Käse weglassen bzw. durch Tofuwürfel ersetzen.

Kartoffel-Gemüse-Plätzchen mit Zucchini-Paprika-Soße

Kartoffel-Gemüse-Plätzchen

(für 2 Personen, für 6–7 Kartoffelplätzchen; 180 g pro Portion)

Zutaten

175 g	gekochte Pellkartoffeln, 50 g für Soße aufbewahren
50 g	Zucchini, grob raffeln
50 g	Karotten, grob raffeln
50 g	Zwiebeln, fein würfeln
50 g	feine Haferflocken
30 g	Buchweizenmehl
50 g	Magerquark
1	Ei, mit der Gabel verquirlen, die Hälfte für das Kartoffelgratin (siehe Tipp) verwenden
1 EL	Olivenöl

Gewürze

Gemüsebrühe, Asia, Kräutersalz, Pfeffer, Thymian, Knoblauch, Petersilie, Schnittlauch

Zutaten Soße

(185 g pro Person)

125 g	Zucchini, fein raffeln
50 g	Pellkartoffel (s.o.)
125 ml	Milch
75 g	rote Paprika, in sehr feine Stückchen schneiden

Zubereitung

125 g Pellkartoffeln mit der Gabel zu Kartoffelbrei zerdrücken und mit Gemüse, Haferflocken, Buchweizenmehl, Quark und Ei vermischen. Die Kartoffel-Gemüsemasse mit den Gewürzen herzhaft abschmecken, ca. 1 cm dicke Fladen formen und in einer beschichteten Pfanne bei mittlerer Hitze im Olivenöl ausbraten.

Zucchini, Pellkartoffel, Milch und Gemüsebrühe zu einer Soße pürieren, erwärmen und mit den oben angegebenen Gewürzen herzhaft abschmecken. Die Soße mit den Paprikastückchen vermischen und zu den Kartoffelplätzchen reichen.

Nährstoffrelation pro Person: 350 kcal, 56 g Kohlenhydrate, 10 g Fett, 16 g Eiweiß

Tipp

Probieren Sie zu den Gemüse-Plätzchen Kartoffelgratin (Rezept s. u.) oder Salat. Die Kartoffel-Gemüse-Plätzchen 20 Min., bevor das Kartoffelgratin fertig ist, ausbraten. Die Soße nur noch kurz erhitzen. Vor dem Ausbraten die Kartoffelplätzchen evtl. in Sesam wenden.

Kartoffelgratin

(für 3 Personen, ca. 200 g pro Portion)

Zutaten

125 ml	Milch
20 ml	Schlagsahne
$^1/_2$	Ei (s. o. Kartoffel-Gemüse-Plätzchen)
500 g	Kartoffeln, schälen, in 1–2 cm dicke Streifen schneiden und in Scheiben raffeln
15 g	Sonnenblumenkerne (alternativ: Sesam)

Gewürze

Gemüsebrühe, Asia, Kräutersalz, Knoblauch, Thymian, Rosmarin, Kreuzkümmel ganz

Zubereitung

Milch, Schlagsahne und Ei verquirlen und mit den Gewürzen kräftig abschmecken. Die Kartoffelscheiben in eine Auflaufform mit Deckel (alternativ: Aluminiumfolie) raffeln, etwas andrücken und die Milch-Soße darüber gießen. Das Kartoffelgratin mit Sonnenblumenkernen bestreuen und im vorgeheizten Backofen in der geschlossenen Auflaufform bei 180 °C Ober-/Unterhitze ca. 1 Std. backen.

Nährstoffrelation pro Person: 207 kcal, 31 g Kohlenhydrate, 7 g Fett, 7 g Eiweiß

Grünkern-Gemüse-Frikadellen mit Bohnengemüse und Champignonsoße

Grünkern-Gemüse-Frikadellen

(für 4 Personen, für 12 Frikadellen von je 75 g)

Zutaten

150 g	Grünkern, mittelgrob schroten
250 ml	Wasser
100 g	Möhren, grob raffeln
100 g	Lauch, in dünne Ringe schneiden und fein zerhacken
100 g	Zwiebeln, fein würfeln
250 g	gekochte Pellkartoffeln, mit der Gabel zerdrücken (ohne Kartoffeln 70–80 g Buchweizenmehl)
1	Ei
30 g	Buchweizenmehl zum Abbinden (alternativ: Semmelbrösel, Vollkorngrieß)
2 EL	Olivenöl zum Ausbraten

Gewürze

Asia, Gemüsebrühe, Kräutersalz, Petersilie, Schnittlauch, Knoblauch

Zubereitung

Den Grünkern im Wasser unter ständigem Rühren etwa 3 Min. köcheln und anschließend mit geschlossenem Deckel bei abgeschalteter Herdplatte ca. 15 Min. nachquellen lassen. Gemüse, Kartoffeln, Ei und Buchweizenmehl unter die Grünkernmasse mischen und mit den Gewürzen herzhaft abschmecken. Mit der Hand ca. 1 cm dicke Frikadellen formen und in einer beschichteten Pfanne im Olivenöl (pro Pfanne 1 EL) bei mittlerer Hitze goldgelb ausbraten.

Nährstoffrelation pro Person: 263 kcal, 48 g Kohlenhydrate, 7 g Fett, 9 g Eiweiß

Tipps

- *Die Frikadellen können alternativ zur Pfanne auf einem gefetteten Backblech gebacken werden. In diesem Fall das Buchweizenmehl weglassen.*
- *Sie schmecken kalt als Zwischenmahlzeit, mit Salat, zur Gemüsesuppe am Abend oder an der Arbeit als vegetarischer Gemüseburger. Dazu Dinkelvollkornbaguette mit Salatblättern, 2 Grünkern-Gemüse-Frikadellen, Tomaten- und Gurkenscheiben, Zwiebelringen und Paprikastreifen belegen und Joghurt-Meerrettich-Soße (Rezept siehe Polenta-Mangold-Schnitten, S. 299) darüber verteilen.*
- *Übrige Frikadellen einfrieren und nach Bedarf erwärmen.*

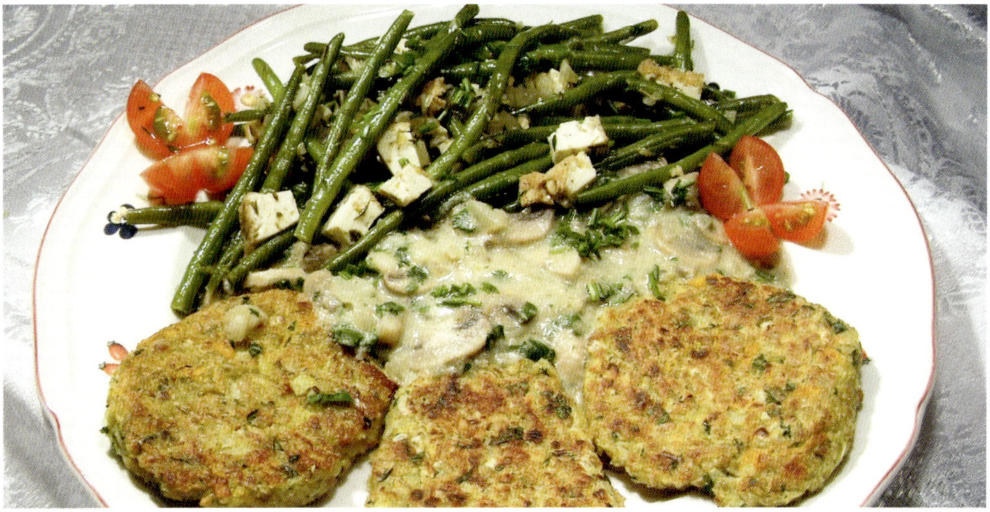

Bohnengemüse

(für 4 Personen, ca. 200 g pro Person)

Zutaten

600 g	Bohnen, ganz oder in 1–2 cm kleine Stücke schneiden (alternativ: TK-Ware)
150 g	Zwiebeln, würfeln
75 ml	Wasser
100 g	Mandel-Sesam-Tofu, würfeln
1 EL	Rapsöl

evtl. Buchweizenmehl zum Abbinden

Gewürze

Bohnenkraut (das Kraut abstreifen und zerhacken), Asia, Gemüsebrühe, Knoblauch, evtl. etwas Miso (oder Sojasoße), Schnittlauch, Petersilie

Zubereitung

Bohnen und Zwiebeln im Wasser 10 Min. bissfest garen. Das Bohnengemüse mit Tofuwürfeln, Rapsöl und Gewürzen herzhaft abschmecken. Zu viel Flüssigkeit kann mit etwas Buchweizenmehl abgebunden werden.

Nährstoffrelation pro Person: 127 kcal, 14 g Kohlenhydrate, 6 g Fett, 8 g Eiweiß

Champignonsoße

(für 4 Personen, ca. 200 g pro Person)

Zutaten

100 g	Zwiebeln, würfeln
1 EL	Olivenöl
400 ml	Wasser
30 g	Buchweizenmehl
300 g	Champignons, trocken Schmutz abreiben, in dünne Scheiben schneiden und zerhacken
40 g	Schmand

Gewürze

Gemüsebrühe, Thymian, Pfeffer, Kräutersalz, Schnittlauch, Petersilie, Knoblauch

Zubereitung

Zwiebeln im Olivenöl goldgelb dünsten, mit Wasser ablöschen und mit dem Schneebesen das Buchweizenmehl untermischen. Champignons zugeben, die Soße kurz zum Köcheln bringen und mit Schmand und Gewürzen herzhaft abschmecken.

Nährstoffrelation pro Person: 91 kcal, 10 g Kohlenhydrate, 4 g Fett, 5 g Eiweiß

Spargelgemüse mit Pellkartoffeln und Kohlrabisoße

(für 2 Personen, ca. 650 g pro Person)

Zutaten

500 g	gekochte Pellkartoffeln
500 g	Spargel, dämpfen
200 g	Kohlrabi, fein raffeln
150 ml	Milch
30 g	Schmand

Gewürze

Gemüsebrühe, Kräutersalz, Pfeffer, Zitronensaft, Estragon, Schnittlauch, Petersilie

Zubereitung

Die Kartoffeln in einem Topf mit Siebeinsatz dämpfen und die letzten 10 Min. der Garzeit den Spargel hinzufügen.

Den Kohlrabi in 70 ml Wasser ca. 5 Min. köcheln, mit 70 g Pellkartoffeln, Milch, Schmand und Gemüsebrühe cremig pürieren und mit den weiteren Gewürzen abschmecken. Die Soße zu den Pellkartoffeln und dem Spargel reichen.

Nährstoffrelation pro Person: 328 kcal, 61 g Kohlenhydrate, 7 g Fett, 15 g Eiweiß

Tipp

Dazu passt ein leichter Frühlingssalat (z. B. Kopfsalat mit Radieschen und Schalotten).

Buchweizenfrikadellen mit Topinambur-Gemüse

Buchweizenfrikadellen

(für 2 Personen, für 7–8 Frikadellen; insgesamt 360 g)

Zutaten

70 g	Buchweizen, fein mahlen
100 g	Möhren, grob raffeln
100 g	Fenchel, grob raffeln
50 g	Zwiebeln, fein würfeln
20 g	Sonnenblumenkerne
1	Ei
1 EL	Olivenöl

Gewürze

Asia, Gemüsebrühe, Kräutersalz, Pfeffer, Petersilie, Schnittlauch

Zubereitung

Alle Zutaten miteinander vermischen, mit den Gewürzen abschmecken, eine beschichtete Pfanne mit dem Olivenöl erhitzen und die recht feuchte Buchweizen-Gemüse-Masse (bindet beim Ausbraten ab) am besten mit der Hand oder einem Esslöffel direkt in der Pfanne flach drücken.

Nährstoffrelation pro Person: 285 kcal, 37 g Kohlenhydrate, 13 g Fett, 12 g Eiweiß

Topinambur-Gemüse

(für 2 Personen, ca. 300 g pro Person)

Zutaten

250 g	Topinambur, gut abbürsten und mit der Schale in kleine Würfel schneiden
250 g	Möhren, der Länge nach vierteln und in dünne Scheiben raffeln
50 ml	Milch
30 ml	Sojasahne (alternativ: Schmand)

Gewürze

Asia, Gemüsebrühe, Kräutersalz, Pfeffer, Petersilie, Schnittlauch, evtl. Korianderkraut

Zubereitung

Topinambur und Möhren in 50 ml Wasser ca. 5 Min. garen (Topinambur wird schnell weich), 100 g vom Gemüse mit Milch, Sojasahne und Gemüsebrühe pürieren, mit den weiteren Gewürzen abschmecken und alles zusammen vermischen.

Nährstoffrelation pro Person: 108 kcal, 32 g Kohlenhydrate, 4 g Fett, 6 g Eiweiß

Grünkohl-Kartoffel-Eintopf

(für 2 Portionen, pro Person ca. 580 g)

Zutaten

300 g	Grünkohl (Vorbereitung siehe Grünkohl-Linsen-Eintopf S. 345)
250 g	Kartoffeln (evtl. mit Schale), in kleine Würfel schneiden
100 g	Zwiebeln, würfeln
150 g	Pastinaken, der Länge nach in ca. 1 cm dicke Streifen schneiden und in Scheiben raffeln
50 g	Tomatenmark
20 g	Sesam, im Mörser zerstoßen

Gewürze

Gemüsebrühe, Kräutersalz, Majoran, Muskat, Koriander, Kardamom, Pfeffer, Peperoni, Schnittlauch, Petersilie

Zubereitung

Den Grünkohl mit 350 ml Wasser in den Topf geben, etwas andrücken, die Kartoffeln darüber schichten und 8–10 Min. köcheln. Zwiebeln und Pastinaken zugeben und weitere 2–3 Min. köcheln. Den Eintopf mit Tomatenmark, Sesam und den Gewürzen abschmecken.

Nährstoffrelation pro Person: 271 kcal, 50 g Kohlenhydrate, 7 g Fett, 13 g Eiweiß

Grünkohl-Linsen-Eintopf

Zutaten

(für 2 Portionen, pro Person ca. 450 g)

50 g	Linsen (Sorte: du Puy), in 200 ml Wasser über Nacht quellen lassen
300 g	Grünkohl, die Blätter vom unteren Teil der Mittelrippe abreisen, den holzigen Teil abschneiden, den Rest mit den Blättern in sehr feine Querstreifen schneiden
150 g	Hokkaido-Kürbis, mit der Schale würfeln
75 g	Zwiebeln, würfeln
50 g	Avocado, mit der Gabel zu Mus drücken
100 ml	Milch
20 g	Walnüsse (grob zerbrechen)

Gewürze

Asia, Gemüsebrühe, Kräutersalz, Muskat, Pfeffer, Knoblauch, Schnittlauch, Petersilie

Zubereitung

Die Linsen im Einweichwasser 25 Min. köcheln, mit Grünkohl, Kürbis und Zwiebeln vermischen und weitere 8–10 Min. köcheln. Den Grünkohl-Linsen-Eintopf mit Avocadomus, Milch und den Gewürzen aromatisch abschmecken. Zum Garnieren mit Walnüssen bestreuen.

Nährstoffrelation pro Person: 307 kcal, 38 g Kohlenhydrate, 16 g Fett, 17 g Eiweiß

Tipp

Grünkohl ist aufgrund seines außergewöhnlich hohen Gehalts an Vitalstoffen und seiner Unempfindlichkeit gegenüber Frost neben Pastinaken, Topinambur, Schwarzwurzeln oder Rosenkohl ein ideales Gemüse für die kalte Jahreszeit. Er kann nach den ersten Frösten (macht die Blätter zarter) den ganzen Winter über frisch geerntet werden. Der Stengel sollte nach dem Abernten im Boden belassen werden, denn sobald die ersten Sonnenstrahlen im Frühjahr den Boden erwärmen, schlägt Grünkohl erneut aus und bildet besonders zarte und wertvolle Blätter. Grünkohl bietet einen

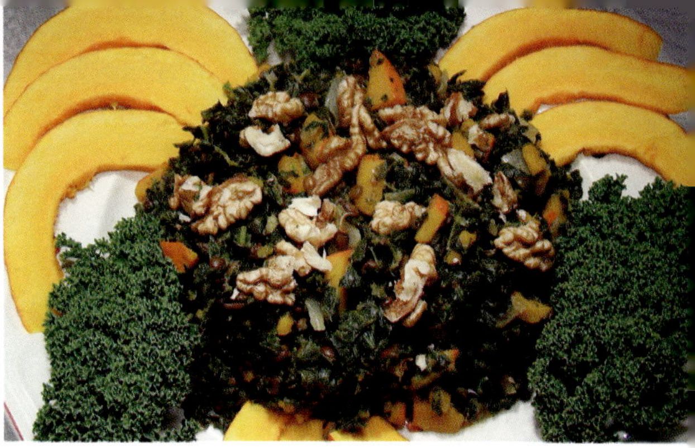

sehr guten Krebsschutz, fördert durch seine körperreinigende Wirkung eine gesunde Haut, erleichtert die Ausscheidung krankhafter Wasseransammlungen und verbessert die Sehkraft.

Grünkohl-Mandarinen-Pfanne

(für 2 Portionen, pro Person ca. 530 g)

Zutaten

50 g	Quinoa
300 g	Grünkohl (Vorbereitung siehe Grünkohl-Linsen-Eintopf s.o.)
200 g	Möhren oder Pastinaken, in grobe Scheiben schneiden
300 g	Mandarinen, in kleine Stückchen schneiden
50 ml	Sojasahne (alternativ: Schlagsahne)
10 g	Pinienkerne

Gewürze

Gemüsebrühe, Ingwer, Zitronengras

Zubereitung

Quinoa, Grünkohl und Möhren vermischen, mit geschlossenem Deckel in 200 ml Wasser 10 Min. garen und mit Sojasahne und den Gewürzen abschmecken. Anschließend die Mandarinenstückchen unterheben, portionieren und mit Pinienkernen garnieren.

Nährstoffrelation pro Person: 306 kcal, 55 g Kohlenhydrate, 10 g Fett, 14 g Eiweiß

Tipp

Probieren Sie die verschiedenen Grünkohlgerichte mit ganzen, gerösteten Mandeln, die Sie zum Schluss untermischen.

Linsenbratlinge mit Tomaten-Paprika-Gemüse

Linsenbratlinge

(für 2 Personen, für ca. 8 Frikadellen; pro Portion ca. 230 g)

Zutaten

50 g	grüne Linsen (Sorte: du Puy), in 90 ml Wasser über Nacht einweichen und 25 Min. köcheln
100 g	gekochte Pellkartoffeln, mit der Gabel zerdrücken
35 g	Lauch, fein hacken
35 g	Möhren, mittelgrob raffeln
70 g	Zuckermais, längs vom Maiskolben abschneiden (alternativ: TK-Ware)
1	kleines Ei
50 g	Quark
50 g	Semmelbrösel
1 EL	Olivenöl

Gewürze

Gemüsebrühe, Asia, Kräutersalz, Miso, Pfeffer, Petersilie, Schnittlauch, Majoran, Knoblauch

Zubereitung

Die gekochten Linsen mit den angegebenen Zutaten vermischen, das Ganze mit den Gewürzen herzhaft abschmecken, kleine Frikadellen formen und im Olivenöl bei mittlerer Hitze in einer beschichteten Pfanne ausbraten.

Nährstoffrelation pro Person: 319 kcal, 47 g Kohlenhydrate, 11 g Fett, 16 g Eiweiß

Tipps

- *Verwenden Sie die restlichen Frikadellen zu Gemüsesuppen, als Hamburger, pur aus der Hand oder zu Salaten.*
- *Als schnelle Salatvariante bietet sich anstelle von Gemüse ein Tomaten-Mais-Salat an. Hierzu 4 Tomaten (in kleine Stückchen schneiden), 1 kleine Zwiebel (würfeln) und 100 g TK-Zuckermais miteinander vermischen und mit 1 EL Olivenöl, Balsamico-Essig, Basilikum und Oregano abschmecken.*

Tomaten-Paprika-Gemüse

(für 2 Personen, ca. 300 g pro Person)

Zutaten

150 g	Zwiebeln, in Ringe schneiden
1 EL	Olivenöl
150 g	gelbe Paprika, halbieren und in Querstreifen schneiden
50 g	grüne Paprika, halbieren und in Querstreifen schneiden
300 g	Tomaten, in kleine Stückchen schneiden

Gewürze

Kräutersalz, Oregano, Rosmarin, Thymian, Basilikum, Salbei (alternativ: südländische Kräutermischung)

Zubereitung

Die Zwiebeln im Olivenöl anschwitzen, Paprika zugeben und in einer beschichteten Pfanne ohne Deckel bissfest dünsten. Vor dem Servieren die Tomatenstückchen untermischen und das Ganze mit den Gewürzen (möglichst frische Kräuter) abschmecken.

Nährstoffrelation pro Person: 101 kcal, 14 g Kohlenhydrate, 5 g Fett, 3,5 g Eiweiß

Tipp

Das Tomaten-Paprika-Gemüse lässt sich auch hervorragend mit Nudeln (50 g pro Person) kombinieren.

Kartoffel-Mangold-Frikadellen mit Kohlrabi-Möhren-Gemüse

Kartoffel-Mangold-Frikadellen

(für 4 Personen, für 13–14 Frikadellen; ca. 175 g pro Portion)

Zutaten

200 g	Mangold, in dünne Streifen schneiden
400 g	gekochte Pellkartoffeln, mit der Gabel zerdrücken
50 g	Dinkelvollkornmehl
100 g	rote Paprika, in feine Würfel schneiden
50 g	Zwiebeln, in feine Würfel schneiden
2 EL	Olivenöl (1 EL pro Pfanne)

Gewürze

Asia, Gemüsebrühe, Kräutersalz, Muskat, Knoblauch, Petersilie, Schnittlauch

Zubereitung

Den Mangold unter ständigem Wenden ca. 2 Min. köcheln, bis er zusammen fällt. Kartoffelbrei, Dinkelmehl, Paprika und Zwiebeln untermengen, mit den Gewürzen abschmecken und auf einem Schneidbrett etwa 1 cm dicke Frikadellen formen. Diese im Olivenöl ausbraten. Zu den Frikadellen Kohlrabi-Möhren-Gemüse und -Soße reichen.

Nährstoffrelation pro Person: 162 kcal, 30 g Kohlenhydrate, 5 g Fett, 5 g Eiweiß

Tipp

Probieren Sie die Frikadellen mit 60 g Bulgur. Dazu den Mangold unter ständigem Wenden ca. 2 Min. köcheln, bis er zusammenfällt. Bulgur untermischen und mit geschlossenem Deckel zum Köcheln bringen, die Herdplatte abschalten und 10 Min. ausquellen lassen. Paprika, Zwiebeln und ein Ei unter die etwas abgekühlte Masse mischen, mit den Gewürzen abschmecken, Frikadellen formen und ausbraten.

Kohlrabi-Möhren-Gemüse

(für 2 Personen, pro Person ca. 350 g)

Zutaten

400 g	Kohlrabi, in kleine Würfel schneiden
200 g	Möhren, in Scheiben raffeln
100 ml	Milch (je nach Geschmack Kuh- oder Sojamilch)

Gewürze

Gemüsebrühe, Kräutersalz, Pfeffer, Petersilie, Schnittlauch

Zubereitung

Kohlrabi und Möhren in 40 ml Wasser im geschlossenen Topf 6–7 Min. bissfest garen. 200 g vom Gemüse mit der Milch und Gemüsebrühe pürieren, die Soße mit den weiteren Gewürzen abschmecken und jeweils zur Hälfte mit dem Kohlrabi-Möhren-Gemüse vermischen bzw. zu den Frikadellen reichen (evtl. einen dünnen Querstreifen von einer dicken Paprika abschneiden und mit der Soße füllen). Frische Kräuter zum Garnieren verwenden.

Nährstoffrelation pro Person: 105 kcal, 21 g Kohlenhydrate, 2 g Fett, 7 g Eiweiß

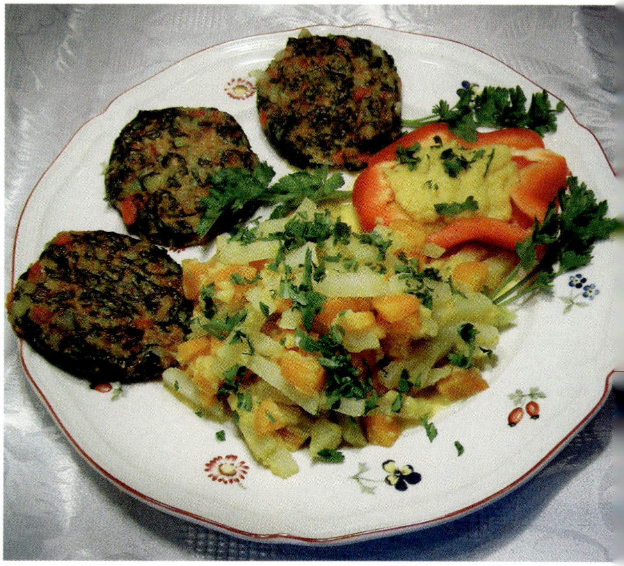

Kichererbsen-Frikadellen mit Fenchel-Tomaten-Gemüse

Kichererbsen-Frikadellen

(für 2 Personen, für ca. 7 Frikadellen; ca. 150 g pro Portion)

Zutaten

150 g	Kichererbsen-Kürbis-Aufstrich (Rezept S. 289)
150 g	gekochte Pellkartoffeln, mit der Gabel zerdrücken
25 g	Zwiebeln, fein würfeln
30 g	Buchweizenmehl
1 EL	Olivenöl

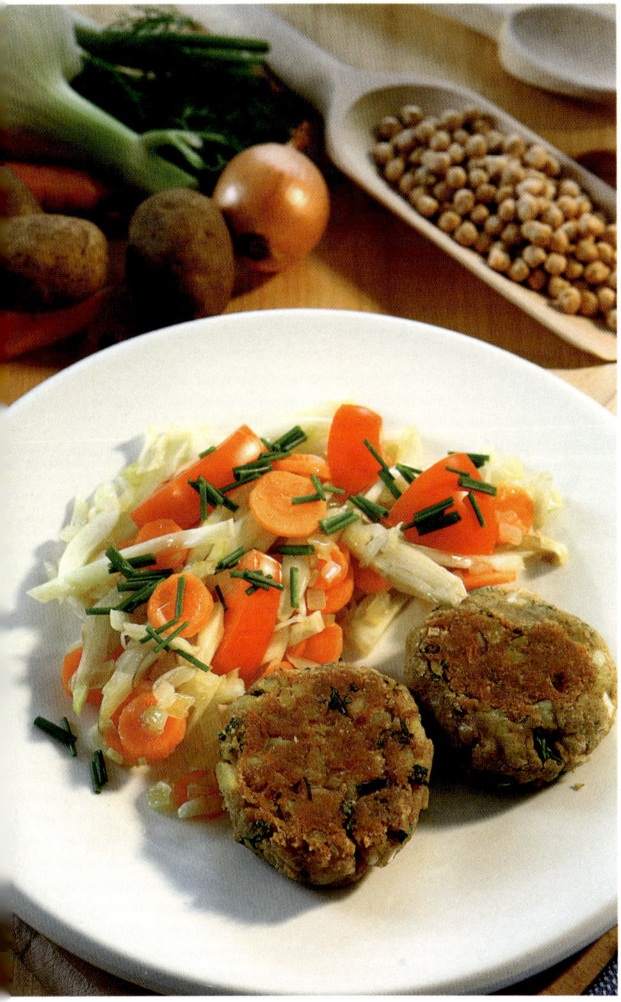

Gewürze

Asia, Kräutersalz, Petersilie, Schnittlauch, Knoblauch

Zubereitung

Die Zutaten miteinander vermischen, würzen, die Masse zu etwa $^1/_2$ cm dicken Frikadellen formen und im Olivenöl bei mittlerer Temperatur ausbraten.

Nährstoffrelation pro Person: 191 kcal, 34 g Kohlenhydrate, 6 g Fett, 6 g Eiweiß

Tipp

Probieren Sie die Frikadellen zu Kichererbsen-Kartoffel-Suppe (Rezept S. 299).

Fenchel-Tomaten-Gemüse

(für 2 Personen, pro Person ca. 300 g)

Zutaten

100 g	Zwiebeln, würfeln
1 EL	Olivenöl
200 g	Fenchel (ca. 1 Knolle), in dünne Streifen schneiden
100 g	Möhren, in dünne Scheiben schneiden
200 g	Tomaten, in Würfel schneiden

Gewürze

Asia, Kräutersalz, Petersilie, Schnittlauch, Basilikum, Rosmarin, Knoblauch

Zubereitung

Die Zwiebeln in einer beschichteten Pfanne im Olivenöl anschwitzen, mit 40 ml Wasser ablöschen, Fenchel und Möhren zugeben und mit geschlossenem Deckel ca. 8 Min. garen. Die Gemüsepfanne mit den Gewürzen abschmecken, die Tomatenwürfel untermischen, kurz erhitzen, mit frischen Kräutern bestreuen und zu den Frikadellen reichen.

Nährstoffrelation pro Person: 104 kcal, 18 g Kohlenhydrate, 5 g Fett, 5 g Eiweiß

Pastinaken-Küchlein mit Rote-Bete-Gemüse

Pastinaken-Küchlein

(für 2 Personen, für 6–7 Küchlein; ca. 150 g pro Portion)

Zutaten

150 g	Pastinaken, grob raffeln
75 g	Möhren, grob raffeln
50 g	Buchweizenmehl
1	Ei
25 g	Magerquark
1 EL	Rapsöl

Gewürze

Gemüsebrühe, Kräutersalz, Petersilie

Zubereitung

Die Zutaten miteinander vermischen, mit den Gewürzen abschmecken, knapp 1 cm dicke Küchlein formen und im Rapsöl ausbraten.

Nährstoffrelation pro Person: 217 kcal, 33 g Kohlenhydrate, 8 g Fett, 9 g Eiweiß

Rote-Bete-Gemüse

(für 2 Personen, pro Person ca. 240 g)

Zutaten

250 g	Rote Bete, wie Pommes frites schneiden und in dünne Scheiben raffeln
100 g	Orangen, in kleine Stückchen schneiden
100 g	Äpfel, in kleine Stückchen schneiden
20 ml	Apfeldicksaft
15 g	Pinienkerne

etwas Meerrettich, fein reiben

Zubereitung

Die Rote Bete mit 50 ml Wasser 6–7 Min. garen, Orangen- und Apfelstückchen zugeben, mit Apfeldicksaft und Meerrettich abschmecken und zum Schluss mit Pinienkernen bestreuen. Den Rest der Orange zum Garnieren verwenden.

Nährstoffrelation pro Person: 184 kcal, 35 g Kohlenhydrate, 5 g Fett, 4 g Eiweiß

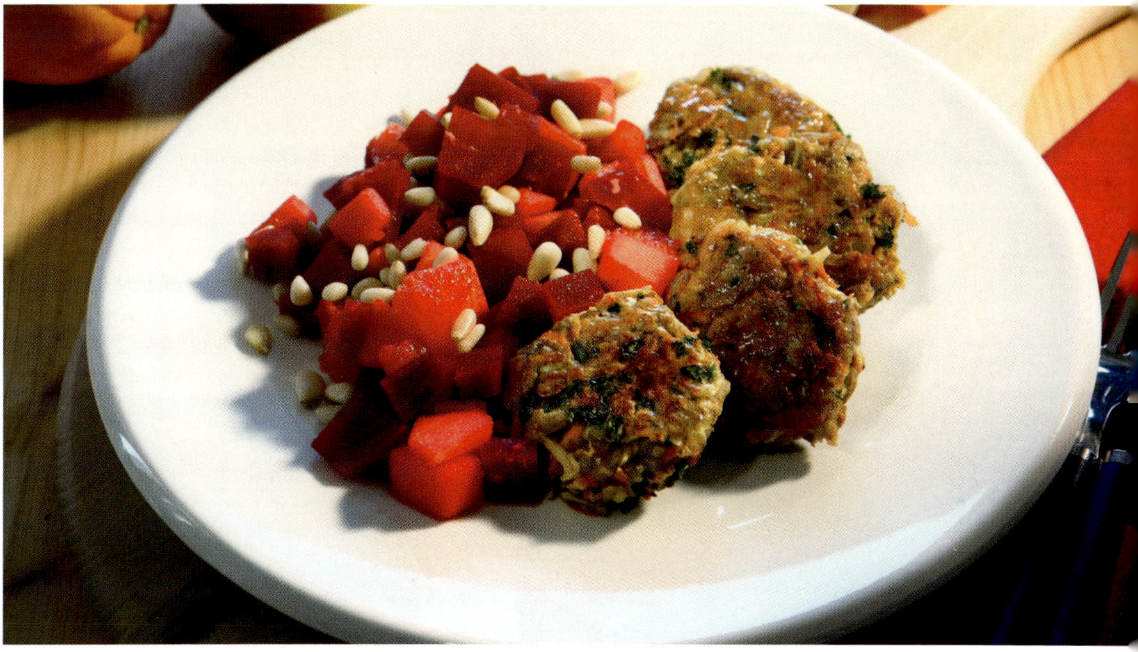

Maisplätzchen mit Zucchinigemüse

Maisplätzchen

(für 4 Personen, für ca. 10 Maisplätzchen; ca. 160 g pro Portion)

Zutaten

100 g	Maisgrieß
200 ml	Wasser
100 g	Zuckermais, längs vom Maiskolben abschneiden (alternativ: TK-Ware)
100 g	Möhren oder Kürbis, grob raffeln
100 g	Zucchini, grob raffeln
30 g	Buchweizenmehl
1	kleines Ei, mit der Gabel verquirlen
2 EL	Olivenöl (1 EL pro Pfanne)

Gewürze

Gemüsebrühe, Kräutersalz, Asia, Pfeffer

Zubereitung

Den Maisgrieß im Wasser unter ständigem Rühren kurz köcheln (bis sich ein Brei bildet), die Herdplatte abschalten und 15 Min. nachquellen lassen. Gemüse, Buchweizenmehl und gerade so viel von der Eisoße untermischen, dass sich die Teigmasse – ohne an den Händen zu kleben – gut formen lässt. Das Ganze mit den Gewürzen abschmecken, kleine Kugeln formen, auf einem Brett flach drücken und im Olivenöl bei mittlerer Temperatur in einer beschichteten Pfanne goldgelb ausbraten. Die Maisplätzchen schmecken hervorragend zu dem Möhren-Schwarzwurzel-Gemüse (vgl. Tipp S. 335)

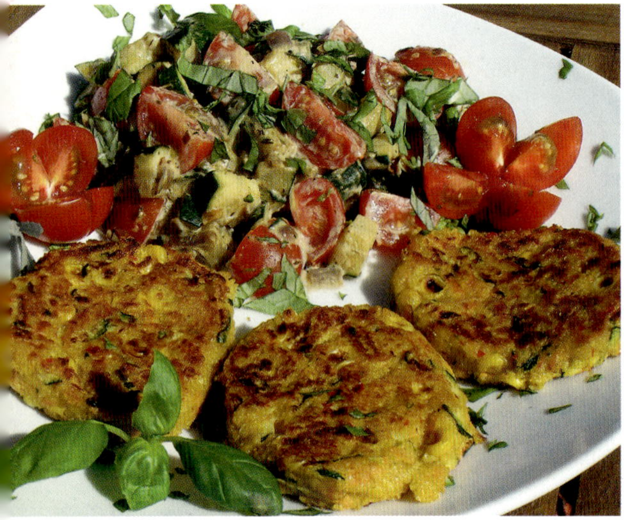

Nährstoffrelation pro Person: 195 kcal, 32 g Kohlenhydrate, 6 g Fett, 6 g Eiweiß

Zucchinigemüse

(für 2 Personen, pro Person ca. 380 g)

Zutaten

100 g	Zwiebeln, würfeln
1 EL	Olivenöl
400 g	kleine Zucchini, in Würfelchen schneiden
100 ml	Kokosmilch
200 g	Tomaten, in kleine Stückchen schneiden

Gewürze

Gemüsebrühe, Asia, Kräutersalz, Pfeffer, Basilikum, Rosmarin, Thymian, Oregano, Knoblauch

Zubereitung

Die Zwiebeln im Olivenöl anschwitzen, die Zucchiniwürfel zugeben und bissfest dünsten. Das Zucchinigemüse mit Kokosmilch ablöschen und mit den Gewürzen abschmecken. Anschließend die Tomatenstückchen untermischen, kurz erwärmen, das Gemüse zu den Maisplätzchen reichen und mit frischem Kräutern bestreuen.

Nährstoffrelation pro Person: 195 kcal, 14 g Kohlenhydrate, 14 g Fett, 5 g Eiweiß

Tipp

200 g fein geraffelte, rohe Zucchini mit 100 ml Kokosmilch und 100 g Pellkartoffeln zu einer sämigen Soße pürieren, abschmecken (s. o.) und erwärmen.

Grünkernstollen mit Broccolisoße

Grünkernstollen

(für 4 Personen, pro Person ca. 200 g)

Zutaten

150 g	Grünkern, grob schroten (alternativ: Gerste)
250 ml	Wasser
150 g	Mais, längs vom Maiskolben abschneiden (alternativ: TK-Ware)
150 g	Möhren, grob raffeln
70 g	Zwiebeln, würfeln
40 g	Buchweizenmehl
2	Eier
20 g	Sesam

Gewürze

Gemüsebrühe, Kräutersalz, Muskat, Kardamom (oder Garam Masala), Pfeffer, Majoran, Peperoni (oder Harissa), Koriander, Petersilie, Schnittlauch, Knoblauch

Zubereitung

Den Grünkern im Wasser ca. 3 Min. zu einem Brei köcheln, die Herdplatte abschalten und 20 Min. nachquellen lassen. Gemüse, Buchweizenmehl, Eier untermischen, herzhaft abschmecken und das Ganze in einer geölten, flachen Auflaufform zu einem Stollen formen. Den Sesam darüber streuen, etwas andrücken und im vorgeheizten Backofen auf der mittleren Schiene bei 180 °C Ober-/Unterhitze ca. 1 Std. backen. Den Stollen in Scheiben schneiden und mit Broccolisoße und evtl. Gurkensalat (vgl. Tagesplan 10) sowie frischen Kräutern dekorativ anrichten.

Nährstoffrelation pro Person: 266 kcal, 47 g Kohlenhydrate, 7 g Fett, 11 g Eiweiß

Tipp

Probieren Sie den Grünkernstollen mit Sauer- oder Rotkraut und Kartoffelbrei. Als schnelle Variante lassen sich von der Masse hervorragend Frikadellen ausbraten.

Broccolisoße

(für 4 Personen, pro Person ca. 325 g)

Zutaten

500 g	Broccoli, in feine Röschen teilen (alternativ: Blumenkohl)
70 g	vollreife Avocado
400 ml	Hafer- oder Reismilch (alternativ: Kuhmilch)
150 g	rote Paprika, sehr fein würfeln

Gewürze

Gemüsebrühe, Kräutersalz, Pfeffer, Muskat, Petersilie, Schnittlauch

Zubereitung

Die Broccoliröschen in 200 ml Wasser ca. 6–7 Min. garen. Anschließend die Hälfte in ein Litergefäß geben, mit Avocado, Hafermilch und Gemüsebrühe pürieren, die Soße mit den ganzen Broccoliröschen und den Paprikawürfeln vermischen und mit den weiteren Gewürzen abschmecken.

Nährstoffrelation pro Person: 127 kcal, 20 g Kohlenhydrate, 6 g Fett, 5 g Eiweiß

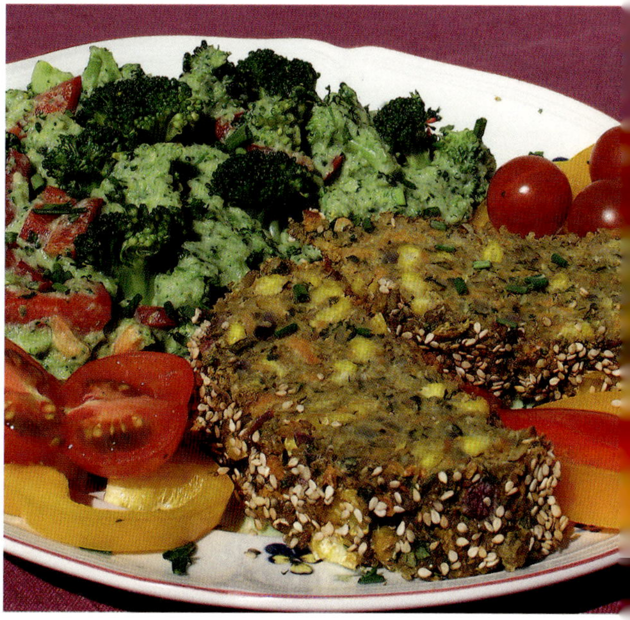

Reistörtchen

(für 2 Personen, für 4 Souffléeförmchen, ca. 150 g pro Portion)

Zutaten

75 g	Vollkorn-Basmatireis, in 170 ml Wasser 25 Min. köcheln
200 g	gekochte Pellkartoffeln, schälen und mit der Gabel zerdrücken
75 g	Möhren,grob raffeln
75 g	Lauch, in dünne Scheiben schneiden und zerhacken
40 g	Buchweizenmehl
1	kleines Ei

Haferflocken (grobe) zum Ausstreuen der Souffléeförmchen

10 g	Sesam (alternativ: Sonnenblumenkerne)

Gewürze

Gemüsebrühe, Asia, Kräutersalz, Petersilie, Schnittlauch

Zubereitung

Reis, Kartoffelbrei, Möhren, Lauch, Buchweizenmehl und Ei vermischen und mit den Gewürzen abschmecken. Souffléeförmchen (alternativ: ein Backblech mit Muffinformen) mit Olivenöl einölen, mit Haferflocken ausstreuen, Reis-Gemüse einfüllen und andrücken, mit Sesam bestreuen und im vorgeheizten Backofen bei 180 °C Ober-/Unterhitze auf der mittleren Schiene ca. 40 Min. backen. Die Reistörtchen etwas abkühlen lassen und erst dann mit einem Messer von der Form lösen und stürzen. Dazu eine Gemüsepfanne (z. B. Fenchel-Tomaten-Gemüse S. 348) oder einen Salat (z. B. Schwarzwurzelsalat) reichen.

Nährstoffrelation pro Person: 352 kcal, 67 g Kohlenhydrate, 7 g Fett, 12 g Eiweiß

Tipps

- *Probieren Sie Reistörtchen mit Mangosoße. Dazu eine Mango pürieren und je nach Geschmack mit einem der folgenden Gewürze abschmecken: Ingwer/Garam Masala/Curry oder Asia.*
- *Sehr gut schmeckt die Reistörtchenmasse, wenn Sie sie direkt zur Frikadelle ausbacken.*

Mangoldwickel mit Tomaten-Kraut-Salat

Mangoldwickel

(für 2 Personen, für 4 Mangoldwickel mit jeweils etwa 100 g Füllung)

Zutaten

50 g	Buchweizen ganz
170 ml	Wasser
150 g	Weißkraut, mit der Scheibentrommel raffeln oder in dünne Streifen schneiden
75 g	Möhren, der Länge nach vierteln und in Scheiben raffeln
75 g	Lauch, in dünne Ringe schneiden
200 g	Mangold (4 große Mangoldblätter)

Gewürze

Gemüsebrühe, Kräutersalz, Pfeffer, Koriander, Petersilie

Zubereitung

Buchweizen mit Wasser, Kraut, Möhren und Lauch in einem großen Topf vermischen, die Mangoldblätter darüber schichten und das Ganze 5 Min. köcheln. Die Mangoldblätter herausnehmen, das Buchweizengemüse weitere 5 Min. köcheln und mit den Gewürzen abschmecken. Die Mangoldblätter ausbreiten, mit jeweils etwa 100 g Buchweizengemüse füllen, anschließend die Mangoldblätter seitlich einschlagen und zusammenrollen.

Nährstoffrelation pro Person: 140 kcal, 32 g Kohlenhydrate, 1 g Fett, 7 g Eiweiß

Tipp

Statt Mangold können Sie die Wickel auch mit Kraut- oder Wirsingblättern zubereiten.

Tomaten-Kraut-Salat

(für 2 Personen, pro Person ca. 150 g)

Zutaten

200 g	Tomaten, würfeln
75 g	Weißkraut, in dünne Streifen schneiden
25 g	rote Zwiebeln, würfeln
1 EL	Olivenöl

Gewürze

Kräutersalz, Pfeffer, Basilikum, Koriander, Petersilie, Ume Su

Zubereitung

Die Zutaten miteinander vermischen und mit den Gewürzen abschmecken.

Nährstoffrelation pro Person: 66 kcal, 7 g Kohlenhydrate, 4,5 g Fett, 1,5 g Eiweiß

Tipp

Ergänzen Sie den Salat bei anderen Gerichten mit 70 g Feldsalat (zu den Mangoldwickeln passt der Feldsalat farblich nicht).

Grünkern-Kürbis-Eintopf

(für 2 Personen, pro Person ca. 475 g)

Zutaten

80 g	Grünkern
200 ml	Wasser
500 g	Kürbis, in 1 cm dicke Streifen schneiden und in dünne Scheiben raffeln
150 g	Zwiebeln
1 EL	Olivenöl
50 ml	Kokosmilch

Gewürze

Gemüsebrühe, Kräutersalz, Thymian, Schnittlauch, Koriandersamen oder -kraut, evtl. Asia und/oder Curry

Zubereitung

Den Grünkern im Wasser 30 Min. köcheln, Kürbis zugeben und weitere 6–7 Min. köcheln. Die Zwiebeln im Olivenöl goldgelb dünsten, unter den Grünkern-Kürbis-Eintopf mischen und mit Kokosmilch und den Gewürzen abschmecken.

Nährstoffrelation pro Person: 261 kcal, 53 g Kohlenhydrate, 6 g Fett, 9 g Eiweiß

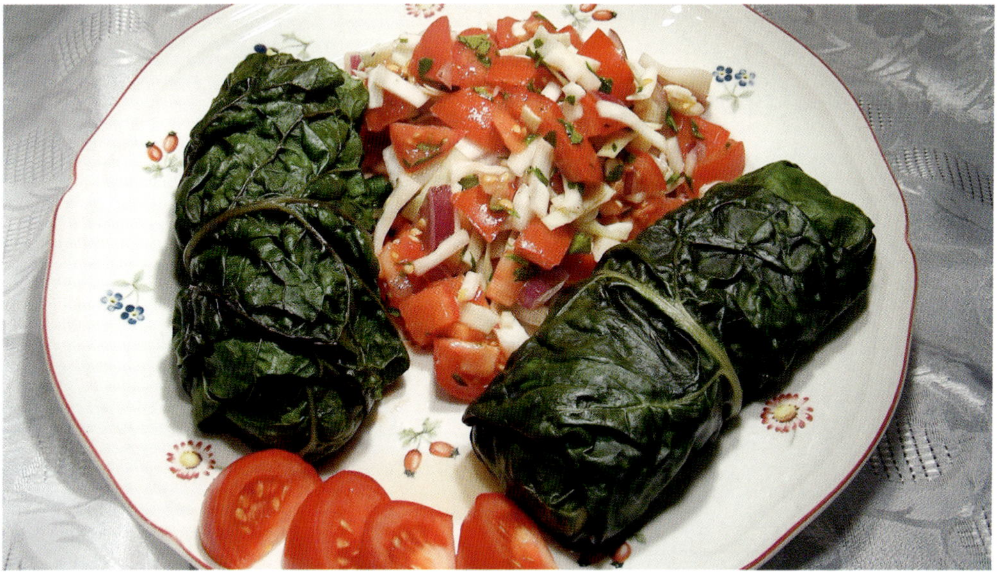

Brennnessel-Kartoffel-Eintopf

(für 2 Personen, pro Person ca. 600 g)

Zutaten

300 g	Brennnesselspitzen
150 g	Möhren, in Scheiben schneiden
100 g	Zwiebeln, würfeln
300 g	kleine Kartoffeln, gut abbürsten und in kleine Würfel schneiden
50 g	Avocado, mit der Gabel zu Mus zerdrücken
100 g	Tomatenmark
50 g	Sesam- oder Mandel-Sesam-Tofu, würfeln und fein zerhacken
15 g	Kürbiskerne
	evtl. Buchweizenmehl zum Abbinden

Gewürze

Gemüsebrühe, Asia, Kräutersalz, Pfeffer, Muskat, Schnittlauch

Zubereitung

Die Brennnesselspitzen in den Topf geben und andrücken. Möhren, Zwiebeln und Kartoffelwürfel darüber schichten und etwa 10 Min. in 200 ml Wasser köcheln. Den Brennnessel-Kartoffel-Eintopf mit Avocadomus, Tomatenmark, Tofu, Kürbiskernen und Gewürzen herzhaft abschmecken und sofort servieren. Zu viel Flüssigkeit mit Buchweizenmehl abbinden.

Nährstoffrelation pro Person: 378 kcal, 51 g Kohlenhydrate, 14 g Fett, 22 g Eiweiß

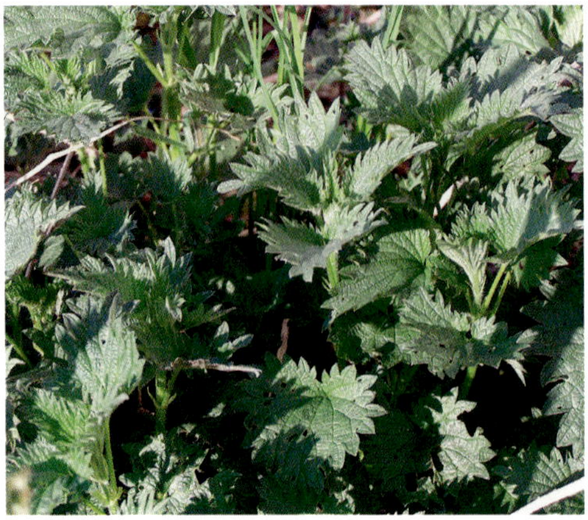

Brennnessel mit Bulgur

Zutaten

(für 2 Personen, pro Person ca. 540 g)

80 g	Bulgur
350 g	junge Brennnesselspitzen (Trockengewicht)
250 g	Möhren, in Scheiben schneiden
100 ml	Kokosmilch
200 g	Orangen oder Mandarinen, in kleine Stückchen schneiden

Gewürze

Gemüsebrühe, Kräutersalz, Asia, Muskat, Schnittlauch

Zubereitung

Den Bulgur in 160 ml Wasser in einem großen Topf 5 Min. köcheln, die Brennnesselspitzen zugeben und unter ständigem Wenden 1–2 Min. köcheln, bis sie etwas zusammenfallen. Mit geschlossenem Deckel das Brennnesselgemüse mit den Möhrenscheiben weitere 8 Min. köcheln und mit Kokosmilch, Orangenstückchen und Gewürzen abschmecken.

Nährstoffrelation pro Person: 385 kcal, 58 g Kohlenhydrate, 11 g Fett, 21 g Eiweiß

Tipp

Das Gericht ist im Frühjahr, wenn andere frische Gemüsesorten rar sind, ideal zur Kräftigung und Anregung der Abwehrkräfte.
Bemerkenswert ist ihr Gehalt an Mineralien (z. B. fünfmal soviel Kalzium als Milch), die unsere Knochen auf vielfältige Weise vor Osteoporose schützen.

Gemüse-Frucht-Spieße

(für 2 Personen, für 4 Holzspieße;
pro Person ca. 285 g)

Zutaten

100 g	Vollkornbrot (2 Scheiben)
30 g	Frischkäse (20 %)
125 g	Gurke, in ca. 1/2 cm dicke Scheiben schneiden
30 g	Möhren, in Scheiben schneiden
30 g	Champignons, je nach Größe ganz belassen oder halbieren
30 g	Radieschen (2 Stück), halbieren
50 g	Cocktailtomaten (4 Stück)
40 g	Weintrauben (4 Stück)
40 g	gelbe Paprika, in 4 Stücke schneiden
40 g	rote Paprika, in 4 Stücke schneiden
60 g	Apfel, in 4 Scheiben schneiden

Salatblätter zum Auslegen des Tellers

Zubereitung

Die Brotscheiben mit Käse bestreichen, zusammenklappen und in 8 Häppchen schneiden. Die Brothäppchen nach Lust und Laune mit Gemüse und Obst aufspießen.

Gemüse-Frucht-Spieße sind ein gesunder und schnell zubereiteter Knabberspaß für die ganze Familie. Besonders Kinder mögen es, die einzelnen Zutaten dekorativ auf dem Spieß zu platzieren und gewöhnen sich mit selbst hergestellten Spezialitäten an Rohkost.

Nährstoffrelation pro Person: 191 kcal, 32 g Kohlenhydrate, 4 g Fett, 9 g Eiweiß

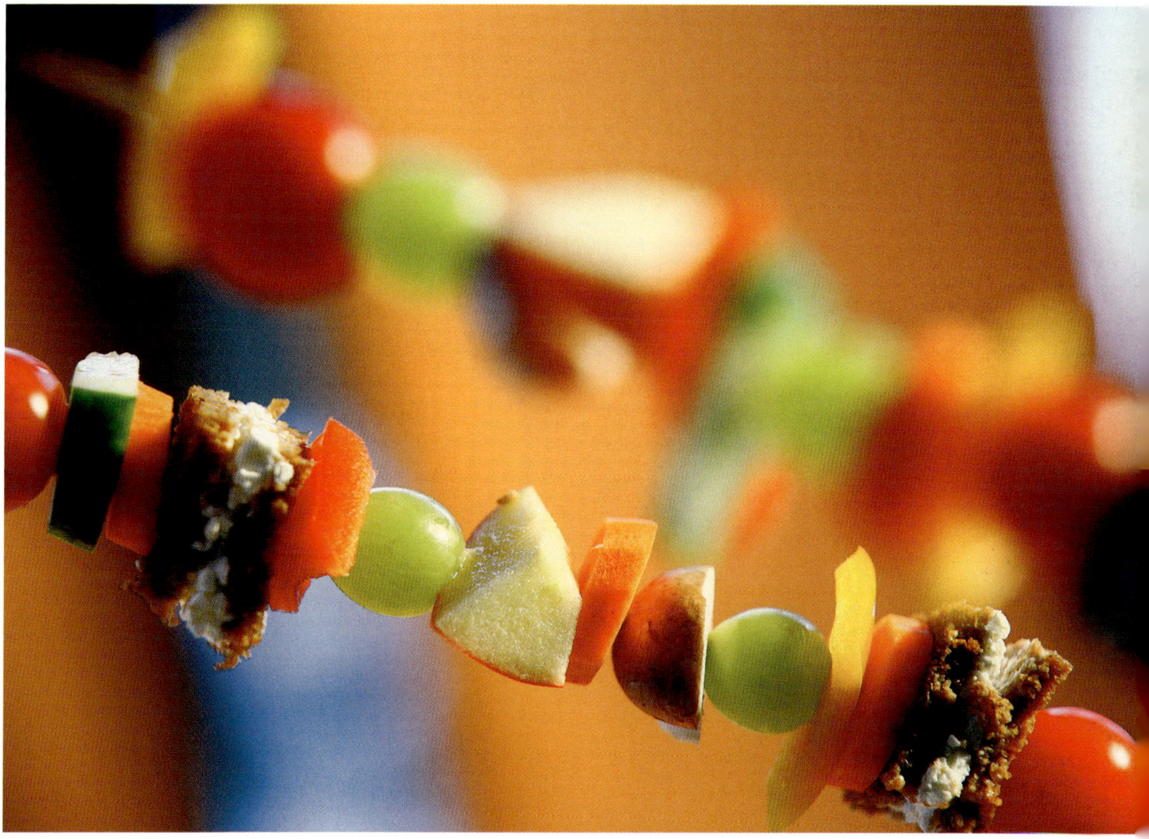

Gnocchi mit Kürbisgemüse und -soße

Gnocchi

(für 4 Personen, pro Person ca. 125 g)

Zutaten

250 g	gekochte Pellkartoffeln, mit der Gabel zerdrücken
200 g	Dinkelmehl
1	Ei

Gewürze

Kräutersalz, Petersilie

Zubereitung

Kartoffelbrei, Mehl, Ei und Gewürze zu einem Teig verkneten und ca. 1 Std. ruhen lassen. Den Teig auf einer gut bemehlten Arbeitsfläche portionsweise in fingerdicke Würstchen rollen, in etwa 1 cm breite Stückchen schneiden, den Teig auf eine Gabel legen und mit einer zweiten Rillen hinein drücken. Kurz bevor das Kürbisgemüse und die -soße fertig sind, die Gnocchi ins kochende Wasser geben, bis sie an der Oberfläche schwimmen.

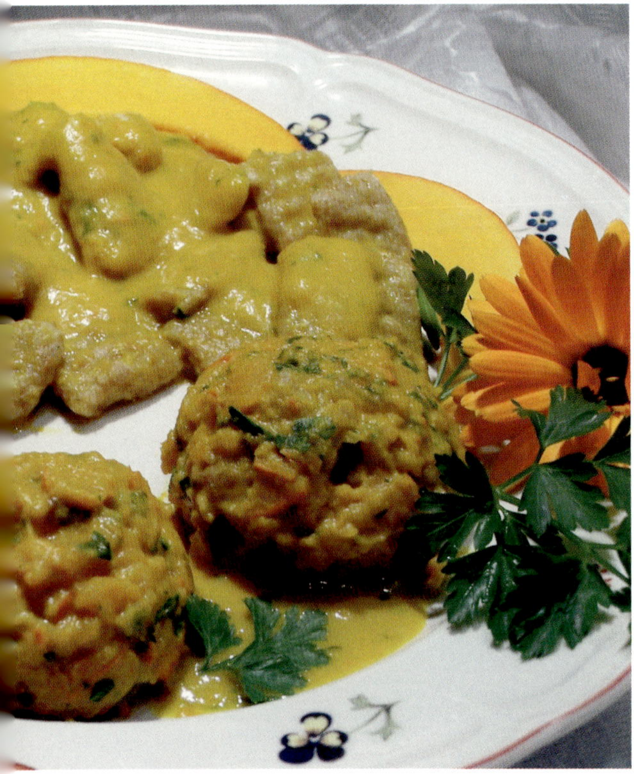

Nährstoffrelation pro Person: 223 kcal, 47 g Kohlenhydrate, 3 g Fett, 8 g Eiweiß

Tipp

Bei 2 Personen die Hälfte der Gnocchi für den nächsten Tag kühl stellen und mit einer Pilzsoße (Rezept S. 343) zubereiten.

Kürbisgemüse und -soße

(für 2 Personen, pro Person ca. 400 g)

Zutaten

400 g	Kürbis, in 1 cm dicke Streifen schneiden und in Scheiben raffeln
100 g	Zwiebeln, würfeln
200 g	Orangen
30 ml	Schlagsahne
6	dünne Kürbisscheiben zum Garnieren

Gewürze

Gemüsebrühe, Kräutersalz, Asia, Petersilie, Curry

Zubereitung

Kürbis und Zwiebeln vermischen, 6–7 Min. in 100 ml Wasser garen und mit den Gewürzen abschmecken. 200 g vom Kürbisgemüse mit Orangen und Schlagsahne zu einer Soße pürieren und davon 100 ml unter das restliche Kürbisgemüse mischen. Die Soße auf jeweils einer Hälfte von zwei Tellern verteilen, mit dünnen Kürbisscheiben umranden und die heißen Gnocchi über die Soße geben. Das Kürbisgemüse nochmals kurz erwärmen und mit einem Portionierer kugelförmig auf den Tellern servieren.

Nährstoffrelation pro Person: 160 kcal, 28 g Kohlenhydrate, 6 g Fett, 4 g Eiweiß

Kartoffelpizza

(für 6 Personen, pro Person ca. 330 g)
(ergibt 1 Backblech)

Zutaten

1 kg	Kartoffeln, schälen
2	Eier
100 g	Schmand, mit der Gabel mit den Eiern verquirlen
200 g	Möhren, mittelgrob raffeln
200 g	Lauch, in dünne Ringe schneiden
200 g	Champignons (oder Steinpilze), in Scheiben schneiden
200 g	Zuckermais, längs vom Maiskolben abschneiden (alternativ: TK-Ware)
100 g	Zwiebeln, halbieren und in dünne Ringe schneiden
50 g	Pecorino, fein reiben

Gewürze

Gemüsebrühe, Kräutersalz, Asia, Pfeffer, Pizzagewürz, Rosmarin, Knoblauch, Basilikum, Muskat (für die Kartoffelmasse)

Zubereitung

Die geschälten Kartoffeln in einem Topf mit Siebeinsatz ca. 10 Min. al dente dämpfen (dürfen nicht zu weich werden) und mit der Rohkostraffel grob raffeln. Die Kartoffeln etwas abkühlen lassen, knapp die Hälfte der Ei-Schmand-Soße untermischen, die Kartoffelmasse würzen, gleichmäßig auf einem mit Olivenöl (nur dünn mit der Hand einölen) eingefetteten Backblech verstreichen und im vorgeheizten Backofen bei 160 °C Umluft ca. 15 Min. vorbacken.

Inzwischen das Gemüse vorbereiten, mit der restlichen Ei-Schmand-Soße vermischen, mit den Gewürzen abschmecken, auf der Kartoffelmasse gleichmäßig verteilen und das Ganze nochmals ca. 25 Min. mit Ober- und Unterhitze überbacken. Die Kartoffelpizza vor dem Servieren mit Basilikum und Käse bestreuen.

Nährstoffrelation pro Person: 267 kcal, 41 g Kohlenhydrate, 9 g Fett, 12 g Eiweiß

Tipp

Dazu passt z. B. Feldsalat mit Tomaten (Walnussöl-Essig-Dressing. Bereiten sie kleinere Portionen in einer Springform zu.

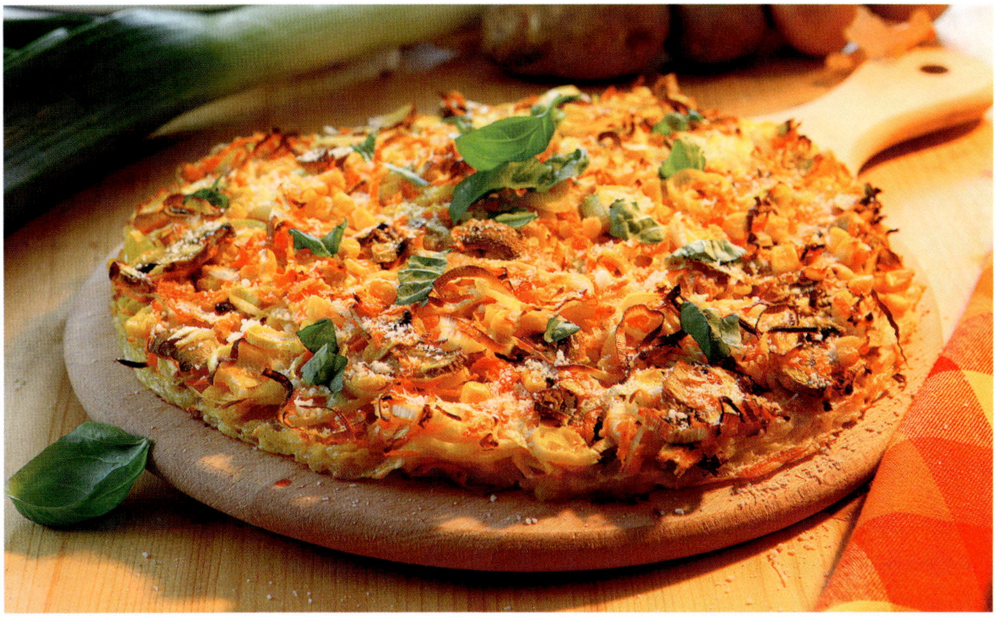

Kartoffel-Garnelen-Muffins mit Zuckermaisgemüse

Kartoffel-Garnelen-Muffins

(für 2 Personen, ergibt 5 Muffins; pro Person ca. 320 g)

Zutaten

400 g	gekochte Pellkartoffeln, mit der Gabel zerdrücken und abkühlen lassen
40 g	Schmand
1	Ei
70 g	Tapioka (Sago), in mehreren Schritten von grob nach fein mahlen, sonst stockt die Getreidemühle (alternativ: Buchweizenmehl)
150 g	frische Bio-Garnelen, (alternativ: Bio-TK-Ware ungewürzt; vorher auftauen und Auftauwasser abgießen)
4 g	Rapsöl
10 g	Haferflocken (grob)

5 Cocktailtomaten

Gewürze

Kräutersalz, Pfeffer, Dill, Schnittlauch, Petersilie, Knoblauch

Zubereitung

Kartoffelbrei, Schmand, Ei, Tapiokamehl und Garnelen vermischen und würzen. Ein Muffinblech (5 Formen) mit Rapsöl einölen, mit groben Haferflocken ausstreuen, die Kartoffelmasse einfüllen, jeweils eine Cocktailtomate zum Garnieren ein wenig hinein drücken und im vorgeheizten Backofen bei 160 °C Umluft auf der mittleren Schiene 35 Min. backen. Vor dem Herausnehmen (am besten mit einem Esslöffel) die Muffins etwas abkühlen lassen.

Nährstoffrelation pro Person: 443 kcal, 67 g Kohlenhydrate, 12 g Fett, 22 g Eiweiß

Tipp

Die Muffins sind sehr beliebt bei Kindern und schmecken auch kalt aus der Hand. Probieren Sie die Muffins mit anderen Fischsorten wie z. B. Lachs.

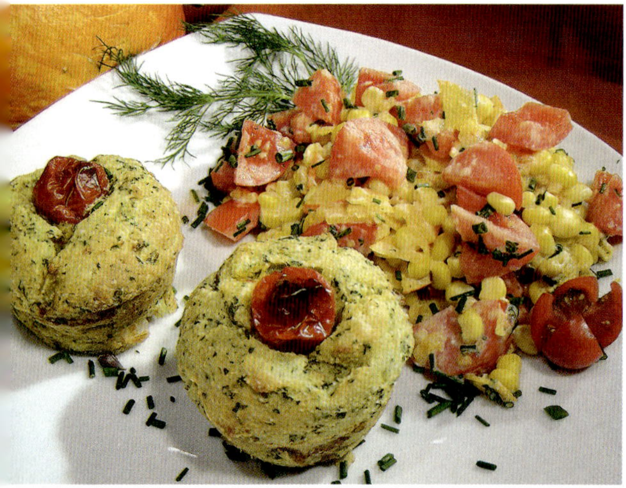

Zuckermaisgemüse

(für 2 Personen, pro Person ca. 375 g)

Zutaten

200 g	Zuckermais, längs vom Maiskolben abschneiden (alternativ: TK-Ware)
200 g	Hokkaido-Kürbis, ca. 1 cm dicke Streifen in dünne Scheiben raffeln (alternativ: Möhren)
75 ml	Sojasahne (alternativ: 50 ml Schlagsahne)

Dinkelvollkornmehl zum Abbinden

200 g	Tomaten, in kleine Stückchen schneiden

Gewürze

Gemüsebrühe, Kräutersalz, Pfeffer, Petersilie, Schnittlauch, evtl. Koriandergrün

Zubereitung

Zuckermais und Kürbis in 100 ml Wasser 6–7 Min. garen, Sojasahne zugeben, die Flüssigkeit mit Dinkelvollkornmehl abbinden und mild würzen. Anschließend die Tomaten untermischen, zum Köcheln bringen und das Zuckermais-Gemüse mit Kräutern abschmecken.

Nährstoffrelation pro Person: 155 kcal, 24 g Kohlenhydrate, 7 g Fett, 6 g Eiweiß

Kartoffel-Kürbis-Auflauf und Endiviensalat mit Senfsoße

Kartoffel-Kürbis-Auflauf

(für 4 Personen, pro Person ca. 350 g)

Zutaten

500 g	Kartoffeln, je nach Dicke ca. 15 Min. al dente dämpfen; die Schale abpellen, 70 g mit der Gabel zu Brei drücken, den Rest in Scheiben raffeln (die Kartoffeln dürfen nicht zu lange gedämpft werden, sonst werden sie beim Raffeln breiig)
300 g	Hokkaido-Kürbis, mit Schale in 1 cm dicke Streifen schneiden und in dünne Scheiben raffeln
100 ml	Milch
100 ml	Sojasahne
1	Ei, mit Milch und Sojasahne zu einer Soße verquirlen
1 TL	Rapsöl
150 g	Magerquark
1	Ei, mit Magerquark und den 70 g Kartoffelbrei cremig rühren
150 g	Zuckermais, längs vom Maiskolben abschneiden (alternativ: TK-Ware)

Gewürze

Gemüsebrühe, Kräutersalz, Pfeffer, Kräuter der Provence, evtl. Asia

Zubereitung

430 g Kartoffelscheiben mit Kürbisscheiben und Ei-Milch-Soße vermischen, mit den Gewürzen herzhaft abschmecken, in einer geölten (Rapsöl), mit Mehl ausgestreuten Auflaufform (ca. 28 x 14 cm) gleichmäßig verteilen und andrücken. Die Ei-Quark-Kartoffel-Creme darüber geben, glatt streichen und den Mais hinein drücken. Den Auflauf bei 180 °C Ober-/Unterhitze auf der mittleren Schiene des vorgeheizten Backofens ca. 50 Min. backen.

Nährstoffrelation pro Person: 276 kcal, 40 g Kohlenhydrate, 8 g Fett, 14 g Eiweiß

Tipp

Bei 2 Personen die Hälfte am Folgetag kalt essen.

Endiviensalat mit Senfsoße

(für 2 Personen, pro Person 325 g)

Zutaten

200 g	Orangen
50 g	Avocado
Senf nach Geschmack	
100 g	Endivien, in schmale Streifen schneiden (alternativ: Feldsalat)
30 g	rote Zwiebeln, fein würfeln
130 g	Tomaten, in kleine Stückchen schneiden
70 g	Kürbis, fein raffeln
70 g	Zuckermais, längs vom Maiskolben abschneiden

Zubereitung

Die Schale der Orangen mit dem Messer bis auf das Fruchtfleisch abschneiden. Falls die Orangen faserig sind, filetieren und mit Avocado und Senf pürieren. Die Soße mit den weiteren Zutaten vermischen.

Nährstoffrelation pro Person: 159 kcal, 26 g Kohlenhydrate, 7 g Fett, 4,5 g Eiweiß

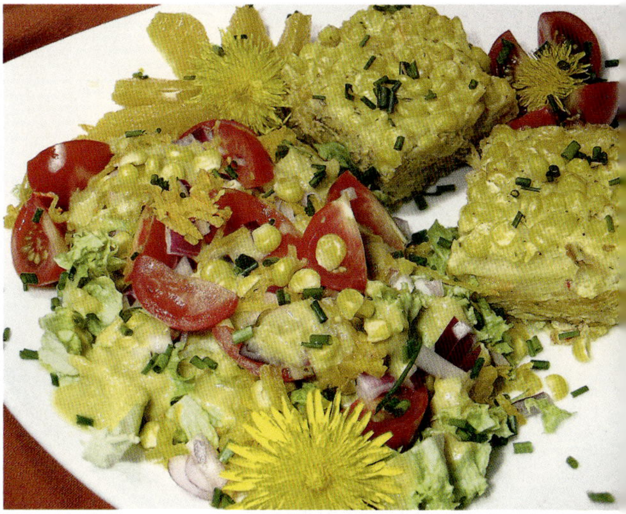

Süße Haupt- und Zwischenmahlzeiten

Buchweizen-Pfannkuchen mit Fruchtfüllung

(für 2 Personen, ergibt 4 Pfannkuchen; pro Person ca. 250 g)

Zutaten

150 g	Buchweizenmehl
1	Ei
25 g	Honig
10 g	Kürbiskerne
150 ml	Reismilch
150 ml	Wasser

Pflaumen-, Erdbeer-, Birnenmus oder Nusscreme (s. Rezepte) zum Bestreichen

Zubereitung

Die einzelnen Zutaten mit dem Handmixer gut verrühren und den Teig in einer beschichteten Pfanne ohne Fett dünn ausbacken. Pfannkuchen mit Fruchtmus oder Nusscreme bestreichen und einrollen.

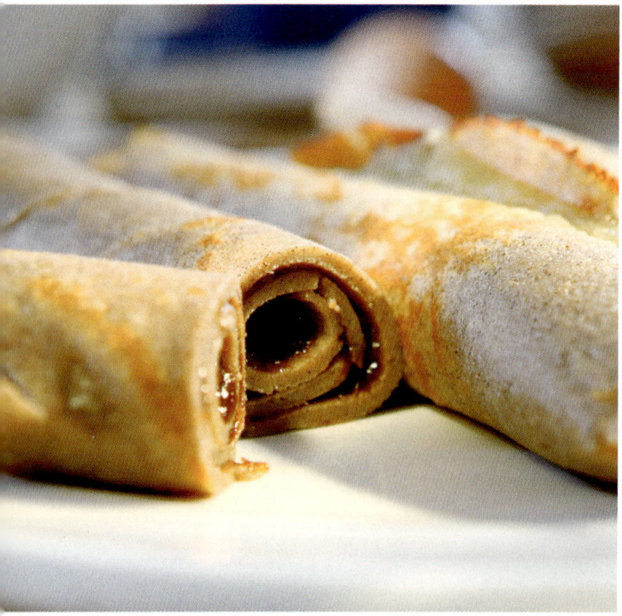

Nährstoffrelation pro Person ohne Fruchtfüllung: 404 kcal, 74 g Kohlenhydrate, 8 g Fett, 13 g Eiweiß

Hirseauflauf mit Apfelmus

(für 2 Personen, pro Person ca. 275 g)

Zutaten

100 g	Hirse
250 ml	Wasser
125 g	Bananen, mit der Gabel zu Mus drücken
50 g	Honig
20 g	Rosinen
Zimt	
1	Eigelb
1	Eiweiß, mit 1 TL Honig unmittelbar vor Gebrauch möglichst steif schlagen
1	Vanilleschote, längs aufschneiden und das Mark mit einem Messer herauskratzen
Butter oder Rapsöl zum Einfetten	
20 g	Mandeln, grob raffeln oder hacken

Zubereitung

Die Hirse mit dem Wasser ca. 10 Min. köcheln und, ohne den Deckel zu öffnen, bei abgeschalteter Platte noch 5 Min. quellen lassen. Bananenmus, Honig, Rosinen, Zimt, Eigelb, Vanillemark und -schoten mit der abgekühlten Hirse vermischen, den Eischnee unterheben und in eine eingefettete Auflaufform füllen.

Den Hirseauflauf auf der mittleren Schiene des Backofens bei 170 °C Umluft ohne Deckel ca. 40 Min. backen, bis eine leicht bräunliche Kruste entsteht. Die gehackten Mandeln darüber streuen und weitere 5–10 Min. backen.

Nährstoffrelation pro Person: 437 kcal, 75 g Kohlenhydrate, 10 g Fett, 11 g Eiweiß

Apfelmus

(für 2 Personen, pro Person 200 g)

Zutaten

250 g	Äpfel, grob raffeln
125 g	Naturjoghurt
25 ml	Apfeldicksaft

Gewürze

Zimt, 1 Vanilleschote (das Mark herauskratzen), Zitronensaft nach Geschmack

Zubereitung

Die einzelnen Zutaten vermischen und mit den Gewürzen abschmecken.

Nährstoffrelation pro Person: 147 kcal, 30 g Kohlenhydrate, 3 g Fett, 3 g Eiweiß

Tipps

- *Probieren Sie den Hirseauflauf mit anderen Früchten der Saison oder mit Fruchtmus.*
- *Genießen Sie den Rest des Auflaufs als Zwischenmahlzeit am Nachmittag.*
- *Als Nachspeise ist der Auflauf für 4 Personen ausreichend. Alternativ zur Auflaufform kann die Hirsemasse auf einem geölten Backblech dünn ausgestrichen werden.*

Haferflockenfladen in Aprikosensoße

(für 4 Personen, 12 Fladen; pro Person mit Soße 375 g)

Zutaten Fladen

100 g	Magerquark
1	Ei
150 g	feine Haferflocken
20 g	Sonnenblumenkerne
100 g	Batate (Süßkartoffel) oder Möhre, mit der Schale grob raffeln
250 g	Bananen, mit der Gabel zu Mus drücken
2 EL	Rapsöl

Zutaten Soße

300 g	Aprikosen
150 g	Bananen
150 g	Naturjoghurt, mit Aprikosen und Bananen pürieren
150 g	Aprikosen, in feine Streifen schneiden
100 g	Himbeeren

Zubereitung

Quark, Ei, Haferflocken, Sonnenblumenkerne, Süßkartoffel und Bananenmus miteinander vermischen. Die Masse auf einem Brett zu etwa einem $^{1}/_{2}$ cm dicken Frikadellen formen und in jeweils 1 EL Öl pro Pfanne bei mittlerer Temperatur goldgelb ausbraten.

Das Aprikosenpüree mit den Aprikosenstreifen vermischen, die Soße zu den Frikadellen reichen und mit Himbeeren garnieren.

Nährstoffrelation pro Person: 433 kcal, 73 g Kohlenhydrate, 12 g Fett, 15 g Eiweiß

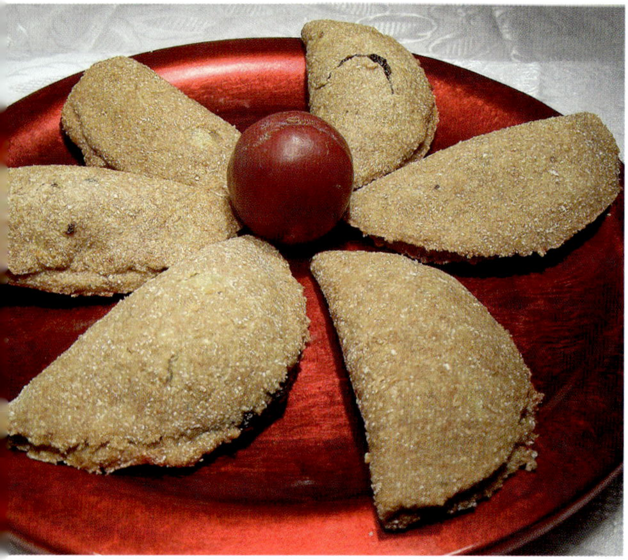

Pflaumenknödel mit Pflaumenmus

(für 4 Personen, 11 Knödel;
pro Person ca. 300 g)

Zutaten

250 g	gekochte Pellkartoffeln, mit der Gabel zu Brei drücken
1	Ei
50 g	Honig
250 g	Dinkelvollkornmehl
80 g	getrocknete Pflaumen
60 g	Semmelbrösel (5 g Butter mit 45 g Semmelbröseln und 10 g Honig kurz rösten)
400 g	Pflaumenmus (Rezept S. 285)
125 g	Joghurt

Zubereitung

Kartoffelbrei, Ei, Honig und Mehl zu einem Teig verkneten und 1/2 Std. ruhen lassen. Den Teig mit einem Löffel abstechen, eine getrocknete Pflaume hineindrücken, in etwas Mehl wälzen und kleine Bällchen formen. Die Knödel in einen großen Topf mit kochendem Wasser geben und ca. 20 Min. köcheln lassen, bis sie an der Oberfläche schwimmen. Die Knödel mit Semmelbröseln bestreuen und dazu Pflaumenmus mit Joghurt reichen. Sie schmecken sowohl warm als auch kalt (z. B. als Zwischenmahlzeit).

Nährstoffrelation pro Person: 478 kcal, 103 g Kohlenhydrate, 6 g Fett, 13 g Eiweiß

Tipp

Kartoffeltaschen mit Pflaumenmus (11 Stück) – dazu die doppelte Teigmenge zubereiten. 200 g Pflaumenmus mit 75 g getrockneten Pflaumen (in feine Streifen schneiden) pürieren und 30 Min. quellen lassen. Inzwischen den Teig auf einer mit Mehl ausgestäubten Fläche unter mehrmaligem Wenden ausrollen und 12–13 cm große Kreise ausstechen (z. B. mit einer Schüssel). Diese mit jeweils 25 g Pflaumenmus füllen, zusammenschlagen und mit Honigwasser (1 TL Honig in 2 EL lauwarmem Wasser auflösen) bepinseln. Die Kartoffeltaschen auf einem gefetteten Backblech im vorgeheizten Backofen bei 160 °C Ober-/Unterhitze ca. 1/2 Std. backen.

Mango-Dessert

(für 2 Personen, pro Person 245 g)

Zutaten

30 g	Quinoa, in 100 ml Wasser 10 Min. köcheln, 5 Min. nachquellen lassen
100 g	Naturjoghurt
100 g	Mango-Aufstrich (Rezept S. 284)
100 g	Mango, in feine Stückchen schneiden
30 g	Mango, in Streifen schneiden
30 g	rote Äpfel, in Scheiben schneiden (alternativ: Heidelbeeren, Himbeeren, Johannisbeeren)

Zubereitung

Quinoa mit Joghurt, Mango-Aufstrich und -stückchen vermischen, in Portionsschälchen geben und mit Mangostreifen und Apfelscheiben farblich abgesetzt garnieren.

Nährstoffrelation pro Person: 164 kcal, 34 g Kohlenhydrate, 3,5 g Fett, 5 g Eiweiß

Exotischer Amaranth-Früchte-Salat

(für 2 Personen, pro Person ca. 500 g)

Zutaten

70 g	Amaranth, in 200 ml Wasser 10 Min. köcheln
150 g	Orangen, pürieren
150 g	Mango, in kleine Stückchen schneiden
150 g	Ananas, in kleine Stückchen schneiden
150 g	Kaki, in kleine Stückchen schneiden
100 g	Bananen, in Scheiben schneiden
20 g	Crunchy (Rezept S. 279)

Zubereitung

Den Amaranth mit Orangenpüree und Früchten vermischen und mit Crunchy garnieren.

Nährstoffrelation pro Person: 383 kcal, 84 g Kohlenhydrate, 6,5 g Fett, 8,5 g Eiweiß

Tipp

Probieren Sie den Früchtesalat mit frisch gehacktem Ingwer und Zitronengras.

Quark-Erdbeer-Törtchen mit Roter Grütze

(für 2 Personen, für 3 Törtchen; pro Person 210 g)

Zutaten

150 g	Magerquark
20 g	Honig
150 g	Erdbeeren, in Scheiben schneiden
100 g	Erdbeeren, pürieren
3 g	Agar-Agar ($^1/_2$ TL)

Zubereitung

Quark und Honig cremig rühren und mit den Erdbeerscheiben vermischen. In einem Topf Erdbeerpüree und Agar-Agar gut verquirlen, unter ständigem Rühren mit dem Schneebesen 1–2 Min. köcheln, sofort unter die Quark-Erdbeer-Creme mischen und in Muffinformen abfüllen. Die Erdbeertörtchen 1 Std. im Kühlschrank abkühlen lassen und vor dem Servieren mit einem Esslöffel aus den Muffinformen heben.

Nährstoffrelation pro Person: 127 kcal, 19 g Kohlenhydrate, 1 g Fett, 11 g Eiweiß

Tipps

- *Probieren Sie die Törtchen mit verschiedenen Früchten je nach Saison.*
- *Veganer können Quark und Joghurt gegen Sojajoghurt oder Seidentofu austauschen.*

Rote Grütze

(für 2 Personen, pro Person ca. 190 g)

Zutaten

250 g	Beerenfrüchte, frisch oder eingefroren
25 g	Tapioka bzw. Sago, in mehreren Schritten von grob nach fein mahlen, sonst stockt die Getreidemühle (oder als Mehl kaufen)
100 g	reinen Trauben- oder Apfelsaft
5 g	Kokoschips
5 g	gehackte Cashewnüsse

Zubereitung

Die Beerenfrüchte mit Tapiokamehl und Fruchtsaft unter ständigem Rühren 2 Min. köcheln, die Herdplatte abschalten und 7–8 Min. nachquellen lassen. Die Rote Grütze in eine Schüssel geben und im abgekühlten Zustand auf einem kleinen Teller neben den Quark-Erdbeer-Törtchen verteilen. Zur Verfeinerung Kokoschips und gehackte Cashewnüsse darüber streuen.

Nährstoffrelation pro Person: 151 kcal, 32 g Kohlenhydrate, 3 g Fett, 2 g Eiweiß

Kaiserschmarrn mit Apfelmus

(für 2 Personen, pro Person ca. 275 g)

Zutaten

2	Eigelb
2	Eiweiß, mit einem $^1/_2$ TL Honig möglichst steif schlagen
50 g	Honig
250 ml	Milch
50 g	Rosinen
150 g	Dinkelvollkornmehl
$^1/_2$ EL	Olivenöl

Zubereitung

Eigelb, Honig, Milch und Rosinen mit dem Schneebesen verquirlen, Dinkelmehl nach und nach zugeben, zu einem Teig verrühren und 30 Min. ruhen lassen. Anschließend das Eiweiß unter den Teig heben, eine beschichtete Pfanne mit Olivenöl dünn einpinseln und zwei große Pfannkuchen auf beiden Seiten (Pfannkuchen mit 2 Teigwendern umdrehen) bei mittlerer Temperatur (Stufe 3 bei Elektroplatte 1–12) goldgelb backen. Die Pfannkuchen herausnehmen und in kleine Stückchen schneiden. Dazu Apfelmus und evtl. Fruchtigen Kohlrabi-Möhren-Salat (Rezepte S. 343, 291) reichen.

Nährstoffrelation pro Person ohne Apfelmus: 563 kcal, 99 g Kohlenhydrate, 13 g Fett, 19 g Eiweiß

Hirse-Früchte-Quark

(für 2 Personen, pro Person ca. 320 g)

Zutaten

30 g	Hirse, in 100 ml Wasser 10 Min. köcheln und 5 Min. nachquellen lassen
125 g	Quark
75 g	Naturjoghurt
15 g	Honig
50 g	Bananen, in kleine Stückchen schneiden
75 g	Äpfel, in kleine Stückchen schneiden
75 g	Birnen, in kleine Stückchen schneiden
50 g	Trauben, in kleine Stückchen schneiden
10 g	geröstete Sonnenblumenkerne
60 g	Kiwi, in Scheiben schneiden (die Kiwi nicht unter den Früchtequark mischen, da er sonst einen bitteren Geschmack annehmen kann)

Zubereitung

Die Hirse mit Quark, Joghurt, Honig und Früchten vermischen, in Portionsschälchen füllen und mit Sonnenblumenkernen und Kiwischeiben garnieren.

Nährstoffrelation pro Person: 272 kcal, 46 g Kohlenhydrate, 5 g Fett, 14 g Eiweiß

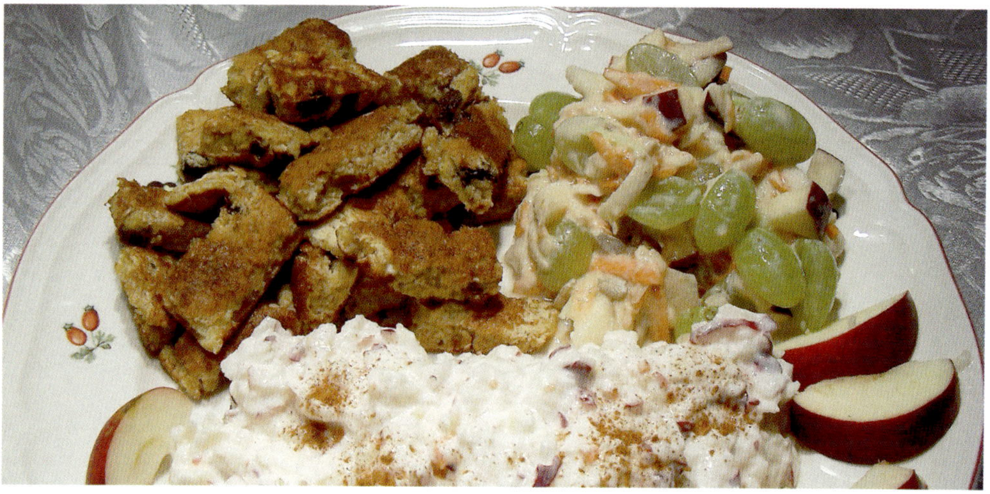

Energieriegel
(für 1 Backblech, pro Person ca. 50 g)

Zutaten

200 g	grobe Haferflocken
70 g	Buchweizenmehl
20 g	geschroteten Leinsamen
25 g	Sonnenblumenkerne
25 g	Kürbiskerne
300 g	Bananen, mit der Gabel zu Mus drücken
500 g	Äpfel, grob raffeln und mit Zitronensaft beträufeln
50 g	Mandeln, grob hacken
150 g	gemischte Trockenfrüchte (z. B. Pflaumen, Feigen, Aprikosen), klein schneiden
30 g	Honigpollen (alternativ Sesam)
Zimt, Nelken	
20 g	Sesam zum Bestreuen
Rapsöl zum Einfetten	

Zubereitung
Die einzelnen Zutaten miteinander vermischen und zu einem Teig verarbeiten. Ein Backblech dünn mit Rapsöl einölen oder Backpapier auslegen, den Teig gleichmäßig verteilen, mit Sesam bestreuen und im vorgeheizten Backofen bei 180 °C Ober-/Unterhitze (evtl. die letzten 10 Min. mit Umluft) auf der mittleren Schiene 40–45 Min. backen.

Nährstoffrelation pro Stück: 110 kcal, 19 g Kohlenhydrate, 4 g Fett, 3 g Eiweiß (bei 25 Riegeln von jeweils ca. 50 g)

Tipp
Die Energieriegel sind zwar nicht ganz kalorienarm, dafür aber vitalstoffreiche Kraftpakete. Im Kühlschrank halten sie sich ca. zwei Wochen. Im Gegensatz zu den meist übersüßten Müsliriegeln sind sie eine wertvolle, schmackhafte und gut sättigende Zwischenmahlzeit, die sowohl für unterwegs als auch bei sportlichen Aktivitäten geeignet ist.

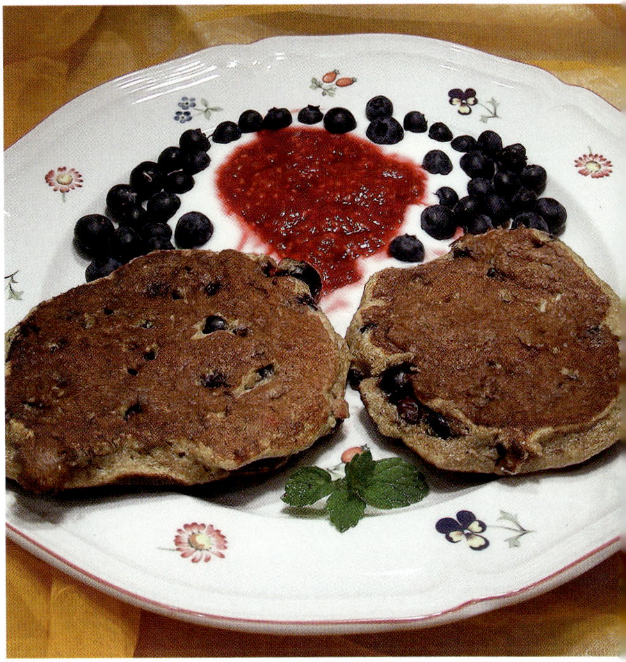

Blaubeerküchlein mit Joghurt-Himbeer-Soße
(für 4 Personen, für ca. 8 Küchlein; pro Person ca. 240 g)

Zutaten Teig

50 ml	Milch
50 ml	Sanddornsaft
20 g	Sonnenblumenkerne
1 EL	Rapsöl
1	Eigelb
1	Eiweiß, unmittelbar vor Gebrauch mit 1 TL Honig steif schlagen
100 g	Banane, mit der Gabel zu Mus drücken
70 g	Dinkelmehl
150 g	Heidelbeeren

Zutaten Soße

200 g	Naturjoghurt
150 g	Heidelbeeren
150 g	Himbeeren, pürieren

Zubereitung

Milch, Sanddornsaft, Sonnenblumenkerne, Rapsöl, Eigelb und Bananenmus mit dem Schneebesen verquirlen, das Dinkelmehl nach und nach zugeben, verrühren und den Teig 15 Min. ruhen lassen. Anschließend Heidelbeeren und Eischnee unterheben, den Teig mit einem Esslöffel in der Größe von Frikadellen etwa $^1/_2$ cm dick in einer beschichteten Pfanne verteilen und bei niedriger Temperatur ohne Fett goldgelb backen (Elektroplatte 1–12, Stufe 3, wenn die Pfanne zu heiß ist, werden die Küchlein schnell dunkel). Die oberflächlich noch weichen Küchlein mit einem flachen und breiten Pfannenwender drehen. Die Pfanne vor jedem Backvorgang mit Küchenkrepp säubern.

Blaubeerküchlein und Joghurt auf einem Teller verteilen, das Himbeermus in den Joghurt geben und mit Blaubeeren umranden.

Nährstoffrelation pro Person: 237 kcal, 36 g Kohlenhydrate, 9 g Fett, 8 g Eiweiß

Apfel-Auflauf

(für 4 Personen, ca. 370 g pro Person)

Zutaten

2	Eigelb
2	Eiweiß, mit 10 g Honig möglichst steif schlagen
60 g	Honig
50 ml	Milch
150 g	Maisgrieß
800 g	Äpfel, grob raffeln
Zitronensaft, Zimt	
30 g	Sonnenblumenkerne

Zubereitung

Eigelb, Honig, Milch, Maisgrieß, Äpfel, Zitronensaft und Zimt vermischen, den Eischnee unterheben und in eine gefettete, mit Maisgrieß ausgestreute Auflaufform füllen. Den Apfel-Auflauf mit Sonnenblumenkernen bestreuen und im vorgeheizten Backofen bei 160 °C Ober-/Unterhitze ca. 45 Min. goldgelb backen.

Nährstoffrelation pro Person: 378 kcal, 71 g Kohlenhydrate, 8 g Fett, 9 g Eiweiß

Tipps

- *Der Apfel-Auflauf schmeckt warm und kalt.*
- *Als eine etwas gehaltvollere Variante können mit dem Maisgrieß noch 50 g grob gehackte Mandeln untergemischt werden.*

Feigen-Quark-Auflauf

(für 4 Personen, pro Person ca. 260 g)

Zutaten

500 g	Magerquark
80 g	Honig
30 g	Semmelbrösel
30 g	Hirseflocken (alternativ: nur Semmelbrösel)
100 g	frische Aprikosen, in dünne Streifen schneiden
2	Eigelb
2	Eiweiß, mit 1 TL Honig (10 g) möglichst steif schlagen
300 g	frische Feigen, in Scheiben schneiden

Zubereitung

Quark, Honig, Semmelbrösel, Hirseflocken, Aprikosen und Eigelb miteinander verrühren. Den Eischnee unterheben, die Quarkmasse in einer gefetteten und mit Semmelbröseln ausgestreuten Auflaufform verteilen und die Feigen etwas andrücken. Den Feigen-Quark-Auflauf im vorgeheizten Backofen auf der mittleren Schiene bei 180 °C ca. 50 Min. backen. Probieren Sie den Auflauf sowohl warm als auch kalt.

Nährstoffrelation pro Person: 304 kcal, 46 g Kohlenhydrate, 4 g Fett, 23 g Eiweiß

Tipp

Für Nachspeisen oder als Kuchen können Sie die Quarkmasse auf einem Backblech ausstreichen, mit Früchten der Saison oder TK-Beerenfrüchten belegen und ausbacken.

Dattel-Kokos-Plätzchen

(für ein gefülltes Backblech;
pro Person/Portion 100 g)

Zutaten

50 g	weiche Butter
150 g	Quark (20 % F.i.Tr.)
1	Ei
60 g	Honig
2–3 EL	Rum
Saft einer $^1/_2$ Zitrone	
200 g	Dinkelvollkornmehl
70 g	Kokosraspeln
170 g	getrocknete Datteln, in dünne Querstreifen schneiden

Zubereitung

Butter, Quark, Ei, Honig, Rum und Zitronensaft mit dem Handmixer verquirlen und nach und nach Mehl, Kokosraspeln und Datteln untermischen. Den Teig ca. 30 Min. ziehen lassen und am besten mit 2 Teelöffeln kleine Häufchen (dabei den Teig nicht glatt drücken) auf einem mit Rapsöl gefetteten Backblech verteilen. Die Plätzchen im vorgeheizten Backofen auf der mittleren Schiene bei 180 °C Ober-/Unterhitze 25–30 Min. knusprig backen.

Nährstoffrelation pro 100 g: 343 kcal, 49 g Kohlenhydrate, 13 g Fett, 8 g Eiweiß

Waffeln

(für 4 Personen, pro Person ca. 250 g)

Zutaten

100 g	Dinkelmehl und
50 g	Buchweizenmehl mit
1 gestr. TL	Weinsteinbackpulver, vermischen
150 ml	Reismilch (alternativ Hafer- oder Kuhmilch)
1	Ei
40 g	Honig
10 ml	Rapsöl
150 g	Äpfel, direkt vor Gebrauch grob raffeln

Zubereitung

Mehl, Milch, Ei, Honig und Öl mit dem Schneebesen verquirlen und den Teig eine $^1/_2$ Std. ruhen lassen. Anschließend die Äpfel untermischen und den Teig im Waffeleisen ohne Fett ausbacken.

Nährstoffrelation pro Person: 430 kcal, 88 g Kohlenhydrate, 11 g Fett, 12 g Eiweiß

Tipp

250 g Naturjoghurt mit 250 g Pflaumenmus *(Rezept S. 285)* *und evtl. etwas Schlagsahne vermischen und die Waffeln damit bestreichen.*

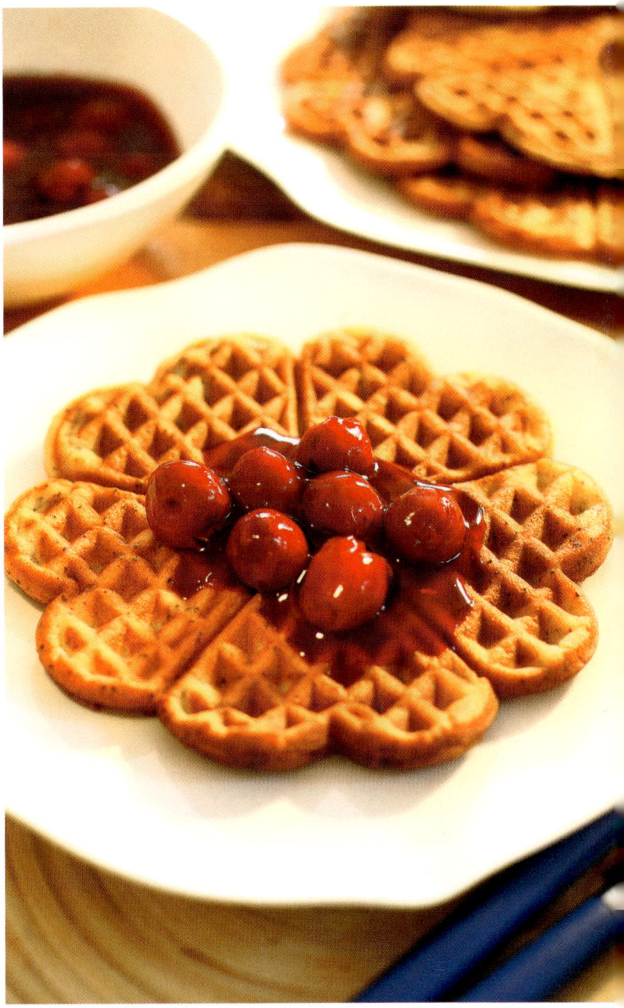

Fruchtige Gerstekugeln

(für 28 Kugeln von je 15 g)

Zutaten

100 g	saftige Orangen, pürieren
50 g	getrocknete Aprikosen, in dünne Streifen schneiden
100 g	Gerstemehl, in einer Edelstahlpfanne ohne Fett anrösten
50 g	getrocknete Pflaumen, sehr fein würfeln
50 g	Paranüsse, mittelgrob raffeln
40 g	Honig
	Zitronensaft nach Geschmack
30 g	Kokosraspeln

Zubereitung

Die Orangen mit den Aprikosenstreifen pürieren, Gerstemehl, Pflaumenstückchen, Paranüsse, Honig und Zitronensaft zugeben und alles zusammen gut vermischen. Von der Masse Kugeln formen und in den Kokosraspeln wälzen.

Nährstoffrelation pro Kugel: 34 kcal, 5 g Kohlenhydrate, 2 g Fett, 1 g Eiweiß

Tipp

Essen Sie bei Energiemangel, Heißhunger oder Appetit auf Süßes ganz genüsslich 2–3 fruchtige Gerstekugeln.

Pfirsich-Bananen-Eiscreme mit Vanillegeschmack

(für 2 Personen, pro Person 160 g)

Zutaten

150 g	Pfirsich, in kleine Würfel schneiden
100 g	Bananen, der Länge nach vierteln und in kleine Würfel schneiden
40 ml	Kokosmilch
20 g	Honig
1	Vanilleschote, der Länge nach halbieren und das Mark auskratzen (alternativ: getrocknetes Vanillepulver)

Zubereitung

Die Früchte auf einem Backblech verteilen und einfrieren. Anschließend die Früchte etwas antauen lassen, sodass sie sich vom Blech lösen. Kokosmilch, Honig und Vanillemark zugeben und mit einem Pürierstab cremig pürieren. Die Eiscreme mit einem Portionierer kugelförmig auf einem kleinen Teller servieren.

Nährstoffrelation pro Person: 148 kcal, 29 g Kohlenhydrate, 4 g Fett, 1,5 g Eiweiß

Tipp

Probieren Sie die Eiscreme mit unterschiedlichen Früchten der Saison und evtl. in Kombination mit gerösteten Mandeln, Hasel- oder Cashewnüssen. Dazu 20 g geröstete (siehe Rezept Nusscreme, S. 285) Nüsse fein zerhacken und zum Schluss unter die Eiscreme mischen.

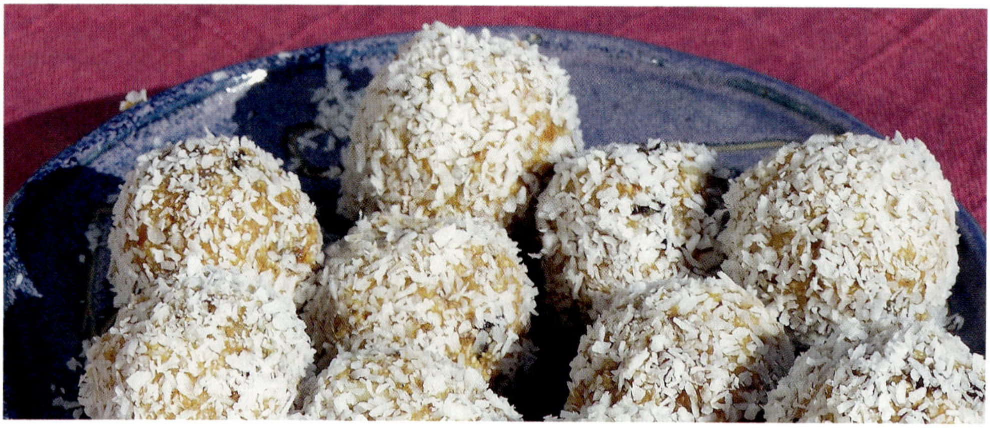

Schoko-Birnen-Muffins

(für 8 Muffins; für 4 Personen, pro Portion ca. 200 g)

Zutaten

150 g	Dinkelmehl
20 g	Kakao, ins Mehl sieben
200 g	Bananen, mit der Gabel zu Mus drücken
80 ml	Kokosmilch
50 g	Honig
2	Eigelb
2	Eiweiß, mit 10 g Honig möglichst steif schlagen
30 g	Walnüsse, in kleine Stückchen brechen
300 g	Birnen, in mittelgroße Würfel schneiden
15 g	grobe Haferflocken

Zubereitung

Dinkelmehl mit Kakao, Bananenmus, Kokosmilch, Honig, Eigelb und Walnüssen verrühren. Anschließend die Birnenstückchen und den Eischnee unterheben und die Teigmasse in ein gefettetes und mit groben Haferflocken ausgestreutes Muffinblech füllen. Die Muffins bei 180 °C Ober-/Unterhitze im vorgeheizten Backofen auf der zweiten Schiene von unten ca. 30 Min. backen, in den Formen abkühlen lassen und mit einem Esslöffel heraus heben.

Nährstoffrelation pro Stück: 202 kcal, 33 g Kohlenhydrate, 7 g Fett, 6 g Eiweiß

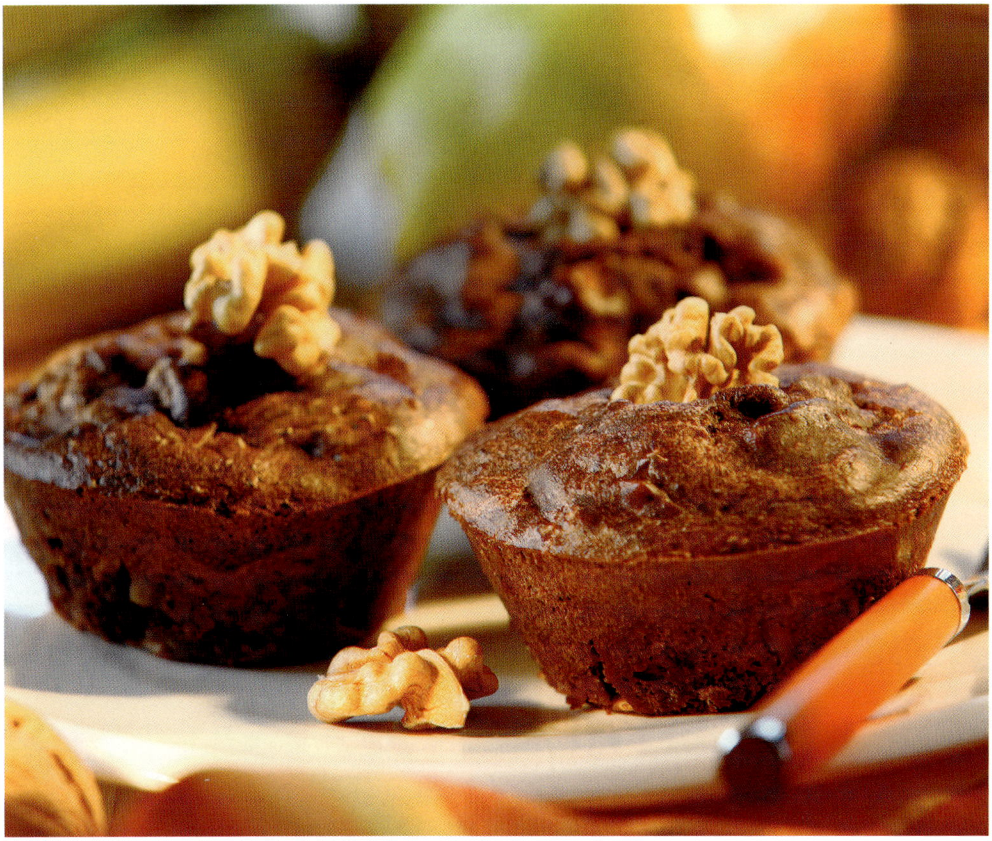

Kuchen

Erdbeertorte
(für 12 Stücke; pro Stück ca. 180 g)

Zutaten Biskuitteig

3	Eigelb
3	Eiweiß, mit
10 g	Honig möglichst steif schlagen
30 g	weiche Butter
80 g	Honig
250 ml	Milch
300 g	Dinkelvollkornmehl, mit
1 Pck.	Weinsteinbackpulver vermischen

Zutaten Erdbeerfüllung

750 g	Erdbeeren, pürieren und mit
30 g	Konfigel abbinden (vgl. Erdbeeraufstrich, S. 284)
70 g	Honig
400 g	Erdbeeren, in kleine Fruchtstückchen schneiden
200 g	Erdbeeren, ganz oder halbieren
10 g	Kokosraspeln

Zubereitung
Eigelb, Butter, Honig, Milch und Mehl (nach und nach zugeben) mit dem Handmixer zu einem zähflüssigen Teig verrühren und den Eischnee unterheben. Den Teig in eine geölte und mit Mehl ausgestreute Springform (26 cm Durchmesser) geben, bei 160 °C Ober-/Unterhitze auf der mittleren Schiene im vorgeheizten Backofen 40–45 Min. goldgelb backen und nach dem Abkühlen in der Mitte durchschneiden.

Das Erdbeerpüree mit Konfigel verquirlen, unter ständigem Rühren mit dem Schneebesen aufkochen, auf 30–40 °C abkühlen lassen, den Honig untermischen und 2–3 Std. oder über Nacht im Kühlschrank fest werden lassen. Zum Bestreichen des Tortenrandes ca. 150 g Erdbeermus (ohne Fruchtstückchen) beiseitestellen, unter den Rest die Fruchtstückchen mischen und die Torte füllen bzw. die obere Seite bestreichen. Zum Schluss die Torte mit ganzen oder halbierten Erdbeeren und Kokosraspeln garnieren.

Nährstoffrelation pro Stück: 214 kcal, 36 g Kohlenhydrate, 6 g Fett, 6 g Eiweiß

Tipp
Probieren Sie die Torte mit einer Vanille-Erdbeer-Füllung: 800 ml Reis- oder Kuhmilch mit 50 g Konfigel verquirlen, unter ständigem Rühren mit dem Schneebesen aufkochen, auf 30 °C abkühlen lassen, Honig, Vanillemark von 2 Schoten (die Schoten ebenfalls zugeben und vor dem Bestreichen der Torte herausnehmen) untermischen und 2–3 Std. oder über Nacht im Kühlschrank fest werden lassen. Zum Bestreichen des Tortenrandes ca. 100 g Vanillecreme beiseitestellen, unter den Rest 500 g kleine Erdbeerstückchen mischen und die Torte füllen bzw. die obere Seite bestreichen. Zum Schluss die Torte mit 200 g ganzen oder halbierten Erdbeeren garnieren.

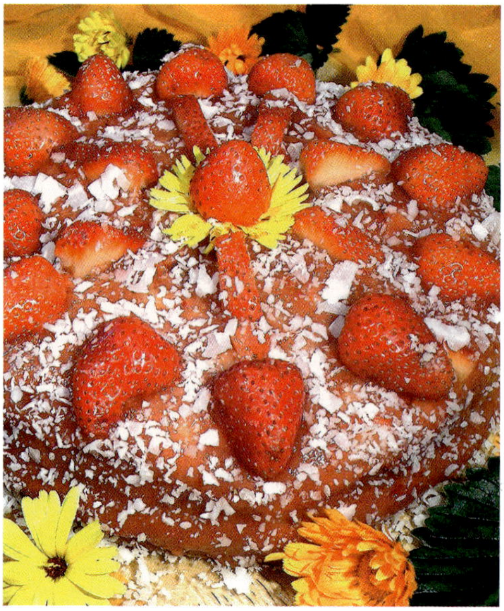

Dinkel-Pfirsichkuchen vom Blech

(für 8 Stücke; pro Stück ca. 200 g)

Zutaten

4	Eier
150 g	Honig
3 EL	Rapsöl
400 g	Dinkelvollkornmehl, mit
$^{3}/_{4}$ Pck.	Weinsteinbackpulver vermischen
100 ml	Mineralwasser
Rapsöl zum Einfetten des Bleches	
900 g	Pfirsiche oder Nektarinen, in Scheiben schneiden
100 g	Johannisbeeren

Zubereitung

Die Eier mit Honig und Rapsöl schaumig rühren. Vollkornmehl und Mineralwasser nach und nach unter die Eimasse rühren. Den Teig auf einem gefetteten Backblech gleichmäßig verteilen und mit Pfirsichscheiben belegen. Kuchen auf der mittleren Schiene im vorgeheizten Backofen bei 160 °C Ober-/Unterhitze ca. 35 Min. backen.

Nährstoffrelation pro Stück: 336 kcal, 65 g Kohlenhydrate, 7 g Fett, 10 g Eiweiß

Tipps

- *Das Obst kann je nach Saison beliebig ausgetauscht werden. Wer möchte, kann den Kuchen als kleine Variation mit verschiedenen Obstsorten belegen. Zum Beispiel zur Hälfte mit Stachelbeeren und die andere Hälfte mit Pflaumen, Aprikosen oder Birnen.*
- *Des Weiteren sind in den Wintermonaten eingefrorene Früchte empfehlenswert. Dazu frieren Sie z. B. entkernte Zwetschgen einzeln auf einem Backblech ein und füllen diese nach etwa 12 Std. in einen Gefrierbeutel ab. So kleben die Pflaumen nicht zusammen und Sie können den Teig jederzeit mit wenig Aufwand mit den Früchten belegen.*
- *Noch saftiger wird der Kuchen mit Fruchtmus. Dazu z. B. Birnenkuchen mit Birnen-Bananen-Aufstrich (Rezept S. 286) bestreichen und mit 60 g gehackten Walnüssen bestreuen.*

Quark-Johannisbeer-Torte

(für 12 Stücke; pro Stück ca. 175 g)

Zutaten Biskuitteig

vgl. Erdbeertorte

Zutaten Füllung

500 g	schwarze Johannisbeeren, pürieren und mit
25 g	Konfigel abbinden
80 g	Honig
250 g	Bananen, mit der Gabel zu Mus drücken
300 g	Quark, in einem Sieb gut abtropfen lassen
250 g	Himbeeren

Zubereitung

Den Teig wie bei der Erdbeertorte herstellen und backen. Das Johannisbeerpüree mit Konfigel verquirlen, unter ständigem Rühren mit dem Schneebesen aufkochen, auf 30–40 °C abkühlen lassen, den Honig untermischen und 2–3 Std. oder über Nacht im Kühlschrank fest werden lassen. Anschließend das Johannisbeermus mit den zerdrückten Bananen und Quark verrühren, die Torte damit füllen und bestreichen und mit Himbeeren garnieren.

Nährstoffrelation pro Stück: 238 kcal, 42 g Kohlenhydrate, 5 g Fett, 9 g Eiweiß

Tipp

Eine schmackhafte Abwechslung bietet eine Nuss-Mango-Füllung. Dazu Nusscreme und Mango-Aufstrich (Rezepte S. 284, 285) mischen, die Torte damit bestreichen und mit Mangostreifen und gehackten Nüssen garnieren.

Dinkelvollkornstollen

(für 16 Stücke; pro Stück ca. 100 g)

Zutaten

500 g Dinkel, fein mahlen
1/2 Pck. Frischhefe
250 ml lauwarme Buttermilch (alternativ: Reismilch)
300 g Quark
1 Ei
50 g weiche Butter
100 g Honig
1 TL Zimt
3 EL Rum
1 TL getrocknete Naturvanille
abgeriebene Schale einer Zitrone
300 g Trockenfrüchte, klein schneiden (z. B. Aprikosen, Feigen, Rosinen, Pflaumen)
100 g Mandeln, grob raffeln oder hacken

Zubereitung

In die Mitte des Mehls eine Mulde drücken und die Hefe mit einem Teil der Buttermilch ansetzen. Die Hefe ca. 10 Min. gehen lassen und die restliche Buttermilch mit dem Mehl vermengen.

Quark, Ei, Butter, Honig, Zimt, Vanille, Rum und Zitronenschale cremig rühren. Einen Teil der Quarkcreme nach und nach zum Mehl geben und dabei gut kneten, bis ein feuchter, geschmeidiger Teig entsteht.

Die Trockenfrüchte und Mandeln zugeben und die Quarkcreme bis auf einen kleinen Rest unterkneten. Den Teig an einem warmen Platz ca. 2 Std. (bis sich die Teigmenge in etwa verdoppelt hat) gehen lassen.

Danach die restliche Quarkcreme unter den Teig kneten, diesen in eine gefettete und mit Mehl ausgestreute Stollenform (möglichst mit Antihaftbeschichtung) füllen, ein gefettetes Backblech auf die Stollenform legen, das Ganze drehen und den Stollen auf der mittleren Schiene im Backofen (nicht vorheizen, damit der Teig noch geht) bei 160 °C Ober-/Unterhitze ca. 65 Min. backen. Keine Sorge, wenn der Teig unterhalb der Form etwas hervortritt. Den fertigen Stollen gut abkühlen lassen und erst dann die Stollenform entfernen (ansonsten kann es passieren, dass der Teig reißt).

Nährstoffrelation pro Stück: 253 kcal, 43 g Kohlenhydrate, 7 g Fett, 9 g Eiweiß

Tipp

Der Teig kann alternativ in einer Kasten-, Kranz- oder Muffinform gebacken werden.

Johannisbeer-Bananen-Kuchen

(für 12 Stücke; pro Stück ca. 100 g)

Zutaten

200 ml Reismilch
30 g weiche Butter
50 g Honig
3 Eigelb
3 Eiweiß, mit
10 g Honig möglichst steif schlagen
250 g Dinkelvollkornmehl, mit
1/2 Pck. Backpulver vermischen
300 g Bananen, halbieren, in Scheiben schneiden
300 g Johannisbeeren

Zubereitung

Reismilch, Butter, Honig, Eigelb mit dem Schneebesen verquirlen, das Mehl nach und nach zugeben und zu einem geschmeidigen Teig verrühren. Bananenscheiben, Johannisbeeren und Eischnee unter den Teig heben, in eine geölte und mit Mehl ausgestreute Springform geben und im vorgeheizten Backofen auf der mittleren Schiene bei 160 °C Ober-/Unterhitze ca. 60 Min. backen.

Nährstoffrelation pro Stück: 160 kcal, 29 g Kohlenhydrate, 4 g Fett, 4 g Eiweiß

Versenkter Apfelkuchen

(für 12 Stücke; pro Stück ca. 135 g)

Zutaten

50 g	weiche Butter
80 g	Honig
150 ml	Milch
250 g	Magerquark
1 TL	Zimt
3	Eigelb
3	Eiweiß, mit
10 g	Honig möglichst steif schlagen
250 g	Dinkelvollkornmehl, mit einem
3/4 Pck.	Backpulver und
10 g	Konfigel vermischen
800 g	Äpfel, in ca. 3 cm große Stücke schneiden

Zubereitung

Butter, Honig, Milch, Quark, Zimt und Eigelb verquirlen, das Mehl nach und nach zugeben, zu einem geschmeidigen Teig verrühren und den Eischnee unterheben. Circa die Hälfte des Teiges in eine gefettete und mit Mehl ausgestreute Springform füllen und gleichmäßig verteilen. Die Hälfte der Äpfel bis zum Boden in den Teig drücken. Den restlichen Teig darüber verteilen und eine weitere Schicht Äpfel mit der Schale nach oben in den Teig drücken. Den Apfelkuchen im vorgeheizten Backofen auf der zweiten Schiene von unten bei 170 °C Ober-/Unterhitze etwa 1 Std. backen.

Nährstoffrelation pro Stück: 200 kcal, 32 g Kohlenhydrate, 6 g Fett, 8 g Eiweiß

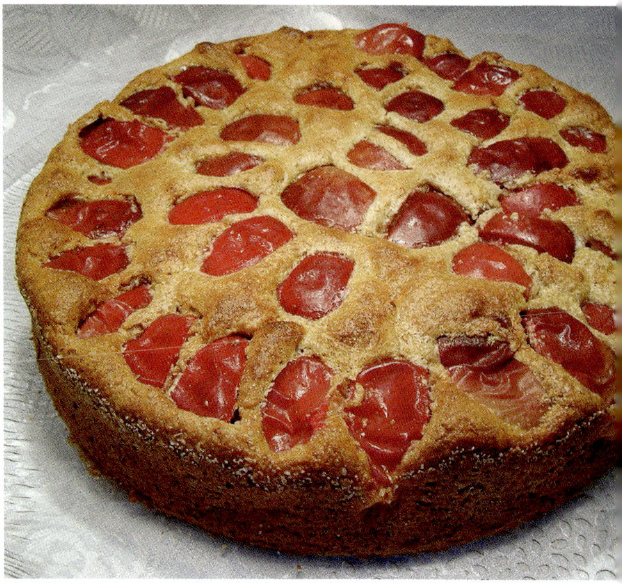

Möhren-Dattel-Torte

(für 12 Stücke; pro Stück ca. 120 g)

Zutaten

4	Eigelb
4	Eiweiß, mit
10 g	Honig möglichst steif schlagen
100 g	Honig
150 g	Quark
150 ml	Milch
2 EL	Rum
Saft einer 1/2 Zitrone	
1 TL	Zimt
1/2 TL	getrocknete Vanille
300 g	Möhren, fein raffeln
100 g	Mandeln, grob raffeln
300 g	getrocknete Datteln, in kleine Stückchen schneiden
250 g	Dinkelmehl, mit
3/4 Pck.	Backpulver vermischen

Zubereitung

Eigelb, Honig, Quark, Milch, Rum, Zitronensaft, Zimt und Vanille mit dem Schneebesen verquirlen. Möhren, Mandeln und Datteln zugeben, die Masse mit dem Mehl zu einem geschmeidigen Teig verrühren und den Eischnee unterheben. Den Teig in eine geölte und mit Mehl bestäubte Springform (28 cm Durchmesser) füllen und im vorgeheizten Backofen auf der unteren Schiene bei 180 °C Ober-/Unterhitze ca. 60 Min. backen. Den Möhrenkuchen mit Alufolie bedecken, falls die Oberfläche zu dunkel wird.

Nährstoffrelation pro Stück: 265 kcal, 46 g Kohlenhydrate, 7 g Fett, 9 g Eiweiß

Apfelstrudel mit Himbeersoße

Apfelstrudel

(für 12 Stücke; pro Stück ca. 110 g)

Zutaten Teig

200 g	Dinkelmehl (Typ 1050, geht auch mit Vollkorn, der Teig wird jedoch dicker!)
3 EL	Rapsöl
1	Ei
ca. 40 ml	lauwarme Milch oder Wasser (Menge nach Eigröße variieren)

Zutaten Füllung

50 g	Haferflocken
60 g	Rosinen
80 g	Honig oder Apfeldicksaft
80 g	geröstete Mandeln, grob raffeln (siehe Nusscreme S. 285)
Saft von 1 Zitrone	
Zimt	
800 g	Äpfel, grob raffeln
30 ml	verdünnter Apfeldicksaft (20 g Apfeldicksaft mit 10 ml lauwarmem Wasser vermischen)

Zubereitung

Mehl, Öl, Ei und nach und nach die lauwarme Milch (gegen Ende den Teig nur noch mit den Händen etwas befeuchten, denn er soll nicht klebrig werden) zu einem geschmeidigen Teig verkneten und diesen abgedeckt oder in einem Gefrierbeutel an einem warmen Platz ca. 1 Std. ruhen lassen. Anschließend den Teig evtl. unter Zugabe von etwas Flüssigkeit (falls zu trocken) nochmals kneten und auf einem mit Mehl ausgestreuten Handtuch hauchdünn ausrollen.

Haferflocken, Rosinen, Honig, Mandeln, Zitronensaft, Zimt und Äpfel vermischen und auf dem Strudelteig verteilen. Die beiden seitlichen Ränder 2–3 cm nach innen klappen und den Teig vorsichtig aufrollen. Den Apfelstrudel auf ein mit Backtrennpapier ausgelegtes Backblech legen, mit Apfeldicksaft bepinseln und im vorgeheizten Backofen bei 180 °C Ober-/Unterhitze auf der mittleren Schiene ca. 45 Min. goldgelb backen.

Nährstoffrelation pro Stück: 209 kcal, 35 g Kohlenhydrate, 7 g Fett, 5 g Eiweiß

Tipps

- *Probieren Sie den Apfelstrudel mit Vanillesoße. Dazu 500 ml Milch (alternativ: Reismilch) aufkochen, 1 Pck. Vanillesoße nach Packungsangabe mit 40 g Honig anrühren und mit der erhitzen Milch verquirlen (Schneebesen). Die Milch nochmals kurz aufkochen, Vanillemark und die ausgekratzten Vanillestangen zugeben und die Vanillesoße abkühlen lassen.*
- *Ein absoluter Leckerbissen ist der Teig als Gemüsestrudel (z. B. mit Spinat, Zucchini, Kürbis, Kraut etc., vgl. Füllung Dinkel-Spinatschnecken S. 318).*

Himbeersoße

(für 4 Personen, pro Person 110 g)

Zutaten

400 g	Himbeeren, pürieren
1 gestr. EL Konfigel	
50 g	Honig

Zubereitung

Beim Pürieren der Himbeeren Konfigel einstreuen, das Fruchtpüree gerade so zum Köcheln bringen, in eine Schüssel abfüllen und möglichst schnell auf ca. 30 °C abkühlen lassen. Den Honig untermischen und die Himbeersoße ca. 2 Std. kalt stellen.

Nährstoffrelation pro Person: 74 kcal, 20 g Kohlenhydrate, 0,3 g Fett, 1 g Eiweiß

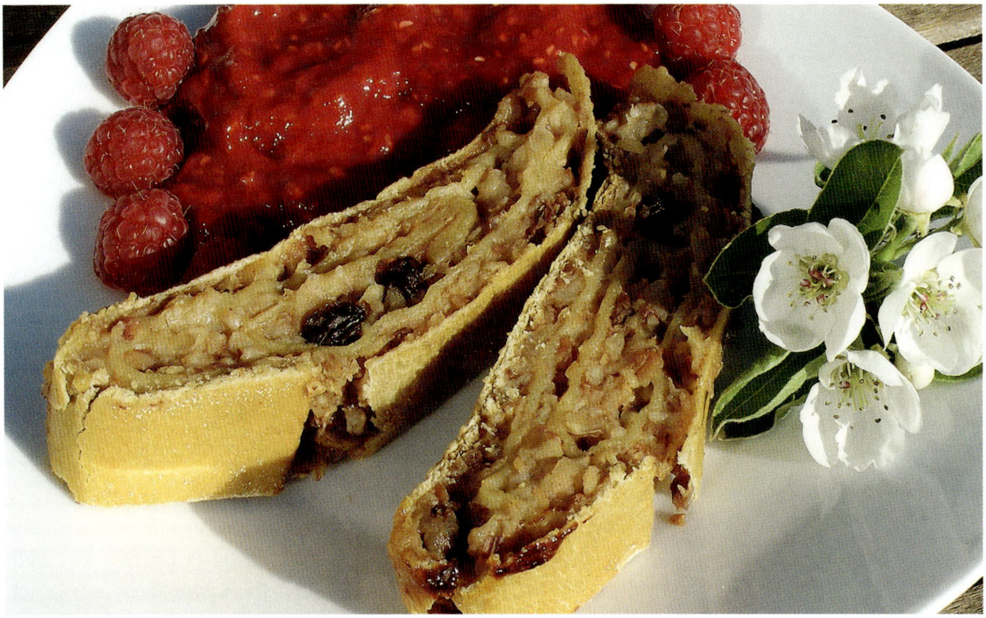

Pflaumen-Streuselkuchen

(für 16 Stücke; pro Stück ca. 130 g)

Zutaten

450 g	Dinkelmehl
1/2 Pck.	Hefe
ca. 170 ml	lauwarmes Wasser
1	Ei
60 g	Honig
30 g	weiche Butter
1,2 kg	Pflaumen, halbieren (alternativ: TK-Ware)
120 g	Dinkelmehl
40 g	Honig
20 g	Butter
10 g	Magerquark, mit Mehl, Honig und Butter zu Streuseln verkneten

Zubereitung

Dinkelmehl in eine Schüssel geben, in die Mitte eine Mulde drücken, die Hefe mit etwa 1/3 der Wassermenge auflösen und mit etwas Mehl zu einem Brei verrühren. Die Hefe ca. 10 Min. an einem warmen Ort (am besten neben der Heizung) abgedeckt gehen lassen.

Ei, Honig, Butter und nach und nach das restliche Wasser zugeben, dabei gut kneten und den Teig mit einem Handtuch abgedeckt an einem warmen Platz 1 1/2–2 Std. gehen lassen.

Anschließend den Teig nochmals mit feuchten Händen kneten. Falls er zu trocken ist, noch etwas Wasser einarbeiten. Ein geöltes Backblech mit Mehl bestäuben, den Teig darauf verteilen (dabei die Teigoberfläche mit Mehl bestäuben), mit den Pflaumen belegen und die Streusel darüber streuen.

Den Kuchen weitere 20–30 Min. gehen lassen und auf der mittleren Schiene des Backofens (nicht vorheizen) ca. 45 Min. bei 170 °C Ober-/Unterhitze und je nach Bräunung evtl. 5 Min. mit Umluft backen.

Nährstoffrelation pro Stück: 274 kcal, 53 g Kohlenhydrate, 5 g Fett, 8 g Eiweiß

Tipp

Probieren Sie den Pflaumenkuchen mit grob gehackten Walnüssen anstelle von Streuseln.

Schoko-Bananen-Torte

(für 16 Stücke; pro Stück ca. 105 g)

Zutaten

3	Eigelb
3	Eiweiß, direkt vor Gebrauch mit
10 g	Honig sehr steif schlagen
80 g	Honig
200 ml	Reismilch (alternativ: Kuhmilch)
250 g	Bananen, mit der Gabel zu Mus drücken
250 g	Dinkelmehl, mit
$^3/_4$ Pck.	Weinstein-Backpulver und
25 g	Kakao vermischen
250 g	Bananen, in Scheiben schneiden
300 g	Mandeln, rösten und mit dem Schneidmesser einer Küchenmaschine möglichst fein zerhacken (20 g grob gehackte Mandeln zum Garnieren beiseite stellen)
70 ml	Schlagsahne
ca. 140 ml	Reismilch
75 g	Honig
2 EL	Kakao

Zubereitung

Eigelb, Honig, Reismilch und Bananenmus mit dem Mixer verrühren. Die Mehl-Kakao-Mischung nach und nach zugeben und alles zusammen verrühren. Die Bananenscheiben und den Eischnee unter die Teigmasse heben. Den Teig in eine gefettete und mit Mehl ausgestreute Springform (26 cm Durchmesser) füllen und auf der zweiten Schiene von unten bei 180 °C Ober-/Unterhitze 55–60 Min. im vorgeheizten Backofen backen.

Fein gehackte Mandeln, Schlagsahne, Reismilch, Honig und Kakao cremig rühren.

Den abgekühlten Teig in der Mitte aufschneiden, mit Mandelcreme füllen bzw. die obere Seite und den Rand bestreichen. Die Torte mit einer ganzen Mandel pro Kuchenstück garnieren, mit den grob zerhackten Mandeln (alternativ: Kokosraspeln) bestreuen und ca. 2 Std. im Kühlschrank kalt stellen.

Nährstoffrelation pro Stück: 268 kcal, 33 g Kohlenhydrate, 14 g Fett, 7 g Eiweiß

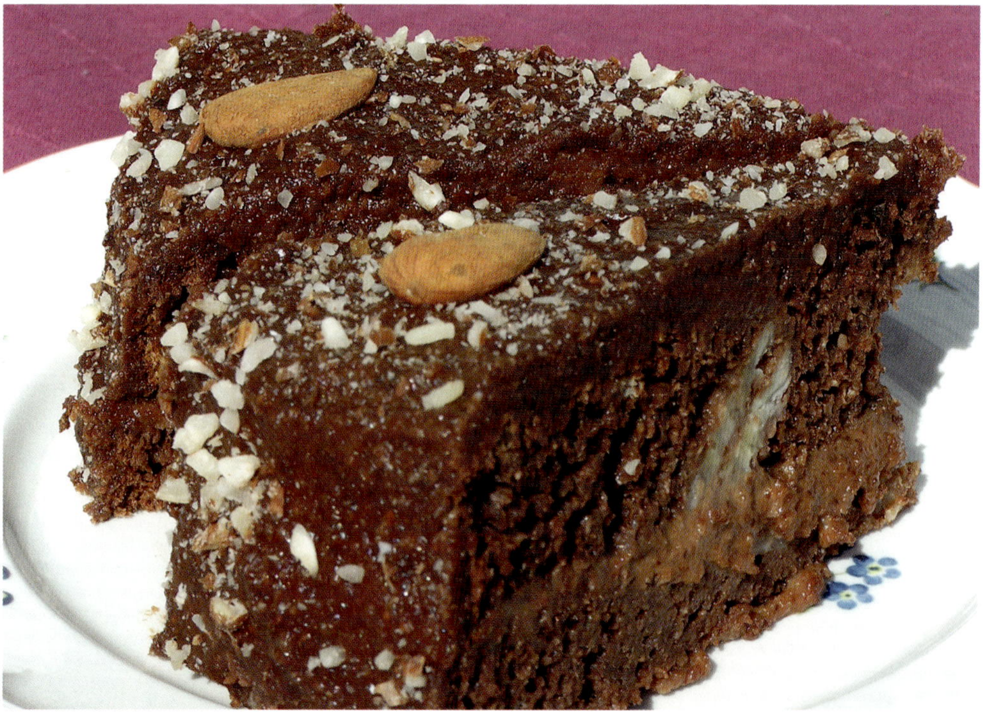

REZEPTÜBERSICHT

Süße Haupt- und Zwischenmahlzeiten .. 360

Kuchen 370

Rat und Tat

Verwendete und empfehlenswerte Literatur

F. Bohlmann, Essen als Medizin, GU

O. Buchinger, Das Heilfasten, Hippokrates

R. Dahlke, Gewichtsprobleme, Knaur

Der Brockhaus, Ernährung

Dt. Forschungsanstalt für Lebensmittelchemie (Hrsg.), Souci, Fachmann, Kraut, Lebensmitteltabelle für die Praxis, WDG

Die große Nährwert Tabelle, GU

U. und J. Derbolowsky, Liebenswert bist du immer, Junfermann

B. C. Fletcher, K. Pine, D. Penman, Die Keine Diät Diät,

K.-R. Geiß, M. Hamm, Handbuch Sportlerernährung, rororo

M. Grillparzer, Körperwissen, GU

M. Hamm, Powerfood für Spitzenleistungen, südwest

M. Hamm, Fit, gesund und schlank mit dem GLYX, Knaur

S. Klein, Die Glücksformel, Rowohlt

M. Koch, Körperintelligenz, dtv

C. Leitzmann, H. Million, Vollwertküche für Genießer, Bassermann

E. und N. Lischka, Lebenslust durch Fasten, dr. Lischka-verlag

H. Lützner, Wie neugeboren durch Fasten, GU

H. Lützner, Fasten, Gondrom

M. McKay, P. Fanning, Selbstachtung, Junfermann

D. Millman, Erleuchteter Alltag, Econ

H.-W. Müller-Wohlfahrt, Mensch, beweg Dich, ZS

H.-W. Müller-Wohlfahrt, So schützen Sie Ihre Gesundheit, ZS

I. Münzing-Ruef, Kursbuch gesunde Ernährung, Heyne

D. Pape, R. Schwarz, H. Gillessen, Satt – schlank – gesund, Deutscher Ärzte Verlag

E. Rauch, Sieben Heilwege für Körper & Seele, Haug Verlag

T. Schoenaker, Mut tut gut, RDI-Verlag

H. Schraemli, Geschichte der Feinschmeckerei, Ceres-Verlag Bielefeld

Verbraucherzentrale NRW, Vollwertküche

Verbraucherzentrale NRW, Gewicht im Griff

K. von Koerber, T. Männle, C. Leitzmann, Vollwert-Ernährung, Haug Verlag

M. von Münchhausen, M. Deseghel, Abnehmen mit dem inneren Schweinehund, GU

F. Wilhelmi de Toledo, Buchinger Heilfasten: Ein Erlebnis für Körper und Geist, Trias

D. Wolf, Übergewicht und seine seelischen Ursachen, PAL-Verlag

Adressen

Malteser Klinik von Weckbecker gGmbH
Fachklinik für Naturheilverfahren
Rupprechtstraße 20
97769 Bad Brückenau
Tel. 0 97 41/8 30
www.weckbecker.com

Ärztegesellschaft Heilfasten und Ernährung e.V. (ÄGHE)
Wilhelm-Beck-Straße 27
88662 Überlingen
Tel. 0 75 51/80 78 05
www.aerztegesellschaft-Heilfasten.de

Verband für unabhängige Gesundheitsberatung e.V. (UGB)
Sandusweg 3
35435 Wettenberg/Gießen
Tel. 06 41/80 89 60
www.ugb.de

Organisationen und Informationsquellen

www.ernährung.de, www.was-wir-essen.de

www.verbraucherministerium.de

www.dge.de, www.adipositas-gesellschaft.de

www.dife.de, www.fke-do.de

www.bfa-ernährung

www.aid.de, www.vzbv.de

www. verbraucherzentrale-nrw.de

www.bzga.de, www.novafeel.de

www.naehrwerttabelle.de

www.oekotest.de, www.slowfood.de

www.foodwatch.de

www.deutschlands-dicke-seiten.de

www.diaeten-sind-doof.de, www.wissenschaft.de

www.onmeda.de, www.gesundheit.de

www.lifeline.de, www.naturheilkundelexikon.de

Register

Abkürzungsverzeichnis Mineralien und Vitamine

Mineralien:
Natrium (Na)
Chlorid (Cl)
Kalium (K)
Magnesium (Mg)
Calcium (Ca)
Mangan (Mn)
Eisen (Fe)
Kupfer (Cu)
Zink (Zn)
Nickel (Ni)
Chrom (Cr)
Phosphor (P)
Jodid (I)
Selen (Se)
Fluorid (F)

Fettlösliche Vitamine:
Retinol (A)
Calciferol (D)
Tocopherole (E)
Phyllochinon (K)

Wasserlösliche Vitamine:
Thiamin (B_1)
Riboflavin (B_2)
Niacin, Nicotinamid (B_3)
Pantothensäure (B_5)
Pyridoxin (B_6)
Biotin
Folsäure (Fol)
Cobalamin (B_{12})
Ascorbinsäure (C)